your
pregnancy
week by week

美国怀孕圣经

您的怀孕周计时

【美】格莱德·柯蒂斯，朱迪丝·舒勒 著　李彦芳 译

南方出版社

Glade B. Curtis, M.D.,M.P.H. and Judith Schuler,M.S.

图书在版编目（CIP）数据

美国怀孕圣经 ：您的怀孕周计时 ／（美） 格莱德·柯蒂斯（Glade B. Curtis），（美）朱迪丝·舒勒(Judith Schuler) 著 ；李彦芳译. — 海口 ：南方出版社，2016.9

书名原文：your pregnancy week by week

ISBN 978-7-5501-3222-1

Ⅰ．①美… Ⅱ．①格… ②朱… ③李… Ⅲ．①妊娠期-妇幼保健-基本知识 Ⅳ．①R715.3

中国版本图书馆CIP数据核字(2016)第223036号

版权合同登记号：30-2016-019

YOUR PREGNANCY WEEK BY WEEK, 7th Edition
by Glade B. Curtis and Judith Schuler
Copyright © 2011 by Glade B. Curtis and Judith Schuler
Simplified Chinese translation copyright © (2016)
By Digital Times Publishing & Design Co.,Ltd.
Published by arrangement with Da Capo Press, a Member of Perseus Books Group
Through Bardon-Chinese Media Agency
ALL RIGHTS RESERVED

美国怀孕圣经：您的怀孕周计时

（美）格莱德·柯蒂斯，朱迪丝·舒勒 / 著　李彦芳 / 译

责任编辑： 师建华　孙宇婷

责任校对： 王田芳

版式设计： 吴　磊

出版发行： 南方出版社

地　　址： 海南省海口市和平大道70号

电　　话： (0898) 66160822

传　　真： (0898) 66160830

经　　销： 全国新华书店

印　　刷： 三河市北燕印装有限公司

开　　本： 650mm×960mm　1/16

字　　数： 500千字

印　　张： 38

版　　次： 2016年9月第1版第1次印刷

印　　数： 1—5000册

书　　号： ISBN 978-7-5501-3222-1

定　　价： 58.00元

新浪官方微博：http://weibo.com/digitaltimes

致　谢

特别感谢理学硕士、高级医师助理考特尼·戈登和高级家庭执业护师梅林达·斯曼，感谢他们在有关持证护理助产士、医师助理和执业护师的信息方面提供的宝贵帮助，感谢他们阅读并建议修改这方面的信息。

格莱德·B. 柯蒂斯
Glade B.Curtis

　　在第七版的《美国怀孕圣经》中，从跟病人及她们伴侣的谈话中，从跟同事们的交流中，我继续找出了很多问题。我因此获得了许多新的见解，并同准父母们一起体验即将为人父母的欢欣与期待！患者的快乐就是我最大的快乐！感谢她们，让我有机会参与这奇迹般的过程！

　　我要感谢我善解人意、慷慨大度的妻子黛比，以及我所有的家人，是他们给予了我最大的支持！不仅如此，他们还支持和鼓励我勇于挑战，将这个项目进行下去。还要谢谢口腔外科医生史蒂文斯·戴维，感谢他在牙科专业知识方面给予的帮助！要感谢我的父母，谢谢他们无条件的爱，谢谢他们的支持！

朱迪丝·舒勒
Judith Schuler

　　我要谢谢我的朋友、家人以及世界各地同我分享她们孕期历程的人们。世界各地的朋友们将他们的问题、他们的担忧分享给我，在我们努力寻求读者所需信息的时候，这些分享无疑是雪中送炭！

　　要感谢我的母亲凯戈登，谢谢您的爱和源源不断的支持。感谢我的儿子伊恩，谢谢你展现出来的兴趣、友好以及对我的爱！还要谢谢鲍勃·卢森斯凯，谢谢您在多个方面帮助我——您的专业精神、专业知识以及您的鼓励、支持！

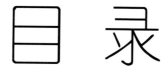

your Pregnancy
week by week

目　录

准备怀孕

没有什么事情能像怀孕这样充满奇迹和魔力。能够创造生命，是您的运气。提前做好怀孕计划，能提高您怀孕的成功率，让您有机会生出一个健康的宝宝！怀孕准备，其实意味着身体上和心理上都要做好准备！

您的生活方式影响着您和宝宝。如果您的生活方式健康，您在很多方面都会正常。怀孕最初的3~8周是最关键的时期，然而很多妇女在这个关键时期甚至不知道自己怀孕了。当她们意识到自己怀孕的时候，她们一般都已经怀孕4~8周了。当她们去见医生时，她们已经怀孕8~12周了。在怀孕的最初几周，将会发生许多重要的事情。

怀孕是一种状况，而不是疾病。您不是病了，然而，您会经历一些重大的改变。怀孕前保持身体健康，能帮您处理孕期和分娩期来自身体上和情感上的压力。

您的总体健康

对于孕妇来说，过去，重点是维护孕期健康；现在，大部分专家认为，应当将孕期视为12个月而不是9个月，这其中包括3个月的准备期。

有些医学专家建议所有育龄妇女应该像在孕期那样生活。为什么呢？因为50%的怀孕都是无计划的。那就意味着有一半的准妈妈可能没有尽可能好地照顾自己，这就会对宝宝造成影响。每天都像已经怀孕了那样对待自己，您无论何时生宝宝，都会给他一个完美的生命开端。

准备怀孕

您要为准备怀孕做许多事情。达到理想的体重是其中一件事。超重妇女经常有更多的孕期并发症，低体重妇女则会经历更多的孕期问题。

多吃水果、蔬菜。选择饱和脂肪酸含量低的食物，以此来保持新陈代谢的健康。

开始有规律地锻炼，并且要坚持。每天锻炼30分钟，每周至少锻炼5天。孕前锻炼和孕中锻炼能帮助您在怀孕的9个月中感觉良好。

看医生时要问问您定期服用的药物有没有影响。如果您服用药物产生了问题，要控制住问题。在停止避孕之前要做一下药物试验。一定要确保自己按时注射疫苗，要检查自己是否对风疹和水痘有免疫力。如果您需要接种，则要看看接种多久后才有免疫力。有了免疫力后，您才可以准备怀孕。

了解一下您体内有没有艾滋病毒。了解您的血型及伴侣的血型。同您的伴侣一起，写下家庭病史（家族病史）。

请医生为您检查铁水平，孕期缺铁可能会使您觉得很疲乏。您还需要做一下甲状腺测试。

查查胆固醇水平。吃些纤维含量高和饱和脂肪酸含量低的食物，能降低胆固醇水平。胆固醇水平高，可能会造成孕期高血压。

停止服药——至少3个月。用表格把您的生育周期记下来，或者使用排卵预测设备，参见本书最后附录 A 中的讨论。

停止服用多种维生素，开始服用产前维生素！谨记适量服用，不要贪多。叶酸也要开始服用，推荐服用量为400微克/天——这样有助于预防各种出生缺陷。怀孕期的前28天非常重要，孕前服用叶酸能在这个时期给予您保护。

停止服用阿司匹林和布洛芬，可代之以对乙酰氨基酚——相对能降低流产概率。小心服用各种中草药，比如圣约翰草、锯棕榈、紫锥花，因

即使您还没有怀孕，也要像在孕期一样对待自己。到了您真正怀孕的时候，饮食、锻炼、远离有害物质等就都在正确的轨道上了。

为它们可能会干扰受孕。

做个牙科检查，必要时进行治疗。控制好齿龈病，如果您孕期发生牙科疾病，则有可能提高您的风险概率。

戒烟！也要避免吸二手烟和三手烟。也要戒酒！无论是在工作中或是在家中，都要远离有害化学物质。

生活中要学会减压。

孕期才开始以上这些行动是很困难的。如果您知道自己很健康，就不必担心孕期会出现由此引起的风险了。

孕前去看医生

怀孕前就去看医生，做个检查，再制订一个孕期计划。如果您真的怀孕了，会因为自己很健康而感到放心。

医生会了解您的一般病史，会问到有关您的健康和生活习惯方面的问题。根据您的回答，医生就会知道一旦您怀孕了，应该做些什么事情来保持健康。

医生会询问一些妇科病史。您要尽可能如实地回答各个问题。您的回答能帮助医生预测孕期对您的影响。这些问题一般包括您末次月经的时间及月经周期有多长，您的第一次月经是从多大年龄开始的，还会涉及您的子宫颈抹片检查结果与您可能会患的任何性传播疾病，妊娠史也会被问到。

如果您过去做过手术，不管是什么类型的手术，都会被询问到。以前的剖宫产手术或其他手术有可能对您的孕期有所影响，所以一定要对医生如实相告。

您的医生可能也想知道您的家庭成员的病史，尤其是您的家族病史。跟您的妈妈、阿姨以及姐妹谈一谈，问问她们患过哪些孕期并发症。最好知道家族中是否有双胞胎、

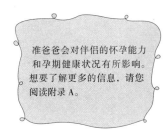

准爸爸会对伴侣的怀孕能力和孕期健康状况有所影响。想要了解更多的信息，请您阅读附录A。

三胞胎以及多胞胎。如果曾发生过出生缺陷，尽可能多了解一下来龙去脉。如果您的家族中或您伴侣的家族中出现过遗传疾病，也要让您的医生知道。

准备谈谈您服用的药物以及所做的试验，要涉及您为了治疗服用了哪些药物，包括非处方药、草药、补充剂和维生素。孕前回答这些问题要比孕后回答这些问题更容易一些。

如果医生问到您的生活方式和是否服用任何药物，您不要觉得奇怪。比如，是否吸烟、饮酒、吸毒或使用合法药物，都会被问到；您的锻炼项目、工作以及工作或生活中可能接触到的化学物质也都会被问到。医生也可能问到家庭暴力的事情，因为家庭暴力经常会在孕期首次出现或者在孕期升级。

您的医生正在评估您的状况，您一定要如实回答所有问题。因为觉得尴尬或害怕而隐瞒事实，对您或即将产生的小生命没有任何益处。

> 您可能听过这样的说法，如果试图怀孕，夫妻之间就不应该有太多的性生活。但一项新的研究表明，每周几次性生活，会使男人的精子产量提高30%。

❧ 如果您有问题

在任何月经周期怀孕的概率为20%~25%，将近60%的夫妇会在6个月内怀孕。但是如果您怀孕有困难，要跟您的医生谈一谈。如果您超过35岁并且不容易怀孕，您的医生会建议您做些生活方式的改变或其他改变，以此提高您的受孕概率。

如果您的月经周期长于36天或者短于23天，您可能在排卵方面有问题，医生会为您提供各种方法来帮您确定您是否排卵以及您的排卵时间。您可以参考附录 A 中的讨论。

您要做的测试

怀孕之前做个身体检查。检查应包括子宫颈抹片检查和乳腺检查。实验室检查应包括风疹、血型及 Rh 因子检查。如果您已经40岁或者40多岁了，最好做个乳房 X 线检查。

如果您觉得自己曾经暴露于艾滋病毒或肝炎病毒中，问问医生是否需要做这方面的检测。如果您有其他家族史疾病，比如糖尿病，就请做个检测排查一下。如果您有慢性疾病，比如贫血，您的医生会建议您做其他检查。

在做任何辐射检查（包括牙科拍片）之前，都要先做妊娠检测。涉及辐射的试验包括：X 射线、计算机层析成像扫描（CT 扫描）、核磁共振成像。在做这些检查之前要采用可靠的避孕方法，确保不怀孕。在月经周期刚刚结束之后就安排进行这些检查。如果您需要做一系列测试，要继续避孕。

可能的妊娠检查

医生可能会做大量的检查来确认您是否患有那些影响怀孕的疾病。您可以现在就做这些检查，不必等到怀孕以后。在孕前检查中，可能会有以下项目（有些可能您以前做过了，不必重复做）：

◆ 体检。

◆ 盆腔检查和子宫颈抹片检查。

◆ 乳腺检查（如果您至少40岁，就做个乳房 X 线检查）。

◆ 风疹（德国麻疹）和水痘（鸡痘）。

◆ 血型和 Rh 因子。

◆ 艾滋病毒／艾滋病（HIV/AIDS）（如果您存在风险因素）。

◆ 肝炎筛查（如果您存在风险因素）。

◆ 疫苗和免疫筛查。

◆ 筛查性传播疾病（如果您存在风险因素）。

◆ 筛查种族及其背景下产生的遗传疾病，包括囊肿性纤维化、镰刀细胞疾病、地中海贫血、家族黑蒙性白痴、戈谢病、卡纳万病（海绵状脑白质营养不良症）、尼曼匹克症。

◆ 筛查其他家族性遗传病，包括脆性 X 染色体综合征、血友病、杜兴氏肌肉营养不良症。

🐭 有色人种妇女及犹太妇女要做的检测

如果您是有色人种（比如美国黑人 / 非洲裔美国人，拉美后裔 / 西班牙人，印第安人 / 阿拉斯加本地人，亚洲人 / 太平洋岛民或地中海人）妇女或是犹太后裔，医生可能会建议您做一些测试，确定您是否会传播给宝宝某种疾病或导致宝宝出现某种状况。例如，如果您是地中海人后裔，您最好做一下地中海贫血筛查试验；如果您是美国黑人 / 非洲裔美国人，医生会建议您做镰刀细胞疾病筛查。

虽然犹太裔妇女可能不是有色人种妇女，但她可能受到许多种疾病的影响。特别是德裔犹太妇女或塞法迪犹太妇女。

美国妇产科医师学会（ACOG）建议高危妇女孕前做家族黑蒙性白痴疾病携带者筛查试验。高危人群包括阿什肯纳兹犹太人，法裔加拿大人或法国人后裔，还包括那些有家族黑蒙性白痴家族病史的妇女。

如果您对这些状况有什么疑问，请同您的医生讨论一下。他会为您提供一些信息，并为您做具体指导。

停止避孕

如果您做好了怀孕准备，您就需要停止避孕。如果您正在因为某种疾病接受治疗，或者您正在进行某项检测，在准备怀孕前要终止这些治疗与检测。

在停止常规的避孕措施以后，要使用其他的避孕方法，直到经期变得正常。您可以选择避孕套、杀精子剂、阴道避孕海绵或子宫帽避孕。

如果您使用避孕药物、节育补片或节育环进行避孕，大部分医生会建议您在准备怀孕前停用这些避孕措施至少2个或3个周期。如果您在停用这些避孕措施后立即怀孕了，很难判断您究竟是什么时候怀孕的，这就会导致预产期计算的困难。这问题现在似乎并不重要，但在孕期和产前就显得非常重要了。

如果您采用子宫内避孕器，在您准备怀孕之前要取出来。然而，即使在使用子宫内避孕器的情况下也可能怀孕。最好的方法是在月经周期取掉子宫内避孕器。

如果您使用埋植器或者其他植入器避孕，在取掉之后至少要等2个或3个周期才能准备怀孕。在取掉埋植器后，有可能要花好几个月的时间，您的周期才能跟正常时一样。如果您立即怀孕了，很难确定您是什么时候怀孕的，以及您的预产期是什么时候。

如果您采用醋甲孕酮片避孕，至少停用3~6个月后才能试着怀孕。一般情况下，您至少经历2个或3个正常周期后才能试着怀孕。

孕前健康

向您的医生咨询一下您的慢性疾病问题。您可能在孕前或孕期都需要特殊照顾。下面讨论一些常见的慢性疾病。

☙ 贫血

贫血意味着您的血液中没有足够的血红蛋白将氧气携带到身体的细胞中去。贫血症状包括：虚弱、乏力、气短、皮肤苍白。

铁在贫血方面扮演着重要的角色。由于胎儿要从您的机体中获取大量的铁来满足自己的需要，所以您在孕期有可能发展为贫血。如果您的铁水平低，孕期您的身体平衡就会被打破，让您变得贫血。

如果您有贫血家族史（比如镰刀细胞贫血症或地中海贫血），在怀孕之前跟您的医生讨论一下这个问题。如果您服用羟基脲治疗，跟医生咨询一下您是否应该继续服用。我们对这种药在孕期是否安全也没有把握。

哮喘

大部分哮喘药物都可以在孕期继续服用，但告知医生您所服用的药物。试着在准备怀孕前就控制好哮喘。

膀胱感染和肾病

膀胱感染，比如尿道感染，孕期有可能会更严重。尿道感染得不到治疗，就有可能造成肾感染，即肾盂肾炎。肾结石可能导致孕期问题。

如果您做过肾或膀胱手术，或者肾脏有问题，或者您的肾功能低于正常水平，请告诉您的医生。医生会决定，在您怀孕之前有无必要采用试验评估您的肾脏功能。

乳糜泻

乳糜泻影响小肠，干扰营养吸收。当您食用小麦、大麦、黑麦、燕麦和从白面中提取的面筋时，发生的腹泻就被称为"乳糜泻"。如果您有乳糜泻疾病，跟医生讨论一下您的小肠问题。

在怀孕前，您最好能控制住这种疾病达1~2年，目的是治愈您的消化道。良好的营养吸收有益于您与宝宝的健康。如果您在孕前能控制乳糜泻疾病，并且吸收了足够的营养，您就降低了孕期风险。

糖尿病

如果您患有糖尿病，对您来说，怀孕就更难了。如果怀孕前糖尿病没有得到控制，会增加宝宝出现出生缺陷的概率。大部分医生会建议孕妇在孕前至少2~3个月内控制好糖尿病，使血糖水平维持在正常范围内，控制好血压，达到健康体重，并且处理好其他身体疾患。如果您孕前没有控制好糖尿病，就增加了发生问题的机会。许多问题都会在怀孕第一期（怀孕前13周）发生。

怀孕可能增加您对胰岛素的需求。怀孕也增加了机体对胰岛素的抵抗能力。有些口服的抗糖尿病药物能导致宝宝发生问题。您可能每天需要查好几次血糖。

如果您是糖尿病人，在孕期您可能需要做更多次产前检查，做更多次检测。

癫痫

怀孕之前，跟您的医生谈谈癫痫的治疗问题。有些抗痉挛药物在孕期不应被服用。如果您服用好几种药物，可能医生会建议您只服用其中一种。

对妈妈和宝宝来说，癫痫发作非常危险。您按时按医生处方服药特别重要。不要擅自降低药量，也不要擅自停服任何药物。

心脏疾患

请您就怀孕前的任何心脏问题咨询一下医生。一些心脏疾患在孕期可能非常严重，在分娩时您可能需要服用抗生素；另一些心脏疾患可能严重影响您的健康。关于心脏疾患，您的医生会为您提供一些建议。

高血压

高血压能给孕妇和发育中的宝宝带来问题。如果您孕前患有高血压，您可能需要在医生帮助下降低血压，必要时应该加强锻炼，减掉多余的体重。按处方服用降血压药物。

有些高血压药物在孕期服用是安全的，其他的则不行。不要擅自停药或者降低药物剂量。如果您计划怀孕，要问问您的医生关于治疗高血压的药物的事情。

狼疮

狼疮的治疗因人而异，可能会使用类固醇。狼疮给孕妇带来的风险很大，孕期需要特别注意。

如果您服用甲氨蝶呤，怀孕前要停止服用。但不要仅仅停用，还要跟您的医生谈谈，这样您就可以服用替代药物了。

✑ 偏头疼

有15%~20%的孕妇有偏头疼问题。许多孕妇注意到在孕期她们的偏头疼次数少了，强度也减小了。如果您服用治疗偏头疼的药物，向您的医生咨询一下，这样您就知道自己服用的药物是否安全了。

✑ 风湿性关节炎

如果您患有风湿性关节炎，跟您的医生说说您为了治疗这种疾病所服用的药物。有些药物对孕妇特别危险，比如甲氨蝶呤就不应当在孕期服用，因为它能导致流产和出生缺陷。

✑ 甲状腺疾病

甲状腺疾病会以甲状腺激素过多或过少的形式出现。孕期能改变药物需求，所以孕前就要做好检查，决定好适用于您的药物量。

✑ 背部手术

如果您做过背部手术，要跟外科医生谈谈您打算怀孕的事情。如果手术是在下背部，建议您3~6个月后再准备怀孕。如果是融合手术，则需要等6个月~1年的时间才能准备怀孕。

为什么要等呢？因为只有等到痊愈后，背部才能承受怀孕带来的压力，您出现问题或并发症的概率才会相应减少。在您计划怀孕之前，务必要让外科医生再检查一下您的背部。

当前的药物

每次医生为您开处方药或者建议您服药的时候，您都要考虑到您有可能怀孕的情况，这一点非常重要。当您怀孕时，用药会对您产生很大影响。

您没怀孕的时候可安全服用的药物，在孕期或许会产生毒副作用。宝宝大部分器官的发育都是在怀孕的前13周。这一阶段非常重要，千万要避免把宝宝暴露于不必要或有害的物质中。如果您在准备怀孕之前控制好药物用量，在孕期您就会感觉好一些。

有些药物只可短期服用，比如治疗感染的抗生素；另一些药物则是用于治疗慢性病的，比如治疗高血压或糖尿病的药物。有些药物在孕期可以安全服用，能使孕期中的您安全、健康，而另一些药物在孕期服用则不安全。

🐾**孕前保障用药安全，谨记以下几点：**
- ◆ 只有计划怀孕了，您才能停止避孕。
- ◆ 按医嘱服药。
- ◆ 开处方药时，如果您觉得自己可能怀孕了或者您没有采取避孕措施，请告诉您的医生。
- ◆ 不要自己治疗疾病，更不要擅自服用治疗疾病的药物。
- ◆ 不要服用别人的药物。
- ◆ 如果您对所服药物不太确定，服用之前请给医生打电话。

预防接种

如果您要接种，请采取有效的避孕措施。研究表明，怀孕前接种优于怀孕中接种。有些疫苗不适用于孕期，而有些是可以的。

孕前检查时，如果该接种了，请告诉您的医生。至少在怀孕前3个月完成接种是明智的。

在怀孕第一期接种最为有害。如果孕前您需要注射风疹疫苗，麻疹、腮腺炎和风疹的混合疫苗或者水痘疫苗，专家建议您接种后4周再准备怀孕。

流感疫苗是个例外，它可以在孕期任何时候注射。然而，不建议孕妇使用鼻腔喷雾型的流感疫苗。如果您出于工作原因或其他原因需要注射流感疫苗，是可以的，该疫苗对您和宝宝都有保护作用。

遗传咨询

如果您正在计划第一次怀孕，您或许不会考虑遗传咨询的问题。然而，在有些情况下，做遗传咨询能帮助您和伴侣在生儿育女方面做出正确的决定。

遗传学是对父母如何通过染色体和基因向孩子传递特性和特征的研究。遗传咨询是您和伴侣与遗传咨询师或遗传咨询小组之间的信息讨论。

实际上，出生缺陷的发生率非常低——仅仅占全部出生率的0.04%。遗传咨询最主要的目标是预防和／或早期诊断出生缺陷。特定人群有较高的出生缺陷发病率，还有某些药物、化学物质和杀虫剂也能使夫妇双方处于高危之中。

遗传疾病可能由多种原因引起。如果您得了遗传疾病，那一定是从您的双亲那里遗传来的。即使夫妇双方都没有任何风险因子，也可能发生染色体疾病。多基因遗传病是由多种因素引起的，原因尚未可知。

遗传咨询的目的是帮助您和伴侣了解，在你们所处的条件下会发生什么。遗传咨询师不会为您做任何决定。但他会建议您做测试，告诉您测试的结果意味着什么。因此不要将您感觉尴尬或很难说出口的信息隐瞒掉。只要是遗传咨询师需要知道的信息，您都要毫无保留地告诉他。

大部分需要进行遗传咨询的人都觉得他们不需要，直到他们有了出生缺陷的宝宝。如果您有以下任何一种情况，您可能就需要进行遗传咨询：

◆ 分娩时，您至少35岁。

◆ 您曾经有过出生缺陷的宝宝。

◆ 您或者伴侣有出生缺陷。

◆ 您或伴侣的家族中曾有人患过唐氏综合征、智力缺陷、囊性纤维化、脊柱裂、肌肉萎缩症、出血性疾病、骨骼疾病。

◆ 您或伴侣有遗传性耳聋家族史。

◆ 您和伴侣是近亲（血亲）。

◆ 您发生过重复性流产（通常是3次或更多次）。

◆ 您和伴侣都是德裔犹太人，会有较高的家族黑蒙性白痴、卡纳万病或其他疾病发生率，请参见第7周中关于犹太人疾病的讨论。

◆ 您和伴侣是美国黑人 / 非洲裔美国人（患镰刀细胞贫血症的风险高）。

◆ 您的伴侣至少40岁了。

有些信息很难被收集起来，尤其是在您或伴侣是被收养的情况下，您可能对自己的家族性疾病知之甚少。在您怀孕之前，跟您的医生讨论一下您的情况。如果您在怀孕前就了解了问题发生的概率，就不必在怀孕后再做艰难的决定。

☙ 基因测试

基因咨询师会跟您谈到很多测试。遗传试验可以发现1000多种遗传病，但是大部分疾病都很罕见。最常见的基因测试包括：囊性纤维化、唐氏综合征、神经管缺陷、地中海贫血、家族黑蒙性白痴和镰刀细胞贫血症。

需要做3种类型的试验——携带者试验、筛查试验和诊断试验。携带者试验会对夫妻双方进行测试，决定一方或双方是否为某一遗传疾病的携带者。筛查试验在孕期做，确定孕妇是否有高危风险，并不能确切诊断是否发生了问题。诊断试验则能确定是否发生了问题。

35 岁以后怀孕

越来越多的妇女选择建立自己的事业以后才结婚，越来越多的夫妇也选择等年龄大一些时再要孩子。现在，医生会看到更多的第一次做母亲的高龄产妇，有许多会经历安全、健康的孕期。

高龄妇女在孕期一般会担心两件事情：怀孕对自己的影响；自己的年龄是否会影响怀孕。35岁以后怀孕会增加以下风险：

◆ 宝宝有先天性唐氏综合征。

◆ 高血压。

◆ 骨盆压力和骨盆疼痛。

◆ 子痫前期。

◆ 剖宫产。

◆ 多胞胎。

◆ 胎盘早剥。

◆ 出血或其他并发症。

◆ 早产。

您可能发现在20岁时怀孕要比在40岁时怀孕容易得多。您可能有工作要做，还有其他孩子需要照顾。您可能很少有休息时间与锻炼时间，也很难好好吃顿饭。但这些都不应该是高龄妇女放弃生产宝宝的主要原因。

通过医学调查我们得知，高龄孕妇产出唐氏综合征患儿的风险较高。孕期有很多试验都能帮助高龄孕妇确定孩子是否患有唐氏综合征。这也是通过羊膜穿刺术可以检测出的最普遍的染色体缺陷。

随着您年龄的增大，您产出唐氏综合征宝宝的风险也会加大。但是，我们可以以乐观的态度对待这样的统计结果。如果您是45岁，您有97%的概率不会产出唐氏综合征宝宝；如果您是49岁，不会产出唐氏综合征宝宝的概率是92%。如果您因为年龄和家族史而担心生出唐氏综合征宝宝，同您的医生谈一谈。

研究表明，父亲的年龄也非常重要。导致出生缺陷的染色体异常在高龄孕妇和40岁以上的男人中发生较多。有些研究者建议男人在40岁前做父亲，但是对于此观点仍有许多争议。

如果您年龄稍大，您可以通过在怀孕前将身体保持到最健康状态再准备怀孕来提高成功怀孕的概率。大部分专家建议您在40岁时做基线乳房 X 光片。在您怀孕之前做这项测试。在准备怀孕之前，饮食与健康护理也非常重要，您要注意这方面的建议。

孕前体重控制

大多数人如果饮食平衡，会感觉更好，精力更充沛。孕前做一个健康饮食计划，并坚持按计划健康饮食，就能在孕期的开始几周或几个月里为宝宝提供足够的营养。

通常情况下，女性知道自己怀孕以后就会立即好好照顾自己。通过提前计划，您就能确保宝宝在孕期的9个月里会一直在健康的环境里成长，而不是在您发现怀孕以后的六七个月里才保证他的健康。

❧ 体重控制

一些研究人员认为，体重可能会影响您的怀孕机会。低体重或超体重都能改变性激素、月经周期、排卵或者影响到子宫内膜，其中任何一种状况都会造成您不容易怀孕。

如果您体重过低，机体可能就不能产生足够的荷尔蒙来保证您每月排卵，您可能也为宝宝提供不了最好的营养。

如果您体重过重，怀孕的时候不要节食，也不要服用减肥药。如果您体重过重甚至过度肥胖，您的怀孕过程可能比较难。体重过重被定义为"身体质量指数（BMI）是26~30"。过度肥胖则被定义为"身体质量指数在30以上"。请看第14周的相关讨论。

回顾一下您的饮食习惯。为了您和宝宝的营养摄入更合理，您要决定自己该做些什么。在准备怀孕之前就减肥非常有益，这样就能减少孕期并发症和出生缺陷。

节食能导致您和宝宝都必需的维生素和矿物质元素相应减少，因此，如果您正在考虑在怀孕前开始一种特殊饮食来减肥或增肥，请咨询您的医生。

❧ 如果您做过减肥手术

有些妇女利用减肥手术来帮助自己减肥。减肥手术，被定义为"以预防和控制肥胖及相关疾病为目的的手术"。事实证明，做过减肥手术的妇女比过度肥胖的妇女有较少的孕期并发症，并且她们的孩子也较少出现过度肥胖问题。

如果您通过缩胃手术来减肥，您在手术后怀孕概率可能会增大。这是因为减肥后造成排卵更加规律，这就增加了怀孕的概率。

如果您计划不久以后怀孕，胃束带手术可能是您最好的选择。胃束带手术不像缩胃手术，它是一种完全可逆的手术。束带处的小开口是可以打开的，因此完全能满足孕期日益增长的营养需求。

做完减肥手术12~18周内体重会迅速减轻，您应当在此之后准备怀孕。不然的话，您就不能为您和宝宝提供足够的营养了。

小心维生素、矿物质和中草药

不要不遵医嘱就擅自服用大量的维生素、矿物质和中草药，更不要过度服用。某些维生素，比如维生素 A，如果过量服用能造成出生缺陷。有些专家认为，很多种中草药都能暂时降低男人和女人的生育力，如圣约翰草（贯叶连翘）、紫锥花和二叶银杏，您跟伴侣不要服用。

怀孕前至少3个月内不能服用补充剂。饮食要平衡，可以服用复合维生素或产前维生素。如果您计划怀孕，大部分医疗专家都很乐意为您开些产前维生素让您服用。

✇ 叶酸

叶酸（维生素 B_9）属于 B 族维生素，对孕期宝宝的健康有着很重要的意义。孕前服用叶酸至少1年，能降低宝宝发生某些出生缺陷的风险，同时可以减少孕期问题。如果您孕前每天服用0.4毫克（400微克）叶酸，能防止宝宝发生脊柱和大脑缺陷，即神经管缺陷。一旦已经怀孕，就无法再预防这类出生缺陷了。

1998年，美国政府下令往某些谷类产品（比如面粉、早餐谷类食品和面条）中添加叶酸。现在许多其他食品中也已经开始添加叶酸。饮食平衡、多样化能帮您达到自己的营养目标。许多食物中都包含叶酸（食物中的天然叶酸），比如芦笋、鳄梨、香蕉、黑豆、西蓝花、柑橘类水果和果汁、蛋黄、青豆、扁豆、肝脏、豌豆、芭蕉、菠菜、草莓、金枪鱼、麦芽、酸奶、强化面包和强化谷类等。

> 如果您正准备怀孕，就不要饮用绿茶——甚至一两杯都不要喝！绿茶能提高胎儿产生神经管缺陷的风险。这是因为绿茶中的抗氧化剂能降低叶酸的有效性，而在怀孕的最初几周，足够的叶酸可以帮助降低出生缺陷风险。只有等到宝宝出生以后，您才可以饮用绿茶。

开始良好的饮食习惯

妇女们经常会在孕期仍然保持自己孕前的饮食习惯。许多妇女边走路边吃东西，几乎很少关心自己究竟在吃些什么。您可以在孕前就改掉自己的这些坏习惯。由于您和宝宝的需求量日益增加，怀孕后您就不容易改掉这些坏习惯了。

要平衡饮食，过度食用维生素或者吃流行食品都有害于健康。如果您有多种问题，比如多囊卵巢综合征，有些食物能提高您的受孕概率。您可以考虑在日常饮食中多食用以下食品：西蓝花、菠菜、白菜、坚果、水果、海藻、紫菜、豆类和鱼肉。

您是否是素食主义者、您的锻炼情况、您是否经常不吃饭、您的饮食计划（正在尝试增肥或减肥吗？）和您是否有特殊饮食需求，怀孕之前请跟您的医生谈谈这些问题，问问他是否需要特殊饮食。如果您因为医疗问题正在食用特殊食品，也要跟医生谈谈。

如果您食用大量的饱和脂肪（奶酪和红肉中含有这类成分），在您受孕的这一年，您可能会发生严重的晨吐反应。如果您计划怀孕，就要减少这类食物的摄入。怀孕前服用复合维生素能降低晨吐反应发生概率。

如果您正在准备怀孕，每周的鱼肉摄入量不能超过12盎司。要避免食用孕期不推荐食用的鱼类。参见第26周的讨论。

孕前锻炼

锻炼有益于您。益处可能包括体重控制、良好的感觉、日益提高的毅力和耐力，这些对于随后的孕期非常重要。

孕前就开始有规律地锻炼。把您的生活做些调整，将定时锻炼纳入您的生活中。如果您现在这样做，很快就会产生良好效果。

不要过度锻炼，过度锻炼有可能引起问题。也要避免高强度的训练，避免增加锻炼项目。不要参加那些竞技性的比赛和那些挑战极限的项目。

找到您喜欢的锻炼项目并坚持锻炼，无论任何天气您都不要中断定时锻炼。要重点加强一下背和腹肌的力量。

如果您担心孕前锻炼和孕期锻炼会带来问题，跟您的医生谈一谈。您在孕前能轻易进行的锻炼，在孕期可能会越来越不容易。

美国妇产科医师学会已经制订出了孕前与孕期的锻炼指南。向您的医生索要一份相关复印件。

切忌孕前物质滥用

关于药物和酒精对孕期的影响我们知道得很多。我们认为，孕期使用药物与酒精的最安全的方法就是，完全不用！

告诉医生您滥用药物的事情，从现在起就解决问题。宝宝会在怀孕的前13周里在您腹中经历最为重要的发育阶段。您至少要在准备怀孕前3个月停止服用任何不必要的药物！

爸爸小贴士
如果您的伴侣正在为准备怀孕做生活方式的改变，比如戒烟或戒酒，您要支持她的努力。如果您也有这些习惯，就请跟她一样改变这些习惯。

有一些专门帮助您停止滥用药物的地方——如果您需要，可以在孕前寻求帮助。准备怀孕对您和伴侣来说，是改变你们生活方式的最佳理由！

吸烟会损害卵子和卵巢。如果您在准备怀孕前至少有1年不吸烟，就会增加您的怀孕概率；同时，也能降低您的流产概率。

大多数专家都一致同意孕期要滴酒不沾！酒精会透过胎盘直接影响胎儿的发育。孕期过度饮酒能导致胎儿出现胎儿酒精综合征（FAS）或胎儿酒精效应（FAE），在第1~2周会讨论到这两种疾病。现在就停止饮酒吧！

如果您在孕期前12周使用可卡因，比您不使用可卡因有更大风险。在您准备停止采用避孕措施前就要停止使用可卡因。可卡因对宝宝的伤害在受孕后3天就可发生。

大麻可以透过胎盘进入宝宝的身体系统，并且产生长期影响。如果您的伴侣吸食大麻，请鼓励他戒掉。一项研究表明，如果父亲吸食大麻，孩子患婴儿猝死综合征的概率会高出2倍。

工作和怀孕

如果您计划怀孕，您可能需要考虑一下自己的工作环境是否安全。在孕期，有些工作可能被认为是有害的，比如可接触到化学物质、吸入剂、放射物和溶剂等的工作，这些物质都可能引起问题。仔细考虑一下您在工作中是否会接触这些物质。只有当工作环境特别安全时，您才可以去掉避孕措施。

了解一下您所在公司的产假制度与保险覆盖范围。大部分工作项目都允许一定时间的事假。如果您不提前计划，产前护理和宝宝的出生会花掉您好几千美元。

　　长时间站立会使宝宝偏小。需要长时间站立的工作对孕妇影响较大。跟您的医生谈谈您的工作条件。

　　重要提示：如果您是自雇工作，您就不符合接受国家残疾救济金的条件。您可能要考虑利用私营残疾政策来支付产前及产后的某些费用。无论是哪种情况，您必须在怀孕前就确保自己适用于某项政策。

> **您是军人吗？**
>
> 您当前正在服役吗？或者您不久就要服役去了吗？研究表明，带有活动任务的孕妇可能面临许多挑战，包括给宝宝带来风险。要满足部队的体重标准会给您造成一定压力，从而影响您的健康。您可能会因此缺铁，摄入低于正常水平的叶酸。有些工作是有害的，比如长时间站立、举重或者暴露于某种化学物质中。如果您计划在服役期间怀孕，您就要在孕前几个月中达到理想的体重，然后要注意一直保持。通过平衡饮食摄入足够的叶酸和铁。可能您也需要服用产前维生素。如果您担心在工作中会接触到有害物质，请跟您的上级商讨一下此事。在注射任何疫苗之前都要先检查自己是否怀孕。照顾好自己和宝宝非常重要。现在就制订计划吧，您会因此有个健康的孕期。参见第14周的讨论。

性传播疾病

　　通过性行为传给另外一个人的感染或疾病被称为"性传播疾病"。这些感染可能会影响您怀孕的能力，还会影响腹中的胎儿。您所使用的避孕方式有可能对预防性传播疾病有一定效果。避孕套和杀精子剂能降低感染风险。

　　有些性传播疾病能导致盆腔炎，感染能导致输卵管结痂和堵塞，这就使怀孕变得困难甚至不可能，或易于发生宫外孕。此时可能需要做外科手术修复损伤的输卵管。

> 保护自己免受性病侵害。要使用避孕套，不要有多个性伴侣。要确保您的性伴侣不属于寻花问柳、乱搞男女关系的那种类型。如果您觉得自己有感染的可能，要去做测试，即使您还没有出现症状。如果您认为有必要，请寻求治疗。

怀孕第 1~2 周
孕期开始了

令人兴奋的时刻来啦——体内孕育着一个小生命，这是多么令人难以置信的人生经历！我们的目标是让您了解并享受您的孕期历程。在本书中，您会了解到自己体内的变化以及宝贝在体内是如何生长、变化的。您不是孤军奋战——每年都有数百万的妇女成功完成她们的孕期历程。

医生是按周来看待怀孕的，因此，本书中的材料也是按周来划分的。以这种方式来看待您和宝宝的身体变化意义重大。这种方式也能让您与伴侣根据您的身体变化规律，更密切地关注宝宝的生长。每周的插图让您看到自己与宝宝的变化以及宝宝的生长。每周话题涵盖宝宝长得有多大、您的变化有多大、您的行为举止是如何影响宝宝的以及一些您要特别注意的事项。

本书中的信息并不意味着您不需要跟医生进行交流——同他讨论您所关心的问题。将本书材料作为您跟医生交流的话题，将您关心和感兴趣的问题通过言语表达出来。

怀孕的迹象与症状

身体的许多变化可表明您怀孕了。如果您有以下一种或多种症状，您或许就是怀孕了，请您去看医生：

◆ 错过月经期。

◆ 恶心，时有呕吐。

◆ 食欲减退或食欲增强。

◆　疲乏。

◆　尿频。

◆　乳房出现压痛。

◆　骨盆区开始敏感。

◆　口中有金属味道。

一开始会出现哪些反应是因人而异的，月经没有照常开始的时候，您该考虑是否怀孕了。

宝宝的预产期

怀孕的起始日期是根据末次经期的第一天来推算的。根据医生的推算，真正怀孕前2周的时间也被计算在内了！从末次经期的第一天算起，孕期大约是280天，也就是40周。似乎这样算很让人费解，我们好好看一看这是怎么算的。

预产期很重要，了解了这个时间，我们可以提前决定什么时候去做特定检查，什么时候去办必要的手续。同样，了解了预产期，能更好地估计宝宝的生长情况，也能知道宝宝什么时候逾期了——随着预产期的临近，这个日期会显得越来越重要。

预产期并不是精确的日期，只是个估算。仅有1/20的产妇在预产期生产。您可能眼睁睁地看着预产期都过了，自己还是不生产。将预产期视为一个目标——一个可以期盼和准备的时间。

大部分妇女并不知道自己怀孕的准确日期，但她们通常知道自己末次经期开始的时间。这就成了孕期的起始时间。计算预产期可能非常棘手，因为有些人对自己的经期历史不太确定。

从末次月经第一天算起，一直到第280天，就是预产期。大部分医生都以这种方式推算妊娠期内的孕龄（经期龄）。这种方法与排卵期（受精龄）计算法是有区别的，后者比前者少2周，是从怀孕的准确日期来计算的。

一些医学专家建议取消"预产期"这个称谓，代之以"预产周"——一个7天的窗口期，或许孩子会在"预产周"出生。这个时期会在第39~40周。仅有很少的孕妇（仅5%）在预产期生产。孩子什么时候出生呢? 准妈妈们总是很焦虑，一个7天的窗口期可以缓解她们的焦虑。

您可能听说过三期法。三期法就是把妊娠期分为三期，按妊娠发展期来分组，每期大约13周。您可能也听说过妊娠月，它完全参照月亮旋转的周期，每月按28天计算。因为孕期从末次月经第一天到预产期总计有280天，因此，孕期也相当于10个妊娠月。

根据40周时间表，您真正的怀孕时间是第3周。从第3周起，我们将逐周讨论孕期的细节问题。

预产期应是在第40周末。每周的信息都会包括宝宝的真实年龄。例如，在第8周，您会看到以下信息：

第8周（孕龄）

胎龄——6周（受精龄）

这样，您就会随时了解在孕期不断生长的胎儿的实际年龄。

不管您如何计算自己的怀孕时间，它该是多长就是多长。但奇迹正在发生——小生命正在体内生长、发育! 请尽情享受这人生的美妙时段吧!

🎵 经期规律

月经期指的是血液、黏液及子宫内膜碎片定期排出的时间。在月经周期之间还有两个重要的周期：卵巢周期和子宫内膜周期。卵巢周期会产生一个卵子以供受精。子宫内膜周期会为受精卵在子宫内着床提供合适的位置。

刚出生的女婴一般有200万个卵子，但在青春期前会减少至40万个左右。产前女性胎儿的卵子数量是最多的。当女性胎儿有5个月大的时候（产前4个月），她的卵子大约有680万个。

大约有25%的女性在排卵期会有轻微的腹痛和不适，我们称之为"经间痛"。这可能是由于卵泡在释放的时候产生的液体和血液刺激所致。但存在或不存在经间痛都不能证明排卵是否发生。

孕龄（经期龄）：从末次月经的第一天算起，实际上是从真正怀孕前大约2周算起的。这是大部分医生采用的妊娠天数计算法。平均为40周。

排卵期法（受精龄）：以怀孕日计算，平均孕期时长大约为38周，266天。

三期法：孕期被分为三期，每期13周。

妊娠月：孕期按10个妊娠月计算（每月28天）。

预产期：预计的分娩日期。

健康状况影响孕期

您的健康状况是您孕期的重要因素。良好的医疗护理对宝宝的发育和健康起着至关重要的作用。健康的饮食、适量的锻炼、足够的休息以及自我照顾都会影响到孕期中的您。有关在孕期您能吃什么药、该做什么测试、会用到哪些物品以及其他一些您担心的问题，我们会在全书中为您提供信息。

有了这些信息，您会了解自己的行为是如何影响自己和胎儿的健康的。

一些信息可能会吓到您

为了尽力给您提供孕期信息，我们确实有一些严肃的话题贯穿本书，或许有些会耸人听闻。但我们不是为了吓唬您才提供这些信息的。它们只是与孕期可能会发生的一些特定的医疗情况相关的事实。

如果一个孕妇遇到很严重的问题，她与伴侣或许想了解尽可能多的信息。如果您正巧有朋友或其他您认识的某个人在孕期出现了问题，了解这些信息会排解她的忧虑。我们也希望您在有问题的时候，这些信息可以作为话题帮助您跟医生进行沟通。

几乎所有的怀孕历程都不是一帆风顺的，但严重的情况也不是经常发生。我们之所以尽可能全面地提供怀孕信息，是为了您在需要的时候方便查阅。知识就是力量，懂得越多，您就越能更好地处理孕期事务。我们坚信，读过此书之后，您会放松心情，拥有一段美妙的怀孕历程。

如果您觉得这些严肃的话题让您觉得害怕，或者您觉得它们不适用于您的怀孕情况，那您就不要读这些，跳过去就可以了。在需要的时候，您要明白这些信息都在书中，供您随时查阅。

您的医生

您得到的医疗护理会影响您的孕期状况和孕期耐受力。在选择医生和其他医护人员的时候，我们通常都会无所适从。除了接生，妇产科医生还专门照顾怀孕妇女。他们都是从有资质的医学院毕业，并获得了行医执照的专业人员。他们毕业后都在医院接受了很长时间的培训，并通过专业的考核与考试，才获得了行医执照。

围产期医学专家，就是那些专门负责高风险孕妇的产科医生。很少有孕妇（只有1/10）需要围产期医学专家的照顾。如果您担心过去的一些健康状况影响您的孕期状况的话，咨询一下您的护理人员，看是否需要看专家门诊。

在美国，有另外一种认证被称作"委员会认证"。它旨在测试并验证一个人在某个专业领域，尤其是医药领域的操作能力。当医生成功完成该领域的由专家组成的委员会提出的各项要求后即表示通过。

并非所有的接生医生都是经过委员会认证的，这并不是必需的。您的医生通过了委员会认证，意味着其投入了大量额外的时间准备和参加这项认可考试，来证明他在护理孕妇和接生方面是合格的。这类医生的姓名后面都有"F.A.C.O.G."这几个字母，它们是"美国妇产科学院会员"的缩写。当地医学会能为您提供本区域接生医生有无经过委员会认证的相关信息。

许多美国的孕妇会选择家庭医生。如果您住在一个小社区或者偏远地区，那里可能没有妇产科医生。家庭医生通常可以充当内科、儿科、妇科／产科医生的角色。许多家庭医生对接生都非常熟悉。如果出了问题，您可能会被转到妇产科医生那里去。这种情况下，可能会实行剖宫产。

有时孕妇也选择持证的护理助产士、执业护师或者医生助理来对她们实行产前护理。这些医疗专家们都受过额外的医学专业培训和认证。有关这几类医护人员的介绍及他们能提供哪些护理工作，后面有详细的描述。

❧ 沟通很重要

与医护人员的沟通非常重要。您有必要向医生询问所有您感到困惑的问题，比如以下这些问题：

◆ 您信任自然分娩吗？

◆ 我能无痛分娩吗？

◆ 您对每位孕妇都进行常规检查吗？每个孕妇都需要灌肠、都得进行胎儿监测吗？

◆ 您要是不在，谁代替您工作呢？

◆ 我需要约其他医护人员吗？谁来照顾我呢？

您的医生有丰富的孕期知识和经验，他会利用自身资源优势为您的身体健康提供良好的保障。他一方面会尽力尊重您的一些特殊要求，另一方面又会考虑对您和宝宝最有益的事情。

您应当对他讲讲您最担心的问题，讲讲对您来说，最重要的问题是什么。不管您有任何问题，都请放心地问出来，哪怕您的医生早就听过这样的问题了。有些要求也许是不明智的，甚至是冒险的，但重要的是您一定要提前问问。如果有些要求是可能实现的，您可以跟医生共同计划，以免发生不可预见的后果。

❧ 找一位最好的医生

怎样才能找到一位"刚好符合要求"的医生？如果您已经有一位很满意的医生，您可能就不必费神了。但如果您还没有找到合适的护理人员，请联系当地医疗机构，了解专业人员信息，看看哪些专家正在收治孕妇。

有两种方法可帮您找到满意的医生。一是问问那些最近新添宝宝的朋友们，听听她们的建议。二是听取当地医院产房护士的意见。美国大部分图书馆都有类似《医学专业目录》或《美国医学会目录》这样的出版物，而加拿大则有《加拿大医学目录》，通过多种出版物选择满意的医生也是一种途径。另两类医生——儿科医生和内科医生，也可在您考虑之列。

一旦选定了医护人员，就意味着选定了医院。在选择去哪家医院生宝宝的时候，请将以下情况弄清楚：

◆ 这家医院离家近吗？

◆ 让伴侣参与哪些方面？

◆ 如果要进行剖宫产，伴侣能不能一直陪着？

◆ 要无痛分娩吗？

◆ 这是妇产医院吗（如果您想去妇产医院的话）？

◆ 本人的医疗保险或者所属组织会报销住院和护理产生的费用吗？

🐾爸爸小贴士

在伴侣怀孕期间，您可能发现自己的生活需要做出一些调整。您可能不能像往日那么频繁地参加各种活动了，甚至在一些情况下，您是不能去参加这些活动的。不管是出公差还是想娱乐，您的旅行都可能会因为伴侣的怀孕而搁浅。但您谨记——怀孕的日子只有9个月而已。支持您的伴侣，会使你们彼此的生活更加美好。

您的活动对宝宝发育的影响

您的活动如何影响宝宝的生长发育？这个问题考虑得越早越好。您平时使用的很多东西都对宝宝有负面影响，它们包括药品、烟草、酒精和咖啡因。以下所述是有关吸烟和喝酒的一些影响，无论是吸烟还是喝酒，都会影响宝宝的生长发育。其他的有害物质我们也会在这本书中加以讨论。

🐉 吸烟

吸烟会使血管变窄，因而导致血压上升，此时，宝宝的氧气和养分就会供应不足。而且，吸烟还能导致血液发生凝固。在怀孕期间，吸烟导致的这两种后果对宝宝影响最大。

怀孕妇女中，大约有10%以上的人吸烟，有些专家认为是20%左右。20

岁以下或35岁以上的怀孕妇女中吸烟人数较多。怀孕期间，如果每个吸烟妇女平均每天抽20根（1包）香烟，相当于在整个孕期吸入11000次烟草烟雾！香烟烟雾会通过胎盘传给胎儿。您吸烟的同时，胎儿也在吸烟。香烟烟雾含有250种以上的有害物质，这些物质对宝宝的发育都有很大的危害。

吸烟的孕妇会比不吸烟的孕妇产生更多的并发症。与不吸烟的孕妇相比，吸烟孕妇生产的宝宝体重要轻差不多1磅（1磅=0.45359237千克）。

许多人觉得怀孕期间吸了无烟烟草没什么大碍。其实不然，无烟烟草一样会使血管中的尼古丁含量增加，这依然是宝宝会产生问题的原因之一。

吸烟是如何影响您跟宝宝的? 怀孕期间吸烟有很大风险，不仅对您，对宝宝也是如此。孕妇吸烟，宝宝出生后性情更易激动，同时发生婴儿猝死综合征的概率会加大。您在怀孕期间吸入的尼古丁，会导致宝宝出生后因尼古丁戒断产生其他症状。

宝宝长大以后体重过重，也与孕妇吸烟有关。除此之外，吸烟孕妇的孩子更易患急性耳炎，更易出现呼吸方面的问题。研究表明，如果您在孕期吸烟，您的孩子长大后也是一个烟民——吸烟的妈妈生出的孩子将来更易产生烟瘾。

尼克得（Nicoderm Patch）、尼克雷（Nicorette Gum）和载班（Zyban）

您一定很想知道自己在孕期能否使用贴片、口香糖或其他一些戒烟产品。我们对孕妇使用这些东西会对胎儿造成什么影响尚不可知。

戒烟产品有很多种，包括吸入剂、喷鼻剂、贴片或口香糖。一般有两个品牌：尼克得和尼克雷。有时也有非专利产品出售。尼古丁透皮吸收贴片含有尼古丁，我们不建议孕妇使用。

载班（安非他酮）是一种帮助戒烟的口服药，也作为抗抑郁药出售，不建议孕妇使用。

戒必适（酒石酸伐尼克兰）是一种相对较新的处方戒烟药。它不含尼古丁，但也不建议孕妇使用。研究表明，它能降低骨的质量，引起婴儿出生后体重过低。

当孕妇不能靠自己的力量戒烟的时候，我们推荐尼古丁替代品进行治疗。研究表明，这些产品益大于弊。但仍有专家认为这种疗法也不妥。他们认为，尼古丁成瘾不可能由尼古丁本身来阻断，不管是以吸入剂、喷鼻剂、贴片还是口香糖的形式。如果您对此有问题，请跟您的医生详谈。

即使您不吸烟，您也时刻处于烟雾危害之中。许多研究表明，暴露于二手烟中的不吸烟的孕妈妈和她未出生的孩子同样会接触到尼古丁和其他有害

物质。而且，研究者最近正在谈论一个新的威胁——三手烟。即使房间里已经没有烟雾，当尼古丁粘在织物上、毛发上、皮肤上和其他物体的表面（如墙、地毯、地板）上时，三手烟就产生了。它同二手烟的危害一样严重。三手烟存在的线索便是气味，如果您能闻见烟味，它就一定存在。

如果您的伴侣在您怀孕以前或者孕期吸烟，宝宝发生问题的风险就会高许多。如果孩子生活在一个父母都吸烟的环境里，得白血病的风险就会相应增加。

现在就停止吸烟吧！您能做些什么呢？这个问题的答案听起来简单，可实际上并不简单，那就是戒烟！更实际一点，就是您必须在孕前或孕期减少吸烟次数，或者尽量不要吸烟。在美国，几乎所有的医疗保险都会支付至少一种戒烟项目。您可以给您的保险公司去电了解详情。

戒烟后引起断瘾症状很正常，可作为您身体痊愈的标志。尼古丁戒断期间引起的渴望可能十分强烈，但几个星期后，这种渴望就会逐渐减轻。

或许，您的怀孕可以作为每个家庭成员都停止吸烟的一个不错的理由！

戒烟的秘诀

◆ 列清单，将能代替吸烟的活动列出来，尤其是那些能占用双手的活动，比如智力拼图或针线活。

◆ 列下您想为自己或宝宝买的物品。将平时买烟的钱攒起来买这些物品。

◆ 确认那些诱发因子——导致您吸烟的情况。制订计划来避免它们。对容易引起吸烟欲望的各种情况对症下药。

◆ 吃完饭之后不要吸烟，而是刷刷牙、洗洗碗，或者散散步。

◆ 如果您总要在开车时吸烟，那请您先将车子彻底清洗，并喷点空气清新剂。跟着收音机或光盘唱唱歌，听一本有声书，要么干脆乘坐公交或者跟别人拼车吧！

◆ 大量喝水。

◆ 如果您仍然戒不掉烟，有项研究表明，"戒烟热线"比您孤军奋战的成功概率要高出一倍。您可以同跟您有一样经历的人直接谈话。

饮酒

如果您饮酒，也会带来很大风险。实际上，许多专家都认为酒精是胎儿最不适宜接触的物质。

中度饮酒同胎儿出现的问题增多有密切关系，孕期过量饮酒更是会导致婴儿出生缺陷。由于酒精会直接作用于中枢神经系统，因此有可能导致孩子一出生就有生理缺陷。孕期饮酒的孕妈妈们生出的宝宝会终生受到母亲饮酒的影响。

孕期饮酒同孩子出生后的行为问题也有很大关系——妈妈饮酒越多，孩子的行为问题就越严重。孕妈妈在怀孕第一期饮酒会导致孩子面部变形；怀孕第二期饮酒能阻止孩子脑部发育；如果是在怀孕第三期饮酒，则会导致孩子神经系统发育异常。

如果您饮酒，同时还服用一些药物，会给胎儿带来更大的风险。为了保险起见，请谨慎服用那些柜台直接出售的治疗咳嗽或感冒的非处方药，许多药中都含有酒精——有些高达25%。

很多怀孕妇女都特别想知道社交场合是不是可以少饮一些酒。对于这个问题，我们也没有足够的证据来说明多少量的酒对孕妇来说比较安全。因此，出于对孩子的身体健康考虑，您最好还是滴酒不沾。

胎儿酒精疾病。您在孕期饮酒会导致孩子发生胎儿酒精综合征或胎儿酒精效应。它们都属于胎儿酒精中毒综合征——一种能反映所有影响范围的综合征。下面我们就来探讨这两种情况。

胎儿酒精综合征的特征是胎儿出生前或出生后体重增长较慢。最容易出现问题的部位一般是心脏、四肢和脸部。一个患了胎儿酒精综合征的孩子可能在行为、语言以及运动机能方面都有些问题。15%~20%的胎儿酒精综合征患儿会在出生后不久死亡。大部分研究发现，如果一个孕妇每天喝4~5杯酒，那么孩子必定会发生胎儿酒精综合征。

胎儿酒精效应的后果是轻微缺陷。这种情况可由少量饮酒导致。这种情况足以让任何研究者得出结论：孕期饮酒，没有安全量！因此，同香烟包装一样，在美国，所有酒精饮料都贴有警示标志：孕妇禁止饮用。

其他禁用物品

使用大麻会破坏宝宝的大脑发育，同时也会带来许多其他问题。即使是为了治疗疾病，我们也建议不要使用大麻。因为人所共知，使用大麻存在风险，所以怀孕妇女应该尽量远离大麻。

孕妇们都知道孕期不该饮酒，但如果菜肴里需要放酒精，又该怎么办呢？一条最好的经验是，烤或炖至少1小时后，就可以放心食用。在这种情况下，大部分酒精都蒸发了。

可卡因对胎儿的影响早在孕妈妈怀孕后的几天内就已经产生了。使用可卡因能导致各种类型的畸形。安非他明（解除忧郁、疲劳的药）就因为含有脱氧麻黄碱会导致生育缺陷而遭到指责。用过安非他明的孕妇生育的宝宝会经历消退综合征。

您的营养

孕期营养太重要了。为保障需要，您或许得多摄取一些热量。在怀孕第一期（前13周），您应当每天摄入约2200卡路里的热量。在怀孕第二期和第三期，您得每天增加热量约300卡路里。

额外的热量会转化为宝宝生长发育所需的能量。随着宝宝不断地生长变化，这些额外的热量会一直伴随着您。宝宝使用这些热量合成和贮存蛋白质、脂肪及碳水化合物。通过不断地消耗能量，宝宝的机体得以正常运行。

通过饮食平衡和饮食多样化，您的营养基本可以得到满足。热量的质量很重要。地里采的或是树上摘的（即新鲜的），要比来自盒子里或罐子里的食物更加优质。

注意，补充这额外的300卡路里热量，不是让您增加一倍的饮食，一个中等大小的苹果加上一杯低脂酸奶就有300卡路里了。

您也应该知道

产前诊断有两种形式：筛查和诊断。筛查试验会对宝宝出生后有无缺陷进行风险评估。这些试验为决定是否需要做其他试验提供了基本信息。诊断试验能提供确切的结果。不幸的是，这些产前诊断试验会导致一定的流产风险。这些不同的试验会在接下来的几周里进行描述。

☞ 那些可能对您进行护理的健康专家

有资格证的护理助产士。在美国，许多医生都配备在职的持证护理助产士。这类护士是在接生和对孕妇进行产前产后护理方面接受过专门培训的注册护士。

如果是情况不复杂的正常怀孕，就由持证护理助产士——而不是医生——来对您进行产前诊断。这里的护理助产士不是我们前面提到的那种医生。从阵痛到分娩的整个过程，持证护理助产士可全程陪护。大部分产妇觉得这是个好事——这些持证护理助产士有更多的时间回答她们的各种问题，为她们排忧解难。

持证护理助产士会向医生咨询怀孕中或者阵痛分娩时的细节问题。他们大多都会与您探讨生育方法，介绍自然分娩和包括无痛分娩在内的镇痛方法。

如果全家人的参与对您来说很重要，这位护理助产士就会帮您安排家人参与及体验孩子的出生。持证护理助产士也会解决计划生育方面的问题及对您进行妇科护理，包括做乳腺检查、子宫颈抹片检查和其他一些筛查。持证护理助产士也可开处方药。

"护理助产士"这个职业在美国20世纪20年代早期开始兴起。在那之前，他们也参与接生，却不是受过培训的专业医护人员。助产专业最初产生于护理前沿，一个专门为农村地区提供家庭健康服务的机构。

第一所专门培养护理助产士的学校在1933年送出了它的第一批毕业生。现在，有7000多名持证护理助产士遍布美国的50个州。他们大部分在医院工作，10% 左右的新生儿都由他们接生。持证护理助产士的工作地点一般为私人职业者（同一名医生搭档）工作场所、医院、分娩中心或者诊所。

无论什么性别，都可成为持证护理助产士——大约2% 的持证护理助产士为男性。要获得认证，必须至少拥有学士学位，并且是注册护士，而且要经过1~4年，在认证的教育机构完成硕士学位或博士学位。

执业护师。执业护师要接受医学专业研究生以上教育，拥有硕士学位或博士学位。一个人在某一特殊领域，比如女性保健、家庭保健、小儿科或其他专业，经国家认可，被授予执照后方可执业。在美国，执业护师一般是由各州的护理委员会颁发执照。

执业护师的主要工作是个性化护理，根据护理对象的情况和这些情况对其生活的影响程度来进行护理。如果是情况不复杂的正常怀孕，也可能由执业护师——而不是医生——来做产前诊断。执业护师也不是我们前面提到的那种医生。从阵痛到分娩的整个过程，执业护师也可全程陪护。大部分产妇同样认可执业护师的工作，认为他们的存在是必要的。

执业护师的工作内容有预防、健康维护和教育三个方面。他们有时也参与科研工作。

要成为一名妇产科执业护师，必须通过国家认证，并且受到过关于女性健康问题的保健知识和治疗的教育。执业护师可以认证和注册麻醉护士。在各种手术（包括阵痛和分娩）中，麻醉护士可以实施麻醉以缓解产妇的疼痛。

在美国，关于执业护师独立行医还是配合医生行医，各州有自己的规定。在许多地区，执业护师的工作内容涉及方方面面，包括产前护理、家庭计划生育服务、诊断和治疗疾病、做身体检查、给病人开化验单并解释化验结果、开处方药等。

执业护师可在各个机构工作。您在很多地方都能见到他们：个体医疗室、诊所、健康中心、急救中心、健康维护组织和一些无须预约的诊所。

医师助理。这是一类能在孕期照顾您的有资格认证的医护专家。他们被授予执照，允许同有执照的医生联合行医。如果是情况不复杂的正常怀孕，也可能由医师助理——而不是医生——来为您做产前诊断。医师助理也不是我们前面提到的那种医生。医师助理同样可以全程陪护您度过从阵痛到分娩的整个过程。大部分产妇也认可医师助理的工作。

医师助理主要是做一些传统意义上应该由医生来做的医护服务。大部分医师助理的工作场所是医生办公室、诊所、紧急护理设施处或医院。医师助理照顾有状况的人（他们把怀孕视作女性的特殊状况），诊断和治疗疾病，开化验单和解释化验结果，就预防性保健提供咨询，做些小手术、辅助外科手术，开处方以及做身体检查。医师助理跟医疗助理不一样。医疗助理执行一些临床管理任务，做一些简单的临床工作。

"医师助理"这项职业，是在20世纪60年代中期医生缺少的情况下发展起来的，当时是由杜克大学医学中心的一位医师所创建。今天全美已有140多个被认可的医师助理项目。

对于医师助理资格，在取得学士学位后，经过2~3年的培训方可取得。医师助理在接受培训的第一年，与其他医学专业的学生一起上课，他们所学课程没什么差别。

医师助理在完成课题毕业后，取得硕士学位。许多医师助理项目都提供医学博士学位（医学助理博士）。如果再延长学习一年，医师助理可以选择在某个领域参加一些特殊项目或者做住院医师。

医师助理由每个州的医学委员会颁发执照。从被认可的项目毕业后，医师助理必须通过医师助理国家认证考试才可被认证。

每周锻炼

这部分内容，是对一个锻炼项目的描述和阐释。如果某个锻炼项目适合您，您可将其作为您孕期的安全练习项目。如果您身体健康，无孕期问题，那么专家建议您进行些适度锻炼，每周至少3~5次，每次至少30分钟。研究表明，爱活动的孕妇在孕期很少出现问题，而且不会给宝宝增加任何风险。

如果您在孕前经常锻炼，那么在孕期您也应该坚持锻炼，至少进行些中等强度的锻炼。您会像孕前一样感受到锻炼带来的好处。

您第一次进行产前预约时，请跟您的医生讨论一下锻炼方面的问题。您的医生可能会就您的具体情况提出一些建议。我们在本书中提到的这些练习都是一些非负重的运动，很少能引起问题。因此，您在做第一次产前检查之前就可以适当做这些运动。在第一次产前检查时，一定要同您的医生讨论一下有氧锻炼和负重练习这类话题。

为了您的孕期更加舒适，您一定希望强化许多肌肉群。请您锻炼的时候根据自己的身体状况及时调整，加强和舒缓不同的肌肉群。另外，许多练习会帮您强化分娩时将用到的多处肌肉。越早锻炼，越多受益！

您或许决定要列出自己的锻炼计划，随着您的肚子不断增大，请您随时增加或删减一些练习。有些练习要站着做，有些要坐着做，有些要跪着做，还有些需要躺着做。我们建议您将每周的锻炼项目浏览一遍，找出您特别喜欢的练习，坚持做下去。

我们建议每位孕妇都了解一下凯格尔运动（第14周），这是一项能加强您骨盆底肌肉群的练习，请您试着做一做。孕期坚持做这项练习，在很多方面都有帮助，尤其对孕期或产后发生的失禁症状有极大的作用。实际上，这项运动适合任何年龄段的妇女，应该每天坚持练习。

绘出孕期体重增长图

如果您想绘出孕期体重增长图，我们特意为您提供了以下这样的表格。选出的这些周是根据您产前预约的情况而定的。如果您预约的时间不在以下所列的这些周中，删去我们所列的周，将您看医生的具体周标记下来。

产前体重 _____
周每次产前预约时的体重增重

8 _____

12 _____

16 _____

20 _____

24 _____

28 _____

30 _____

32 _____

34 _____

36 _____

37 _____

38 _____

39 _____

40 _____

总计增重 _____

怀孕第 3 周
胎龄——1 周

宝宝长得有多大

胚胎是非常小的——此时此刻，它还只是细胞群，但会飞速增长。它只有大头针帽那么大，如果把它放在体外，裸眼也可看见。它看起来可不像是胎儿或婴儿的样子，它的样子正如下页插图所示。在这一周里，胎儿只有0.150毫米长。

您的肚子有多大

在孕期第3周，要发现任何变化还为时尚早。很少有妇女能在这周知道自己已经怀孕。毕竟，您还没错过一次月经期呢！

您的宝宝如何生长发育

受精是一个精子和一个卵子融合在一起的过程。我们认为，受精过程发生在输卵管的中段，也就是被称为"壶腹"的地方，而不是在子宫里。精子得穿过宫腔，再到输卵管去跟卵子"约会"。

精子跟卵子结合的时候，精子首先要突破卵子的外层，一个叫作"放射冠"的地方；溶解这层卵壳后，到达另一层我们称之为"透明带"的地方。

分裂球

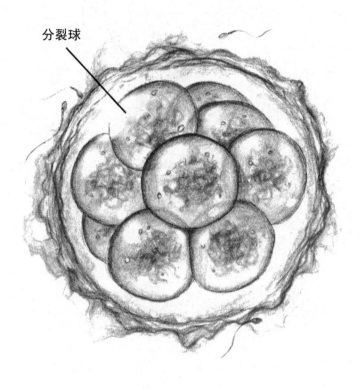

受精3天后，9个细胞的胚胎。这个胚胎
由许多分裂球构成，许多分裂球形成了胚囊。

虽然很多精子都能穿透卵子的最外层，但最后只有一个精子可以钻入卵子使它受精。然后精子和卵子的外膜结合为一体，围合成一层膜或一层囊。这个精子会在最外层发生改变，引起一些反应，从而使其他精子无法再进入卵子。

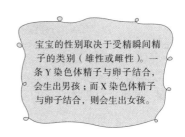

宝宝的性别取决于受精瞬间精子的类别（雄性或雌性）。一条 Y 染色体精子与卵子结合，会生出男孩；而 X 染色体精子与卵子结合，则会生出女孩。

一旦精子到达卵子的内部，精子的头部便会膨胀，此时精子的头部被称为"精核"，而卵子则被称为"卵原核"。此时，精核和卵原核的染色体混合在一起。

受精发生后，来自父母双方的信息和特征便被结合在一起。染色体的特异性赋予我们每个人不同的特征。人类的染色体一般有46条，每个亲代会提供23条染色体。宝宝是您跟伴侣染色体信息的组合。

这个发展中的球形细胞，被称为"受精卵"。受精卵穿过输卵管到达子宫，细胞继续分裂。这些分化细胞被称为"卵裂球"。随着卵裂球继续分裂，一个坚实的细胞球便形成了，即桑椹胚。桑椹胚内的液体不断累积，又导致了囊胚的形成。

在下周，囊胚会经过输卵管到达子宫（受精后在输卵管中停留3~7天）。囊胚游离于宫腔内，持续生长发育。受精1个星期后，它依附在宫腔上（着床），然后将细胞穿入子宫内膜。

您体内的变化

许多妇女知道自己何时排卵，她们通常会有轻微的痉挛或疼痛的感觉，或是阴道分泌物持续增加。受精卵在子宫内着床的时候，有些妇女偶尔也会有少量出血。

现在要看出您身体的变化还为时尚早，来日方长！

您的活动如何影响宝宝发育

❧ 服用阿司匹林

由于阿司匹林能增加出血的风险，我们提醒您谨慎服用。如果您孕期服用阿司匹林，宝宝出现问题的风险就会加大。

研究表明，阿司匹林及其他非甾类抗炎药，如艾德维尔（一种含布洛芬的药品）、布洛芬、萘普生（一种消炎药品牌，有效成分是萘普生钠）都能提高流产风险。尤其是怀孕初期服用，风险更大。阿司匹林也能改变血液凝结机能，因此，是怀孕初期出血还是妊娠后期出血，或是快要分娩的时候出血，显得更加重要。

读读所服药的说明书，看看是否含有阿司匹林。许多非处方止泻药物都含有阿司匹林，所以您得格外小心水杨酸盐的摄入量。次水杨酸铋、白陶土、果胶制剂和其他护肤品中也含有水杨酸盐。

如果您想止痛或退烧，却联系不上您的医生，那就到药店买点醋氨酚（常见品牌为泰诺），它对您和宝宝比较安全，您可以在短期内服用。

有时候孕期服用小剂量的阿司匹林是可以接受的。但是，没有征询您的医生之前，请您千万不要擅自服用。

> 有时候，孕期出现的问题只有靠服用阿司匹林才可以解决，或者服用阿司匹林有辅助的作用，如果您有问题，请咨询您的医生。

❧ 孕期能否锻炼？

锻炼对许多孕妇都非常重要。实际上，研究表明，60% 以上的孕妇都在孕期锻炼。然而统计也显示，只有15% 的孕妇能将每次30分钟的适量锻炼坚持每周5次或更多次。

孕期锻炼的目的是保持健康。身体健康的孕妇相对而言在临产时不会太辛苦。

您可受益于锻炼。锻炼可以减轻背部疼痛，能增强耐力和肌肉强度，也能增进循环和身体弹性。您可因此减轻恶心症状，减少便秘次数。锻炼会使您睡得更香，让您感觉不那么累，还能改进您的姿势。

> 即使您觉得疲倦，也不要减少锻炼次数。您应该降低锻炼强度，减短锻炼时长。有时，您可能仅需要舒展。试着每天做几次伸展运动。它能降低压力水平，使您平静下来。

锻炼能使您抵抗力增强。有规律地锻炼，可以降低您患心血管疾病、骨质疏松症、抑郁及肥胖症的概率。锻炼同样可以帮您降低孕期疾病概率。我们建议大多数孕妇每天坚持进行30分钟的适量锻炼。

研究表明，孕期前20周坚持锻炼的健康孕妇，患妊娠毒血症的概率减少了35%。在帮助孕妇减少压力和降低血压的同时，锻炼还可以使胎盘增长得更快。

锻炼使您在孕期能控制好自己的体重，还能让您在产后更容易恢复体重。您甚至可以通过锻炼恢复到您怀孕前的体重。研究表明，如果您在孕期坚持锻炼，您的宝宝就会拥有一个更健康的人生起航点。

孕期锻炼并不是完全没有风险，要听听您身体发出的信号。孕期锻炼风险包括体温升高、流入子宫的血液减少，孕期锻炼还有可能对孕妇的腹部造成伤害。

您有多个运动项目可以选择，每个项目都有自己独特的优点。有氧运动深受想要保持体形的孕妇所欢迎。强壮肌肉的训练，对于想要调整肌肉和增强力量的孕妇来说是不错的选择。许多孕妇对这两类运动都十分喜欢，将它们结合在一起练习。对孕妇来说，快步走、固定式健身脚踏车、游泳和专为孕妇设计的有氧运动都不错。

有氧运动。有氧运动最有利于心血管健康。您必须每周练习3~5次，每次持续至少15分钟，心率保持在110~120/分钟（心率110~120/分钟对于不同年龄段的人们都很适合）。每周至少做2小时的低强度有氧运动，您的孕期风险便大大降低了。

如果您在孕前就做有氧运动，那您可能还需继续做，只不过要减慢节奏，避免意外。这可不是为了破纪录或为了参加马拉松比赛而训练。您在第一次产前检查的时候，如果对此有什么疑问，可以跟您的医生谈谈。

孕期千万别做强度大的有氧运动或者加大训练力度。如果您在孕前没养成有规律的运动习惯，或是没参加过剧烈运动，散步和游泳或许该纳入您的锻炼日程了。

如果您锻炼，要特别注意，不要让体温超过102F（38.9℃）。有氧运动和／或脱水都能使体温超出这个界限，因此您一定要小心一些。运动衣要穿得短一些，尤其是在大热天。

过去我们曾经建议孕妇在锻炼的时候将心率控制在140次／分钟，但是现在美国妇产科医师学会建议孕妇每天运动30分钟，并无心率界限。

肌肉强化运动。许多女性为了增强肌肉强度而锻炼。要强化一块肌肉，必须对它施加压力。有3种类型的肌肉收缩形式——等张收缩、等距收缩和等速收缩。

等张收缩练习，是在张力产生的时候，收缩肌肉，张力大小不变。举重就属于等张练习。

等距收缩练习，则是让肌肉产生张力，却不改变肌肉长度。比如您去推一堵固定的墙的时候，就产生了等距运动。

等速收缩练习，发生在肌肉以固定速度移动的时候，比如游泳时肌肉所产生的运动。

心肌和骨骼肌一般不能同时得到练习。要强化骨骼肌，您得进行举重练习。但是即使您花很长时间举重，心肌也不会因此而增强。

如果您做自由力量举重，您可以坐着做，但肚皮上面要有所防护。在怀孕第三期，您就不要举超过15磅重的物体了，您可以通过增加举重次数来弥补训练效果。对于预防骨质疏松症而言，负重练习是提高骨骼肌密度最有效的方法。肌力训练的好处很多，比如，它能增强身体的柔韧性、协调性、灵敏性，也能改善情绪。锻炼以前的伸展运动和热身运动及锻炼后的放松运动也能提高身体的柔韧性，避免身体受伤。

其他类型的运动。也有一些您可能喜欢的其他运动项目。比如，平衡球就是孕妇明智的选择。其优点之一是大球放在背部锻炼比较容易，另外这项运动可以强化核心肌群——在分娩的时候，很多孕妇靠核心肌群来减轻疼痛。

孕妇瑜伽班或普拉提课程班是您在怀孕第一期的首选。10分钟的瑜伽或是普拉提能提高您的血流速度，伸展您的肌肉。

试着做一些水中有氧运动，这些运动能减轻背部疼痛和骨盆疼痛。即使您每周只做一次，也能产生意想不到的效果。

总锻炼原则。开始做任何锻炼项目之前，都请咨询您的医生。如果得到的答案是肯定的，您就循序渐进，开始锻炼吧! 开始运动15分钟以后，请您穿插5分钟休息一下。

每15分钟请您检查检查自己的心率。用15秒钟数一数颈部脉搏或腕部脉搏，乘以4就得到了每分钟的脉搏数。如果您的脉搏太快，休息一会儿，等到脉搏降到90次 / 分钟后，您再继续运动。

要用足够的时间做热身运动和使自己平静下来的运动。日常生活中可以抽空锻炼，一个锻炼项目可以分成几部分穿插到每日的生活中来完成。4次10分钟的散步完成起来可能要比1次完成40分钟的散步容易得多。

锻炼的时候请您穿得舒适一些，还要冷热适宜。要穿质地好、有最大支持力的舒适的运动鞋。在运动前、运动中、运动后都要补充水分。脱水有可能引起宫缩，要格外小心。

收缩腹部和臀部能帮您支持下背部，别忘了做做这样的运动，做完您会舒服很多。做这个练习的时候，不要憋着气，也不要让身体过度产热。而且，您要补充一定数量的热量。

怀孕以后，起来和躺下都要小心一些。怀孕16周后，练习的时候，您就不能背部在下躺着了，因为这样会减少到子宫和胎盘的血流。完成练习后，您得左侧位躺15~20分钟。

要避免做那些有风险的运动，比如骑马或滑水。动感单车——一种高强度的固定自行车练习——不建议您在孕期练习，因为这项运动可能导致您脱水和心率加快。如果您是一位有经验的动感单车手，请您第一次产前检查时，跟您的医生聊聊这个话题。

爸爸小贴士

接下来的9个月，您的伴侣将会经历很多很多。她要经历很多身体上的变化。一位孕妇或许会有早晨呕吐、烧心、消化不良、疲乏和其他身体不适。有时候，孕妇还会发生严重的疾病。知道您所面临的变化对您颇为有益。为了您能从容应对，我们建议您读一读专门为您写的丛书——《怀孕了，准爸爸们做些什么？》

可能出现的问题。如果您在锻炼中经历出血或者阴道流出液体以及呼吸急促、眩晕、剧烈的腹部疼痛、其他疼痛或不适，请您立即停止锻炼并咨询您的医生。如果您经历（或知道自己患有）心跳不规则、高血压、糖尿病、甲状腺疾病、贫血或其他慢性疾病，您在锻炼前务必咨询您的医生，或者仅在医生监督下锻炼。如果您曾经有过3次或3次以上的流产史、子宫颈内口松弛症、宫内生长限制、早产或孕期非正常出血，也请咨询您的医生关于锻炼方面的问题。

您的营养

✑ 叶酸的使用

叶酸，又名"维生素 B_9"，在孕期格外重要。因为它最初是从菠菜叶子中提取出来的，故名"叶酸"。它是由 B 族维生素所合成。在准备怀孕期或怀孕初期，叶酸的摄入格外重要，此时，正是它发挥作用的关键时刻。

服用叶酸对您和宝宝都有益处。宝宝神经管缺陷发生在怀孕早期，经常是在孕妇怀疑自己是否有孕之前，就已经发生了。神经管缺陷有各种类型——最常见的为脊柱裂。患有脊柱裂时，脊椎的底部开裂，脊髓和神经外露。

研究表明，孕前或怀孕早期服用叶酸可以降低患神经管缺陷的风险。一旦您确认自己怀孕了再去预防神经管缺陷问题，就为时已晚了。

您的叶酸摄入量。孕妇的身体分泌叶酸的量会是平时的4~5倍。叶酸不会在体内贮存过久，所以您每天都得补充。一片孕妇维生素含0.8~1毫克叶酸，这对于正常孕妇来说已经足够了。研究人员认为，如果您每天服用400微克（0.4毫克）叶酸，从孕前开始服用，一直服用到孕期第13周，就能预防宝宝发生脊椎裂。这一剂量适用于所有孕妇，建议大家参照服用。

叶酸缺乏还可导致孕妇贫血。如果您怀了多胞胎，那就需要更多的叶酸，不然您就有可能患局限性肠炎。

许多研究人员建议孕妇孕前服用叶酸400微克（0.4毫克）/天，当确认怀孕之后，增加剂量至600微克（0.6毫克）/天。也有其他研究人员建议孕妇每天服用1毫克或者更大剂量的叶酸。还有研究人员坚持认为，女性有可能生育神经管缺陷的宝宝（孕妇有过生育神经管缺陷宝宝的历史或者孕妇患有癫痫、糖尿病、血栓类疾病等）时，她应该每日服用4毫克叶酸。跟您的医生讨论一下这个问题。

我们知道，有些药物能干扰叶酸的吸收。这些药物包括：氨基蝶呤、卡马西平、甲氨蝶呤、苯妥英、苯巴比妥、苯妥英钠、磺胺类甲氧苄啶。

吸烟可导致体内叶酸含量下降，二手烟也不例外。另外，喝绿茶也会阻碍叶酸的吸收，所以您也别饮用绿茶。

加了叶酸的食品补充剂。从1998年开始，美国政府就下令，各种谷物，包括面粉、早餐谷类食品、意大利面中都要添加叶酸。这确实起了很大作用，从这个项目开展以来，神经管缺陷宝宝的比率下降了将近20%。但许多西班牙裔妇女所生的孩子仍然有很大风险。研究发现，她们生神经管缺陷宝宝的概率大约是其他人的2倍。

每天一杯加了叶酸的谷物早餐，加上牛奶，再来一杯橙汁，几乎可以满足一半的叶酸需求量。许多天然食物，比如水果、豆科植物、酵母菌、大豆、全麦食品和深绿色蔬菜中都富含叶酸。一份平衡的膳食可以满足您的叶酸摄入需求。请参照《准备怀孕》一章中富含叶酸的食品清单。

您也应该知道

✿ 孕期大量出血和少量出血

孕期出血应该引起注意。大量出血时，阴道流血量跟平时月经期流血量一样或者超出月经期流血量。而少量出血时，阴道流血量则比平时月经期流血量要少。

在怀孕第一期，无论是大量出血还是少量出血，都会对宝宝的健康有所影响，而且还可能引起流产。随着子宫增长、胎盘形成，此时母婴血管之间有了连接纽带，这个时候可能发生流血。在怀孕第二期，性行为和阴道检测时容易引起流血。怀孕第三期如果流血，则有可能是胎盘前置或临产的征兆。

孕期任何时候流血，都是有可能的。许多研究人员估计，大约20%的孕妇在怀孕第一期都经历过出血。但不是每个流血的孕妇都会流产。

如您经历任何情况的出血，请告知您的医生。如果您的出血引起了医生的担忧，那他会让您做超声波检查。有时超声波检查可以发现出血原因，但在怀孕初期，可能查不出什么原因。

如果发生流血，大部分医生都会建议您休息，减少活动量或者避免性生活。手术或药物此时对您没有什么帮助或者作用很小。

⚘ 怀孕的好处

◆ 孕期天然类固醇的生成，会帮助患过敏或者哮喘的孕妇减轻病情，她们在孕期会有好多了的感觉。

◆ 怀孕可防卵巢癌。怀孕越早，怀孕次数越多，这方面好处就越大。

◆ 在怀孕第二期和第三期，有偏头疼症状的孕妇，其症状会消失。

◆ 不会再出现怀孕前的痛经症状。而且，怀孕有个额外的好处——孩子出生后妈妈可能也不会再出现痛经的状况了。

◆ 子宫内膜异位症（当子宫内膜组织附着在卵巢或子宫以外的部位生长时发生的病症）在经期可导致骨盆疼痛、大出血或其他问题，而怀孕可阻止子宫内膜增生。

◆ 生个孩子可防止乳腺癌。研究人员发现，发育中的胎儿所分泌的高浓度蛋白质同妈妈乳腺癌的低发率成正相关。这种蛋白质干扰了雌激素在导致乳腺癌方面的作用。

第 3 周锻炼项目

　　站在距离墙有两只脚远的地方，双手放在肩膀前面。将双手置于墙上，身体倾斜上靠。肘部随身体前倾而弯曲。保持脚掌平伸。慢慢推墙。回复到直立站姿。做10~20次。

　　此项运动可加强上背部、胸部及胳膊的力量，并且可减轻小腿压力。

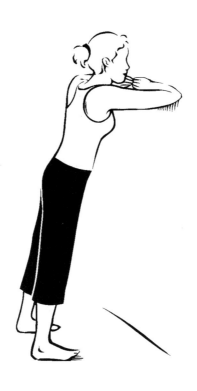

怀孕第 4 周
胎龄——2 周

如果您刚刚发现自己怀孕了，您可能想从前面的章节看起。

宝宝长得有多大

发育中的宝宝，其大小从0.36~1毫米，各有不等。1毫米相当于本书上字母"O"宽度的一半。

您的肚子有多大

这时候，看不出您已怀孕。下页插图能让您对宝宝的大小有个大致了解，同时您也会明白为什么您看不到任何变化。

您的宝宝如何生长发育

胎儿发育尚处于早期，但事实上他正在发生巨大的变化。囊胚正在向子宫内壁深嵌。充满羊水的羊膜囊此时也开始形成。

胎盘正在形成，它在生成荷尔蒙和输送氧气与营养物质中发挥着重大作用。这个时候不仅含有母体血液的网络逐渐建立起来，宝宝的神经系统（脑

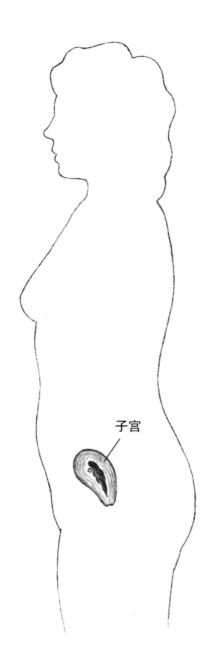

子宫

怀孕大约4周（胎龄——2周）时。

和其他结构，比如脊髓）也开始发育了。

胚层开始发育。它们发育成为宝宝身体的特殊部分，比如各个器官。这3个胚层分别为外胚层、中胚层和内胚层。

外胚层发育成为神经系统（包括大脑）、皮肤和毛发。中胚层发育成骨骼、结缔组织、血液系统、泌尿生殖系统和大部分的肌肉。内胚层则发育成胃肠道内膜、肝脏、胰脏和甲状腺。

您体内的变化

或许您预计月经周期大概就在这周。如果月经没来，那您该考虑一下是否怀孕了。

✄ 黄体

排卵后，由卵泡迅速转变成的富有血管的腺样体结构，被称为"黄体"。如果您怀孕了，这个结构则被称为"妊娠黄体"。排卵结束后，在卵子被释放出的地方很快就形成了黄体。黄体看起来似乎更像个小液囊。它很快就具备了产生荷尔蒙的功能，黄体酮就是由它产生的。在胎盘形成之前，它支持着胎儿的发育。我们认为在怀孕初期，黄体非常重要，因为它产生黄体酮。在8~12周，胎盘发挥着黄体的功能。大约怀孕6个月的时候，黄体开始萎缩。

您的活动如何影响宝宝发育

几乎所有的父母在孕期都会担心自己的宝宝是否会有缺陷。大部分父母是杞人忧天，生育缺陷的发生比率很小。大部分的生育缺陷都发生在怀孕第一期（孕期前13周）。

当宝宝身体的某一部分没有正常发育或是出现缺失的时候，结构上的出生缺陷就发生了。心脏缺损和神经管缺陷是最常见的结构缺陷。

遗传缺陷是由基因错误导致的，有些是由于遗传，有些则发生在精卵结合的瞬间。暴露于某些化学物质（比如药物、酒精、毒品）中，或暴露于毒物（比如射线、铅、汞）中，能导致发生其他缺陷。如果孕妇再遭受特殊感染，还有可能发生另外的缺陷，比如风疹（又称"德国麻疹"）。

畸形学，旨在研究非正常发育胎儿。畸胎原是导致婴儿发生缺陷的一种物质。照顾孕妇的人经常会被问哪些物质能导致胎儿畸形。如果孕妇在胎儿发育的某个特殊时期暴露于某种物质中，就有可能致畸。但其他时候，影响可能就不那么大了。到第13周末，宝宝已经基本完成主要的发育。从那之后，这种物质的影响可能只是使胎儿生长缓慢或器官发育得较小。风疹就是这样的例子，如果在怀孕第一期胎儿受到感染，就可能致畸，比如导致心脏畸形；但如果在怀孕后期感染，后果就没那么严重了。

孕妇对有害物质的反应以及能承受的量因人而异。就拿酒精来说，有时候很大剂量对许多宝宝都没什么影响；但对有些宝宝，微量的酒精就可能造成很大的伤害。

动物研究给我们提供了大量的信息，但有时候这种研究并不完全适用于人类。来自其他情况的数据表明，有些妇女接触有害物质的时候并不知道自己已经怀孕了或者不知道这种物质有害我们。我们所收集的这些信息并不针对某一个具体的怀孕事件。

❦ 药物的使用

从收集到的关于某种具体药物对孕妇的影响的信息来看，这些案例都是发生在孕妇不知道自己怀孕之前。这些案例报告帮助研究人员了解药物的毒副作用，却给我们留下一片空白，我们很难对某一物质和它对孕妇的影响做出论断。第52~54页的图表中列出了一些物质及它们对孕妇的影响。

如果您服用了某种药物，请您如实告知医生，要如实将您服用的对宝宝可能有害的物质告诉医生。药品滥用的牺牲者是您的宝宝。药物有可能引起很严重的后果，如果您的医生预先知道您要服用哪种药物，这些后果就都可以避免了。

您的营养

怀孕期间不是所有您想吃的东西都能吃，除非您极其幸运，没有任何热量增加的担忧。即便如此，仍然有很多类型的食物您得特别注意。

吃富含营养的食物。避免吸收那些无营养价值的热量（很多糖和脂肪）。选择新鲜蔬菜和水果。尽量不要摄入咖啡因。我们会在今后几周继续讨论饮食问题。

不同物质对胎儿发育的影响

许多物质都影响胎儿早期发育。以下是不同物质及它们对发育中的胎儿的影响。摘自：美国妇产科医师学会，《畸胎学研究》，《技术学会报》236。

物质	可能对宝宝的影响
酒精	胎儿异常、胎儿酒精障碍、宫内生长限制
安非他命	胎盘早剥、宫内生长迟缓、胎死
雄激素	性别模糊（与所服剂量和所服时间有关）
血管紧张素转换酶抑制剂（依那普利、甲巯丙脯酸）	胎儿和新生儿死亡
甲巯丙脯酸	骨和手畸形、中枢神经系统和眼畸形
抗甲状腺药物（丙基硫氧嘧啶、碘化物、甲巯基咪唑）	甲状腺功能减退、胎儿甲状腺肿
巴比妥类药物	可能产生出生缺陷、断瘾症状、不良饮食习惯、癫痫

续表

物质	可能对宝宝的影响
苯二氮卓类（安定和利眠宁）	增加了先天畸形的风险
咖啡因	出生体重下降、胎儿头部较小、呼吸问题、失眠、易怒、神经过敏、钙代谢不良、宫内生长迟缓、智力迟钝、头小畸形、各种畸形
化疗药物（氨甲蝶呤、氨喋呤）	提高流产风险
可卡因	流产、死产、先天缺陷、严重的胎儿畸形、长期的心理缺陷、婴儿猝死综合征（SIDS）
香豆素衍生物（杀鼠灵）	出血、出生缺陷、提高流产和死产的概率
环磷酰胺	瞬态不育
己烯雌酚	性器官异常（双性）、不育
摇头丸	长期学习障碍、记忆故障
叶酸拮抗剂（甲氨蝶呤、氨喋呤）	胎儿死亡和出生缺陷
胶水和溶剂	胎儿缺陷（包括身材短小、低出生体重、小头、关节或四肢缺陷、异常面容、心脏缺陷）
碘 -131（10 周后）	辐射副作用、生长限制、出生缺陷
异维甲酸（青春痘特效药）	提高流产概率、神经系统缺陷、面部缺陷、腭裂
氯胺酮	行为问题、学习障碍
铅	提高流产率和死产率
锂	先天心脏缺陷
大麻	注意力缺陷障碍（ADD）、注意力缺陷多动障碍（ADHD）、记忆障碍、决策能力受损
去甲麻黄碱	宫内生长迟缓、难以与人建立亲密关系、震颤、过度哭闹
米索前列醇	颅骨缺陷、颅神经麻痹、面部变形、四肢缺失
尼古丁	流产、死胎、神经管缺陷、低出生体重、智商较低、阅读障碍、轻微脑功能障碍综合征（多动）

续表

物质	可能对宝宝的影响
鸦片类药剂（吗啡、海洛因、杜冷丁）	先天异常、早产、宫内生长限制、婴儿期断瘾综合征
有机汞	大脑萎缩、智力障碍、痉挛、癫痫、失明
多氯联苯	可能出现神经问题
苯妥英（狄兰汀）	宫内生长限制、头小畸形
黄体酮（高剂量）	女婴男性化
链霉素	听力受损、颅神经损伤
四环素	牙釉质发育不全、牙齿永久变色
萨力多胺	严重的四肢缺损
三甲双酮	唇裂、腭裂、宫内生长限制、流产
丙戊酸	神经管缺陷
维生素 A 及其衍生物（异维甲酸、类维生素 A）	死胎或出生缺陷
X 射线疗法	头小畸形、智力障碍、白血病

您也应该知道

✑ 体重增加

　　为了您和正在生长的胎儿的健康，您很有必要增加体重。站到体重秤上看着自己的体重不断增加，您一定觉得非常不能接受。其实，现在体重增加对您来说是很正常的。可是您不能抱着消极的态度由着体重继续增加，还是要通过饮食控制体重。您要多吃些有营养的食物。您必须增加足够的体重才能满足孕期要求。

许多年前，人们曾错误地认为孕妇是不能增加体重的——有时整个孕期只增加了12~15磅！今天看来，这样限制体重增长，对宝宝和准妈妈都是不利的。

然而，您也不能大量增重。研究人员发现，单胎的女性，孕期体重增长超过38磅，在更年期后得乳腺癌的概率较大。如果孕期后仍然不减体重，此风险会更大。

您在怀孕第一期增加的体重同宝宝的大小有密切关系。如果您在怀孕第一期体重增加了很多，那么您的宝宝就会长得大一些。相反，如果您在怀孕第一期体重增加得很少，您的宝宝就会长得小一些。

✍ 环境污染与怀孕

对您健康有利的环境对宝宝也有利。环境污染物对您和宝宝都有害，要尽力避免接触。前面的表中列举了您要避免接触的一些具体的污染物。

我们对许多化学物质的安全性仍然不太清楚。所以，您最好尽可能不要接触它们——虽然要完全远离每一种化学物质不太可能。如果您知道自己正处于形形色色的化学物质包围之中，那您在吃东西前一定要好好洗手。不吸烟的好处有很多。如果您的宠物狗或猫戴着灭蚤项圈，那您不要碰这个项圈。

许多乳胶涂料都含铅，您要远离它们。您也不可以接触油漆或溶剂。溶剂是溶解其他物质的化学物质。无论接触什么产品，您都要阅读它们的产品说明。

如果您家的水龙头是黄铜的，那您喝的水中可能含铅，它来自铅管道或是铜管道上的铅焊料，您可以让您的居住地的卫生部门为您检测家中水样。打开水龙头排放30秒钟可降低水中铅的含量。凉水比热水含铅量少。

如果您常用水晶高脚杯，您需要知道，高脚杯也含铅。许多有芳香气味的蜡烛，其灯芯含铅。无论您常使用哪一个，都会使您暴露在铅污染之中。

而砷——另一种污染物，有可能藏在您家后院里的任何地方——用铬化砷酸铜处理过的加压板材制作出的家具、平台、玩具套装等。从户外回来请把手彻底洗干净，在野餐桌上吃东西前请给餐桌铺上台布。家具每年都要用聚氨酯密封胶处理一下。

🐾 孕期要避免的污染物

铅的毒性已经为公众所知好几个世纪了。过去，大部分的铅暴露来自周围环境。现在铅暴露来源众多，包括：水管、焊接剂、蓄电池、建筑材料、颜料、染料和木材防腐剂。

准妈妈很容易把铅通过胎盘传播给胎儿。毒性早在孕期第12周就可发生，能导致胎儿铅中毒。如果您的工作场所容易铅暴露，同您的医生讨论一下这个问题。

汞对孕妇来说是一种潜在的毒药，人们对此也早已熟知。有报道称，宝宝患大脑性麻痹和头小畸形，与准妈妈食用被汞污染的鱼有关。

我们的环境早已被多氯联苯严重污染。多氯联苯是由多种化学物质组成的混合物。大部分鱼、鸟和人类的组织内都可测到一定量的多氯联苯。这也是您孕期要限制吃鱼的主要原因。

种类繁多的杀虫剂用来控制人类不想要的植物和动物。由于杀虫剂的广泛使用，人类暴露于杀虫剂中几乎是极其普通的事情。最令人担忧的那些杀虫剂包括以下几种：DDT、氯丹、七氯、林丹。

🐛 您服用帕罗西汀吗？

如果您在服用抗抑郁药帕罗西汀，请立即同您的医生商量一下。或许您得从怀孕伊始就采用其他方式治疗抑郁了。但如果没有咨询过您的医生，您不要擅自停药。

帕罗西汀属于一种叫作"选择性 –5羟色胺再吸收抑制剂"的药物，有时被缩写为"SSRIs"。孕期服用帕罗西汀并不令人放心，在怀孕第一期和第三期服用它，都会使胎儿处于危险境地。

第 4 周锻炼项目

双脚交叉，盘腿坐于地上，轻微用力按压膝盖和大腿。坚持数到10，放松。再重复做此动作4~5次。然后将双手置于膝盖下，膝盖下压的同时，双手向上用力。数5下，再放松。提高按压次数至每次10下，每天2次。

此项目能加强骨盆底和股四头肌力量。

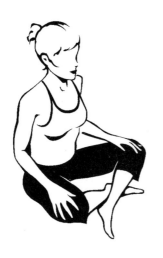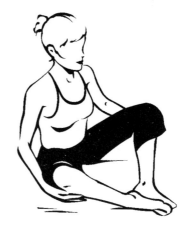

怀孕第5周
胎龄——3周

如果您刚刚发现自己怀孕了，您可能想从前面的章节看起。

'宝'宝长得有多大

发育中的小宝宝没有长很多，截至这周，大约有1.25毫米长。

您的肚子有多大

这时，您看起来还是没什么大的变化。即使您已经知道自己怀孕了，别人要想发现还得等一阵子呢！

您的'宝'宝如何生长发育

这周初，一个将会发育成心脏的板状物形成了。两条管道连在一起形成心脏，发育到第22天的时候，它开始收缩。至第5~6周的时候，一颗跳动的心脏就能在超声波检查中很明显地被看到了。

眼睛大约在这周出现，看起来像一对小槽，长在大脑的两侧。"小槽"继续发育，直至最终发育成口袋状，被称为"光学小泡"。在发育早期，眼睛长在头的两边。

这周，继续形成中枢神经系统（大脑和脊髓）、肌肉和骨头。在此期间，宝宝的骨骼也开始形成。

您体内的变化

家用早孕测试非常敏感，这使得早孕诊断成为可能。该测试可以检测到人体绒毛膜促性腺激素（HCG，一种怀孕早期出现的荷尔蒙）的存在。甚至在经期时间到来之前家用早孕测试就能检测出您已怀孕。许多品牌的家用早孕测试都能检出微量水平的人体绒毛膜促性腺激素。

您怀孕10天后，许多测试都能显示阳性结果（您怀孕了）。您或许不想在任何测试上浪费金钱，也不想过早投入太多的感情和精力，您或许想等到错过第一次月经期后再做确认。

做家用早孕测试的最好时机是经期刚过的那天或是在那之后。如果您过早测试，有可能得到的结果是您没怀孕，而实际上您确实怀孕了。有大约50%的测试过早的孕妇会发生这种情况。

❧ 恶心呕吐

怀孕早期的征兆之一是恶心，时有呕吐，被称为"孕妇晨吐反应"。大约有一半孕妇会经历恶心加呕吐，25%的孕妇只经历恶心，25%的孕妇无任何症状。如果您孕前曾患晕动症或偏头疼，那您可能会有晨吐反应。您要经历晨吐反应的时间大约是在12周前。

孕妇晨吐反应也有自己的好处——孕期经历恶心呕吐的妇女较少发生流产。您越是反应强烈，越不容易流产。

孕妇晨吐反应一般发生在早晨和当天晚些时候，经常发生在早晨，随着您白天活动的增多而加强，这种状况大约会从第6周开始。

振作起来——大约在怀孕第一期（前13周）结束的时候，晨吐反应便会改善或消失。坚持下去，记住这一切只是暂时的。

晨吐反应会影响您孕期体重的增加。许多有晨吐反应的孕妇，直到怀孕第二期初才会增加体重，此时恶心呕吐的症状都已消失。

如果晨吐反应使您消耗体力、精力太大，要联系您的医生，问问他有什么办法可以控制。确保您的状况正常且宝宝不受影响才能让人放心。

妊娠剧吐。恶心一般不会严重到需要医疗护理。然而，有一种情况能引起剧烈呕吐，会消耗大量营养和液体，这就是妊娠剧吐（严重的恶心呕吐）。

如果您不能在24小时之内保持住80盎司的液体，或者每周体重降低2磅，或者降低您孕期体重的5%，或者您吐出了血或胆汁，那说明您正在经历妊娠剧吐，请您立即联系医生！

只有1%~2%的孕妇会经历妊娠剧吐。高水平的荷尔蒙可能是诱发妊娠剧吐的原因之一。

如果症状比较严重，要尽快联系您的医生。即使您第一次产前预约尚未确定，您也没有必要遭受这样的痛苦。您的医生会了解您的这些问题。您可能得要求医生早给您做检查，这比正常的产前检查时间要早，但您可以因此减轻痛苦。

研究表明，如果您发生妊娠剧吐，您生女孩的概率会比其他人高出75%。专家认为，剧烈呕吐可能是宝宝和准妈妈在怀孕第一期产生了过多的雌性荷尔蒙所致。

如果您经历严重的恶心加呕吐，如果您吃不下喝不下，如果您感觉很不舒服以致不能参加日常活动，请联系医生。如果您尿液发暗、只产生少量尿液、站起来时感觉晕眩、心跳加速、呕吐出血液或胆汁，请您联系医生。

在很严重的案例中，孕妇可能需要住院打点滴或进行药物治疗。催眠疗法也经常被成功地用在这些案例中。

人们普遍认为，妊娠剧吐的症状会在产后消失。大部分妇女确实如此，可对于少数妇女来说，即使是产后，她们仍然有剧烈呕吐的问题。

研究表明，一些经历严重妊娠呕吐的妇女，会在产后数月依然有一些症状。这些症状包括：厌食、胃食管反流症、消化不良、恶心、胆囊疾病、疲乏和肌无力。孕期因为不能吃饭经历过静脉输液喂食的妇女出现这些症状的概率最高。

这种症状可能需要几个月甚至2年的时间才能恢复。许多人认为，您孕期每个月中发生的严重剧烈呕吐，需要1~2个月来恢复。在妊娠后期仍然经历恶心和／或呕吐的妇女发现她们得花好几个月才能恢复体力，重新达到营养平衡。

如果您在产后继续出现妊娠剧吐症状，您或许该去找一位营养师。您也需要跟您的医生谈论一下此事。尤其是您准备下一次怀孕之前，您必须寻求他们的帮助。

> ☺**温馨提示**
>
> 有一种减压环带或许能帮助孕妇减轻晨吐症状。它可以像手表一样被戴在手腕上，它以温柔的电信号来刺激神经。这样的刺激可以干扰孕妇大脑和胃之间引起恶心的神经传输。它设有多个刺激水平，您可以通过调节信号强度来控制您的舒适度。当您感觉到开始恶心的时候，就可以使用减压环带了，或者您可以在感觉恶心之前就戴上它。这个装置不会干扰您吃饭喝水，它防水防震。所以，您可以在任何时间戴着它！

孕妇晨吐的治疗。对于正常的恶心和呕吐，没有完全成功的治疗方法。研究发现，许多孕妇可以通过服用维生素 B_6 补充剂缓解症状。您可以试试这个不错的治疗产品，它便宜并且容易买到。问问您的医生能不能服用每天一次的钙片，如果仅是维生素 B_6 补充剂不起作用，您的医生或许会为您添加一种抗组胺剂。

您可以问问医生能不能买柜台出售的抗恶心的药物。另外，要问问医生能不能服用产前复合维生素，这种药能让您的胃更舒服一些。您或许也该咨询一下能否服用普通的复合维生素——非产前维生素，或者再问问怀孕第一期时叶酸补充剂服用的问题。

针压法、针灸法和按摩对治疗恶心和呕吐都很有帮助。针对晕动症和晕船症的针压环带法和其他装置也能使孕妇感觉好一些。

这是一个对宝宝发育极其重要的时期。如果不能确保孕期安全，请您不要接触中药、非处方药或其他治疗恶心的药物。

您能采取的措施。少食多餐是这个时期的饮食原则。专家赞成您想吃什么就吃什么——或许您想吃的食物正是这个时期您更容易吃下去的食物。如果您想吃酵母面包或想喝柠檬味的苏打水，放心去吃去喝吧！一些孕妇觉得吃了蛋白食物胃里更舒服，这些食物包括奶酪、鸡蛋、花生酱和瘦肉。2盎司的巧克力棒也许能帮您减轻恶心的感觉。

将生姜制作成鲜姜茶，喝下去能让胃部平静下来，帮助您减轻呕吐症状。服用350毫克的姜补充剂对缓解恶心呕吐也有帮助。各个生产厂家生产出的生姜根质量大不相同，选择生姜根补充剂的时候要小心一些，要从值得信赖的公司购买。

或许您听说过有种治疗晨吐的药物，名字是"Nzu"，千万别服用。它是非洲的一种传统药物，看起来像泥或黏土。它含有大量的铅和砷，服用以后危害很大。

即使您吃不下饭，也一定得保证液体的摄入量。脱水比暂时不能进食要严重得多。如果您大量呕吐，一定要选择一些电解液来做补充，或许能代替因呕吐而丧失的电解质。这要问问您的医生，听听他的建议。

> **一些有关孕妇晨吐的现象**
> ◆ 在亚洲和非洲，恶心和呕吐都会被认为不寻常。
> ◆ 怀有多胞胎的孕妇发生晨吐极为普遍。
> ◆ 烧心和胃食管反流症会加剧晨吐症状。
> ◆ 其他能在妊娠早期引起恶心和呕吐症状的情况：胰腺炎、肠胃炎、阑尾炎和肾盂肾炎，还有一些代谢类疾病。
> ◆ 如果您妊娠早期没有经历晨吐反应，您可能在妊娠后期会有恶心呕吐的症状，但不是晨吐反应。

❧ 您可能注意到的其他变化

在怀孕早期，您可能要频繁上厕所。这种情况可能会维持几乎整个孕期。接近分娩日期的时候，这种情况更加烦人。此时，子宫越来越大，给膀胱带来的压力也越来越大。

　　您或许还能注意到乳房的变化，乳房或乳头产生疼痛感甚至刺痛感是很普通的现象。您可能会注意到乳晕加深，乳头周围腺体增多。参见第13周关于孕期对乳房的影响的知识，您会了解更多信息。

　　另一个孕期症状是容易疲乏，可能整个孕期您都会有这种感觉。您可参考以下建议：服用孕前维生素和其他医生开出的处方药，保证睡眠充足。如果您觉得疲乏，也要远离糖，更要远离咖啡因，这两者都会加重疲乏感。

✑ 孕期疲乏

　　您可能在怀孕早期就有乏力的感觉。早上起床对您来说成了一件难事，您可能下午3点左右也会睡着。别担心——这很正常，尤其是在怀孕早期。宝宝的生长会消耗掉您大量能量。

　　疲乏感会持续好长时间。做些力所能及的事，如果可能的话，白天也休息休息。为了抵抗疲乏，请您参照45秒原则——花45秒或更少的时间做某些事情转移注意力，您可以试一试。这样做能帮助您减轻疲乏感和压力。

　　您或许想试试其他办法让自己感觉好些。薰衣草能帮您平静下来，吸一口就有可能奏效。专家认为，薰衣草的味道可以安神。如果您在办公桌上或家里放一束鲜花，您也会感觉压力少了许多。

　　接近80%的孕妇会时而睡眠不好，这是由多种原因导致的，包括荷尔蒙分泌的改变、肚子的增大等。下午3点钟小睡一会儿可能会使您精神饱满，帮您弥补失去的睡眠。

　　许多准妈妈夜里会醒来5次甚至更多次，导致白天疲乏。怀孕后期，宝宝活动、腿抽筋或呼吸急促都会对您的睡眠有所影响。晚间的睡眠格外重要，尤其是在怀孕后期。研究表明，晚间睡眠少于6小时的孕妇在生产时容易剖宫产。

您的活动如何影响宝宝发育

☙ 您应该什么时候去拜访医生？

您在怀疑自己是否怀孕时想问的第一个问题一定是："我应该什么时候去看医生？"良好的医疗护理对宝宝和准妈妈的健康都非常必要。您一旦确定自己已经怀孕，就可以跟医生预约您的第一次产前检查了。这在经期错过几天后就可进行。

☙ 即使您使用了宫内避孕器，还是有可能怀孕

如果发生了这种情况，请您立即联系您的医生，讨论一下是该把宫内避孕器取出还是不用管它。在大部分情况下，都应尝试将宫内避孕器取出。如果继续将其留在宫内，流产风险会轻微增加。

您可能用杀精剂、避孕帽或海绵来避孕，却怀孕了。截止到目前，还没发现它们对胎儿有任何伤害。

您的营养

正如以上所讨论的，孕期您可能会面对恶心呕吐的问题。如果您发生了晨吐反应，试试下面的建议：

◆ 少食多餐，别把胃撑得过饱。

◆ 多喝液体。

◆ 寻找出究竟是哪种食物、哪种味道和哪种环境使您感到恶心，尽量避免接触它们。

◆ 避免喝咖啡，因为它可刺激胃酸。

◆ 睡前补充一顿高蛋白或高碳水化合物小吃。

◆ 请伴侣在您起床之前为您烤面包，您可以享受床上用餐。在床边放

一些咸饼干、干麦片之类的食物，起床之前先吃一些，可以帮助吸收胃酸。

◆ 夜晚要保持房间凉爽，房间要时常通风。新鲜凉爽的空气会使您感觉好一些。

◆ 慢慢起床，速度不要太快。

◆ 如果您服用铁补充剂，请在饭前1小时或饭后2小时服用。

◆ 如果您感觉想吐，吃些苏打饼干、凉拌鸡肉、椒盐脆饼干或含生姜的零食。

◆ 吃点生姜，或者用开水冲姜片当茶喝。

◆ 咸味食品可以帮助您减少恶心症状。

◆ 柠檬水和西瓜也能帮助您减轻症状。

您也应该知道

ʗ̃ 孕期体重增加

孕期体重增加情况因人而异。有些孕妇体重减轻，而有些则体重增长大约50磅或更多。因此，孕期体重增加很难设定标准。但专家们一致认为，孕期获得该增加的体重，意味着有个健康的孕期。

您体重能增加多少受孕期体重的影响。专家们认为，您在孕期增加体重的指示信号是您孕前的体重。另外，如果您的身高不足1.57米，体重增长到增长的最低限即可。

统计资料表明，全部妊娠妇女中，有将近45%的孕妇增长体重比她们应增的体重要多。如果您体重过度增加，不但会给您的健康带来一定的风险，您的宝宝也会因此处于危险境地，宝宝7岁前便会有较高的过度肥胖概率。许多专家认为，20周前，每周应增加2/3磅（10盎司），从第20周至第40周，每周应增加1磅。而其他研究者则分别为孕前体重不足者、正常体重者、超重者、过度肥胖者制订了一个体重增加指标，参见以下图表：

孕期增加的体重	
孕前体重	建议增重
体重不足	28~40磅
正常体重	25~35磅
超重	15~25磅
过度肥胖	11~20磅
病态肥胖	医生建议

另一种计算您孕期增重的方式，需参考您的身体质量指数（BMI）。
BMI 指导的孕期增重情况包括：

◆ BMI ＜ 18.5	28~40磅
◆ 25≥ BMI ≥18.5	25~35磅
◆ 29≥ BMI ≥26	15~25磅
◆ BMI ≥30	11~20磅
◆ BMI ≥40	医生建议

接近一半的孕妇在怀孕前有体重困扰。如果您怀孕了，千万不能节食。但这并不意味着您可以毫无顾忌地大吃。饮食方面，您应该多加注意，宝宝是从您吃的食物中获得营养的。

研究发现，如果您孕前过度节食，您在孕期可能就会增加更多的体重，超出推荐范围。所以如果您是这种情况，就要对您的饮食计划严格审查。选择那些有营养的食物，它们富含您和宝宝都需要的营养。您要警惕自己的压力水平，不要让自己太累。如果您压力大、易疲劳，并且很焦虑，您可能会吃些脂肪、糖和垃圾食品，但这样就会导致您的孕期体重增加过多，从而使您处于不健康的状态。

如果您计划母乳喂养，过度增加体重可能会给母乳喂养带来问题。过多的体重也会阻碍乳汁的流出。

♋ 异位妊娠（输卵管妊娠）

正常怀孕的受精过程发生在输卵管中，受精卵穿过输卵管到达子宫，在宫腔内着床。

在怀孕的前12周，如果受精卵在宫腔外着床，一般发生在输卵管中，这时候，异位妊娠就发生了。95% 的异位妊娠发生在输卵管中（因此也叫"输卵管妊娠"）。下页插图中标出了异位妊娠可能发生的位置。

自从1985年以来，异位妊娠的发生率增加了3倍。现在异位妊娠的发生率大约是7‰，增长的原因是什么呢？研究人员认为，性传播疾病是主要原因，尤其是衣原体和淋病。如果您得了性病，请在您第一次拜访医生的时候坦白告知。如果您在之前曾经有过异位妊娠，您也一定要告诉医生。它再发生的概率是12%。

由于盆腔炎疾病造成输卵管损伤，异位妊娠的发生概率也会提高。还有一些情况同样会提高您患异位妊娠的风险，比如感染、不孕症、子宫内膜异位、输卵管和腹部手术、吸烟，您在母腹中时曾暴露于己烯雌酚中，您年龄较大等。使用宫内避孕器也会增加您患异位妊娠的风险。

异位妊娠有下列迹象：

◆ 抽筋或下腰痛。

◆ 下腹压痛。

◆ 出血或出现棕色物。

◆ 肩痛。

◆ 身体虚弱、眩晕或是失血引起昏厥。

◆ 恶心。

◆ 低血压。

诊断异位妊娠。 要确定是不是异位妊娠，需要测定人体绒毛膜促性腺激素（HCG）。这项检测被称为"HCG 定量检测"。在正常怀孕的情况下，HCG 水平上升很快，每2天就会增加2倍。如果 HCG 没有按预期水平升高，就有可能发生了异位妊娠。

超声波检测对诊断异位妊娠也很有帮助。超声波下有可能看到输卵管中

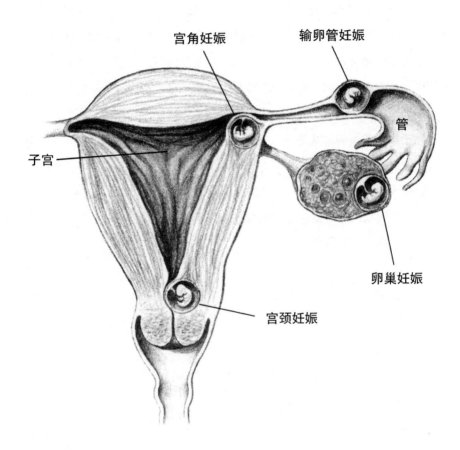

可能发生异位妊娠的位置。

的异位妊娠。下腹部出血也可通过超声波看到。

　　诊断异位妊娠最好的方法是腹腔镜检查。在肚脐周围下腹部区域划开一个小细口，医生通过一个被称作"腹腔镜"的仪器可以看到腹部盆腔里的器官，如果有异位妊娠，他们就可以看到。

　　诊断异位妊娠的最佳时段是在它尚未破裂，还没有损伤到输卵管之前。这个时候可以将整条管道移除。早期异位妊娠诊断还可尽量避免由于输卵管破裂造成的内部出血。

　　大部分的异位妊娠在6~8周可以被察觉到。早期捕捉异位妊娠关键信息的最佳时机，是您跟医生关于您的症状的谈话。

　　异位妊娠的治疗。在保持生育能力的情况下终止妊娠是异位妊娠治疗的目标。手术治疗异位妊娠要求全身麻醉、腹腔镜检查或进行剖腹手术，还要求手术后能够尽快恢复。许多此类案例中，输卵管必须切除，这就可能影响将来生育。

　　非手术治疗异位妊娠要用到抗癌药物氨甲蝶呤，在医院或诊所通常是通过静脉输注来给药。治疗异位妊娠后，HCG 水平会降低，症状会减轻。如果在治疗异位妊娠时使用了氨甲蝶呤，这对夫妇起码还得再等3个月才能尝试再次怀孕。

爸爸小贴士

在伴侣怀孕期间，如果您能帮忙打理家务，您可以成为更快乐的人。如果您能在购物和家务琐事上多做贡献，您跟伴侣的日子会更好过一些。为您的爱侣打造一个安全的家，也给您的宝宝准备一个安全的家。

第 5 周锻炼项目

　　轻抓椅背或台面以保持身体平衡。站立，双脚齐肩宽放置。保持身体重心在脚后跟，躯干直立。屈膝，蹲式降低躯干。不要摇动背部。保持蹲式5秒钟。站直到开始姿势。刚开始做5遍，以后逐渐达到10遍。

　　此项运动可以强化髋部、大腿和臀部肌肉。

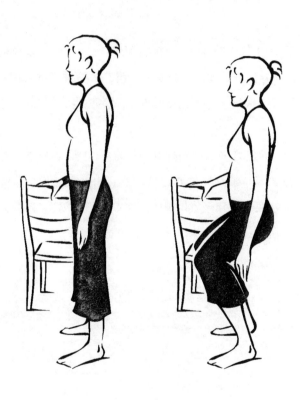

怀孕第 6 周
胎龄——4 周

如果您刚刚发现自己怀孕了，您可能想从前面的章节看起。

宝宝长得有多大

顶臀距离，即坐高，指从胎儿的头顶到臀部的距离。这周末宝宝的顶臀距离是 2~4 毫米。

您的肚子有多大

您已经怀孕 1 个月了，您现在应该能感觉到自己体内的一些变化了。您的体重可能增加了一些，但也有可能降低了一些。如果这是您的第一次妊娠，您的腹部几乎还没什么变化。您的乳房或其他部位可能增重了。如果您做一下盆腔检查，您的医生通常已经能感觉到您的子宫有了变化，也会看到子宫的大小发生了改变。

您的宝宝如何生长发育

现在正是胚胎期（胚胎期是指从受孕到孕期第 10 周，或者从受孕到 8 周

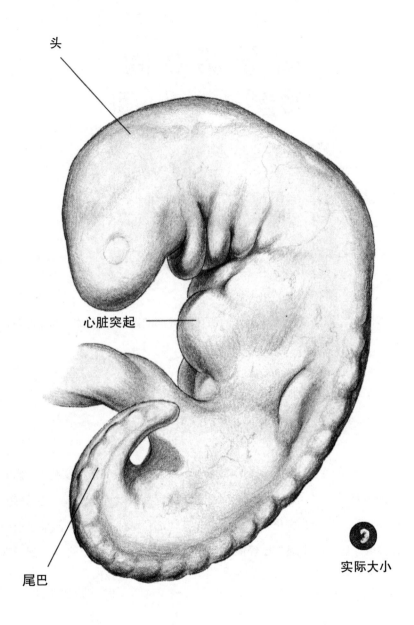

头

心脏突起

尾巴

实际大小

第6周（胎龄——4周）时的胚胎，它正在迅速生长。

胎龄）。在此期间，胚胎对任何干扰它发育的物质都是最敏感的。大部分的生育缺陷就发生在这个关键时期。

正如上页插图所示，宝宝有了头部区域和尾部区域。大约在这个时期，早期大脑室形成，前脑、中脑、后脑、脊髓建立起来了。

原始心管分成几个突起，发展成各个心腔，被称为"心室"（左右两个）和"心房"（左右两个）。它们在6~7周时形成。第6周末的时候，如果有合适的仪器，在超声波下也可偶尔看到宝宝的心跳。宝宝的眼睛也形成了，肢芽也出现了。

您体内的变化

☙ 胃灼热

胃部灼热不适（胃灼热）是孕期不适的症状之一。胃灼热被定义为胸腔中部的灼热感。它经常发生于饭后，您或许还经历了口中有或酸或苦的滋味，当您弯腰或躺下的时候，胃灼热感会增强。

在怀孕第一期，大约25%的孕妇会经历胃灼热。随着宝宝增大，准妈妈的消化管道会受到更多的压迫，胃灼热现象相应地就会加剧。参见第75页的描述，比较一下胃灼热和消化不良。

当消化道舒张，胃酸便反流回食道，此时就产生了胃灼热。它在孕期频繁发生，主要是两个原因———一是食物从胃到达小肠的速度更慢了，二是子宫越来越大，增大到腹腔中，压迫了胃。

大部分孕妇的症状不是太严重。少吃多餐，避免弯腰或平躺这样的姿势，可以减轻胃灼热症状。如果一次吃得过饱，然后躺下，那必定会产生胃灼热。（不仅孕妇，每个人都一样。）

许多抗酸剂都可舒缓胃灼热症状，包括氢氧化铝、三硅酸镁、氢氧化镁（氢氧化铝凝胶、健乐仙、镁乳、抗酸剂）等。

您要遵从医生的建议，或者将与怀孕相关的指导意见整理起来。请不要吃太多抗酸剂！碳酸氢钠含钠太多，不能多吃！吃多了会引起水潴留。

其他一些行为也可对预防胃灼热有所帮助。试试下面的建议，看看哪些适用于您：

◆ 不要吃得过饱。

◆ 不要吃容易引起胃灼热的食物。

◆ 晚上不要吃得太晚。

◆ 小心碳酸饮料。

◆ 烹饪时少放油。

◆ 穿宽松的衣服。

◆ 饭后保持直立，尤其是在妊娠后期。

◆ 饭后或发生胃灼热时嚼30分钟口香糖。

◆ 吸吮硬一点的糖果。

◆ 饭后2小时后做运动。要平稳移动，避免将胃酸挤入食管。

◆ 减轻生活压力。

另外有一种减轻胃灼热的方法是：将柠檬汁和一小撮盐放入8盎司的水中混匀，饭前喝下。饭后，一勺蜂蜜或许能减轻胃部不适。

胃食管反流病（GERD）。胃食管反流病也叫"胃酸倒流"，在孕期很可能与胃灼热混淆。它经常发生，却常常被忽略。胃食管反流病常见的主要症状有：胃灼热、口中出现酸味或苦味、吞咽困难。其他症状可能有持续咳嗽、沙哑、反胃、胸部疼痛。

要小心您吃的食物。吃太多辛辣食物、高酸性食物或过于油腻的食物都可导致胃食管反流。

只有您的医生才能确定您是否是胃食管反流。所以如果这也是困扰您的问题之一，请您在第一次产前检查的时候就跟您的医生讨论一下，或许他会为您开一些孕期吃起来安全的药物。

如果您现在正在服用治疗您疾病的处方药或非处方药，请务必与您的医生商量一下，再决定是否继续服用。

❦ 便秘

您的排便习惯可能会在孕期改变。大部分孕妇可能都有些便秘。孕期的两件事使得这个问题开始出现：一是荷尔蒙的增加，二是血液容量的增加。喝的液体不充足也会引起您发生脱水和便秘。

增加您的液体摄入量。含大量水的食物包括：冻果汁、西瓜、新鲜水果泥。另外，含纤维素多的食物能更好地保持水分，可以帮助软化粪便。

锻炼对缓解便秘也有很大作用。锻炼时可改变身体姿势，从而刺激肠子蠕动，提高肌肉收缩，从而使食物进入小肠的速度加快。

如果您有此类问题，许多医生都会建议您喝些乳类泻药，如镁乳或李子汁。有些食物，如麦糠和李子，能增大饮食的体积，对减轻便秘症状有很大帮助。

未经您的医生同意，请您不要擅自服用泻药。如果您经常便秘，请在第一次产前检查的时候就同您的医生讨论一下。如果您有便意，千万不能憋着，以免造成痔疮。请您看看第14周内容中有关痔疮的信息。

⚕ 消化不良与胃灼热

一些发生胃灼热的孕妇认为她们是消化不良。但是消化不良跟胃灼热不是一码事。虽然它们有着相同的诱发因子，许多情况下对它们的治疗还采用同样的方式，但它们的确不同。消化不良是一种情况，胃灼热则是消化不良的一个症状。

消化不良是一种上腹部和胸部不适或疼痛的模糊感觉。它使人感觉过饱腹胀，并伴有打嗝或恶心症状。而胃灼热只是其中一个症状。

许多事情都可诱发消化不良，包括吃得过饱，只吃单一食物，饮用酒类、碳酸饮料，吃得过快过多，饮食油腻或吃辛辣食物，摄入太多的咖啡因，抽烟太多，吃含高纤维量的食物。焦虑和抑郁会使胃灼热症状加重。

您的活动如何影响宝宝发育

通过性接触从一个人传播到另一个人的感染或疾病，被称为"性传播疾病"（STDs）。这些感染会影响怀孕。在孕期，性病对发育中的宝宝伤害很大。如果有性病，请尽快治疗。

大约200万孕妇中有1例性病患者，已经超出了全部孕妇的40%，甚至有许多人并不知道自己感染了性病。如果您怀疑自己有性病，请您尽快做检查或进行治疗。您的医生会按常规为您做乙肝、艾滋病、梅毒的检测。

❧ 生殖器疱疹

在美国，大约有4500万12岁以上的人群患有活跃型生殖器疱疹（单纯疱疹病毒型二型）；每年新报告的该病例大约就有100万。在孕期患有这种疾病的情况一般很常见。实际上，所有孕妇中的2%并不是在怀孕那一刻感染了这种疾病，而是在孕期。在有生殖器疱疹的妇女中，75%会在孕期发作。

疱疹对宝宝非常危险。如果您在孕期感染了性病，宝宝的风险最大。如果您第一次发作是在临产前，宝宝感染此病的概率更大。

孕期没有治疗疱疹的安全方法。在孕期最后一个月，很多人服用万乃洛韦来抑制疱疹的发作。一项研究发现，这可以将该病发作率下降大约70%。如果在临产期孕妇疱疹发作，她就必须进行剖宫产。

❧ 宫颈感染

念珠菌（酵母菌）感染是孕期最普遍的疾病。这种病对怀孕没什么影响，却能带给人焦虑和不适。

孕期的宫颈感染很难控制，可能需要频繁、长期的治疗。在孕期用乳膏治疗宫颈感染一般是很安全的。氟康唑在孕期使用有很大的风险，要避免使用。您的伴侣并不需要治疗。

宝宝在经过产道时，如果被念珠菌外阴阴道炎感染，则易发鹅口疮。用甲硝唑治疗，效果很好。

❧ 阴道炎

阴道炎，又称"滴虫性阴道炎"，是一种在妇女中很普遍的性传播疾病。它对怀孕也没有什么大的影响。

用甲硝唑（灭滴灵）治疗阴道炎，是一种最常见的治疗方法。需要注意的是，在怀孕第一期，甲硝唑是不能使用的，大部分医生会在怀孕第一期之后，为阴道感染严重的孕妇开甲硝唑。

❧ 人乳头瘤病毒（HPV）

人乳头瘤病毒有100多种不同的病毒——有30种是通过性行为传播的。病毒在许多人中导致了性病疣（生殖器疣），又叫"尖锐湿疣"。在孕期，因为免疫力降低、孕期激素增加以及更多的血液流向骨盆，生殖器疣的生长会加速。

在美国，生殖器疣是一种最普遍的性传播疾病。人乳头瘤病毒可影响阴道、宫颈、直肠，也会影响伴侣的阴茎。

在您第一次产前检查中做的子宫颈抹片检查能确认您是不是感染了这种病毒。HPV是子宫颈抹片检查异常的主要原因之一。如果您得了生殖器疣，请您在做第一次产前检查时，告知您的医生。在孕期，有一些治疗此病的方式是不能采用的。

在孕期，长疣的皮肤区域可能会扩大。个别病例中，疣增长速度极快，以至于到孕妇临产的时候，它们会阻塞阴道。如果您得了生殖器疣，那就必须选择剖宫产了。也有的宝宝会因此出生后声带上长出小的良性肿瘤。

建议9~26岁的女性注射人乳头瘤病毒疫苗（子宫颈癌疫苗）。孕期不建议注射此疫苗。可在哺乳期，却可以安全注射。

❧ 淋病

淋病给女性及其伴侣带来很大风险，当宝宝经过产道出生的时候，也给宝宝带来很大风险。宝宝可能被传染上淋病性眼炎——一种严重的眼部感染。向新生儿眼内滴眼药水，可以防止此类疾患。至于其他感染，孕妇可能需要使用青霉素或其他安全的药物进行治疗。

梅毒

　　梅毒检测对您、伴侣、宝宝来说都格外重要。很幸运的是，这种罕见的感染也可以治疗了。孕期的筛查大大减少了新生儿得梅毒的概率。

　　如果您发现生殖器上有开放性溃疡，请您的医生检查一下。青霉素和其他安全药物可治疗梅毒。

衣原体

　　衣原体是常见的性传播疾病，每年有300万~500万人会感染上此病。细菌侵入某类健康细胞，就会导致衣原体感染。它可能由包括口交在内的性行为传播，20%~40%处于性活跃期的妇女曾接触过衣原体。实际上，每年有20多万孕妇会感染衣原体。

　　衣原体感染同异位妊娠有很大关系。在一项研究中，异位妊娠妇女中70%有衣原体感染。有两个或多个性伴侣的妇女极易被衣原体感染。在有其他性病的妇女中，衣原体感染的发病率也很高。

　　许多医生认为，衣原体感染在许多采用口服避孕药的妇女中也很常见。阻隔避孕法，比如用了杀精剂的子宫帽和避孕套，就能很好地提供保护而避免感染衣原体。

　　宝宝通过产道的时候，可能被准妈妈感染。如果准妈妈有衣原体，宝宝有20%~50%的被感染概率。这可能导致宝宝发生眼部感染，但极易治疗。不过，宝宝也可能在出生时感染上衣原体，而由此引发致命的肺炎。

　　未治愈的衣原体感染可导致盆腔炎疾病。衣原体是引发盆腔炎疾病的原因之一。请看后文关于盆腔炎的讨论。

　　或许您没有衣原体症状——75%的感染者都无症状。其症状有：生殖器区域有灼烧或瘙痒的感觉，有阴道流出物，疼痛或尿频，或骨盆区疼痛。男性也有症状。

　　衣原体可通过细胞培养进行检查。医生用快速的诊断试剂测试，可以很快得出结果，或许您还没从医院回到家就有结果了。

衣原体通常用四环素治疗，但孕妇不可使用四环素。红霉素可能是孕期治疗衣原体的首选，美国医生经常会开处方药阿奇霉素给孕妇及其伴侣使用。

经过治疗，医生会另外做一次细胞培养来确认您已没有衣原体。此项检测将会在您分娩前重做一次，以确认您已经没有这种疾病。

☙ 盆腔炎疾病

盆腔炎疾病是一种包括子宫、输卵管、卵巢在内的上部生殖器官严重感染所致的疾病。它或许会产生骨盆疼痛，但也可能没有任何症状。

感染可使输卵管形成瘢痕，甚至使输卵管堵塞，这种情况会导致不易怀孕或异位妊娠。外科手术可帮助修复输卵管损伤。

☙ 人类免疫缺陷病毒（HIV）和艾滋病（AIDS）

HIV，即人类免疫缺陷病毒，会导致艾滋病（获得性免疫缺陷综合征）。在美国，大约有100万 HIV 阳性患者（即患有艾滋病）。每年新增5.6万 HIV 感染者——其中，20% 的感染者不知道自己已被感染。

进入孕期的妇女中，大约有2‰属于 HIV 阳性，并且这一数据还在上升。据估计，每年大约有6000个宝宝是由感染了 HIV 的母亲所生。实际上美国疾病预防和控制中心建议所有孕妇都进行 HIV 筛查。家用试剂很容易买到，大部分都值得信赖。

当 HIV 进入人体血流，机体开始产生抗体来对抗这种疾病。血液检测可以检测出相应抗体。当被检测出 HIV 时，此人便被认为是 HIV 阳性患者，能给其他人传播疾病，但不等同于有艾滋病。

病毒削弱了机体的免疫系统，使机体很难抵抗疾病。妇科疾病，包括顽固的阴道溃疡、念珠菌感染以及严重的盆腔炎疾病，有可能是 HIV 感染的一个早期信号。如果您有这些妇科疾病，请告知您的医生，早期的诊断和治疗非常关键。

在感染 HIV 的前几周甚至几个月中，试剂无法检测出来。大部分情况下，在感染6~12周后，才可检测到 HIV 抗体。有些情况下，在感染 HIV 18个月后才可检测到抗体。

HIV 检测出阳性结果后，有一段无症状期。许多研究表明，柜台出售的复合维生素含有 B 族维生素、维生素 C、维生素 E，每天服用可延迟 HIV 扩散，推迟抗逆转录病毒药物的使用时间。

HIV 的确认一般靠两种试验，一种是酶联免疫吸附试验，另一种是免疫印迹试验。两种试验都要检测血液中 HIV 的相应抗体。其中，免疫印迹试验的敏感性和特异性都超过了99%。

每个妇女都被建议检测 HIV，但她可以拒绝——这是一项"自愿选择"试验。对于 HIV 高危人群，专家们建议在孕前或者怀孕早期做 HIV 检测，在怀孕第三期要重新检测一次。如果孕妇分娩时不知道 HIV 病毒状况，建议做快速 HIV 检测。

用快速 HIV 检测，30分钟便可以知道检测结果。快速试剂的敏感性和特异性同酶联免疫吸附试验一样高。阳性结果同样需要用免疫印迹试验进行确认。

我们知道，HIV 阳性儿童中有90%是与其母亲怀孕密切相关的——孕期、出生、母乳喂养时，HIV 病毒都可由母亲传给孩子。研究表明，HIV 感染孕妇可在第8周时将病毒传播给胎儿，宝宝出生的时候也可被母亲感染。不建议 HIV 阳性的妇女母乳喂养宝宝。

研究表明，某种药物可阻断阳性母亲给孩子传播 HIV 的途径。然而，如果母亲感染不被治疗，孩子仍然有25%的被感染概率。如果孕期服用齐多夫定（AZT）并且采用剖宫产，母亲传播给宝宝 HIV 的概率会降低到2%！研究表明，服用 AZT 与出生缺陷无相关性。其他治疗 HIV 的药物也已被证明在孕期可被安全服用。

如果您是 HIV 阳性，在孕期您应该做更多的检测，这些检测可以帮助您的医生对您的孕期表现进行评估。

艾滋病。HIV 阳性人群会发展为艾滋病患者。这个过程一般需10年或者更长时间，这取决于用药情况。

妇女中的艾滋病人数已经上升到全部艾滋病人数的20%。艾滋病使人易于受到各种感染，无法对抗各种感染。如果您不确定自己是否有风险，请向医生或相关机构人士咨询艾滋病毒检测事宜。怀孕可以隐藏一些艾滋病症状，使得病情难以被及早发觉。

对患有艾滋病的妇女来说，好消息是，如果正处于艾滋病初期，她们仍旧能够相安无事地怀孕、分娩。

您的营养

在孕期，您需要对食物精挑细选。吃该吃的食物，食量适宜，要有规律。吃富含维生素和矿物质，尤其是铁、钙、镁、叶酸、锌的食物。您也需要吃富含纤维的食物。

下面列举了一些您应该吃的食物以及每种食物的用量。尽量每天都吃这些食物。我们今后几周会分组讨论食物问题，请您看看每周的营养建议。能帮助宝宝生长发育的食物包括：

- ◆ 面包、谷类食品、意大利面、大米——至少每天6份。
- ◆ 水果——每天3~4份。
- ◆ 蔬菜——每天4份。
- ◆ 肉和其他蛋白质——每天2~3份。
- ◆ 奶制品——每天3~4份。
- ◆ 脂肪、甜食、其他空热量食物——每天2~3份。

理解每份的量

为了宝宝的健康去吃那么多份东西，您可能认为太多了，自己吃不下。然而实际上很多人都吃得过多！因为她们误解了"份"或"量"的含义。

快餐店的超大量和其他饭店巨大的肉份已经将我们对"份"的正常观念扭曲了。例如，现在一份蓝莓松饼的热量是500卡路里，而25年前，只有200卡路里。您吃的时候，请参照下面对"份"的定义——这才是正常的"份"。

◆ 一杯蔬菜汁——一个灯泡大小。

◆ 一份果汁——香槟酒杯。

◆ 一份薄烤饼——CD 大小。

◆ 一勺花生酱——拇指尖大。

◆ 3盎司鱼——镜片大小。

◆ 3盎司肉——一副扑克牌大小。

◆ 1个小土豆——3×5的索引卡。

读一下有关"量"的多少的标签。一个常见的错误是：读标签上的卡路里／营养信息，但不考虑每个包装所含的份数。有的小包装甚至也含2份甚至更多份，如果您都吃了的话，就增加了2倍或3倍的热量。要了解更多食物类别的正确的"份"和"量"，请在美国农业部专用网站www.cnpp.usda.gov 查询，它列举了很多餐份的量。

您也应该知道

您第一次拜访医生

　　您的第一次产前检查是所有检查中最长的一次，有许多事情要做。但如果您在孕前就拜访过医生，您可能已经讨论过您关心的事情了。

　　向您的医生提一些问题，不要拘束，看看他是如何跟您沟通的，看看他能否满足您的要求。孕期内，你们之间要不断交换意见，因此双方有效、顺利沟通很重要。认真考虑您的医生给您的建议，并想想为什么要这么做。您的医生有很多关于孕期的有价值的经验，将您的感觉和想法跟医生分享一下很有必要。

　　第一次去看医生的时候，您会被问到以往病史，包括普通的医学问题和任何您的妇科问题。您会被问到经期问题和最近的避孕措施。如果您曾堕胎、流产，或者经历过外科手术、其他手术，这都是很重要的信息。如果您有病历，请随身携带。

您的医生需要知道您所用的药物、您对哪些药物过敏。您的家族病史也是非常重要的信息。

这次拜访要做很多试验，但有些试验可能放在下次拜访时做。您有任何疑问都可以去问您的医生。如果您认为自己是高危妊娠，跟您的医生谈谈。

一般情况下，在怀孕的前7个月中，您最好每4周复查1次；以后每2周复查1次；最后1个月每周复查1次。如果出现问题，您可以增加检查次数。

☙ 通向伟大孕程的办法

每个妇女都希望有个快乐、高兴的孕程。从现在开始行动，您就会如愿以偿。试试下面的办法。

◆ 确定孕期重点——仔细检查一下，看您该为自己和宝宝做些什么。做您必须做的和您力所能及的，其他的事情就不要管了。

◆ 请其他人参与到您的孕期旅程中——当您让伴侣、家人和朋友都参与进来时，他们会明白您即将经历的一切，他们会更加理解您、支持您。

◆ 用尊重和爱对待周围的人——您或许要经历一段难熬的时光，尤其是孕期开始的时候，或许会有晨吐反应。而且您还要突然转换到"妈妈"这个角色。如果您花些时间告诉别人您的感觉，他们会理解您的。对周围人的想法抱以尊重，友好地对待他们，让他们知道您爱他们，他们会以同样的方式来对待您。

◆ 打造记忆——这需要计划，但绝对值得! 您怀孕的时候，觉得这种状态会永远继续下去。然而，以过来人的经验来讲，我们会说，这一切很快就会过去，不久就都成了回忆。立即花些功夫将发生在生活中的这些改变记录下来。您的伴侣也不例外，他的点滴想法和感觉也要记录在案哦! 照片也得拍! 将来你们会共同回忆这些日子的高潮和低谷。以后的日子里，你们和孩子会因为您做的这一切而欣喜!

◆ 尽力放松——自我减压是非常重要的。做些能帮您放松的事情，将注意力集中到当前要做的事情上。

◆ 享受准备时光——您的孕期一眨眼就过去了，肩负母亲的责任和伴侣的使命，您将成为一位新妈妈！而且在您的职业和个人生活中，您还有其他的责任要承担。在将来的生活中，您将得不时地调整夫妻关系。

◆ 关注积极的一面——您可能从家人或朋友那里听说了一些消极的事情，比如那些让人害怕的事情或令人悲伤的故事，忽略这些事情。大部分的怀孕历程都会很顺利！

◆ 别害怕向家人或朋友求助——您的怀孕对其他人很重要。如果您请他们帮助您，他们会很乐意伸出援手。

◆ 获得信息——当今有多种渠道可以获得信息，比如我们为您写的书、各种杂志、电视节目、电台采访和网络等。

◆ 微笑——您是你们所创造的奇迹中的一部分！

爸爸小贴士

您的伴侣正在遭受晨吐反应吗？如果是，做饭对她可是个苦差事。仅仅看到食物或闻到饭菜的味道就能让她感到恶心。为帮她摆脱困境，您可以将饭菜打包回家或者您自己做饭。有时，这也是您可以吃到饭的唯一方式！

第 6 周锻炼项目

　　左侧靠近沙发或一把结实的椅子，站立，左手抓紧椅背。双脚与肩齐宽。右脚向后跨3英尺。屈腿，直至左侧大腿与地面平行。右腿重心置于脚趾。保持3秒钟，恢复到起始姿势。伸出右腿，向下压臀部肌肉1秒钟。一开始重复3次，以后逐渐增加至6次。改变站立方向，换成另一条腿，重复以上步骤。

　　此项运动能强化髋骨、大腿和小腿肌肉。

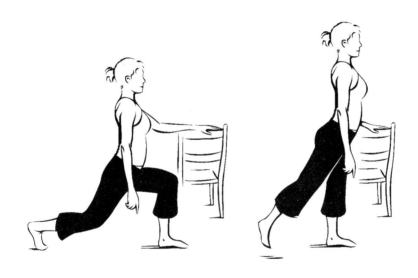

怀孕第7周
胎龄——5周

如果您刚刚发现自己怀孕了，您可能想从前面的章节看起。

宝宝长得有多大

此刻，您的宝宝正在以我们难以置信的速度急速生长！这周初，宝宝的顶臀距离是4~5毫米，大约是空气枪子弹那么大。这周末，宝宝的大小会增加超过2倍，长到1.1~1.3厘米。

您的肚子有多大

尽管您急于让整个世界知道您怀孕了，但从外形还是看不出您有任何变化。别急，改变不久就要来了！

您的宝宝如何生长发育

正如下页插图，宝宝的腿芽开始生长出来了，像短小的鳍一样；胳膊芽已经分化出双手部分与肩膀部分；手和脚已经分别分化出了一个手指和一个脚趾的初芽。

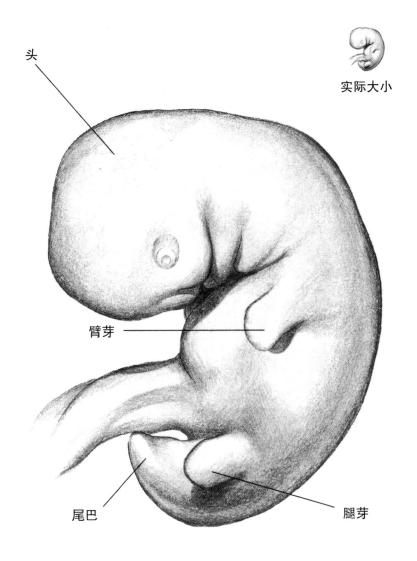

头

实际大小

臂芽

尾巴

腿芽

宝宝的大脑正在生长发育，心脏已经分成了左右两个腔。

心脏已经分成了左右两个腔。心腔之间开口卵圆孔开始出现。这个开口可使血液从心脏的一个腔流向另一个腔，使得血流能绕过肺部。宝宝出生后，卵圆孔的开口闭合。

主支气管（肺中的通道）也出现了。大脑正在发育，前脑分成了两部分。眼睛和鼻孔正在形成。

肠子正在形成，阑尾和胰腺也出现了。一部分肠子突起形成脐带，在发育后期，又会返回腹腔中去。

您体内的变化

您体内的变化是逐渐发生的。截至目前，您应该增加了几磅体重。如果您的体重还没增加，或者甚至是减轻了几磅，没关系，在接下来的这些周里，您的体重会增加的！您或许仍然有晨吐反应或其他怀孕早期的症状。

您的活动如何影响宝宝发育

✑ 犹太遗传病

有一组被认为是遗传性的疾病，在德裔犹太人中呈高发率，这些德裔犹太人是东欧人的后代。在北美，大约有95%的犹太人口是德裔。在这组人群中发生的一些疾病，也在塞法迪犹太人和其他非犹太人种中出现，但在德裔犹太人中更为普遍——有时竟为其他人群的20~100倍。

研究人员围绕"为什么这些疾病在德裔犹太人中高发"展开了研究，最后发现，有两个因素导致了这种结果———是建立者效应，二是遗传漂变。

在建立者效应的作用下，导致某种特殊疾病的基因仅仅发生在德裔犹太建立者中。在公元前70年，他们移居到东欧。在离开巴勒斯坦前，他们之中患这种病的概率与其他族人相差无几。当这组德裔犹太人在东欧定居下来，他们将此基因携带至这里。

因为德裔犹太人规定，非同种信仰和非同一族群不能通婚，所以他们的基因没有遗传到其他族群中去。这就叫作"遗传漂变"。这些基因的出现，不能因其他族人基因的加入而降低，因此，这组族人因基因导致的问题会一直持续下去。

其他犹太裔族人内部也发生某种疾病和状况，比如塞法迪犹太人。他们是西班牙人和葡萄牙人的后裔，在这组人群中间也有一种特殊的疾病，其原因可能跟德裔犹太人的情况相同。

现在，所有这些情况被称为"犹太遗传病"。然而，我们知道其他种族背景的人也遗传这种疾病。许多疾病在犹太种族之外的其他多种族中不经常发生，也很少在其他人群中发生，这些疾病包括：

- ◆ 布卢姆综合征。
- ◆ 第11因子缺乏症。
- ◆ 家族性自主神经功能异常（Riley - Day 综合征）。
- ◆ 范可尼贫血（C 组）。
- ◆ 戈谢病。
- ◆ 葡萄糖六磷酸脱氢酶缺陷综合征（G6PD）。
- ◆ 糖原贮积症Ⅲ型。
- ◆ Ⅳ型黏多糖症。
- ◆ 尼曼匹克症（A 型）。
- ◆ 非典型性肾上腺增生。
- ◆ 非综合征性耳聋。
- ◆ 扭转痉挛。

如果您想了解更多关于犹太遗传病的信息，有多种资源可供参考。我们联系的两家具有相关资源的机构是：

美国芝加哥生育遗传研究所（The Chicago Center for Genetic Disorders）

E‑mail: jewishgeneticsctr@juf.org

www.jewishgeneticscenter.org

犹太遗传病中心（Center for Jewish genetic Diseases）

www.mssm.edu/jewish_genetics/

上面列出的许多疾病都可做筛查。有项试验可以针对11种遗传病，并且为一对伴侣所设计，不管两人都是，还是其中之一是德裔犹太人或塞法迪犹太人。以上许多疾病都可在孕前或怀孕早期得到确认。如果您有兴趣，跟您的医生讨论一下这些试验。

使用非处方药

大约有65%的孕妇在孕期会服用药物，其中包括非处方药（也叫"柜台直售药"）。这些药经常被用来止痛或缓解身体不适。

许多女性都认为非处方药并非药品，她们不管三七二十一，买了就吃，全然不考虑自己怀没怀孕。许多研究者发现，怀孕妇女实际上比平时更爱买非处方药。

许多非处方药在孕期使用很不安全。看看下页文本框中的内容。使用非处方药的时候，请您像对待处方药一样谨慎。许多非处方药都是各种药物的混合物。例如，治疗疼痛的药物有可能含阿司匹林、咖啡因和非那西汀，止咳糖浆或安眠药都含酒精。

要读一读非处方药包装上的标签和包装内的说明书上其中有关孕妇安全的信息——几乎所有药品都包含这些信息。例如，许多抗酸剂能导致便秘和排气。

> **对乙酰氨基酚**
>
> 大部分专家认为，对乙酰氨基酚在孕期可以放心服用——也很难避免不服用，毕竟有200多种含有此成分的药品呢。研究表明，因为很多药品里都含有对乙酰氨基酚，所以这种成分极易服用过量。您可能没有意识到为了治某一种病所服的好几种药里都有这种成分。吃好几种药来治一种病是很危险的。养成阅读药品说明书的好习惯。比如，只吃一种药来治疗一般感冒和流感，而且要服用合适的剂量。

许多非处方药如果用得正确，即使在孕期也很安全。查查下面这些药物：

◆ 止痛剂和消炎药——对乙酰氨基酚（泰诺）。

◆ 减充血剂——氯苯那敏（氯屈米通）。

◆ 鼻腔喷雾减充血剂——羟甲唑啉（阿弗林、德里斯坦）。

◆ 止咳药——右美沙芬（惠菲宁、维克斯）。

◆ 治胃药——抗酸剂（氢氧化铝凝胶、健乐仙、抗酸剂、镁乳）。

◆ 治嗓子药——喉头锭剂、润喉片。

◆ 泻药——散装纤维泻药、美达施、全纤维。

如果您的症状或不适更严重了，请您及时跟医生联系，听从医生建议，照顾好自己的身体。

> **以下是一些您该了解的非处方药和它们对您的影响。在孕期要谨慎服用这些药物。**
>
> ◆ 禁用速达菲。
> ◆ 禁用含碘的治疗感冒的药物。碘可导致胎儿出现问题。
> ◆ 孕期服用氯雷他定和仙特明是安全的。
> ◆ 肾上腺素喷雾剂不建议您在孕期使用。
> ◆ 要谨慎服用抗酸剂——它阻碍铁的吸收。
> ◆ 如果您有宫颈感染，咨询一下医生，看您是否可以服用非处方药——特拉唑或硝酸咪康唑。

您的营养

奶制品对孕期健康具有关键作用。奶制品中含有钙和维生素 D，这两种物质对您和宝宝都很重要。钙不仅能使您骨骼健壮，在宝宝的骨骼和牙齿发育中也是必不可少的。

　　一位孕妇每天应当摄入1200毫克的钙（是非怀孕妇女的1.5倍），产前维生素每天提供300毫克钙，所以您得从合适的食物中获得其他900毫克钙。

　　打开食物包装时，请您留意一下每份食物的含钙量。把您每天吃的食物中的含钙量记录下来，看看累积下来，每天钙的摄入量够不够1200毫克。看看如何计算每天的钙摄入量。

　　钙的最佳来源。牛奶、奶酪、酸奶、冰淇淋都是富含钙质的食品。其他一些食物中也含钙，包括西蓝花、白菜、甘蓝、菠菜、鲑鱼、沙丁鱼、三角豆（鹰嘴豆）、芝麻、杏仁、四季豆、豆腐、鲑鳟鱼。许多食品中都添加了钙，比如橙汁、面包、麦片和谷物。查查您的营养菜单上是否有这些食品。

怎样确定钙含量？

很难确定您每天所吃的食物中含有多少钙。食物的包装上经常只列出了含钙的百分量。这让我们都很疑惑，究竟这有多少钙呢？

此处的百分比是根据为非怀孕妇女推荐的日摄入量800毫克来计算的。如果标签上标明"钙20%"，则用800乘以0.2，就得出了160毫克。将每天的钙摄入量都记录下来，保证每天钙的摄入量达到1200毫克。

您选择奶制品，可以参考以下的每日份额：

◆ 松软干酪——3/4杯。

◆ 加工干酪（美国）——2盎司。

◆ 硬干酪（帕尔玛干酪或罗马诺干酪）——1盎司。

◆ 奶油蛋羹或布丁——1杯。

◆ 牛奶（全脂奶粉，2%，1%，脱脂奶粉）——8盎司。

◆ 天然奶酪——1.5盎司。

◆ 酸奶（原味或各种口味）——1杯。

　　如果您想减少热量的摄入，选择低脂奶制品，钙质含量不会受低脂的影响。脱脂牛奶、低脂酸奶、低脂奶酪都是很好的选择。

　　您可以通过多种方式来增加钙摄入量。可将粉状脱脂牛奶添加到食谱中，比如添加到土豆泥或肉卷中；用新鲜水果和牛奶做水果奶昔时，添加一勺牛奶冻、冻酸奶或冰淇淋；用脱脂或低脂牛奶煮大米或燕麦；制作罐装的汤类食品时，用牛奶代替水来做；喝点果汁与牛奶的混合物，而不是只喝原味果汁。

许多食物会干扰钙的吸收。盐、茶、咖啡、蛋白质和无酵饼都会降低钙的吸收量。

如果您使用抗生素，要看看说明书上的具体内容。如果这种抗生素不能与含钙食品同时食用，您就必须等到饭后1~2小时再食用。

如果您的实际条件不允许您的食物中有足量的钙，请咨询您的医生，他会给您一些好的建议。

乳糖不耐受。当体内乳糖不能正常消化的时候，会导致产气、腹胀、痉挛、腹泻等症状。当有这些症状时，就说明患了乳糖不耐受症。如果您对乳糖不耐受，仍然有一些途径您可获得钙质，比如去买那些添加了钙的食品。您也可以试试添加了钙和维生素 D 的米浆、豆奶，或买一些无乳糖的牛奶。如果您喜欢奶酪，还可以买那些无乳糖的奶酪。问问商店的售货员，他们会告诉您商店有没有这些食品。

有一种叫"乳糖酶"的非处方药能帮助身体分解乳酸。孕期一般可以放心服用此药，但您在服用前，要咨询您的医生。

🦎 李斯特菌

李斯特菌病是一种食物中毒病。在美国，据报道每年大约有1500例李斯特菌病。其中，孕妇作为易感人群，每年大约有500例。这类孕妇生产的宝宝患有发育疾病的风险较高。

为预防李斯特菌病，您不要喝未经巴氏消毒的牛奶和由这些牛奶制成的食品。不要食用未经巴氏消毒的软干酪。如果软干酪是由巴氏消毒的牛奶所制，您就可以放心食用。请您在食用这类食品前务必查看说明书。

您也要小心其他未经巴氏消毒的食品，比如有些从农贸市场或水果摊上买来的新鲜果汁，就可能没有消过毒，而没消过毒的果汁有大量的细菌。

未煮熟的家禽、红肉、海产品或热狗可能都含李斯特菌。食用某些需煮的食物前一定要将其煮熟，而且要防止食物间的交叉污染。如果案板上放过生的海产品或热狗，在放其他食品之前一定要用热肥皂水或消毒剂彻底清洗。

您也应该知道

✑ 怀孕期间的性亲密

许多夫妇都想知道怀孕期间是否能正常性交，尤其是许多男人，都害怕性交会伤害发育中的宝宝。一般情况下，在怀孕期间一对健康夫妇的性行为不会影响到宝宝。

频繁的性行为不会对正常的孕期有所伤害。如果您是一位低风险孕妇，宝宝在羊膜囊中会被保护得很好，无论是性交还是性高潮都不会对他有任何伤害。

如果您有任何疑问，进行产前检查时请咨询医生。如果您的伴侣能陪您一起去，那他会从医生那里获益良多。如果他不能陪您一起去，您一定要让他放心，告诉他医生对孕期性行为的态度，打消他的顾虑。

性不仅仅意味着性交，对夫妻双方来说，还有其他的方式可以体味性，包括互相按摩、一起洗澡、谈论性等。无论您如何做，一定要坦诚告诉对方您的感受——还要有点幽默感！

🐾 爸爸小贴士

当您的伴侣向您诉说她的怀孕情况时，您能否听懂伴侣的话至关重要。如果她用了一些您听不懂的术语，请她为您解释一下；或者快速翻看一下后文的术语表，看看相关定义。这些定义能帮您熟悉今后几个月中您会听到的一些关于怀孕的术语。

ℰ 产前维生素

吃产前维生素对您和宝宝都很重要。请确认一下您吃的产前维生素是不是加了碘，碘是宝宝大脑发育中必不可少的物质。最近一项研究表明，只有半数产前维生素含碘。

服用产前维生素后，请不要喝咖啡或茶，因为这些饮品会阻碍铁的吸收。

Ω–3脂肪酸和 DHA 都有益于宝宝的大脑发育。咨询药剂师或您的医生，看看您所服用的产前维生素是否含有这两种成分。

ℰ 您需要补充铁吗?

几乎所有在孕期能帮您增加体重、为您提供热量的饮食都含有丰富的矿物质，可有效预防矿物质缺乏症。然而，妇女们的铁贮存量几乎都不能满足孕期需求。铁的推荐剂量是每天27毫克。

孕期铁的需求量会增加，尤其是孕期的后半段，铁的摄入更为重要。在怀孕第一期，大部分孕妇不需要补充铁，如果您在这个时候补充铁，会加重恶心和呕吐的症状。铁还会刺激您的胃，导致便秘。

ℰ 其他补充剂

如果您很瘦或者体重不足，锌或许能帮助您。在锌元素的帮助下，我们坚信一个很瘦的准妈妈能增大她生出更大、更健壮宝宝的概率。近期有报告称，锌的使用可以缓解感冒症状，缩短感冒周期。或许您过去也用过一些其他感冒药。虽然关于使用锌来抵抗感冒是如何影响孕妇的，我们没有相关信息，但为了保险起见，我们仍然建议您在服用任何治疗感冒的含锌药品前咨询您的医生。

ℰ 治疗膀胱过度活动症和失禁的药物

您在服用治疗膀胱过度活动症的药物吗? 如果是，您在孕前或刚发现自己怀孕的时候及时咨询您的医生，他会就是否继续服用为您提出建议。

膀胱还未充满尿液时，大脑告诉神经膀胱该排尿了，此时就发生了膀胱过度活动症。它的症状包括：白天上厕所超过12次，晚上起夜2次或更多次，尿急尿频，有时也会发生漏尿现象。

治疗这种病的药物，通过放松肌肉来起作用。一般医生会开以下这几种处方药来做治疗：奥昔布宁、托特罗定、曲司氯铵片、达非那新。

产前维生素一览表

产前维生素包含您和宝宝所需的物质，这就是您要一直服用它们直到宝宝降生为止的原因。

典型的产前维生素包含下列物质：

◆ 钙：构造宝宝的牙齿和骨骼，也帮助您强身健体。

◆ 铜：预防贫血，帮助骨骼形成。

◆ 叶酸：降低神经管缺陷风险，帮助血细胞形成。

◆ 碘：控制新陈代谢。

◆ 铁：预防贫血，帮助宝宝血液发育。

◆ 维生素 A：保持身体全面健康，维持机体新陈代谢。

◆ 维生素 B_1：保持身体全面健康，维持机体新陈代谢。

◆ 维生素 B_2：保持身体全面健康，维持机体新陈代谢。

◆ 维生素 B_3：保持身体全面健康，维持机体新陈代谢。

◆ 维生素 B_6：保持身体全面健康，维持机体新陈代谢。

◆ 维生素 B_{12}：促进血液生成。

◆ 维生素 C：辅助机体对铁的吸收。

◆ 维生素 D：强健宝宝的骨骼和牙齿，辅助机体利用磷和钙。

◆ 维生素 E：保持身体全面健康，维持机体新陈代谢。

◆ 锌：平衡体液，辅助神经和肌肉的功能。

第 7 周锻炼项目

身体右侧靠近沙发或一把结实的椅子，手扶沙发或椅背。右脚抬高，放在扶手上。弯腰，直到感觉腿部肌肉拉伸。保持10秒钟。左腿重复以上动作。

此项运动能拉伸肌腱，强健大腿肌肉。

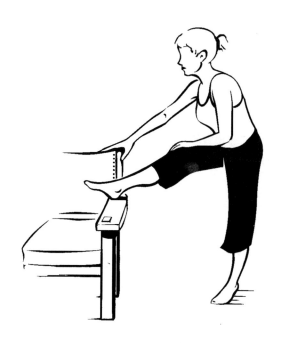

怀孕第8周
胎龄——6周

如果您刚刚发现自己怀孕了，您可能想从前面的章节看起。

宝宝长得有多大

截至这周，宝宝的顶臀距离会有1.4~2厘米，大约有花豆大。

您的肚子有多大

您的子宫越来越大，您可能注意到您的腰围有了变化，衣服也越来越不合身。如果医生为您做盆腔检查，能看出您的子宫已经扩大了。

您的宝宝如何生长发育

宝宝正在生长变化。将下页插图同前几周的插图比较一下，您能看出变化吗？

宝宝的眼睛正在朝面部中央移动。脸部出现了眼睑皱褶，眼睛里的神经细胞开始发育。

鼻尖显现出来了，内耳和外耳正在形成。身体的躯干部分开始变长且逐

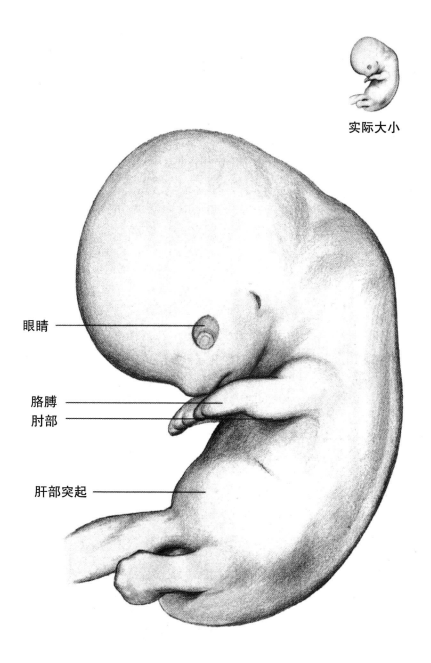

实际大小

眼睛

胳膊
肘部

肝部突起

第8周（胎龄——6周）时的胚胎，
顶臀距离大约为2厘米，胳膊更长，肘部弯曲。

渐伸展。

胳膊更长了，肘部也出现了，胳膊已经在肘部有了弯曲，在心脏上方呈曲线状。胳膊和腿向前伸。手指和脚趾隐约可见。

您体内的变化

随着子宫的增大，您可能觉得下腹部或两侧变紧了。许多孕妇整个孕期都有子宫紧缩的感觉。可如果您没有任何感觉，也不要担心。但如果您同时有阴道出血的症状，请立即联系医生。

头痛和偏头痛

许多孕妇有头痛的症状。紧张性头痛可由压力、疲乏、高温、噪声、口渴、饥饿、大声的音乐、刺眼的光芒等引起。要小心您吃的食物。许多食物都会引发头痛，这类食物包括：花生、巧克力、奶酪和一些肉。如果鼻窦堵塞，也会引起头痛。

丛集性头痛持续大约1小时，甚至几周到几个月，来势剧烈。对乙酰氨基酚可治疗这类头痛。

头痛欲裂却不想服药？您可以试试其他办法。比如锻炼对缓解头痛就会有所帮助。而按摩颈部和肩部能放松肌肉的紧张度，也有利于缓解头痛。如果您是窦性头痛，将一块热毛巾放在鼻子和眼睛上，或者将冰袋放在颈部的下端，然后将围巾叠成2英寸宽绑在您的头部，头痛最剧烈的时候，就将围巾打结。这个办法可减轻窦性头痛症状。

偏头痛。偏头痛大部分来自遗传。将近20%的孕妇在孕期某个时候会有偏头痛症状。偏头痛可持续几个小时甚至3天时间。因为孕期荷尔蒙水平的改变，许多孕妇的偏头痛都会加重。

生姜对治疗偏头痛有一定的作用。将一撮生姜粉冲入水中饮服，可以像服用处方药一样产生疗效。您一旦感觉头疼痛，就将1/3勺生姜粉倒入一杯水中，每日饮用3~4次，喝3天。

⚘ 坐骨神经痛和骶髂关节痛

随着孕期的推移，许多孕妇会突然经历从臀部到大腿后部的疼痛，非常折磨人。这种疼痛是由坐骨神经痛引起的，被许多人误认为是骶骨痛。实际上，坐骨神经痛与骶骨痛是两码事。

坐骨神经痛是一种剧烈的、灼烧的疼痛，从您的臀部到大腿部。最好的疗法是躺在另一侧，尽量减少对神经的压力。把一个网球放在硬表面上，坐在球上，能缓解疼痛。

骶骨关节疼痛同关节有关，您会感觉背部或臀部的任意一侧有剧烈的颠簸感。这种感觉可能会延伸到腿部。热水澡或服用对乙酰氨基酚或许对您有些帮助。

您的活动如何影响宝宝发育

⚘ 孕期粉刺

许多孕妇可能发现粉刺在孕期有了改善，但不是每个人都如此。有些孕妇过去从未长过粉刺，在孕期却受到了粉刺的困扰。

粉刺有很多种，大致有白头粉刺、黑头粉刺和发炎的红色肿块。由于荷尔蒙的改变，怀孕第一期突然爆发粉刺是很正常的。您的脖子、肩膀、后背、脸上都有可能出现丘疹。

治疗粉刺，要用温和的清洁剂，洗完后抹上温和的具有防晒效果的润肤液，保证毛孔通畅。不要用含水杨酸的产品，目前尚未有试验可证明摄入水杨酸对孕妇来说是安全的。另外，多喝水也有很大帮助。

如果您要使用柜台出售的治疗粉刺的药物，请先跟您的医生商量一下。

除非已经咨询过医生，否则任何治疗粉刺的处方药都不允许在孕期使用。15% 的壬二酸凝胶（外用）在孕期可安全使用，每天使用2次。

青春痘特效药（异维甲酸）是治疗粉刺的处方药，在孕期不要使用。如果在怀孕第一期使用此药，可能会增加流产和宝宝出生缺陷的机会。

ℰℱ 流产和死胎

几乎每个孕妇都担心孕期流产，但实际上流产概率只有20%。流产经常发生在孕期前3个月。在胎儿离开子宫可以在外界独立存活之前，妊娠终止，此时就发生了流产。孕期20周后妊娠失败，被称为"死胎"。许多导致流产的原因也同样适用于死胎，在这一话题中，我们将用同一术语"流产"来代替这两个名词。

有些流产征兆包括阴道流血、痉挛、反反复复的疼痛（一开始是腰背部疼痛，然后是下腹部疼痛和组织损毁）。如果您有上述任何一个征兆，请立即联系您的医生。

什么导致了流产？ 我们一般都不知道，通常也无法查知究竟是什么原因导致了流产。早期流产最普遍的原因是胚胎的异常发育。专家认为，许多原因可导致流产，包括：

◆ 染色体问题。

◆ 荷尔蒙问题。

◆ 子宫疾患。

◆ 慢性疾病。

◆ 怀孕早期高烧。

◆ 自身免疫性疾病。

◆ 异常感染。

◆ 准妈妈的年龄。

◆ 过度肥胖，尤其是身体质量指数超过35的孕妇。

◆ 吸烟。

◆ 饮酒。

◆ 意外或大手术造成的外伤。

◆ 怀孕第一期后出现的宫颈内口松弛症。

使用阿司匹林或非甾体类抗炎药可能会提高流产风险。孕前或孕中使用咖啡因也会提高流产风险。许多专家认为，准爸爸的年龄也是提高流产风险的一个因素，无论孕妇年龄多大，如果准爸爸的年龄超过35岁，孕妇的流产概率就会比准爸爸年龄更小时大。

下面是关于不同类型的流产及其原因的讨论，写在这里是为了警示您，如果有流产征兆，您应该提防些什么。如果有任何疑问，请您跟医生谈一谈。

不同类型的流产。如果您有流产危险，可能会在怀孕第一期出现阴道出血。出血时间可能维持几天甚至几个星期。或许您感受不到痉挛或疼痛。即使有疼痛感，也是像经期疼痛一样，或是轻度背痛。卧床休息是您唯一的办法，但并不是运动活跃导致您流产。没有任何手术或药物可预防流产。

当羊膜破裂，子宫颈扩大，血块和／或组织排出时，流产难免就发生了。此时，发生流产必定无疑。发生流产时，子宫通常会排斥胎儿或妊娠物。

在不完全流产的情况下，孕期还在继续。一部分妊娠物已经被排出，而另一部分滞留在子宫内。这时，可能会出现大量而持续的流血，直到子宫被清空。

如果体内留有死亡的胚胎，称为"滞留流产"。这种流产类型，可能既没有任何征兆，也不会出血。从妊娠终止的时间到流产的时间大约是几周。

有1%~2%的夫妇会经历复发性流产或习惯性流产。这通常是指那些发生了3次或更多次连续流产的情况。研究表明，60%~70%经历复发性流产或习惯性流产的夫妇最终会有一次成功的怀孕。

当体内形成一种可产生荷尔蒙（人体绒毛膜促性腺激素）的组织，使得早孕测试结果呈现阳性时，化学性怀孕现象就发生了。然而，这种组织样胚胎会很快死亡，因此，实际上根本就没有怀孕。

如果您有问题，请立即联系医生。流产时，可能一开始会出血，紧接着会出现痉挛。这种情况也可能是宫外孕。在确认一般怀孕情况时，人体绒毛膜促性腺激素的定量测试非常有用，但仅凭一次测试结果就得出结论是不可靠的，您的医生过些天后会重复此项测试。

您出血和痉挛的时间越长，流产的概率就越大。如果您所有的怀孕反应都终止了，也不流血、不痉挛了，您的妊娠期就终止了。然而，即使是没有任何可排斥的东西，您或许还得经历一次刮宫术来清空子宫。您最好做一次清宫手术，这样就不会出现因长时间出血造成贫血和感染的情况了。

有些孕妇用注射孕酮的方法来持续妊娠。很多专家都不同意这一做法，他们对这一做法的有效性予以质疑。

🐾**爸爸小贴士**
如果您养宠物，在您伴侣怀孕期间，您就照顾它们吧！更换宠物便盒（她在孕期不能做这件事）、遛狗（拉着拴狗的皮带或许会伤害她的背）、买宠物粮食或其他宠物用品（防止拎大购物袋使她的腰部扭伤），这些事要由您来做。您也要预约兽医，跟兽医保持联络。

Rh 血型灵敏度和流产。如果您是 Rh 阴性且流产了，您需要注射免疫球蛋白。这只适用于您是 Rh 阴性的情况。注射免疫球蛋白，是为了防止您对 Rh 阳性血产生抗体。

死胎。怀孕20周后胎儿死亡，被称为"死胎"。死胎有许多原因，包括：年纪太大、有过多个孩子、怀了两个或多个胎儿。大约50%不明原因的死胎都同胎儿自身问题有关。

如果您孕前过度肥胖，就增大了死胎的风险。死胎的其他原因还包括：高血压、糖尿病、狼疮、肾脏疾病、血栓形成病、多胎、一些感染疾病、胎盘和脐带有问题。

死胎对孕妇来说是件惨痛的事，她们需要花很长时间才能平复伤痛。对此，您跟伴侣一定有很多疑问。为解决这些疑问，请向您的医生咨询。

如果发生了流产或死胎。经历流产和死胎是件非常棘手的事情，有的夫妇经历了不止一次流产。对他们来说，流产成了老大难问题。大部分情况下，重复流产是偶然的，或是因为"坏运气"。如果不是连续3次或多次流产，医生不会建议您为了找出流产原因去做检查。

不要因为流产自责或责备您的伴侣。您不可能回忆起所做过的每件事、所吃的每一种食物、所接触过的每一种物质，通常情况下，要找出流产原因几乎是不可能的。

如果发生了流产或死胎，请给自己足够的时间来平复身体和感情创伤。过去我们曾建议刚流过产的夫妇不要急于再次怀孕，认为3~4个月后女性月经周期和荷尔蒙才可恢复正常。然而，现在许多专家都认为，只要经过一次月经周期，女性就可以尝试正常受孕了。如果您有任何疑问，请咨询医生。

作为夫妻，你们一定想多给自己些时间来恢复感情创伤，这可能比恢复身体创伤所需的时间还要长。

您的营养

很难做到每顿饭都有营养。您可能不会永远都吃您需要的那些营养，也不会总是吃得很定量。下面这张表会告诉您从哪里可获得每天必需的营养。要保证孕期每餐都有天然谷物，水果和 / 或蔬菜，精益蛋白质，健康脂肪。

不能依赖产前维生素获取必需维生素和矿物质，它不能代替食物。食物才是您获取营养的最重要来源。

营养的食物来源

营养（日需量）	食物来源
钙（1200毫克）	奶制品、深色叶类蔬菜、干豆、豆腐
叶酸（0.4毫克）	肝脏、干豆、鸡蛋、西蓝花、天然谷物、橘子、橘子汁
铁（30毫克）	鱼、肝脏、肉、禽类、蛋黄、坚果、干豆、深色叶类蔬菜、果干
镁（320毫克）	干豆、可可豆、海产品、天然谷物、果干
维生素 B_6（2.2毫克）	天然谷物、肝脏、肉
维生素 E（10毫克）	牛奶、鸡蛋、肉、鱼、谷物、深色叶类蔬菜、植物油
锌（15毫克）	海产品、肉、坚果、牛奶、干豆

您也应该知道

怀孕期间戴牙套？

这个年代似乎任何年龄的人都戴牙套。已经有很多妇女向我们咨询怀孕期间戴牙套的事情，她们想知道孕期是否能继续戴牙套或者能否安装牙套。

如果已经装了牙套，治疗其他疾病就有些费力了。如果您恶心呕吐得特别厉害，您得特别小心自己的牙齿。将牙齿中的酸性物质及时刷干净很重要。当牙套被固定时，您可能想吃些软点的食物。如果只是一段时间还是可以接受的。不舒服的时候可服用对乙酰氨基酚。

如果您预约牙套安装后才发现自己怀孕了，不要惊慌。请联系您的牙齿矫正医师，告诉他／她您怀孕了。提前把您要装牙套的计划、您怀孕了的事情分别跟医生、牙齿矫正医师商量一下再行动。

如果您需要照牙齿 X 光片，还是比较令人担忧的。或许这是牙齿治疗方案中的必要部分，怎么办呢？好消息是随着现代化设备和数字化 X 射线摄影的出现，风险已经被大大降低了。

您或许要拔一颗甚至多颗牙。拔牙本身并不危险，但需要注射的麻醉药可能对您和宝宝有所伤害。您的治疗方案必须经过医生和牙齿矫正医师的讨论和一致同意。

即使医生们都同意您装牙套，您也要有心理准备，因为装了牙套以后好多天您都得吃松软的食物。而且，装牙套或箍紧牙套的时候会很疼痛（您可以服用对乙酰氨基酚止痛）。

✑ 您的医生要求检测的项目

您第一次或第二次去做产前检查的时候，医生会让您做包括血液检测在内的好多项检测。要做尿分析及尿培养、宫颈培养，检测是否有性传播疾病，还要做子宫颈抹片检查以及其他一些需要做的检查。

大部分检测是通过血液来进行的——通常1~2小瓶就足以完成所有的检测。如果您血液采集困难，或者有采血后头晕甚至昏倒的情况，请您的伴侣陪伴您去做检测。一般情况下，要求检测的项目包括：

◆ 全血细胞计数，检测铁贮存量及是否有感染。

◆ 风疹病毒抗体，检测是否有对风疹（德国麻疹）的免疫力。

◆ 血型，确定您属于哪种血型（A、B、O、AB）。

◆ Rh 因子检测，确定您是否是 Rh 阴性。

◆ 血糖水平测定，查查是否有糖尿病。

◆ 水痘测试，检测过去是否得过水痘。

◆ 乙肝抗体筛查，确定您过去是否接触过乙型肝炎。

◆ 梅毒筛查（性病研究实验室实验或辅助生殖技术）。

◆ 血栓形成试验。

◆ 人类免疫缺陷病毒（HIV）/ 获得性免疫缺陷综合征（AIDS）检测，检查是否感染了艾滋病毒。

对妇女的 HIV 检测并不是一项例行检查。这是一项提供给您，由您自己决定是否进行检测的实验。许多专家建议，所有妇女在孕期都进行艾滋病毒筛查试验。您可以同医生讨论一下。

请咨询医生看您是否需要做甲状腺功能减退实验。研究者们认为，怀孕初期应该做促甲状腺激素（TSH）试验。一项研究表明，16周后，如果孕妇的促甲状腺激素水平高于正常水平，流产和死胎的概率就要比正常水平时高出4倍。

孕期疾病和安全用药	
疾病	**供选择的安全药物**
粉刺	过氧化苯甲酰、克林霉素、红霉素
哮喘	吸入器——β-肾上腺素拮抗剂、糖皮质激素、色甘酸、异丙托溴铵
细菌感染	头孢菌素、克林霉素、磺胺甲基异恶唑、红霉素、呋喃咀啶、青霉素
躁郁	氯丙嗪、氟哌啶醇
咳嗽	止咳片、右美沙芬、苯海拉明、可待因（短期）
抑郁	氟西汀、三环抗忧郁药
头痛	对乙酰氨基酚
高血压	肼酞嗪、甲基多巴
甲状腺机能亢进	丙硫氧嘧啶
偏头痛	可待因、乘晕宁
恶心和呕吐	抗敏安与吡哆醇同服

弓形体病

如果您养宠物猫，您可能会担心自己是否患了弓形体病。这种疾病是由于吃了生的、被感染的肉或者接触了受感染的猫粪而引起的。通常情况下，受感染的准妈妈没有任何症状，但可以通过胎盘将病毒传给胎儿。

孕妈妈感染了弓形体病毒，可导致流产或胎儿生下时也被感染。母体的弓形体病可给胎儿造成严重问题。可以使用抗生素治疗弓形体病，但最好的方法是预防。采取卫生措施可有效预防此病的感染与传播。

让别人去处理猫咪的排泄物吧。抚摸过猫咪后，要彻底洗净双手。避免将猫放在柜台上和桌子上。接触过生肉和污物后，也要将双手洗干净。不管烹饪哪种肉，一定要烹熟。在准备饭菜的时候，切忌食物之间发生交叉污染。

第 8 周锻炼项目

　　以舒服坐姿坐于地板上，右手掌从腰部出发，尽可能举到最高，将右臂举过头顶，此动作伴随吸气。屈肘，将右臂拉回身体侧面，此动作伴随呼气。每侧做4次或5次。

　　此运动项目可以减轻上背部疼痛，可以放松肩部、颈部和背部。

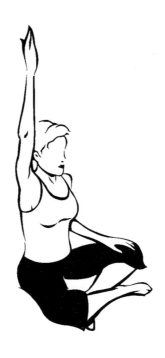

怀孕第 9 周
胎龄——7 周

如果您刚刚发现自己怀孕了，您可能想从前面的章节看起。

宝宝长得有多大

胎儿的顶臀距离此时是2.2~3厘米，接近于一个中等大小的绿色橄榄。

您的肚子有多大

随着子宫充满盆腔，又逐渐长进腹腔，您的腰围越来越粗了。

您的宝宝如何生长发育

如果您可以看到自己的子宫，就会发现宝宝的许多变化。下页插图可以很好地显示这些变化。

宝宝的胳膊和腿更长了。手指头也长出来了，尖部正慢慢扩大，手指肚正在发育。双脚正在接近身体中线，快要碰到躯干前部了。

宝宝的头部更加向上直起，颈部也发育了。瞳孔会在这周形成，视神经也开始形成。眼睑几乎覆盖了双眼，直到此时，眼睛才露出来。外耳开始显

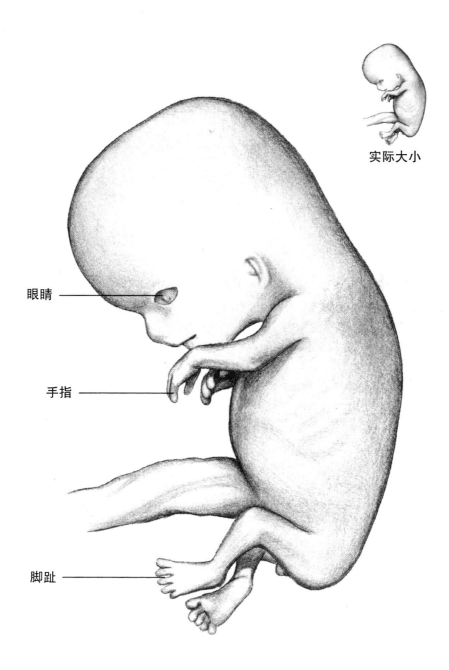

实际大小

眼睛

手指

脚趾

孕期第9周（胎龄——7周）时的胎儿，
脚趾形成，双脚更易于辨认。

露出来，并可以看见，而且生长良好。宝宝现在可移动自己的身体了，在超声波下可看到宝宝的移动状态。

宝宝虽然仍然特别小，更分辨不清性别，但看起来更像人类了。性别需要再过几周才能分辨出来。

您体内的变化

血液系统在孕期变化很大，您体内的血液数量（即血容量），在孕期会上升50%左右。较高的血容量不仅可以满足宝宝的生长发育，还能加强对您和宝宝的保护。在分娩时血容量也很重要，到时候您会失去一部分血液。

血容量从怀孕第一期开始增多，最大的增长发生在怀孕第二期。在怀孕第三期，血容量虽然也在持续增长，但是增长的速度已经大大放缓。

红细胞的增长使您体内铁的需求量增大，并且还有可能导致贫血。您如果在孕期贫血，会极易感到疲劳且很难受。

您的活动如何影响宝宝发育

乳糜泻

乳糜泻，也称为"口炎性腹泻""非热带口炎性腹泻""谷蛋白敏感性肠病"，它是一种影响小肠的消化性疾病。如果您患上了乳糜泻，有可能是您对谷蛋白过敏。谷蛋白存在于小麦、燕麦、黑麦、大麦中。这种过敏症会导致您的免疫系统攻击您自己的肠子，因此使您吸收更少的营养。其症状包括：腹泻、腹痛、腹胀、易怒、抑郁。

这种疾病可能来自遗传，在妇女中的发病概率要比在男人中高。在西欧国家，这种疾病非常普遍，但在非洲和亚洲就极其稀少。我们认为，乳糜泻影响了世界上1%的人口和0.75%的美国人。由于乳糜泻跟其他疾病的症状一样，因此它即使在孕期发生，也极易被忽视。许多医生不太了解这种疾病，所以很难做出准确诊断。

如果发生乳糜泻，有一项血液检测可以确诊，小肠活检也可确诊。

如果您有乳糜泻，在孕前就要吃不含谷蛋白的食品，这点非常重要。您可以通过阅读说明书来了解食物中是否含有谷蛋白，因为美国法律规定生产商要列出此信息。现在许多食物都是不含谷蛋白的。只是因为许多谷类产品中添加了叶酸，所以要求您补充谷类产品以确保摄入足够的叶酸。

乳糜泻可能会在怀孕第一期或者宝宝出生后第一次出现。如果您有症状，请咨询医生。您可能需要一位膳食专家为您列出一份营养计划。

温馨提示

有人说孕期烫发，头发是不会卷曲的，这是无稽之谈，您千万别信。不过，我们担心的是，如果您对气味反应强烈，烫发或染发的气味会让您很难受。

孕期体重如何分配？

当宝宝降生的时候，新妈妈的体重通常已经增加了25~35磅。一个增重30磅的新妈妈体内这样分配增加的体重：

11磅	脂肪、蛋白质以及其他母体的营养物
4磅	增加的液体容量
2磅	乳房部分的增长
2磅	子宫
7.5磅	胎儿
2磅	羊水
1.5磅	胎盘

一些禁忌的生活方式

许多孕妇都对孕期洗桑拿、使用按摩缸、泡温泉持怀疑态度。她们都想知道可不可以用这些方式来休闲放松。

我们建议您不要使用这几种方式。胎儿依赖您来保持正常的温度。如果您的体温升高，而且保持很长时间，可能会伤害到宝宝。

对电热毯、电暖床器的使用，大家有不同的看法，不过一些专家还是怀疑它们会带来有损健康的问题。

电热毯和电暖床器会产生低水平的电磁场。我们也不清楚您和宝宝可以耐受多大的磁场，因此，您最好不要在孕期使用这类物品。想要取暖有很多其他的方式，比如以下这些都是您较好的选择：鸭绒被、羊毛毯或者与您的伴侣偎依取暖。

您的营养

在孕期，水果和蔬菜都很重要。不同季节生产不同果蔬，您的饮食可因此多样化。水果和蔬菜都是维生素、矿物质、纤维的良好来源。吃大量的水果和蔬菜可以补充铁、叶酸、钙和维生素 C。

当您生吃蔬菜的时候，加入少量脂肪可以促进蔬菜中营养的吸收。一点沙拉酱、一片鳄梨或者一些坚果都可以使蔬菜的味道变得更好。如果您不喜欢吃蔬菜，汤也可以丰富您的饮食，为您提供较全面的营养。蔬菜肉汤比一个三明治和一盘意大利面更有营养，且含有较少的热量。将蔬菜加在您的膳食中，烤的、煎的、烘的都行。肉跟蔬菜炒着吃也不错。将豆角加入肉和汤中很美味。用香料拌生菜也很好吃。

温馨提示

美国食品药品管理局（FDA）正在更新处方药的标签，包括一份胎儿风险摘要。这一举措会使您明白药物可能对胎儿造成的后果。关于您服药后药物在乳汁中出现的数量也正在被更新。如果您有兴趣，可以问问药剂师。

🐳 维生素 C 很重要

维生素 C 在孕期非常重要，您和宝宝在很多地方都需要维生素 C。

维生素 C 的每日推荐用量是85毫克——比产前维生素中所含的量多一些。您可以通过食用那些富含维生素 C 的水果和蔬菜来补充维生素 C。

每天食用一份或两份富含维生素 C 的水果，至少食用一份深绿色或深黄色蔬菜，以此来获取更多的铁、纤维、叶酸。您可以选择的蔬菜和水果以及份额，包括：

◆ 葡萄——3/4杯。

◆ 香蕉、橘子、苹果——1个，中等大小。

◆ 果干——1/4杯。

◆ 水果汁——1/2杯。

◆ 水果罐头或水果羹——1杯。

◆ 西蓝花、胡萝卜和其他蔬菜——1/2杯。

◆ 土豆——1个，中等大小。

◆ 绿叶蔬菜——1杯。

◆ 蔬菜汁——1/4杯。

不要摄入过量的维生素 C，太多的维生素 C 会导致胃痉挛和腹泻，甚至影响宝宝的新陈代谢。

🍓 美味而又低热量的维生素 C

有5种食品是维生素 C 的优质来源，它们也正好含有较少的热量，如果您很在意您的体重，试试下面的食品。现在看看它们所含的维生素 C 吧：

◆ 草莓——每杯94毫克。

◆ 橘子汁——每杯82毫克。

◆ 猕猴桃——中等大小，大约74毫克。

◆ 西蓝花——熟后，1/2杯中含有58毫克。

◆ 红辣椒——中等大小的1/4，含有57毫克。

您也应该知道

✑ 避免观看引发焦虑的电视节目

许多妇女在观看了展现分娩过程的节目之后，变得非常焦虑。这些节目可能看起来比较引人入胜，但您要知道，这些节目可能选自那些比较糟糕的背景。也就是说，它们可能不符合美国大部分情况下的接生标准，只是极端条件下的个案。

大部分生产/分娩过程不会像电视节目中那么危险和耸人听闻。想想就明白了——谁想看平淡无奇的分娩过程？既然没有什么戏剧性可言，那就加点惊悚吧！因此这类节目常常把视角放在一些孕妇可能要面对的极不寻常的情况。

即使内容不够耸人听闻，妇女们在看这类节目后还是会很焦虑。如果您以前从未经历过分娩，您或许会对即将发生在分娩过程中的事情感到有些恐惧。您有这种感觉也很正常。

分娩事件是个未知数——谁都无法预测会发生什么事情。当您的分娩过程开始的时候，为了保证宝宝的安全和您的健康，您的医疗小组会尽他们所能照顾您。

✑ 小心您在网上看到的内容

曾经有些妇女向我们提问过特别古怪的问题，或是向我们呈现完全错误或者仅部分正确的信息。当被问到她们是从哪里了解到这些情况的，她们经常会告诉我们——"互联网上"。

不要因为您在网上读过，就觉得那一定是正确的。许多人认为，他们在网上找到的信息都是正确的，其实不然。我们都知道，网上可以找到很多好的信息，但话说回来，您也能在网上找到很多错误的信息。如果您在网上搜索信息，您必须小心筛选。如果您对找到的信息有疑问，打印下来，等第一次产前检查时带给您的医生。

别擅自改变医生要求您做的。在每一次产前检查中都把您的疑问和担忧解决掉。您的医生熟悉您的怀孕状况。如果您不同意或者质疑医生的看法，一定要把您的想法说出来。

> **奶奶疗法**
> 嚼新鲜的薄荷和西芹叶子，能去除口气或肠气。

肺结核（TB）

现在美国肺结核的发病率要比过去更高。这种疾病的易感人群是那些年老体弱、物质条件差的少数人群和艾滋病患者。从亚洲、非洲、墨西哥和中美洲移民到美国的妇女导致了孕妇中肺结核患者的增加。另外，HIV 阳性的妇女由于免疫力降低，其患肺结核的风险也相应增加。

全世界的注意力都投向了罕见而严重的结核病例。但别紧张，您跟宝宝患结核的风险几乎不存在。虽然结核患者的比例增加了，但大部分孕妇患结核的风险还是很低。

结核是由结核分枝杆菌引起的。结核感染的高发部位是肺，但也可以在其他部位发病。人类通过吸入细菌而患上结核病，通过咳嗽和打喷嚏而将其传染给其他人。

结核病通过皮肤反应测试来诊断。孕期结核病测试试验是安全的。如果皮肤反应测试是阴性，就不用再做进一步测试了；如果是阳性，就要接着拍个胸部 X 光片。如果您注射过结核病疫苗——卡介苗，诊断会更困难。

此种感染可以是活动性的，也可以是长时间处于休眠状态（不活跃）的。活动性结核可以通过胸部 X 光片看出来；潜伏的结核却没有任何症状，如果您做胸部 X 光片，也许结果显示很正常。大部分感染结核的人都是潜伏结核。潜伏结核可以变得活跃，造成咳嗽（有的有痰，有的无痰）、发烧、盗汗、咳痰（带血的痰）、乏力、体重减轻等症状。

结核病得用药治疗，许多治疗结核的药物在孕期都可放心服用。宝宝可能通过准妈妈的血液或者出生后吸入结核分枝杆菌而患上活动性结核或非活动性结核。

如果您有结核病，您分娩后应该让儿科医生立即介入。如果您感染了结核病，宝宝可能在短时期内得同您隔离。大部分结核患者在治疗2周后就失去了传染性。过了这一阶段，您就能放心地进行母乳喂养了。

> 🦋睫毛增长液
>
> 处方睫毛增长液（比如拉提斯），非处方睫毛增长液（比如芮薇塔），都会帮助睫毛长得更长、更密。我们目前没有证据能证明孕期可以安全使用这些产品，因此，如果您习惯用这些产品，为保险起见，最好孕期停止使用。

✌ 生个宝宝会很花钱！

每对夫妇都想知道生个宝宝得花多少钱。这个问题可以用两个答案来回答：一是花得很多，二是每个地方的费用都不相同。从产前护理到婴儿降生，生小孩的平均费用，在美国大约是8000美元。

有没有保险会使花费的差距加大。如果您没有保险，那您得支付一切费用。如果您有保险，您得核查以下这些情况：

◆ 我的保险支付款项包括的种类有哪些？

◆ 有没有生育津贴？具体待遇是什么？

◆ 支付比例是多少？

◆ 我的保险单上有免赔额吗？如果有，是多少？

◆ 总支付费用有封顶（极限）吗？

◆ 如果我是跨年度怀孕，我得付两年的免赔额吗？

◆ 我如何提交申诉？

◆ 生育津贴的费用包括剖宫产费用吗？

◆ 高风险孕妇有哪些支付项目？

◆ 保险费用中包括孕妇培训班的费用吗？

◆ 支付费用限制我选择哪所医院吗？比如选分娩中心或产房时，有哪些限制？

- ◆ 住院前我得办哪些手续？
- ◆ 如果我选择一个助产护士为我服务，保险支付这项费用吗？
- ◆ 保险支付药物治疗费用吗？
- ◆ 保险可以支付哪些孕期检查的费用？
- ◆ 分娩时的哪些检查费用可以被支付？
- ◆ 可以支付分娩中要用的哪种麻醉药？
- ◆ 我能在医院待多久？
- ◆ 是直接向我的医生支付还是先支付给我？
- ◆ 什么样的医疗和服务不予支付？
- ◆ 宝宝的支付费用在不在保险款项中？
- ◆ 怎样才能将宝宝也加进保险单里？
- ◆ 要将宝宝加入保险单，需要多久？
- ◆ 能从我丈夫的保险里支付一部分，剩下的从我的保险里支付吗？

生个孩子涉及各种各样的费用，医院是根据您住院多长时间和选择什么样的服务来计费的。您的医生的费用是分开支付的，除非提前协商好其他支付方式。实施无痛分娩或者剖宫产可能会使费用增加。另外一项花费是支付给儿科医生的费用。他每天看宝宝，经常为宝宝做身体检查。

孕前就考虑一下这些费用，保证有保险帮您支付很多费用会更好一些。然而，很多怀孕都是很意外的。如果是这样，您能做些什么呢？为您的问题寻找答案。

首先跟保险公司谈一谈您关心的问题，然后向您的医生所在办公室里负责保险理赔的工作人员了解情况。有问题尽管问，如果能得到自己想要的答案，您会很高兴的。

孕期不是削减开支存钱的时期，多打几个电话，您会比较出各个医院的情况和价格。有时候，多花点钱就能让您称心如意。打电话询问的时候，最好问清楚您想知道的细节问题，搞清楚相关价格都包括什么服务。或许您认可的那个便宜价格根本就不包括您需要的那些服务。

　　许多医院和医疗机构提供"孕妇一揽子服务"，这个服务包括很多项目，其各项费用可以一次性支付。您可以咨询一下。

第9周锻炼项目

扶住门框或结实的椅子后背。提右腿，指尖向前，直至两腿夹角呈90度。然后放下腿，脚落地。不用停下来，将同一条腿伸向侧面，尽力抬高，但不要超过90度。恢复到起始位置。每条腿重复10次。

此项运动可以调整腿部肌肉和臀部肌肉。

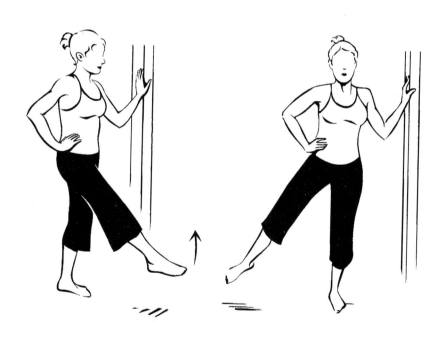

怀孕第 10 周
胎龄——8 周

如果您刚刚发现自己怀孕了，您可能想从前面的章节看起。

宝宝长得有多大

截至这周，宝宝的顶臀距离是3.1~4.2厘米。从现在起，可以测量宝宝的重量了。这周前，宝宝体重太轻，无法测量，因此每周间的体重差别也就无从得知。现在宝宝开始增加一些体重，所以我们这周加了体重的内容。宝宝体重约有5克，有小李子那么大。

您的肚子有多大

有种状况能使肚子长得很大很快，就是葡萄胎妊娠，有时候它也被称为"妊娠滋养细胞肿瘤"或者"水泡状胎块"。葡萄胎妊娠的发育起始于异常的受精卵。

当葡萄胎妊娠发生的时候，胚胎通常是不发育的。最常见的症状是怀孕第一期出血，严重的恶心和呕吐。另外一个症状就是孕妇的肚子大小存在异常。一个葡萄胎妊娠的孕妇，其肚子经常会显得太大，但也有25%的情况是孕妇的肚子太小。

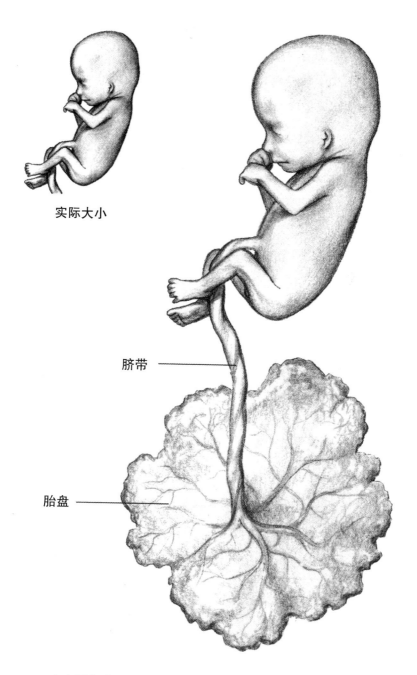

实际大小

脐带

胎盘

　　宝宝看起来通过脐带与胎盘相连。眼睑融合，保持封闭
状态，这种情况会持续到第27周（胎龄——25周）。

诊断葡萄胎妊娠最有效的方法是超声波检查。超声波图像有雪花状外观。做这项检查，就能发现出血的原因或者子宫迅速增大的情况了。

葡萄胎妊娠可能是致癌的。一旦被诊断为葡萄胎妊娠，得尽快做外科手术（扩张宫颈和刮宫术）。

经历一次葡萄胎妊娠后，必须采取有效的避孕措施，以确保再也不会发生这种情况。大部分医生会建议经历了葡萄胎妊娠的妇女在下一次怀孕之前，至少有一年要采取有效的避孕措施。

您的宝宝如何生长发育

这周末也是胚胎期结束的时刻。宝宝在胚胎期最容易受到伤害。大部分的出生缺陷就发生在胚胎期。知道宝宝在过去的这些时候发生了哪些变化、长出了哪些重要器官对您来说是件好事。

在胚胎期之后，很少会发生出生缺陷了。然而，药物、有害物质暴露或其他因素，比如严重的压力或者辐射（X射线），可以在孕期任何时候伤害宝宝，所以仍旧要避免这些情况。

您体内的变化

✒ 情绪变化

如果真的怀孕，您在很多方面都会受到影响。有些人把怀孕视为女人的标志；有些人则认为怀孕是一件可祝福的事；但仍然有很多人认为怀孕是一件很麻烦的事情。如果您对自己怀孕的事情一点都不兴奋，也很正常，因为有很多人跟您一样。

从什么时候起以及如何把胎儿当作人一样看待会因人而异。有些妇女在看到妊娠试验阳性的时候就认为胎儿是个人了；其他妇女则认为是她们听到胎儿心跳的时候，也就是大约12周的时候；也有一些妇女则是第一次看到胎儿会动的时候，是在16~20周。

您可能发现自己做的很多事情都很情绪化。您可能会郁郁寡欢，为鸡毛蒜皮的小事哭泣，或者神情恍惚，做着白日梦。情绪波动是常有的现象，并且这种现象有可能发生在整个孕期。

很多孕妇都想知道为什么会发生这些情绪变化。通常情况下，周围的人会告诉她们"这也是怀孕的一部分"。但是实际上，情绪波动大都是由您身体产生的荷尔蒙造成的。荷尔蒙的改变会影响您的情绪，导致您健忘和胡思乱想。

您的情感变化也由其他的事情所造成。比如您哭哭啼啼或者情绪低落了2周以上，感觉自己毫无价值或者毫无希望，或者对大多数事情都没有兴致，您或许是患了抑郁症。如果是这样，一定要跟医生谈谈您的情绪和感受。

在医生的指导下，您能通过良好的产前检查来帮助自己。保持按时进行产前检查的好习惯。跟医生或医生办公室工作人员建立起良好的沟通关系。记着要问的问题。如果有事情困扰您，或让您觉得担忧，跟您信赖的人倾诉一下。

> **温馨提示**
> 乳房疼痛或刺痛是孕期的正常反应。实际上，这也是怀孕的第一个迹象。

您的活动如何影响宝宝发育

体重过低时

您开始怀孕时，如果体重过低，会面临特殊的挑战。您需要在孕期增加28~40磅体重。然而，研究表明，20% 的妇女在孕期没有获得医生所建议的增重量。

如果您有晨吐反应，怀孕第一期可能会体重减轻。如果您因为晨吐反应体重过低或降低体重，跟您的医生谈谈这个问题。

体重增长会提供给宝宝生长和发育所需的营养。如果您想在孕期获得更多体重，采用以下方法，您可以达到这个目标。

◆ 不要喝减肥汽水或吃低热量的食物。

◆ 选择那些有营养的食品来帮您增加体重，比如奶酪、果干、坚果、鳄梨、全脂牛奶或冰淇淋。

◆ 吃高热量食物。

◆ 给您每天的菜单上添加营养丰富、热量高的小吃。

◆ 避免食用那些无营养的垃圾食品。

◆ 如果您锻炼时消耗掉过多的热量，您或许应该减少锻炼量。

◆ 少食多餐可能对您有所帮助。

孕期初始就制订一份营养计划。咨询一下医生，看看营养师能不能帮上您的忙。

接种和免疫

接种和免疫能帮您预防疾病。疫苗通常是通过注射或者口服到达人体内的。每剂疫苗都包含量非常少、形式弱化的疾病。您如果注射了疫苗，以后您的免疫系统就会产生抗体对抗疾病。大部分情况下，这足以使您抵抗疾病了。然而，在有些情况下，疫苗仍然不足以抵抗疾病，只是减少了疾病的症状。

疫苗的来源有三种形式——活病毒、失活（死）病毒和类毒素（来自无害细菌的化学改变蛋白）。大部分疫苗是来自失活病毒，注射这种疫苗以后得这种病的概率几乎为零。在活疫苗接种中，病毒十分微弱，如果您的免疫系统正常，您接种后几乎感觉不到生病。

在美国和加拿大，许多到了生育年龄的妇女都已经对麻疹、流行性腮腺炎、风疹、破伤风和白喉进行了接种免疫。为了确认是否对麻疹和风疹免疫，需要做一份血样检测。过去医生诊断的流行性腮腺炎或者进行的腮腺炎接种免疫可以确认您已经有了免疫力。

暴露的风险。在孕期尽量减少您暴露于病毒中的风险。尽量避免去已经知道的疾病区。不要接触生病人群（经常是儿童）。但要避免对所有疾病的接触几乎是不可能的，如果您接触了传染源或者这种暴露是无法避免的，那么生病的风险必须通过疫苗的作用来降低甚至消除。

必须要监测疫苗的有效性和孕妇接种后的预期反应。目前没有太多信息可以表明疫苗对发育中的胎儿有不良影响。然而可以确定的是，活风疹疫苗一定不能为孕妇注射。

孕期您应注射的疫苗。孕期推荐使用的免疫剂只有两种：百白破疫苗和流感疫苗。百白破疫苗的作用是避免百日咳。在距离上次接种10年后要进行加强免疫。如果您在花园工作，如果您的双手总是沾满泥土，您也需要加强免疫。

如果孕期注射流感疫苗，您或许会有并发症，比如肺炎。怀孕可以改变您的免疫系统，提高您的致病风险。

建议所有即将在流感季节怀孕的妇女注射流感疫苗。流感疫苗可以保护您免受流感菌株的侵扰。可在怀孕三个时期中的任何一期安全注射流感疫苗。跟您的医生谈谈您的情况。

孕期其他疫苗。有35%的孕妇因为没有注射疫苗，或虽然注射了但免疫力降低，而在孕期面临麻疹、流行性腮腺炎和风疹的高风险感染。麻疹、流行性腮腺炎和风疹的混合疫苗应该在孕前或分娩后注射。美国疾病预防和控制中心（CDC）建议妇女们在注射麻疹、流行性腮腺炎和风疹的混合疫苗后至少等1个月再怀孕。

只有当孕妇暴露于小儿麻痹症病毒中的风险很大时，才主张注射小儿麻痹症疫苗，但只有失活的小儿麻痹症疫苗才可被使用。

如果您的医生认为您有感染乙型肝炎的风险，您在孕期可放心注射乙肝疫苗。如果您有任何担忧，请咨询您的医生。

如果您患有慢性疾病，比如肺部疾病、哮喘或心脏病，有一种疫苗可以帮助您免受肺炎致病菌、脑膜炎、耳疾的困扰。这种疫苗的另一个好处是注射后您产生的抗体可传递给胎儿，至少使他在6个月之内不患耳疾。

人乳头瘤病毒疫苗要通过6个月以上的一系列注射来保护机体。人乳头瘤病毒与70%的宫颈癌和90%的生殖器疣有关。不建议在孕期注射人乳头瘤病毒疫苗。如果一位妇女在注射该病毒疫苗时发现自己怀孕了，后面的一系列注射就要延迟到孩子降生以后。母乳喂养的妇女可以注射此疫苗。

孕期使用硫柳汞。硫柳汞含有乙基汞，是疫苗的防腐剂，许多年前就被禁止在儿童疫苗中使用，但大部分流感疫苗中仍然含有硫柳汞。许多专家都建议孕妇使用不含硫柳汞的流感疫苗。

美国疾病预防和控制中心认为，注射含有硫柳汞的流感疫苗不会产生问题，他们认为注射含硫柳汞的疫苗利大于弊。美国妇产科医师学会也发表了类似的见解。

2001年之前，硫柳汞一直被用在免疫球蛋白的制备中。然而今天，在这个国家硫柳汞已经不再被用在免疫球蛋白的制备中了。（关于免疫球蛋白更多的信息，请参见第16周。）

❧ 流行性感冒（流感）

因为流感病毒有多种类型且瞬息万变，每年流感似乎都是个大问题。2009年和2010年，甲型流感病毒H1N1亚型影响了许多人。当H1N1或者其他类型的流感爆发时，因为免疫系统的改变，孕妇更容易受到较大的影响。

如果您恰恰在流感爆发时怀孕了，您就应该注射特定的流感疫苗和季节性流感疫苗，您可以在孕期任何时候注射。除了注射季节性流感疫苗，您还有其他途径可以保护自己免受流感病毒侵袭，那就是使用"安全距离"来保护自己。避免到拥挤的地方去，戴上面罩，频繁清洗双手（流感病毒可以在门把手上和电话上存活2个小时）。

听从医生关于药物使用的建议。准妈妈服用药物对宝宝来说是利大于弊，不要等到实验室确定是哪种流感病毒后才行动，应该尽早治疗。

✿ 风疹疫苗

最好在怀孕前检查一下自己是否对风疹具有免疫力。孕期风疹（德国麻疹）可以导致多种孕期疾病。而且治疗风疹没有明确的办法，最好的办法就是预防。

如果您不对风疹免疫，您可以在产后注射疫苗，同时采取有效的避孕措施。由于注射疫苗可能导致胎儿暴露于风疹病毒中，因此，孕前或孕中不要注射该疫苗。

✿ 孕期水痘

当您还是孩子的时候，您是否已经得过水痘了呢？今天的妇女中，有大约90%对水痘免疫。您如果过去没得过水痘，在孕期可能会得，概率是1/2000。在孕期的前10周得水痘，情况可能比较严重。如果是在怀孕第三期得水痘，则可能会影响宝宝的大脑发育。

水痘通常影响的人群是儿童。只有2%的病例发生在15~49岁的人群当中。美国疾病预防和控制中心、美国儿科学会、美国家庭医生学会都建议1岁或1岁多的儿童注射水痘疫苗。通常应该在孩子12~18个月时注射。

如果孕期得了水痘，您要照顾好自己。15%的水痘患者会同时患上肺炎。而肺炎对孕妇来说是非常严重的疾病。如果您在临产前5天或者分娩2天后得了水痘，宝宝就可能被水痘严重感染。

如果您暴露于水痘病毒中，请立即联系医生！孕妇应当注射水痘带状疱疹免疫球蛋白。如果您在暴露于水痘病毒中72小时内接种，便可预防传染或者减轻症状。如果您已经得了水痘，您可能得用阿昔洛韦治疗。

宝宝感染的后果

　　孕妇感染的许多传染病和其他疾病会影响宝宝的发育。下表中给出了一类传染病及其他疾病和每一种疾病对胎儿发育的影响。

疾病	对胎儿的影响
巨细胞病毒（CMV）	头小畸形、大脑损伤、听力受损
风疹（德国麻疹）	白内障、耳聋、心脏病变，可危及多个器官
梅毒	胎儿死亡、皮肤缺陷
弓形体病	对所有器官都可能产生影响
水痘	对所有器官都可能产生影响

您的营养

　　怀孕会让您对蛋白质的需求量增加。蛋白质对您和宝宝很重要。怀孕第一期试着每天吃6盎司的蛋白质，怀孕第二期和第三期增到每天8盎司。不要吃太多的蛋白质，蛋白质摄入比例应该是全部热量摄入的15%。

　　许多脂类中的蛋白质含量很高。如果您不想摄入太多的热量，选择低脂的蛋白质食品。以下是您可以选择的很多种蛋白质食品以及它们的所需份额：

◆ 三角豆（鹰嘴豆）——1杯。

◆ 奶酪，马苏里拉奶酪——1盎司。

◆ 无皮的烤鸡肉——大约4盎司。

◆ 鸡蛋——1个。

◆ 烤焙的瘦肉汉堡——3½ 盎司。

◆ 牛奶——8盎司。

◆ 花生酱——2大汤匙。

◆ 金枪鱼罐头——3盎司。

◆ 酸奶——8盎司。

　　当您吃鸡蛋或者奶制品来获得蛋白质时，一定要补充添加一些植物蛋白，以获得完全蛋白质。大米和豆角、豆腐和芝麻或者四季豆和杏仁都是不错的选择。如果蛋白质食品让您觉得难受，吃一些含蛋白质的碳水化合物（如饼干、谷类食品、椒盐卷饼等）也可以。

大脑建筑者

胆碱和二十二碳六烯酸（DHA）可以帮助婴儿构建起自己的大脑细胞。含胆碱的食品有：牛奶、蛋黄、鸡肝、麦芽、鳕鱼、炒西蓝花、花生、花生酱、全麦面包和牛肉。您孕期每天至少需要450毫克胆碱。而DHA则含在鱼、蛋黄、家禽、肉、菜籽油、胡桃和麦芽中。

您需要增重

您应该慢慢增重，如若不然，宝宝就会受到伤害。从某种程度上说，医生可以从您的体重增加情况看出您的孕期状况。

怀孕时期可不是尝试不同饮食和减肥方法的好时候。然而，这并不意味着您可以放开肚皮吃您平时喜欢的食物。适当的锻炼、合理的饮食以及不吃垃圾食品会帮您合理控制体重。所以，选择食物时要精益求精。

> **保持健康**
> 研究表明，如果您每天喝2杯新鲜的果汁，就能减少35%患一般感冒和流感的概率。新鲜的水果帮助身体增加喉咙和鼻腔内的抵抗病毒细胞。色泽鲜艳的水果是您最好的选择，比如猕猴桃、红葡萄、草莓和菠萝。如果您感冒了，要多吃营养丰富的食品，这些食品能帮助机体产生更多的白细胞去清除感冒病毒。吃1/2杯菠萝或者1/2杯红薯就能增加您的抵抗力。

您也应该知道

唐氏综合征

几乎每位孕妇都能收到关于唐氏综合征的信息。医院专门为年龄大点的孕妇提供多项检测，以确定胎儿是否被这种疾病所影响。

唐氏综合征得名于19世纪英国医生唐·约翰·朗顿。他发现患此类疾病的宝宝第21对染色体多出一条染色体，被称为"三体变异"。正常的人体染色体数目是46条，唐氏综合征患者的染色体是47条。

唐氏综合征最主要的特征是染色体异常，常造成智力迟钝。它的发生概率是1/800。那些当今社会出生的唐氏综合征儿童都可以活很长。某些类型的妇女生出唐氏综合征孩子的风险较高，比如年龄较大的妇女、已经生过一个唐氏综合征孩子的妇女和自身已患唐氏综合征的妇女。

许多筛查试验都可以检测出发育中的胎儿是否患有唐氏综合征。这些检测包括：

◆ 产前甲胎蛋白检测。

◆ 三联筛查。

◆ 四联筛查。

◆ 颈部半透明筛选。

◆ 超声波。

诊断唐氏综合征，包括羊膜穿刺术和绒毛膜取样（CVS）试验。

美国妇产科医师学会建议所有孕妇都做唐氏综合征筛查，不管多大年龄。过去，相关专家经常建议35岁以上妇女或其他高风险妇女做唐氏综合征检测。即使许多妇女并不想因为胎儿患有唐氏综合征就终止妊娠，提前知道也便于及早准备，这样分娩的时候就可以受到专业的照顾。

虽然此病在高龄产妇（35岁以上）中的发病概率较高，但大部分唐氏综合征患儿还是由年轻的妈妈（35岁以下）所生。据统计，大约80％的唐氏综合征患儿是由35岁以下的妇女所生。这与35岁以下妇女妊娠比例较高有关。

如果您的医生提供给您筛查机会，就考虑一下吧！您可以就有关问题进行咨询，也可以跟您的伴侣商量一下，共同决定要不要做这项筛查。这项筛查在怀孕第一期进行尤其有用。

患唐氏综合征的孩子很特别。如果人们想知道生出一个患唐氏综合征的孩子有没有积极方面，答案是：有！

一个患有先天唐氏综合征的孩子会给这个世界带来特别的、极其可贵的优秀品质。患有唐氏综合征的孩子以给家庭和朋友带来爱和欢乐而著称。他们学习新技能的过程，让我们感受到那些简单的操作带来的极大乐趣；他们具体诠释了什么是无条件的爱，当跟他们相处的时候，我们学会了如何成长。许多家庭都在排队收养患唐氏综合征的孩子。

养育一个患唐氏综合征的孩子是极其艰辛的，但是许多遇到此问题的人都很积极地去应对。如果您有一个患唐氏综合征的孩子，他的点滴进步，您可能都不得不付出艰苦的努力，在这个过程中，您还可能遭受挫折和无助。但是您要想到，不仅是您，有时候每个家长都会产生这些感觉。

所有的准父母们都应该知道一些唐氏综合征患儿的特点。他们的智商一般在60~70，大部分都在轻度智障范围内。有些唐氏综合征患儿甚至智商正常。在近100年来，唐氏综合征患者的智商普遍提高了，只有少于5%的患者是严重甚至极度严重智障。

受到公立学校特殊项目教育的唐氏综合征患者，其阅读水平可以分为13级，从幼儿园水平到第12级。他们的平均阅读水平一般为3级。

将近90%的唐氏综合征患者长大后可以找到工作，他们可以独立生活或者生活在群体家庭里。如果能度过婴儿期，唐氏综合征患者的平均寿命可以达到55岁。

☙ 胎儿镜检查

胎儿镜提供了一个子宫内胎儿和胎盘的视图。在许多案例中，都是通过胎儿镜来探测和矫正胎儿异常和出现的其他问题的。

胎儿镜检查的目的是在问题恶化之前纠正问题，保证宝宝的正常发育。医生透过胎儿镜可以把问题看得更加清楚。胎儿镜的清晰度优于超声波。

这项检查将一个镜头——像腹腔镜手术中所用的一样——插入腹腔里面。整个过程类似于羊膜穿刺术，但是胎儿镜使用的针头要比羊膜穿刺术中用的大。

如果您的医生建议您做胎儿镜检查，问问可能带来的风险和实施这项检查的弊端。这项检测应该由该领域的专家来做。其带来的流产概率是3%~4%。只有一部分医院有这种设备和技术。如果您是 Rh 阴性，并且做了该项检查，请在检查后注射免疫球蛋白。

绒毛膜绒毛取样

绒毛膜绒毛取样是一项用来探测基因异常的试验，能准确诊断遗传畸形。在孕早期（一般是第9~11周）进行取样。这项检测优于羊膜穿刺术，可以更早进行，而且1周左右就可得到结果。如果孕妇想终止妊娠，知道结果后就可尽早行动，这样就减少了很多风险。

绒毛膜绒毛取样时，要将一种特殊的仪器穿过宫颈和腹腔，从胎盘上移取胎儿组织，然后用胎儿组织检测其基因是否有异常。做过此项检测的孕妇中，有超过95%的孕妇会得到胎儿没有任何疾病的报告。

如果您的医生建议您做绒毛膜绒毛取样检查，问问可能带来的风险和实施这项检查的弊端。这项检查应该由该领域的专家来做。这项检查导致流产的概率很小——1%~2%，而且它跟羊膜穿刺术一样安全。如果您是 Rh 阴性，并且做了该项检查，请在检查后注射免疫球蛋白。

这周能知道宝宝的性别？

您可能看过性别检测的广告，他们说根据您的血液或者尿样就能测定出宝宝的性别。网上经常有这样的信息，但是专家们认为，我们现在的检测技术可能都不会提供胎儿性别的准确信息。

据说用一种非处方药——验胎灵，早在这周就可预测宝宝的性别。它采取简单的尿液试验快速提供结果，基于色比配原理来指示胎儿性别——绿色代表男孩，橘色代表女孩。

可是，如果您决定马上去买这种药品，您应该知道其测试结果只有80%的正确率，它仅代表胎儿是男孩或女孩的可能性。

要做这项测试，需要用早上第一次尿。而且在做这项测试前48小时之内，您不能有性行为，也不能服用任何激素，比如孕酮。

红蓝测试是另一项检测胎儿性别的家用测试方法。这项测试通过检测准妈妈的 DNA 来得出结果。研究表明，胎儿 DNA 可以从母体血流中找到。准妈妈将一小管自己的血液送到实验室，检测的结果（男孩或女孩）不久就出来了。该产品制造者声称，这项检测有95%的准确率，可以在怀孕后第6周预测出胎儿性别。

许多医疗机构担心这些结果会导致许多夫妇因为提前知道胎儿性别而终止妊娠。对此如果您有任何疑问和担心，请咨询您的医生。

> **爸爸小贴士**
> 您担心孩子的性别吗？您和伴侣一定都有各自的问题。你们互相讨论一下，并且跟您伴侣的医生谈一谈。孕期偶尔也需要避免性生活。但是，孕期是加强您和伴侣夫妻亲密关系的良好时期，性对你们的关系可以起到积极作用。

第10周锻炼项目

　　膝盖与双手着地，双手置于双肩正下方，膝盖直接在臀部下方。头与目光向前伸的同时，吸气。慢慢将头低下的同时，呼气，摇动肩膀、背部和肚皮。做4次。

　　此项运动能舒展背部和胃部的肌肉，增强弹性。

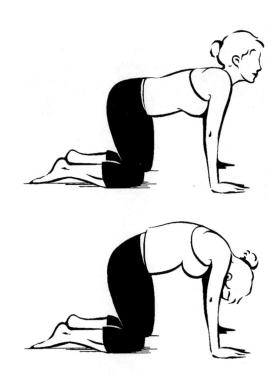

怀孕第 11 周
胎龄——9 周

宝宝长得有多大

宝宝这周的顶臀距离是4.4~6.4厘米。体重大约是8克。宝宝已经长得像个大橙子了。

您的肚子有多大

您的怀孕第一期就要结束了，子宫已经大得充满了骨盆，几乎到达您的下腹部耻骨上方了。

您的宝宝如何生长发育

胎儿在迅速生长。您可以从随后的插图中看到，宝宝的头部几乎是整个身长的1/2，而且已经向后朝着脊柱移动。下巴也从胸部抬起，脖子发育伸长。指甲出现了。

外生殖器开始显示出明显特征，在今后3周里，将完全发育成男性或女性。所有胚胎刚开始的时候看起来都是一样的，直到外表开始变化。胚胎发育成男孩还是女孩，是由胚胎的基因构成决定的。

小肠等到现在才开始收缩和放松，推动其内的物质通过，小肠能够把其

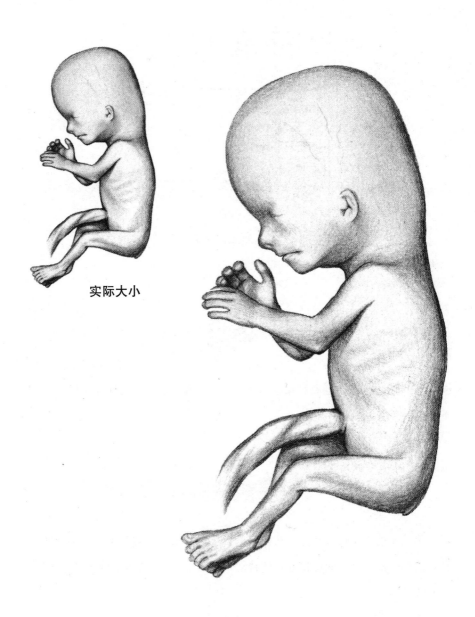

实际大小

截至妊娠第11周（胎龄——9周），指甲盖开始出现。

内的糖分传输给自己的身体。

您体内的变化

许多妇女在孕期能注意到自己的头发、手指甲、脚指甲都发生了变化。一些幸运的孕妇发现自己的头发和指甲增长加快了。其他有些孕妇则发现自己这个时候有些脱发，或者指甲盖特别脆。不是每个人都有这些症状，但是如果发生在您身上，您也大可不必惊慌。

有些专家认为是孕妇体内的循环加快导致了这些改变，有些专家则认为是荷尔蒙改变在起作用。无论如何，这些改变很少是持久的。

❧ 孕期问题可能预示将来的疾病

从受孕的那一刻起，您的机体一定会经历很多变化。这些变化使得您能接受并忍受一个与您基因不相同的胎儿。这些改变能帮助您的机体适应滋养并支持一个胎儿，并为分娩做准备。

大部分健康孕妇对这些改变都能适应，然而，这些改变会使有些孕妇生病。怀孕能预示您将来可能出现的问题，暗示您什么顽疾会在以后发生。这可能会帮助您现在行动预防这种疾病。

妊娠期糖尿病就是一个极好的例子。那些得了妊娠期糖尿病的孕妇以后易于患上糖尿病。另一个例子是子痫前症。如果孕妇在孕期有此症状，在以后的生活中就会有很高的中风风险。与您的医生谈谈孕期您身体的任何变化，讨论一下您现在和妊娠后应该采取什么方法来减少以后患此种病的风险。

> **⚓ 爸爸小贴士**
>
> 请您记住,尽管您的伴侣会有晨吐反应、头痛和变化的腰痛,但怀孕是个奇迹。您的伴侣怀孕和分娩在您的一生中只发生几次。与您的伴侣一起享受这段特殊的时光。您在将来会怀念这段面临做父母的挑战时的故事,甚至会说"还不错哦"。这可能就是那么多夫妇又怀孕,生出更多小孩子的原因吧!

您的活动如何影响宝宝发育

♋ 孕期旅行

孕妇们总是不厌其烦地询问旅行是否会伤害宝宝。如果您的孕期不出现复杂情况,并且您不会处于高风险中,旅行是可以的。不管什么样的旅行,在您拿定主意开始旅程或买票之前,请咨询您的医生。

无论您是乘坐小汽车、公交车、火车、轮船,还是乘坐飞机,每个小时都要站起来走走。定期去卫生间可有助于做这件事。

孕期旅行最大的风险就是远离那些熟知您病史和孕期情况的人,却突然发生了问题。如果您真的要旅行,在做计划的时候理智一些,也不用过于紧张,轻松一些! 您不应该旅行的迹象有:

◆ 脸部、胳膊、腿、手或脚严重浮肿。

◆ 出血。

◆ 严重的恶心呕吐。

◆ 剧烈和 / 或持续头痛。

◆ 发烧。

乘飞机旅行。对大多数孕妇来说,乘坐飞机旅行是安全的。大部分美国航空公司允许怀孕36周内的妇女乘坐飞机,国际航班的孕期截止点是35周。

高风险孕妇应该避免乘坐飞机旅行。如果您考虑孕期飞行出游,最好记住下面的事情:

◆ 出发前拜访您的医生，确认您可以旅行。

◆ 避免高纬度飞行（直达海外航班或越野飞行航班），因为航行到一个较高纬度时，氧气水平会降低。这种情况会使您心跳加快，也会使宝宝心跳加快，宝宝还可能缺氧。

◆ 如果您有肿胀的问题，要穿宽松、舒适的衣服和鞋子（这对每位旅行者都是有益的）。避免穿连裤袜、紧身衣、中筒袜和长袜。也不能系腹带。

◆ 如果您知道您的航班会提供一顿饭，您可以点一顿特别餐。如果航班不提供食物，您要自备一些有营养的小吃。

◆ 多喝水，补充水分。带上您的杯子，安检之后接满水。

◆ 在飞行途中要尽可能地起来走走。尽量每小时至少走10分钟。有时仅仅是站立，都可以促进您的循环。

◆ 尽量坐过道座位，靠近卫生间。如果您不得不频繁上厕所，坐在过道座位上就可以避免不断地打扰别人出来了。

孕期汽车安全

许多孕妇都担心孕期驾驶，以及使用安全带的问题。如果您孕期正常，并且感觉良好（您知道怎么开车），您就没理由担心驾车问题。

孕期系安全带很重要，这能降低事故中受伤的风险。如果您不系安全带，万一出了事故，就可能会对宝宝造成巨大伤害。

系上安全带，不会增加对您和宝宝造成伤害的风险。不要因为肚子大系上安全带不舒服就不系。研究表明，事故中不系安全带的孕妇，其过度出血的风险是系安全带的孕妇的2倍，失去宝宝的风险是后者的3倍。

以下是孕期不系安全带的最常见的一些借口（或者反应）。

"用安全带会伤害宝宝的。"——没有任何证据表明系安全带会提高伤害宝宝的概率。系安全带比不系安全带，您的存活概率更大。您的生存对未出世的宝宝来说至关重要。

"如果有了火灾，我可不想被困在车里。"——很少有车祸会产生火灾。

即使火灾真的发生了，如果您是清醒的，您也可以解开安全带逃生。从车中被抛出而丧生占车祸死亡的比例是25%。安全带的使用便可有效防止这种情况发生。

"我是个遵守规则的好司机。"——防范性的驾车技术并不能够避免车祸。

"我不需要用安全带，我要开的距离很短。"——大部分车祸发生在离家25英里的距离内。

我们都知道孕期系上安全带很安全。因此，为了您和宝宝的安全，请系上安全带。您不开车的时候，要选离气囊尽可能远一些的座位——10英寸最好，后座中间是一辆汽车最安全的地方。

这里有一个孕期系安全带（包括座位安全带和安全肩带）的适当方法。将座位安全带置于您的腹部以下，穿过大腿表面。安全肩带穿过两乳之间，置于锁骨中部的上方。安全带应该很贴身、很舒适。调整您的坐姿，让安全肩带穿过您的肩膀上方，而不会碰到您的脖子。您或许该考虑一下安全带加长器或者孕妇安全带。不要把安全带系在您的腹部。

ᴄ⨍ 孕期药物分类

美国食品药品管理局已经将孕妇所吃的药物分了类，目的是告知服用药物的孕妇们，她们所服药物对宝宝的危害。如果您对自己所服的药物有疑问，可以问问您的医生，看看这些药物是否真的安全。

我们对很多药物都不是太了解，因为我们没有研究它们对孕妇和／或宝宝的作用。之所以没有做这种研究，是因为我们相信这些药物可能很危险，有可能伤害到宝宝。没有人仅仅为了获得更多的信息，就愿意有意将成长中的宝宝暴露于有害物质中。而以下我们所有的这些信息，都来自偶然的暴露。

A 类——对孕妇所做的控制很好的对照研究，没发现对宝宝有任何风险。有害的可能性很小。几乎没有什么药物可以达到这种水平。产前维生素和叶酸被认为是 A 类药物。

B 类——动物实验表明，这些药物给宝宝带来的风险很小，但未做人类研究。B 类药物，包括一些抗生素，比如头孢克洛（氯氨苄青霉素）。

C 类——动物实验都显示出不良反应，或者没有进行妇女对照试验。只有对孕妇的潜在好处多到可以抗衡对宝宝的潜在威胁时，才可使用此药。C 类药物的例子是可待因。

D 类——动物实验研究已经显示出了此类药物对宝宝的有害作用，或者既没有对动物做实验，又没有对人做实验。有证据表明对胎儿有害。当有生命危险时，或者是治疗一种严重的疾病时，在不可以使用比较安全的药物的情况下，这类药物对孕妇的益处大于害处。D 类药物的例子是苯巴比妥。

X 类——有证据表明此类药物会导致婴儿出生缺陷。其对妇女的害处超过益处，孕期不可使用。X 类药物的例子是青春痘特效药。

您食物中毒的风险增加

怀孕的时候，您食物中毒的风险增加了。避免吃生牡蛎和生蛤蚌。不要吃熏烤过的海产品，除非是煮熟的。少吃肝脏。避免吃从冰箱里拿出来的肉冻和意大利面。

您的营养

碳水化合物食品为宝宝的生长提供基本的能源。这些食品也能帮助机体有效利用蛋白质。这些食品可以互相转化，因此能满足您的所有需求。以下是您可以选择的一些碳水化合物食品以及每天所需份额：

◆ 玉米粉圆饼——1个，大的。

◆ 熟意大利面、谷类食品、米饭——1/2杯。

◆ 百吉饼——1/2个，小的。

◆ 面包——1片。

◆ 面包卷——1个，中等大小。

您也应该知道

及时风险评估（IRA）

有一项筛查唐氏综合征的检测被称为"及时风险评估"。这项检测能在妇女怀孕的较早时期就为其提供检测结果。它的准确率是91%。及时风险评估有两部分：一部分是血液检测，另一部分是超声波检测。妇女们从医生那里或医院取得收集盒。

拿到收集盒之后，刺破手指，将血液标记在收集盒中的卡片上，然后送到实验室去做分析。这样，人体绒毛膜促性腺激素的水平和妊娠相关血浆蛋白（PAPP-A）的水平就能被检测出来。这两者水平的上升同唐氏综合征的发生密切相关。

超声波检查，即颈背半透明度测试，利用超声波测量胎儿颈背距离，距离越大，胎儿患唐氏综合征的风险就越大。您的医生可以安排您做这项检查。

温馨提示

如果您感到沮丧，看一下您所摄入的碳水化合物。只能被身体缓慢吸收的复合性碳水化合物可使血糖水平更加稳定，这对于宝宝来说特别有利。它们也对孕妇情绪波动有些帮助。含有复合性碳水化合物的食物包括水果、蔬菜、豆类和燕麦等。

脆性 X 染色体综合征

脆性 X 染色体综合征是导致智力障碍的最主要的遗传原因，在男孩或女孩中都可发生。

导致这种疾病的基因利用 DNA 分析来做检测。产前诊断要求从羊水中提取 DNA。这种检测的适应人群是那些已知的脆性 X 染色体携带者和有智力障碍家族史的人。

孕期超声波

您可能已经同医生讨论过关于超声波的事，或者您已经做过了超声波检查。超声波（也叫"超声波扫描"或"超声波图"）是我们评估孕期情况最有效的工具之一。医生、医院以及保险公司（他们都牵涉到此事）对孕妇是否应该做超声波检查和是不是每个孕妇都需要做超声波检查没有达成一致意见。这是一种非侵袭性的检查，对孕妇和胎儿没有已知风险。在美国，每年要做几百万例孕妇超声波检查。

将交流电施加到传感器上，产生高频声波，利用高频声波来做超声波检查。将润滑液涂在皮肤上，以提高与传感器的接触效率，传感器接触子宫上方的肚皮，超声波将声波通过传感器传送到肚皮，穿过肚皮进入盆腔。当声波被组织弹回，它们又会被传回到传感器上，声波的这种反射与飞机或轮船所使用的雷达类似。

身体的不同组织会将超声波信号以不同的方式反射回来，借此我们可以将它们分辨清楚。胎儿的动作也能通过超声波看见，因此，我们能探测到胎儿的动作和身体的不同部位，比如心脏。胎儿的心跳早在孕期5~6周时就可以从超声波下看到，躯干和四肢早在胚胎期的第4周（孕期第6周）就可以从超声波下看到了。

您的医生在很多方面都会利用超声波来给您做孕期检查，比如：

◆ 早期帮助您确认怀孕。

◆ 显示胎儿大小和成长率。

◆ 确认双胎或多胎的情况。

◆ 测量胎儿头部、腹部或股骨，以此来测定胎儿处于哪一期。

◆ 确定唐氏综合征胎儿。

◆ 确定出生缺陷。

◆ 确定一些内部器官问题。

◆ 确定羊水量。

◆ 确定胎盘位置、大小、成熟度。

◆ 确定胎盘异常。

◆ 确定子宫异常或肌瘤。

◆ 确定宫内避孕器的位置。

◆ 区分流产、异位妊娠和正常妊娠。

◆ 与其他检测结合，比如为以下这些试验选择合适的位置：羊膜穿刺术、经皮脐带血取血样和绒毛膜绒毛取样。

在做超声波检查之前需要喝大量的水。膀胱处于子宫的前面，如果膀胱是空的，子宫就很难被看见，因为子宫深嵌在髋骨中间，骨头会干扰超声波信号，从而使得图片很难看清。膀胱充盈后，子宫从骨盆中浮现，膀胱就像是一扇能看到子宫和胎儿的窗口。

其他超声波试验。超声波阴道探头，也叫"经阴道超声"，在妊娠早期被用来看清宝宝和胎盘。将探头放入阴道中，从这个角度就能看到怀孕的情况。

超屏试验，用来确定胎儿有无出生缺陷的较高风险。这项测试一般在孕期第11~13周时，与母体血液检测和超声波检测结合在一起进行。在检查唐氏综合征时，超屏试验特别有效。

胎儿鼻骨评价，是另一项超声波检查，能把探测唐氏综合征的准确性提高到95%，假阳性率特别低，可做到早筛查早诊断。

在许多地区都已经配备了三维超声波检查。在第17周会有相关的讨论。

超声波能确定胎儿的性别吗? 许多夫妇都希望用超声波确定一下他们会生男孩还是女孩。如果胎儿的位置好，生殖器也已经发育到大得可以被清晰看到，就有可能确定胎儿性别。然而，很多医生认为，确定胎儿性别并不是做超声波的好理由。同您的医生谈一谈这个话题。要明白超声波只是试验，结果有可能错误。

胎儿核磁共振

超声波是诊断出生缺陷和其他疾病的标准试验，通常是产前检查的首选方法。然而，超声波也有一些局限性。如果一名孕妇过度肥胖，或者羊水太少，或者宝宝正处于不正常的姿势，超声波也可能发现不了问题。

另外，怀孕中期最适宜做超声波检查，太早或太晚都没什么帮助。

另一项医生常用的试验有较少的限制作用，即胎儿核磁共振成像。当超声波看不清楚的时候，这项试验是最有帮助的。

胎儿核磁共振成像不使用辐射。许多研究表明，孕期使用胎儿核磁共振成像是安全的。但为谨慎起见，仍然不建议怀孕第一期的孕妇使用此试验。这项试验对于诊断宝宝是否有出生缺陷是最有用的。

不容忽视的是，同胎儿核磁共振成像相比较，超声波应用得更加广泛，而且价格较低。超声波仍然是孕期查找问题的首选试验。然而，正如上面曾经提到过的，胎儿核磁共振成像在一些特殊条件下非常有帮助。

> 您可能通过超声波在产前就能获得一张宝宝的"照片"，有些设备甚至会为您制作 DVD 或者录像带。如果您准备做超声波检查，请在做前问问医生相关事项。

放松一点，您会有个很棒的孕期！

您如果对怀孕和以后的事情——阵痛和分娩、带着宝宝回家等感到紧张，这很自然。打消一切顾虑非常重要，您需要将精力放在如何才能让孕期过得更棒上。以下是一些能帮助您的建议，供您参考：

◆ 如果有人用手弹您的肚皮，不用惊慌，宝宝在里面被保护得很好！

◆ 提东西也没什么——只是别太重！从市场买回的一袋东西或抱一个小宝宝都不会有影响。

◆ 您也不用担心使用电脑、手机、微波炉或者经过安检时会有伤害。这些用程序工作的仪器不会产生"不满"来伤害您或宝宝。

◆ 染发或烫发也是可以的。用在这些配制品中的化学物质不会伤害到您。但是，如果那些气味让您恶心，等您对它们不敏感的时候再去烫发或染发吧。

◆ 让您的伴侣随着孕期的推移为您不断拍些照片。回头看看这些照片很有意思，您也能回忆一下孕期您的肚子有多大。

◆ 即使您可能看起来不性感了，也要穿一件专门为孕妇制作的漂亮的支持性胸罩。它可以让您看起来更漂亮，更让人觉得满意（无论如何您都是这样的人）。为了增加胸部的舒适感，看看睡眠胸罩，当您睡觉的时候它们能支持您疼痛的乳房。

◆ 好好保养双脚。穿质地好而又舒适的鞋子。修修脚或者按摩双脚。疼痛的时候泡泡脚。用脚霜也有益于双脚。

第11周锻炼项目

　　将左手放在椅背上或墙上。将右膝举起，同时右手放在大腿下面。曲背呈弧状，带动您的头和骨盆向前。保持此姿势，数4下。直起身，将腿放下。左腿重复以上动作。每条腿做5~8次。

　　此项运动能放松背部，增加双脚的血流。

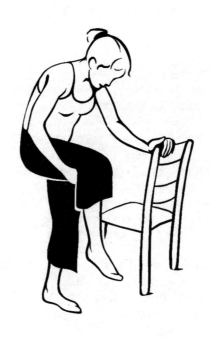

怀孕第 12 周
胎龄——10 周

宝宝长得有多大

宝宝现在的重量是8~14克，顶臀距离几乎达到6.4厘米，正如您在下页插图中看到的，宝宝的大小几乎是过去3周的2倍。

您的肚子有多大

大约就是这个时候，您可以在耻骨（耻骨联合处）的上方摸到子宫了。怀孕前您子宫的容量大约是10毫升或者更少。在孕期，它变成了一个肌肉发达的容器，大到足以装下胎儿、胎盘和羊水。子宫的容量在孕期增加了500~1000倍！临产前子宫的形状会如同一个中等大小的西瓜。子宫的重量也改变了。宝宝生下后，子宫的重量依然可达1.1千克，而怀孕前其重量才70克。

您的宝宝如何生长发育

这周后，就很少有新的结构在宝宝体内生成了，但那些已经形成的结构继续生长发育。在第12周产前检查中，您或许就能听到宝宝的心跳了！通过多普勒超声——一种特别的专门听声音的仪器（不是听诊器），您可以听到放大了的宝宝的心跳声。

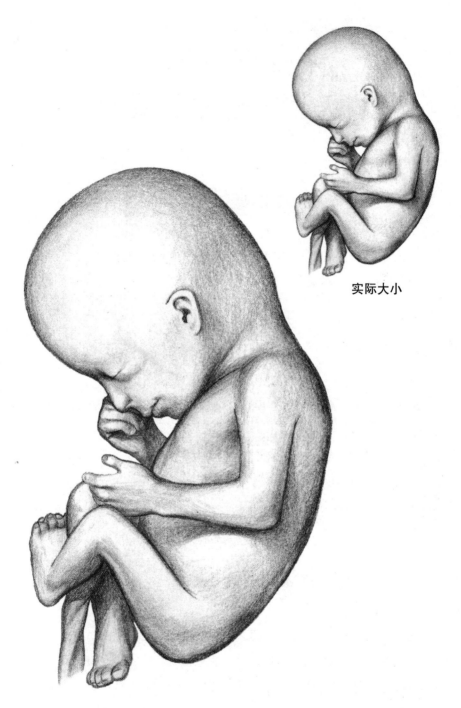

实际大小

您的宝宝正在迅速生长，其长度在过去3周里增加了2倍。

骨头正在形成。手指和脚趾之间已经分开，指甲也开始生长，身体上也出现了少量的毛发。

小肠已经能够推动食物通过肠子。它也能够吸收糖了。宝宝的脑垂体开始工作了。神经系统进一步发育。宝宝在受到刺激后已经能睁眼、张嘴、移动手指和脚趾了。羊水量正在增加，总量已经达到了50毫升。

> 🐾 **爸爸小贴士**
> 在这次产前检查中，可能就能听到宝宝的心跳了。如果您不能去现场，让您的伴侣为您将宝宝的心跳录下来，您便可以听了。

您体内的变化

这周左右，晨吐反应增加了——一般情况下是增加。您的肚子看起来还不太大，或者仍旧很舒适。

如果这是您的第一次妊娠，您或许还穿着平时的衣服。如果您有过妊娠经历，您可能已经显怀。您可能会觉得穿着宽松的衣服更舒适一些，您可能已经穿上了孕妇装。

不仅是肚子，可能您其他地方也开始变大。您可能注意到，不仅乳房开始增长，臀部、腿和身体两侧也都胖了起来。

✆ 皮肤的改变

孕期的许多因素（如荷尔蒙的变化等）都会导致您的皮肤发生改变，比如皮肤的拉伸。以下我们将讨论这些改变。

皮肤颜色变了。皮肤里的黑色素细胞能使您的皮肤产生色素，而荷尔蒙能促使身体产生更多的色素。这些因素会导致您的皮肤产生不同颜色。有色人种妇女的皮肤会经历更多的变化，脸上的皮肤可能会比以前更黑或者更白。

皮肤痒。孕妇的皮肤通常干燥、发痒。润肤油能缓解这些问题，您也可以服用 Ω-3 脂肪酸来解决——Ω-3 脂肪酸对您和宝宝的身体都很有好处。橄榄油、杏仁、澳大利亚坚果中都含有丰富的 Ω-3 脂肪酸，如果您不吃鱼的话，就吃这些东西吧。

镁乳有止痒作用。如果您皮肤容易过敏，并且正在经历荨麻疹，向受到影响的地方拍些镁乳。

孕期胆汁淤积。掌心或脚底突然发痒，可能预示着出现了孕期胆汁淤积。如果确为此症，不久后就会痒及全身。孕期胆汁淤积，也被称为"妊娠期肝内胆汁淤积症"（ICP）或者"妊娠痒疹"，是一种全身剧烈瘙痒，但不会出现皮疹的情况。

这种情况很少见，在美国出现的比例是 1/10000。

患有孕期胆汁淤积，在怀孕第三期的时候开始出现剧烈的瘙痒，晚上尤其严重。此症其他症状包括黄疸、大便浅色、尿液深色。

治疗方式包括止痒膏疗法和中波紫外线（UVB）射线疗法。通常上述症状会在宝宝出生后过些日子消失。

黄褐斑。黄褐色的斑块会偶然出现在脸上和脖子上，被叫作"黄褐斑"或"妊娠斑"。产后这些斑块会消退或者颜色变淡。避孕药也可产生类似色斑。大约有70%的妇女孕期暴露在阳光下后会出现黄褐斑。亚洲妇女、西班牙妇女、北非妇女、印度妇女，还有中东血统妇女易于出现黄褐斑。

预防黄褐斑最好的方法是避免受太阳照射，尤其要避开一天中最热的时候（上午10点—下午3点）。要注意涂抹防晒霜和穿防护服（帽子、长袖衬衣、长裤）。产后几个月后，黄褐斑通常会逐渐消失。如果没有消失，请咨询您的医生。

孕期瘟疫。一些妇女在孕期会出现伴有剧烈瘙痒的红疙瘩皮疹，通常始于肚皮，然后向下半身发展，最后胳膊和腿上也会出现。这种情况被称为"孕期瘟疫""血毒症皮疹""妊娠多形性皮疹"或"瘙痒性荨麻疹性丘疹"。孕期瘟疫出现后，医生要先排除疥疮的可能性。

孕期瘟疫是孕期妇女最常遇到的皮肤问题，尤其是白人妇女更为普遍遭遇此问题。它可能由皮肤迅速拉伸引起，也可能由损伤组织导致肿块和发炎引起。

这种情况通常发生在头胎孕妇怀孕第三期。尤其影响那些体重过度增加的孕妇或者预计是多胎妊娠的孕妇。

好的一点是孕期瘟疫通常不影响宝宝，但最难忍受的是晚间的剧烈瘙痒，使人难以入睡，如何才能不痒可能就成了您唯一的想法。孕期瘟疫会在产后1周自行消退，而且如果您以后怀孕，它也不会再出现了。

关于孕期瘟疫，许多建议的治疗方式都能缓解症状，包括使用苯那君（药品苯海拉明的一种品牌，伤风抗素剂的一种）、粉剂、乳脂、炉甘石洗剂、冷水浸泡、燕麦浴、金缕梅、裸体紫外线疗法。瘙痒症状如果不能得到缓解，请咨询您的医生，他会有一些为其他孕妇治疗的经验可以推荐给您。如果所有的这些方法都不起作用，可能就得用处方药抗组胺、外用类固醇药膏或者类固醇外用乳膏了。

妊娠性类天疱疮（妊娠疱疹）。发病时，水疱起始于肚脐周围。此病可能会在怀孕第二期或第三期发生，或者在产后立即发生。从名称上看，它似乎与单纯疱疹病毒有关，其实它们之间毫无关系。它之所以得名如此，是由于发病后出现的水疱类似于疱疹感染后的水疱。其在孕妇中的发病率大约为1/5000。

在所有病例中，有50%的情况是在一开始发病时，剧烈发痒的水疱突然出现在肚皮上；另外50%的情况则是水疱出现在身体的各个地方。妊娠疱疹通常在妊娠末期会自行消退。超出60%的患此病孕妇会在分娩中突然发作或是产后立即出现。

对其治疗的目标是减轻发痒的症状、限制水疱的形成。燕麦浴、温和的面霜、类固醇都可以使用。产后几星期后症状通常会减轻，但会在下一次妊娠时卷土重来。口服避孕药的使用也会导致其重新发作。孕妇患此病，胎儿不会有任何风险。

其他皮肤变化。蛛形血管瘤（也称为"毛细血管扩张"或"血管瘤"）是一种皮肤上出现红色突起，且呈分枝状向外扩散的皮肤疾病。症状跟其相似的是掌红斑——一种手掌上出现红色斑的皮肤病。蛛形血管瘤与掌红斑可同时发生，症状都是暂时的，且会在产后迅速消失。

很多孕妇都会在腹部正中下方出现一条发暗的、棕黑色的色素线，这是一条垂直线，被称为"黑线"。它的出现不会带来任何问题，但它以后可能会一直存在。

孕期遗传性过敏发作（AEP）包括3种皮肤瘙痒的情况——孕期湿疹、孕期痒疹和瘙痒性毛囊炎。如果您患了孕期湿疹，可能需要开处方护肤霜。研究表明，吡美莫司和他克莫司都有致癌的风险。这两种药也不能用来治疗宝宝的尿布疹和其他类型的疹子。

瘙痒性毛囊炎发生在怀孕第二期和第三期。它经常以胸部和背部的毛囊突起红肿为特征，通常微痒，且会在产后2~3周自行消失。

✒ 高血压妇女进入孕期

血压是血液施加到血管壁上的压力。如果您孕前有高血压——说明您是慢性高血压患者，在孕期您同样会有高血压的症状，必须加以控制，否则会出现其他问题。

慢性高血压患者在孕期更会出现并发症情况，宝宝可能会发生低体重出生和 / 或早产的情况。如果您在孕期血压一直高，您可能需要做更多的超声波检查来模拟宝宝的成长。您可能需要买一台家用血压仪，这样在任何时候您都能检查自己的血压了。

孕期服用的降压药物大部分都是安全的。然而，一定要避免服用血管紧张素转化酶抑制剂。

🌀**温馨提示**

如果您在孕期发生腹泻超过24小时或者经常腹泻，一定要告诉您的医生。要多喝水和 / 或水溶液。吃点清淡的食物，如米饭、面包和香蕉。除非有您的医生首肯，否则不要用任何药物。

您的活动如何影响宝宝发育

✑ 孕期身体损伤

6%~7% 的孕妇会出现孕期受伤的情况。其中，机动车辆事故占到65%，摔倒或受到袭击占到35%，超过90% 的受伤者是轻伤。

您经历任何伤害，急救医疗人员、创伤外伤医生、普通外科医生和妇产科医生都会照顾您。大部分专家都建议，事故后对孕妇进行数小时的观察，以便有足够的时间观察胎儿。在较严重的事故中，必须进行长时间的观察。

在孕期，您必须万分小心才能不受伤害。有许多方法可以帮助您提高警惕，只是需要您身体力行。以下是些小小的建议：

◆ 睁大双眼，小心您的周围。

◆ 降低速度。不论您是散步、开车，还是只走自己的路，都不要慌慌张张地想赶到另一个地方——很多事故都是这样发生的。

◆ 不要企图做得太多——您会分散注意力，忽视安全问题。

◆ 穿着要舒适安全。避免穿几乎能绊倒您的长裙子，手提包要小一些，别穿高跟鞋，选择您感觉舒适的鞋子。在孕期，舒适和安全密不可分。

◆ 可能的情况下，无论是走楼梯、乘电梯、坐公交，还是去别的地方，要抓住扶手。

◆ 开车的时候，一定要系上安全带。

> **🐾如果您有牛皮癣**
> 我们知道，几乎有一半患牛皮癣的孕妇会发现她们的皮肤状况在孕期改善了。这可归因于她们体内雌激素水平的升高。孕期治疗牛皮癣的方法包括涂保湿霜或者外用类固醇。这两种方法都可放心使用。孕期牛皮癣的治疗是因人而异的。

您的营养

有些孕妇根本不明白孕期增加热量的真正含义。您可别掉进这样的陷阱里。您体重增加过多，尤其是在怀孕早期，对您和宝宝都是不健康的。这就意味着您走路会很不舒服，分娩也会很困难。而且，产后您也很难再恢复到正常体重。

宝宝出生后，许多妇女都急于穿上平时的衣服，都想看上去跟以前一样。过多的体重会妨碍她们达到这个目标。

> 🐌 温馨提示
> 每一口食物都要细嚼慢咽，咀嚼大约10秒钟才能分解掉食物。细嚼慢咽会使您的机体更容易地吸收维生素和矿物质。

🐌 垃圾食品

垃圾食品是您的最爱吗？您每天都要吃好几次吗？怀孕了，您该改掉这个坏毛病了！

美国人平均每天的饮食中，有20%是小吃。现在您怀孕了，远离这些垃圾食品吧！您所吃的不仅影响您自己，还会影响到其他人——正在生长的小宝宝！如果您过去不吃早饭，从自动售卖机获取午饭，晚饭也是在快餐店匆匆忙忙地吃，那么这些都不利于您的孕期。

当您意识到您的行为对宝宝的影响时，您吃什么、什么时候吃、怎么吃会变得更加重要。良好的营养对您而言需要计划，但是您可以做到这一点！避免那些含大量糖和／或脂肪的食品，选择健康的替代品。如果您要去上班，自带一些健康的午餐和小吃。别去快餐店！不要吃垃圾食品！

🐌 脂肪和甜食

您或许要小心脂肪和甜食，除非您体重低，需要增加体重。许多这类食品都含有高热量，却很少有营养，只能少量食用。

别再选营养价值很低的食物了，像土豆片、小甜点等，选些有营养价值的食物，比如奶酪、带花生酱的全麦面包。吃这些食物，您既能充饥，又能同时满足营养需求！以下是您可能要选的脂肪和甜点以及它们的每日份额：

◆ 糖或蜂蜜——1汤匙。

◆ 油——1汤匙。

◆ 人造黄油或黄油——1小块。

◆ 果酱或果冻——1汤匙。

◆ 沙拉酱调料——1汤匙。

> **温馨提示**
> 要小心您的花生摄入量及花生酱摄入量。研究表明，孕期吃过多的花生食品，会增加宝宝患哮喘的风险。

您也应该知道

第五病

第五病，也被称为"细小病毒 B19"，是第五种被描述有特定疹子的疾病。（它同狗身上常见的细小病毒毫无关系。）它是一种温和的、具有一定传染性、借空气传播的疾病，最容易在群体间传播，比如在教室或是日托中心。大约有60%的孕妇在以前都感染过第五病——这就意味着仍有40%的孕妇处于风险之中。然而，暴露于此种病毒中，被感染的概率只有10%。

皮疹看上去红得像被掌击过的皮肤。红色退掉又复发，要持续2~34天。关节痛是第五病的另一个症状，没有治疗方法。第五病对怀孕第一期的胎儿伤害最大。

如果您确认自己已经暴露于第五病病毒中，请同您的医生联系。做一份血液检测便可知道您是否感染了第五病。如果您以前没感染过此病，您的医生会为您做检查，以便确认宝宝是否出现了问题。许多问题都可以在宝宝出生前解决。

☞ 肺囊性纤维化

　　肺囊性纤维化是一种可导致消化不良和呼吸困难的基因疾病。它能促使机体产生更多的黏液，肺部、胰腺和其他器官中充满了这种黏液，从而导致发生消化和呼吸问题。那些有这种疾病的人通常是很早就已经被确诊了的。

　　现在我们的技术可以确定宝宝是否有患肺囊性纤维化的风险。您和您的伴侣可以在孕前做个测试，看看自己是否是此种病毒携带者。测试也可以在怀孕第一期和／或第三期做，这时候就能测出宝宝是否患有肺囊性纤维化。医学专家们呼吁高加索人去做这样的测试。在这组人群中由于此病而有出生缺陷是很普遍的。也建议其他高风险人群去做筛查，比如德裔犹太人。筛查试验用血样或唾液样品来执行。

　　如果宝宝有肺囊性纤维化，那么双亲一定都是携带者。如果父母双方只有一个是携带者，宝宝是不会患上肺囊性纤维化的。携带者是不会有肺囊性纤维化的。即使您家族中没有任何肺囊性纤维化患者，您也有可能是肺囊性纤维化携带者。如果您家族中有患肺囊性纤维化的人或是有已知的携带者，您携带肺囊性纤维化基因的风险便增加了。

　　肺囊性纤维化筛查。筛查作为基因咨询的一部分，常常提供给夫妻双方。有一项测试，被称为"肺囊性纤维化完全试验"，可以确定肺囊性纤维化基因中大约有1000个以上的突变基因。而推荐试验则只需测试23个突变基因。

　　如果夫妻双方都是肺囊性纤维化携带者，宝宝成为肺囊性纤维化患者的概率是25%。在怀孕第10周或第11周时，可对宝宝做绒毛膜绒毛取样检查，也可用羊膜穿刺术进行检查。

　　有些肺囊性纤维化的突变基因用当前的技术尚无法检测到。这就意味着有这样的情形发生：虽然您被告知不是肺囊性纤维化基因携带者，但实际上您是携带者。这项测试不能检测到全部的肺囊性纤维化突变基因，研究人员目前还没有研发出这样的技术。但是，未知的肺囊性纤维化突变基因毕竟是少数。

如果您特别担心胎儿会患有肺囊性纤维化，或者您的家族中有这样的病人，跟您的医生谈一谈。肺囊性纤维化测试是一项由自己选择的测试，做不做测试，您和您爱人说了算！

许多夫妇选择不做这项测试，因为他们认为无论发生什么，他们在孕期也不会有任何行动。另外，他们也不想把准妈妈和正在发育的宝宝暴露在绒毛膜绒毛取样检查和羊膜穿刺术之中。然而，我们还是建议您做这项检查，以便宝宝出生后您有所准备。

温馨提示

对有些孕妇来说，夜晚吃些有营养的小吃是有益的。而对许多孕妇而言，夜晚吃小吃是不必要的。如果您习惯睡前吃冰淇淋或其他营养小吃，孕期您的体重可能会增加过多，这就是吃小吃付出的代价！夜晚吃小吃也可能造成您烧心或消化不良。

第12周锻炼项目

　　左侧躺，身体呈直线。用左手托起头部。右手置于地板上，以保持身体平衡。吸气，放松。呼气，缓慢抬高右腿，抬至无法抬高，不要弯曲膝盖和身体。右脚保持弯曲。吸气，并慢慢降低右腿。身体躺至右侧，重复以上动作。每侧做10遍。

　　此项运动能调整和强壮髋骨、臀部和大腿肌肉。

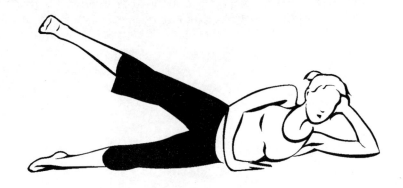

怀孕第 13 周
胎龄——11 周

宝宝长得有多大

您的宝宝继续迅速增长，他的顶臀距离是6.4~7.8厘米。重量在13~20克，相当于一个桃子大小。

您的肚子有多大

您或许在肚脐下10厘米的地方，能摸到子宫的上缘了。您的子宫充满了盆腔，正在朝腹腔方向增大，摸起来像一个柔软光滑的球。

截至现在，您或许已经增加了一些体重。如果因为晨吐反应严重，您几乎不能吃东西，那您现在的体重可能几乎没有增加。等您感觉好一点，宝宝会迅速增加体重，您的体重也就会增加了。

您的宝宝如何生长发育

从现在起一直到第24周，宝宝开始以惊人的速度增长！从第7周开始，宝宝的身长增加了2倍。宝宝体重的改变也是那么激动人心。

与身体相比，宝宝头部的增长速度开始相对放缓。在第13周，头部相当于顶臀距离的一半。截至第21周，宝宝头部大约是其身体的1/3。出生时，宝宝的头相当于身体的1/4。当头部增长放缓的时候，身体的增长就相对加快了。

宝宝的两只眼睛开始在脸上互相靠近。耳朵移动到了头部两侧的正常位置。性器官也已经发育，如果从子宫外检查，足以分清宝宝是男孩还是女孩了。

在身体外肚脐处的一个隆起明显的地方，肠道开始发育。大约在此时，它会缩回到腹腔内。如果不缩回腹腔，小肠会在宝宝出生时保持在腹腔外面。这种情况被称为"脐突出"。它的发病概率很低，大约为1/10000。通过手术，这种状况可得以修复，宝宝以后也会发育得很好。

您体内的变化

✍ 妊娠纹

很多妇女在孕期都会产生妊娠纹（又叫"膨胀纹"）。宝宝越来越大，为了容纳下宝宝，肌肤深层的弹性纤维和胶原蛋白被拉伸开。当肌肤被抻开的时候，胶原蛋白分解，露出皮肤的最上层，看起来成为粉色、红色或紫色的凹陷条纹。

大约有90%的孕妇会在乳房、肚皮、臀部、髋部和/或胳膊上出现妊娠纹。这些妊娠纹可能出现在孕期任何时候。产后这些妊娠纹会褪成跟身体其他部位一样的颜色，但不会消失。

通过慢慢地、平稳地增加体重，皮肤不会产生过多的妊娠纹。体重过多增长有可能导致出现更多的妊娠纹。

要减少妊娠纹，就要多喝水，坚持健康饮食。富含抗氧化剂的食物能提供那些修复和治愈组织的营养。摄入足够的蛋白质和少量优质脂肪，比如亚麻仁、亚麻油、鱼油，对淡化甚至消除妊娠纹可能会很有帮助。

不要在阳光下暴晒！坚持做些锻炼项目。

咨询一下您的医生，看看能否使用含果酸、柠檬酸或乳酸的乳霜。很多乳霜和洗液都能提高皮肤弹性纤维的质量。

在咨询您的医生之前，不要用类固醇乳霜，比如氢化可的松和去羟米松，来治疗孕期妊娠纹。因为您会将类固醇吸收到您身体各个系统中，同时又会将其传递给宝宝。伸展霜却不会渗透太深，不至于使您皮肤受损。

孕后护理。怀孕后，您有许多治疗选择。有些治疗是有保证的，如果您留下了大量的妊娠纹，您可以咨询一下您的医生是否可使用处方乳霜，比如全反维生素 A 酸、维甲酸润肤霜，或者能否采用激光疗法。

全反维生素 A 酸与甘醇酸结合治疗，疗效十分显著。全反维生素 A 酸和维甲酸润肤霜都是处方药，您可以从皮肤科医生那里得到甘醇酸。仙丽施和甘醇酸也能帮助您减轻妊娠纹。

对于妊娠纹，最有效的治疗方式是激光治疗，但这种治疗方式非常昂贵。通常将其同以上所述的药物疗法联合使用。然而，激光治疗不适用于任何人。

按摩对缓解妊娠纹也有所帮助——会增加流到各个部位的血流量，帮助去除皮肤表面死皮。如果产后您仍然为妊娠纹苦恼，请跟您的医生谈一谈。

乳房改变

您的乳房正在变化（参见下页插图）。乳腺（乳房的另一个名称）的名称来源于拉丁词——mamma（乳腺、乳房）。

在孕前，您的乳房每个可能只有200克重。到了孕期，乳房随着脂肪组织的不断增加，其大小和重量也在不断增加。孕期快要结束的时候，每个乳房平均重400~800克。在哺乳期，每个乳房的重量会达到800克以上。

乳房由腺体、组织提供支持作用，脂肪组织则起保护作用。每个乳头包含神经末端、肌肉纤维、皮脂腺、汗腺和大约20个乳导管。产乳的液囊连接乳导管与乳头。

从怀孕一开始，您的身体已经做好了哺乳的准备。在孕期开始后，肺泡的数目开始增加，并且开始增大。输乳窦，位于靠近乳头的地方，也开始形成，它们会容纳产好的乳汁。截至第20周早期，您的乳房就开始产奶了。即使您比预产期早产几个周，您的乳汁也特别有营养，足以养育早产的宝宝。

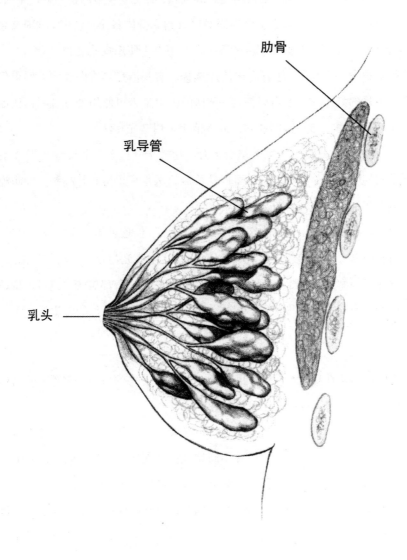

肋骨

乳导管

乳头

截至怀孕第一期（第13周），乳房的发育。

您可能注意到乳房的皮下静脉变得明显，乳头也开始变化，它们变得更大、更敏感了。乳头由乳晕所围绕，形成一个环形、深色的区域。在孕期，您会发现乳晕加深变大。加深的乳晕像是宝宝的视觉信号。您乳头上的突起，被称为"蒙哥马利氏腺"。如果您哺乳的话，蒙哥马利氏腺会分泌润滑液以保护乳头。

在怀孕第二期，被称为"初乳"的稀薄黄色液体开始形成。有时，您可以通过轻微的按摩从乳头挤出初乳。您也可能注意到您乳房上的妊娠纹。在怀孕第三期，当皮肤被抻开的时候，您的乳房可能会发痒。一种不含酒精、无味的润肤霜对缓解这种情况可能会有所帮助。在宝宝出生后的一些天里，您的乳房会达到最大！

> **奶奶疗法**
> 如果您被划破了，可以用些润唇膏来帮助愈合伤口，这样可以减少对皮肤的刺激。

您的活动如何影响宝宝发育

孕期坚持工作

今天，许多妇女都在外工作，即使孕期她们仍在继续工作。如果愿意，大部分孕妇可以工作至分娩时。

在美国，数百万宝宝都降生于准妈妈工作时。如果孕妇或者她们的老板对妇女能否在孕期工作有疑问，那是再平常不过了。

"我怀孕的时候工作安全吗？"

"我能整个孕期都工作吗？"

"如果我工作，有伤害宝宝的风险吗？"

当您告诉老板自己怀孕的时候，可能有些紧张，但这是您必须做的事。老板能从您这里听说要比从别人那里听说好得多。

看看你们公司的产假政策，以及孕妇和新妈妈的福利待遇。随着您孕期的进展，一定要确保记录下每件事。

> **🐣爸爸小贴士**
> 您知道锻炼对孕妇特别重要吗？如果没有什么复杂情况妨碍锻炼，那就请每周陪您的伴侣锻炼至少5次吧。问问医生有哪些运动您可以同伴侣一起做，比如散步、游泳、打高尔夫球或网球。这也能帮您保持体形哦！

孕期工作可能存在的风险。很难知道哪种工作能带来哪些具体风险。大部分情况下，我们不是对每件可能伤害宝宝的事情都了如指掌。

> **🐣温馨提示**
> 您如果怀孕了，一定想知道平时服用的那些药物是否可以继续服用。Zicam 是一种帮助减轻感冒症状的非处方药物。Amitiza 是治疗便秘的处方药物。Ambien（安必恩）和 Rozerem（雷美替胺）是帮助睡眠的药物。如果您考虑服用这些药物，请咨询您的医生，他会告诉您应该服用什么药物。

允许一个孕妇工作，前提条件是工作不能对她和宝宝有所伤害。一个正常的孕妇有一份正常的工作足以使她在孕期一直工作。然而，有时候，她有可能得换换工作。如果您的工作涉及举重物、攀爬、搬运或是长时间站立，您可能就要变一变了。怀孕的早期，您可能有头晕、疲乏、恶心等症状，此时您受伤的风险很大。在怀孕晚期，过多的体重和大大的肚子会影响您的身体平衡，增加您受伤的概率。

如果您暴露于有害物质中，您可能想换换工作。您可能暴露于杀虫剂、有害化合物、洗涤剂或者重金属中。比如，如果您在工厂、干洗店、印刷行业、工艺品行业、电子行业工作或者在农场工作，就有可能接触到铅。而医护工作者、教师或者幼儿园看护人员则有可能接触到有害病毒。

如果您有任何类型的疾病，您的医生可能都希望您限制一下自己的行动，并可能会建议您经常请假。他会为您开具孕期疾病证明。这意味着您是因为孕期健康问题而不能正常工作。同您的医生和您的老板做好沟通。如果出现了问题，比如早产或出血，要听医生的话。如果医生建议您在家休息，要遵从这一建议。随着孕期的推移，您可能得少工作几小时或者做点轻松的工作，要灵活一些。如果您过分劳累，对您和宝宝毫无益处，甚至会将事情弄得更糟糕。

照顾好自己。如果您孕期工作的话，要聪明一点儿！别参与任何可能对您和宝宝有伤害的事情。不要长时间站立。不要穿贴在腰上的紧身衣，尤其是您大部分时间都是坐着的时候。

在您的办公桌前一定要坐直。脚下放一张矮凳子，将双脚放在上面。时不时地休息一下，休息时间和午餐时间都要放松一下。每30分钟就起来走走。上洗手间可能是起来走动的最好理由。

多喝水。自己带上健康午餐和健康小吃，有利于防止热量摄入过多。快餐就有很多的空热量。

尽量不要有压力。不要承担新项目或那些需要花费时间和注意力的项目。

您的营养

咖啡因是一种很多食物里都含有的刺激物，常含在咖啡、茶、花样繁多的软饮料、巧克力中；也含在很多药物当中，比如，治疗头疼的药物中就有咖啡因。

孕期您可能对咖啡因更敏感。20年来，美国食品药品管理局一直建议孕妇不要摄入咖啡因，它对您和宝宝不利。就算您每天只喝2杯8盎司的咖啡，您早期流产的概率也会增加2倍。

减少咖啡因的用量，或者直接将其从您的饮食中去掉。咖啡因会穿过胎盘直达胎儿——如果您喝了以后紧张不安，宝宝也会感受到同样的情绪。咖啡因会传到母乳里，如果您母乳喂养的话，会导致宝宝易怒和失眠。

下面列出了各种食物中所含咖啡因的量：

◆ 咖啡，5盎司——60~140毫克或者更多。

◆ 茶，5盎司——30~65毫克。

◆ 可可，8盎司——5毫克。

◆ 巧克力棒，1.5盎司——10~30毫克。

◆ 可可浆，1盎司——25毫克。

◆ 软饮料，12盎司——35~55毫克。

◆ 镇痛片，标准剂量——40毫克。

◆ 过敏和感冒药，标准剂量——25毫克。

关于咖啡因

许多食物和饮料中可能都含有咖啡因。但是您知道吗？有些不含咖啡因的食物也添加了咖啡因。我们发现，炸土豆片、糖块或者谷类食品中也添加了咖啡因。作为一种食物成分，如果含咖啡因，标签上一定会注明，因此，您在食用任何带包装食品前一定要阅读标签。然而，这些标签中咖啡因的具体含量却没被标明。

如果孕妇咖啡因摄入过量，会影响宝宝的呼吸系统。有一项研究表明，宝宝出生前接触咖啡因与其出生后发生猝死综合征密切相关。

您也应该知道

莱姆病

莱姆病通过扁虱传播到人体内。大约80% 被扁虱叮咬的人都会有很独特的外观——公牛眼，也可能有类似流感的症状。4~6周后，孕妇症状可能会变得更加严重。

在怀孕早期，血液检测无法诊断出莱姆病。到怀孕后期，血样检测才可确定诊断此病。我们知道，莱姆病可以穿过胎盘。然而，我们还没有证据证实它是否会对宝宝造成危险。

对于莱姆病，要求长期进行抗生素治疗。许多治疗孕期莱姆病的方法都很安全。

如果有条件，尽量避免暴露。别去那些有扁虱的地方，尤其是密林覆盖的地区。如果无法避免，就穿长袖衬衣、长裤，戴顶帽子或者围上围巾，穿上袜子和靴子（或者闭趾鞋）。进去的时候别忘了检查自己的头发，扁虱有可能黏附在头发上。检查一下自己的衣物，以保证褶皱、袖口或口袋里没有扁虱。

肠胃气胀

您比平时排出气体（肠胃气胀）要多吗？这种情况比较常见。您所吃的食物肯定对肠胃产生气体有极大的影响。您吃的那些容易引起胀气的食物，因您所处孕周的不同，产生的结果也各异。

吃得慢一些，能减少您吃进去的气体，帮助减少排气。坚持锻炼，能帮助打通气孔。远离某些食物，比如糖、个别奶制品和面包。许多软饮料中都含有山梨醇——一种糖的替代品，也会导致产气。

颈背半透明度筛查

颈背半透明度筛查是一项帮助确定胎儿是否患有唐氏综合征的试验。这项试验的好处是检测结果在怀孕第一期就可以出来。而越早有结果，就能越早根据检测结果做决定，从而越早做应对。

医生根据一项详细的超声波检查能测量出胎儿的颈背距离。这项检测通常同血液检测结合起来，根据两种检测结果就能预测孕妇怀唐氏综合征胎儿的风险。

温馨提示

小心瓶装水——有些含有咖啡因。

第13周锻炼项目

　　双脚分开站立，双膝放松。右手持轻一点的举重器械（16盎司的金属容器就不错）。右臂伸直，将重物举过头顶。收缩腹部肌肉，轻轻弯腰。下摆右臂，停止于左脚正上方。绕臂1周，恢复至初始位置，即与肩平齐处。每侧重复8次。此项运动能加强背部和肩部肌肉的力量。

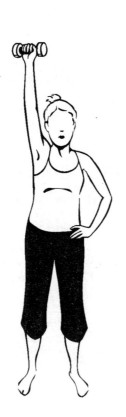
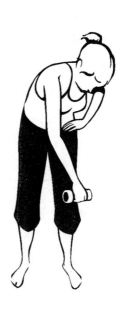

怀孕第 14 周
胎龄——12 周

宝宝长得有多大

这周宝宝的顶臀距离是8~9.3厘米。宝宝大约有拳头那么大了，大约重25克。

您的肚子有多大

现在，穿孕妇装是势在必行了。许多孕妇通过不扣纽扣或不拉裤子拉链凑合着整个孕期，也有的则是用橡皮筋或别针增加她们腰带的长度，其他有些则穿伴侣的衣服，但这些通常只能抵挡一阵子。如果您在孕期穿着合体、宽松、舒适，您会更加享受孕期过程，感觉更好!

您的宝宝如何生长发育

正如您在下页插图中看到的，宝宝的耳朵已经移到了脑袋两侧，颈部继续成长，下巴不再搁在胸部了。

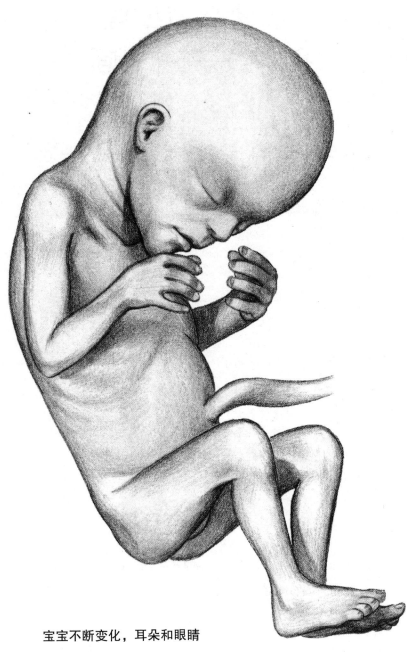

宝宝不断变化，耳朵和眼睛
移到更加正常的位置。

您体内的变化

❧ 皮肤斑块和痣

怀孕可以使皮肤上的斑块和痣改变和生长。孕期皮肤斑块有的是在孕期才出现的，有的则是以前的斑块在孕期长得更大了。而孕期痣也一样，有的是孕期才生长出来的，有的则是由以前的痣变大加深引起。如果您发现痣有所改变，请尽快请医生看看。

❧ 您有痔疮吗?

痔疮（肛门周围和内部血管扩张）是孕期或产后出现的最普遍的问题。孕妇经常会在怀孕第二期和第三期患上痔疮。荷尔蒙的变化和宝宝的长大都是导致痔疮的主要因素。到了怀孕的后期，痔疮通常会加剧。随后的每一次怀孕，痔疮都会更加严重。

多吃纤维食品，并且大量饮水，可以缓解痔疮症状，粪便软化剂和散装纤维产品也可有所帮助。将纤维片、威化或纤维产品添加到不含纤维的食物或饮品中，对此病也有很好的疗效。

如果便秘带来许多不适，同您的医生谈一谈，他知道哪种治疗方法最适合您。试试下面这些缓解便秘的方法：

◆ 每天至少1小时，采用双脚和臀部抬高的姿势休息。

◆ 夜间睡觉的时候，采用双膝微曲、腿部垫高的姿势。

◆ 吃大量纤维，喝很多液体。

◆ 洗热（不是烫）水澡。

◆ 栓剂药物是一种容易买到的非处方药，也可有所帮助。

◆ 含有氢化可的松的非处方药能够缓解痒和肿，请咨询一下医生您能否使用。

◆ 用在金缕梅中浸泡过的冰袋、冷敷布或者棉球放于患处。

◆ 不要长时间坐着或站着。

◆ 站起来走走，缓解对肛门的压力。

◆ 如果您感觉疼痛，对乙酰氨基酚或许能帮助缓解疼痛。

孕期结束后，便秘一般会改善，但不能完全消除，可以继续使用以上方法缓解、解决便秘问题。

您的活动如何影响宝宝发育

❧ X 光、CT 扫描和核磁共振成像

一些孕妇对孕期接触射线感到担心。这些射线会伤害到宝宝吗？您在孕期任何时候都能接触射线吗？遗憾的是，关于射线到底多少"量"会对宝宝的发育有影响，目前尚没有科学证据。

有些疾病，比如肺炎或阑尾炎，的确很有可能在孕妇身上发生，需要射线进行诊断和治疗。同医生讨论一下使用 X 射线的必要性。如果患了这类疾病，务必要让您的医生知道您已经怀孕了，或者是您在使用某种药物之前就怀孕了。在试验还未做之前就处理风险问题要容易得多。

如果您刚进行过 X 光或 X 光系列检查，就发现自己已经怀孕了，请咨询一下医生，看看是否有给宝宝带来风险的可能性。

我们平时所说的 CT 或 CAT 扫描，全称为"计算机层析成像扫描"，是一种特殊的 X 射线检查方式。CT 技术将 X 射线与计算机分析结合起来。许多研究者认为，胎儿接受 CT 检查中 X 射线的量比常规的 X 射线要少得多。然而，这类检查还是要谨慎使用。在尚没有证据之前，我们认为即使是少量的 X 射线也会对胎儿有所影响，除非做出了更多的科学研究。

核磁共振成像，简称"MRI"，是现在也被广泛使用的另一项检查。因使用 MRI 而造成对孕妇有所影响的病例，现在尚未有报道。然而，怀孕第一期最好避免做核磁共振成像。

> **温馨提示**
> 如果您喜欢听宝宝的心跳，有些设备可以让您在家就能听到。如果您有兴趣，一台家用多普勒超声设备便可助您一臂之力。请咨询您的医生或者您在网上就可以买到这样的设备。

✍ 口腔保健

孕期至少要去看一次牙医，要告诉牙医您怀孕了。如果您有牙齿方面的问题，要推迟到怀孕第13周以后才可解决。

如果牙齿感染则不能推迟，感染得不到治疗对您和宝宝都会有伤害。

抗生素或止痛药可能是必需的了。如果您需要药物，要先咨询医生。许多抗生素和止痛药可以在孕期放心服用。

孕期治疗牙齿时要小心麻醉药。局部麻醉是可以的。要尽可能避免气体麻醉和全身麻醉。如果必须全身麻醉，一定要找一位有经验的麻醉师。要让他知道您怀孕的情况，并且确信他有把握处理好您这种情况。

如果刷牙导致您呕吐，试着换一种牙膏或者用原味苏打粉。避免使用含酒精的漱口水。

> **温馨提示**
> 如果您在孕期出现了严重的疼痛，比如牙根管发炎或严重扭伤，服用对乙酰氨基酚也没什么作用时，请问问您的医生能否服用止痛剂可待因。在怀孕第一期和第二期服用止痛剂可待因是安全的。

牙周病。孕期荷尔蒙会使牙周病加重。血流量的增加导致牙周肿胀并且更易感染。

齿龈炎是牙周病发作的第一期，会出现肿胀、出血、牙龈发红。那是因为细菌长进了牙齿和牙龈之间。专家们认为，这些细菌可能会进入血流，到达身体的其他部位，从而导致体内感染。

定期使用牙线和按时刷牙可以预防齿龈炎。用电动牙刷刷牙，尤其是那种可以定时2分钟的牙刷，能更彻底地清洁牙齿，强健牙龈。

> ✑ **温馨提示**
>
> 　如果您必须处理牙齿问题或者必须做牙齿诊断试验,让牙医知道您怀孕了,他们会对您倍加
> 　小心。这也有助于他们确定如何处理您的问题。

　　口腔急诊。有时候确实会发生口腔急诊事件。您要处理的紧急情况包括牙根管治疗、拔牙、大的龋洞、牙齿脓疮或者意外伤害造成的其他问题。严重的牙齿问题必须进行治疗。您不治疗牙齿带来的后果比治疗牙齿面临的风险更严重。

　　拍一个牙科的 X 光片有时是必需的。孕期也可以拍片。拍片的时候要确保您的腹部用一块铅防护板遮住。

您的营养

　　怀孕时超重可能会出现特殊的问题,您的医生会建议您少增重。平时一位正常孕妇在孕期应当增重25~35磅,您的增重标准应当低于此标准。您或许得选择吃一些低热量、低脂肪的食物。拜访一下营养学家,让他帮助您制订一份健康饮食计划。在孕期还是不建议您节食。

您也应该知道

☞ 过重 / 过度肥胖得有特别的预防措施

　　如果您怀孕时体重过重,您要知道这也不是个别现象。统计数据显示,孕妇中有高达38% 的人超重,有大约20% 的人过度肥胖。

　　孕期增重的指导原则中新加了一类内容,是专门为过度肥胖的孕妇量身定做的。这项原则建议,过度肥胖的孕妇整个孕期只需增重11~20磅。一些

专家们也把病态肥胖归为过度肥胖的一个亚类。专家们建议，应该根据这类孕妇的体重基准进行增重。

如果您的身体质量指数在25~29，您被认为是体重过重；如果身体质量指数在30以上，您就是过度肥胖；如果身体质量指数在40或40以上，您就是病态肥胖了。

做产前检查的时候，请您的医生帮您算一算您的身体质量指数，或者您也可以利用下面的公式自己计算。计算身体质量指数时，要用到您的孕期体重。例如，一位身高5英尺4英寸、体重158磅的孕妇，身体质量指数为27，被认为体重过重。身高同样是5英尺4英寸，但体重为184磅、身体质量指数为32的另一位孕妇则被认为是过度肥胖。同样还是身高为5英尺4英寸，但体重为239磅、身体质量指数为41的孕妇，则被认为是病态肥胖了。

如果您体重过重，可能是各种各样的原因所致。研究表明，65%以上体重过重的妇女，在孕期的增重情况要比医生推荐的多一些。过分增重（比医生建议的多）可能会有必须做剖宫产的风险，孕期走路会很不舒服，同时分娩时面临的困难也会增大。而且，如果您想在产后减肥，可就更困难喽！

BMI（身体质量指数）的计算

BMI 的计算要考虑身高和体重两个方面。孕期计算 BMI 有特殊的计算公式：

$$BMI = \frac{体重（磅）\times 703}{身高的平方（英寸）}$$

例如，身高5英尺4英寸、体重152磅的孕妇，其 BMI 应当这样计算：

$$BMI = \frac{152 \times 703}{64 \times 64} = 26$$

那些体重过重的孕妇应当多去医生那里检查几次，也需要做个超声波检查，准确查明自己的预产期，或许还需要做其他一些检测。

照顾好自己。尽量慢慢地增加孕期体重。每周都称称自己的体重，要小心自己的食物摄入。吃有营养的、健康的食物，不吃那些空热量的食物。去拜访一下营养师，他或许可以帮助您制订一份健康饮食计划。

孕期不要节食。获取您需要的营养，选择无脂或低脂食品、肉、谷类、水果和蔬菜。许多食品都含多种营养。整个孕期每天都要服用产前维生素。

跟您的医生说一说锻炼的问题，讨论一下游泳和散步哪个更适合您孕期锻炼。

吃饭要规律——每天吃5小顿饭是个不错的选择。您每天的总热量摄入量应该在1800~2400卡路里。每天写食物日志，能帮您回顾您吃了多少和是什么时候吃的。如果需要，食物日志还能帮助您确认哪些地方可以做出改变。

❧ 服役时怀孕

您当前正在部队服役却怀孕了？

我们知道怀孕妇女服役会面临很多挑战，就连满足军队体重标准都会对您的健康有影响，这就是部队对孕妇要求放宽的原因。

尽量健康饮食，这样身体才能获得足够的铁和叶酸。看看您的工作是否对您的孕期不利，比如是否长时间站立、是否举重物、是否接触有毒化学物质等。无论注射任何疫苗，请事先咨询您的医生。这些因素中，无论哪一个都对您的孕期影响很大。

如果您担心以上任何一个因素，请跟您的上司谈一谈，以求工作条件得以改变。

❧ 他人陪同一起去做产前检查

产前检查时，尽可能让您的伴侣多陪您去。您的伴侣和医生在产前早点见面更好一些。或许您的母亲或者其他亲属也愿意陪您去听听胎儿的心跳。您或许也想把孩子的心跳录下来给其他人听。您现在的情况跟母亲怀着您的时候大不相同了，包括您的婆婆以及其他长辈，她们都特别享受这种陪伴。

等到可以清晰听到宝宝的心跳再带别人去，这个主意很好！最初可以听到宝宝心跳时，不是很清楚，时而听得见，时而听不见，这会让大家扫兴！

一些孕妇带着自己的孩子去做产前检查。如果您偶然带孩子去，大部分医护人员是不会介意的。然而，您如果有了问题或者想跟医生谈一谈，请不要带孩子一起去。

如果孩子病了，刚刚注射过水痘疫苗或正在感冒，把孩子留在家里吧，避免孩子将病毒传染给等候室里的其他人。

如果有几个孩子，有些妈妈喜欢让某一个孩子陪自己去做检查。这对妈妈和这个孩子来说都很特别。然而，哭闹和抱怨的小孩子会制造一些麻烦，所以一定要提前问问医生是否可以带孩子一起去。

🐛 臭虫

有关臭虫的消息可谓铺天盖地。许多孕妇都想知道如果被臭虫叮咬该怎么办，或者杀死臭虫的化学药物是否对自己和宝宝有害。无论产前产后，臭虫都有可能出现。

臭虫就生活在我们周围，它们是没有翅膀的昆虫。它们无处不在：藏在床的缝隙里，藏在床垫子上，藏在踢脚板上，藏在沙发上。它们不叮您的时候是无害的。但您会在早晨醒来时发现有点刺痛，类似于被蚊子或其他昆虫叮咬后的感觉。仅仅从表面上看是找不到臭虫的。如果您被叮了，记着找找那些皱褶里面、夹缝里面和床垫下面——它们太小了，要找着它们相当不易。

被臭虫叮不是危害健康的问题，而是一件让人觉得非常讨厌的事情，叮咬引起发痒，挠痒引起继发感染。臭虫几乎不会向人类传播传染病，所以您大可不必担心它们在叮您之前都叮过谁。

如果被臭虫叮，不要慌——它们不会伤害到宝宝的。但尽量不要挠。抗痒膏和抗生素膏都可以涂在皮肤上。给您的医生打个电话，听听他的建议。

不要对用杀虫剂驱虫的方法太热心——暴露于化学物质中远比接触到昆

虫糟糕得多！如果您找到了臭虫，并且真的被其所困扰，要从专家那里获得帮助。杀死臭虫的方法包括杀虫剂法和热处理法。无论您做什么，都要小心一点，要知道自己所接触的是什么。

第14周锻炼项目

凯格尔运动能强壮骨盆肌肉，帮助您分娩时放松肌肉。这项运动也有利于产后阴道肌肉的恢复。您可以在任何时候、任何地点做这项练习，甚至别人都不会发现您在做什么。

坐着的时候，尽可能用力收缩骨盆最底部的肌肉，收缩的程度大一些，直到达到您肌肉收缩的极限。分阶段慢慢向上提骨盆，数到10。停顿片刻，分阶段慢慢放松，数到10。每天重复2~3次。

您也可以先紧缩骨盆肌肉，然后紧缩肛门肌肉，保持几秒钟，然后慢慢放松。换一下先后顺序，再做一次。要检查您的练习是否有效，您上厕所排尿的时候可以试着中间停顿一下，看看是否有效。

怀孕第 15 周
胎龄——13 周

宝宝长得有多大

这周末，胎儿的顶臀距离是9.3~10.3厘米。胎儿重为50克，有一个垒球那么大了。

您的肚子有多大

您下腹部的变化已经让您的衣服不再合身。不过如果您穿平时的衣服，其他人可能还看不出您怀孕了。要是您穿孕妇装或游泳装，您表现出来的变化就很明显了。您在肚脐正下方7.6~10厘米的地方可以触摸到自己的子宫。

您的宝宝如何生长发育

虽然几周以后您就能感觉到宝宝动了，但现在要感觉到他的移动还为时尚早。宝宝的皮肤很薄，您能从他的皮肤上看到血管。

通过超声波已经能够看到宝宝可能在吸吮自己的大拇指。

正如您在下页插图中看到的，宝宝双耳的位置已经很正常了。实际上，宝宝每天都长得越来越像人。形成的骨头也开始变硬。如果此时拍 X 光片，宝宝的骨骼已经清晰可见了。

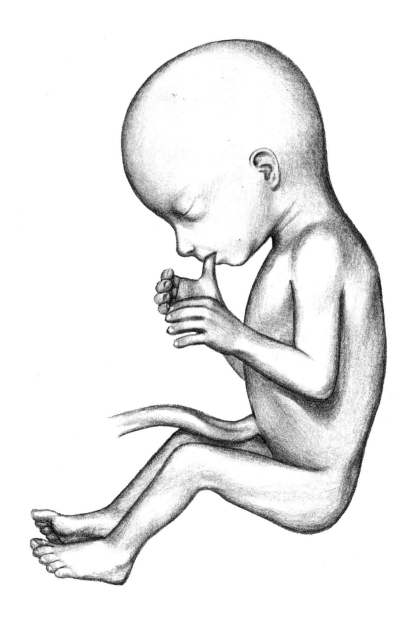

　　截至孕期第15周（胎龄——13周），宝宝可能吸吮大拇指。眼睛在面部的前方，但眼间距仍然很宽。

❧ 甲胎蛋白（AFP）测试

宝宝生长的时候，肝脏中会产生甲胎蛋白，其中，有些被输送到了血流中去。血液中有太多或太少的甲胎蛋白都不是正常现象。

甲胎蛋白一般在孕期16~18周检测，时机非常重要。而且，甲胎蛋白同妊娠龄有关，同您的体重也有关。这项测试的重要用途是可以决定您是否有必要做羊膜穿刺术。

甲胎蛋白突然升高意味着宝宝有问题。有研究已经证实了低水平甲胎蛋白同唐氏综合征的关系。如果您存在甲胎蛋白异常，您的医生会为您选择一些其他的测试来确定您是否有问题。

甲胎蛋白测试不是必做项目，虽然在美国有些州它是必做的。在加拿大，此项检测不作为常规检测项目。甲胎蛋白测试同其他试验结合起来使用。如果您没有被要求做这项检测，您可以咨询一下是否有必要做。这项检测几乎没什么风险，还能帮助医生确定宝宝的生长发育情况。

您体内的变化

您第一次做产前检查时，可能已经做了子宫颈抹片检查，这项检查通常在孕期初始做。现在，结果已经出来了。您可能也跟您的医生讨论过这方面的问题了，尤其是结果异常的时候。

子宫颈抹片检查可以确定是否有癌变或者子宫颈上是否有癌前病变。因为这项检查可以提早发现和治疗病变，所以能降低子宫癌的死亡率。

如果孕期子宫颈抹片检查结果异常，就必须进行针对性的处理。即使细胞异常情况不是太糟糕（癌变前或不是太严重），您在孕期也得注意观察。

您的医生如果不放心，会给您做一个阴道镜检查，这是一项检查宫颈的操作，在镜下可以看到异常区域。产后要做个活组织检查。大部分产科医生可以在办公室进行这项操作。

治疗宫颈异常细胞有多种方法，但大部分不能在孕期操作，产后可以进行复查。

顺产（阴道分娩）的妇女会发现子宫颈抹片异常结果有了改变。一项研究表明，产前子宫颈抹片检查有问题的孕妇中，大约一半以上产后会变正常。

您的活动如何影响宝宝发育

✍ 怀孕第二期的超声波检查

怀孕第二期使用超声波检查可以有多方面的用途，其中包括：多胞胎的诊断，协同羊膜穿刺术，协同胎盘前置或胎盘早剥导致的出血，胎儿宫内发育迟缓的诊断，胎儿健康状况评估。20 周左右做个超声波检查，可以确定胎盘是否健康，是否正常依附于子宫。

✍ 从现在起，改变睡觉姿势

在孕期，一些孕妇对自己的睡觉姿势和睡觉习惯有疑问。有一些孕妇想知道是否可以趴着睡觉。关于这一点，答案是否定的。趴着睡会给胃施加过多的压力。其他一些孕妇则想知道自己是否不该再在水床上睡觉。没问题，继续睡吧！

随着肚子越来越大，找个舒服的姿势睡觉已经很不容易了。不要仰面睡觉。仰面睡觉，不但使得子宫压迫主动脉的顶端，而且压迫从腹背下来的下腔静脉，这样就可能减少宝宝和您身体其他部位的血流循环。一些孕妇会发现仰面睡觉使自己的呼吸更困难了。

学会侧着睡觉特别重要。对有些孕妇而言，宝宝生下后，她们最欢喜的事就是又能趴着睡觉了！

✍ 同医生的交流

您同医生之间的交流非常关键。与医生缺乏沟通，可能会阻碍您得到最佳的医疗护理；能和医生有效沟通，则会使您更容易地处理一些有关怀孕、性、亲密等方面的个人问题。努力找到一位能与之建立有效沟通关系的医生是非常重要的。

就成功的医患关系而言，医患双方都愿意理解和尊重对方。有时，因为每个人都很忙，所以沟通就变得困难起来。

为了尽可能得到最好的医疗护理，找一位您跟他在一起很自在，并且您能跟他很容易地进行高效沟通的医生。医患之间的误解经常成为许多冲突的根源。

如果语言是你们之间的障碍，试着找一位跟您使用同样语言的医生。如果不可能找到，那就看看医生团队中有无跟您说同样语言的人，或者再看看有没有其他可用的资源。如果语言仍旧是障碍，那就找一个每次检查都能够陪您的人（一位朋友或是专业翻译），这样您就能有疑问就问，也能得到准确的信息了。您最好能理解那些建议、指导、治疗方案或者治疗方向。

为了尽可能得到最好的医疗护理，您要最大程度地做个好病人，听从医生的指导。如果您有疑问或者不同意医生的某一观点，不要忽略他的建议，相反，要跟他讨论。当您有疑惑或不满的时候，一定要毫无保留地说出来。医生如果吩咐您去做检测或某一操作，要问问为什么要这样做。要确认您随后能拿到检测结果。

不要隐瞒信息，即使您感觉有些尴尬，也要告诉医生他需要知道的任何事情。只有这样，您的医疗团队才会有他们需要的全部信息，才能为您和宝宝提供最好的护理。

事先准备好您的问题，把您担心的事写下来，再去拜访医生。然后写下您得到的答案，或者请别人陪您一同去，并帮您记下那些重要的指导和建议。为了您和宝宝的健康，请务必积极接受您的医疗团队对您的医疗护理。

换一位医疗护理者。如果医生所有的建议都不起作用，想换一位医生也是可以的——这是经常发生的事情。如果您认为自己该找一位新的医生，要尽快！您或许想给分娩时要去的那家医院的分娩部门打电话，请护士帮您推荐一下。

索要您的病历记录。病历最好自己带走，不要使用邮寄方式，这样节省时间。也一定要带走您所有检测项目和检测结果的复印件。

您找到一位新的医生后，第一次拜访时就要带上您的病历，带上所有处方药和非处方药的清单，包括您服用的任何中药、补充剂或其他物质。要详细地把迄今为止您的健康状况和怀孕史全部告知这位新的医生。

> **爸爸小贴士**
> 有个宝宝，意味着您的经济生活将有很大变化。您得不停地检查自己的遗嘱，还得时时更新。如果有必要，您还得为宝宝找一名监护人，以免您跟伴侣都有不测。另外一个重要任务是检查您的生活保险和医疗保险，确认已经足够给全体家庭成员提供保障。您也要考虑一下看护宝宝的费用，如果你们其中一一不能成为全职家长。

您的营养

此时，您大概需要在您的饮食计划中另外添加300卡路里的热量，来满足宝宝的不断生长和您身体的持续变化。以下是您每日可以选择添加的含300卡路里热量的食物。小心——300卡路里并不需要很多食物。

◆ 选择1——2薄片猪肉、1/2杯白菜、1个胡萝卜。

◆ 选择2——1/2杯煮糙米、3/4杯草莓、1杯橘子汁、1片新鲜菠萝。

◆ 选择3——4½ 杯新鲜鲑鱼排、1杯芦笋、2杯生菜。

◆ 选择4——1杯煮意大利面、1片新鲜番茄、1杯1% 牛奶、1/2杯煮青豆。

◆ 选择5——1杯酸奶、一个中等大小的苹果。

您也应该知道

❧ 晚上睡好

从现在起，酣睡对您来说已经不是件容易的事了。孕期的种种不适可能会影响您的睡眠。

研究表明，如果孕妇经常发生睡眠中断，就会出现一些其他孕期问题。她可能会经历产后抑郁，也可能刚开始分娩时就感到筋疲力尽，因此必须进行剖宫产手术。

缺乏睡眠还会影响您的其他方面。研究表明，如果您过去几周里每晚睡觉不足6个小时，您的分娩时间会相对延长；如果每晚睡觉不足7小时，接触到感冒病毒后，您有更高的感冒风险。

孕期发生睡眠中断是很普遍的现象——有65%~95%的孕妇经历过这样的睡眠问题。试试下面的建议，看看能否帮您睡个好觉：

◆ 养成规律的睡眠习惯。每天都有固定的上床和起床时间。

◆ 下午4点以后少喝水，这样您整晚都不用起床上厕所。

◆ 下午晚些时候避免摄入咖啡因。

◆ 睡前缓缓喝下一杯牛奶。

◆ 卧室温度不能太高，光线不能太强。

◆ 茉莉的香味能帮助您睡着得更快，睡得更好，睡起来更有精神。

◆ 录下深夜喜欢的电视节目，第二天再看。

◆ 即使很疲乏，也不要在规定的睡觉时间前打盹。

◆ 如果您夜晚发生了烧心，垫高背部，撑起身睡觉，或者坐在一张舒适的沙发上。

研究表明，睡觉前听听舒缓的音乐能使大脑更快地进入睡眠状态，能睡得像您服用了催眠药物一样长。持续听舒缓音乐10天左右，就能让您的大脑达到镇静效果。

白天做15~30分钟的伸展运动也能帮您睡得更好。伸展运动能放松肌肉，因此您在睡前会感觉更放松。试着坐在椅子边缘，身体向前伸，直到胸部触到自己的膝盖，胳膊自然下垂，轻轻将指尖触向地面。

如果您在尝试过以上建议以后仍然睡眠有困难，跟您的医生谈一谈，他可以为您开些处方药。您或许该让医生给您查查铁含量，铁含量也对睡眠有影响。

因为肚子越来越大，您可能会有呼吸急促的状况。左侧躺，将头部和肩部用另外的枕头垫高一些。如果这样做不管用，冲个温水澡或者浸泡在温水（不烫）浴缸里可能有所帮助。如果您在床上任何姿势都感觉不舒服，试着坐在躺椅上入睡。

ぐ 家庭暴力

在美国，发生家庭暴力是个屡见不鲜的问题。每年都有大约500万妇女遭受严重的伤害，而伤害者就是那个声称最爱自己的人。家庭暴力，指的是家庭内部或有亲密关系的成员中针对未成年人和女性的暴力行为。家庭暴力以身体暴力、性暴力、情感暴力、经济暴力和心理暴力等多种形式出现，指那些意在恐吓、胁迫、羞辱、伤害或打伤一个人的行为或者威胁性行为。家庭暴力虐待，影响到各经济收入层次人群和所有人种。

不幸的是，虐待通常不会因怀孕而停止。研究表明，大多数孕期遭受虐待的妇女在以前就曾遭受过虐待。

研究表明，在美国大约有1/6的妇女在孕期遭受虐待。所有孕妇的受虐比例为4%~8%。家庭暴力杀死的孕妇，比其他任何一种孕期并发症引起死亡的孕妇都要多，实际上占到所有死亡孕妇的20%。许多研究指出，虐待可能开始于孕期。也有其他一些研究表明，虐待在孕期会升级，一个令人惊异的事实是，虐待伴侣的人中，高达60%的人同样虐待自己的孩子。

虐待可能成为您孕前检查的障碍。许多受虐的孕妇直到怀孕后期才去做产前检查，她们已经错过了太多的产前检查。这些孕妇可能增重不够，或许在孕期还遭受了其他伤害，其他的风险包括外伤、流产、早产、阴道出血、婴儿低体重、胎儿受伤和不得不进行剖宫产。

如果您不确定自己是否处于一个受虐待的环境中，请回答下面的问题：

◆ 您的伴侣经常威胁您，并且在生气的时候扔东西吗？

◆ 他经常开玩笑说起您的花费并且打击您吗？

◆ 过去的一年中，他对您进行过身体伤害吗？

◆ 他胁迫您进行性行为吗？

◆ 当他打了您，都说是您的错吗？

◆ 他发誓再也不那样了，可是老毛病又犯过吗？

◆ 他让您疏离家人和朋友吗？

如果您对这些问题的回答有任何一项为"是"，你们的关系就是不健康的，就有可能是虐待了。

许多受虐者都责备她们自己。您不该责备自己。不管您的男朋友或配偶说什么，这一切都不是您的错。如果您遭到虐待，我们支持您立即寻求帮助。外界干预，是救您和未出世的宝宝的法宝。

跟其他人聊一聊——朋友、亲戚、教堂里的人或您的医生都可以。还有很多家庭暴力项目、紧急专线、庇护所和其他法律援助服务都可以帮到您。另外，您可以随时拨打相关服务热线，无论您是寻求帮助，还是寻求建议。

为您的安全做打算。这可能包含一个及早抽身的问题。我们推荐的安全计划，包括以下几个方面：

◆ 收拾行李。

◆ 安排一个无论白天还是夜晚都可以停留的安全的地方。

◆ 藏一些现金。

◆ 如果您受了伤，知道自己该去哪里。

◆ 将所需物品放到一个安全的地方，比如处方药、健康保险卡、信用卡、支票簿、驾照和病历卡。

◆ 准备报警。

如果您在能够永久离开前就受了伤害，去最近的急诊室，告诉急诊室人员您是怎么受伤的，索要一份病历复印件，把它们交给您的医生。

这些做法似乎很极端，但是别忘了——家庭暴力是个严重的问题，会带来严重的后果。请保护好您自己和您未出世的孩子吧！

✑ 老太太的教导

现在，您怀孕了，无论您需不需要，一定都能听到各种各样的建议吧？有些建议很有用，有些则很吓人，还有些又有点滑稽。这些您能都信吗？当然不能全信。

下面这个清单都是一些老太太的教导，完全是无稽之谈，您大可不必理会，如果听到了，只管点头微笑。您会明白真相，根本不用担心这些事情会发生在您身上。

◆ 如果特别爱吃冰淇淋，您一定缺钙了。

◆ 不吃面包底，就会生女孩。

◆ 把订婚戒指在肚子上摇一摇，就能知道宝宝的性别。

◆ 如果看见了老鼠，孩子生下后会有一个毛茸茸的胎记。

◆ 如果您是前面突起，准是男孩；腰缠一圈，则是女孩。

◆ 吃草莓，生下孩子会有红斑点。

◆ 如果出汗多，一定是女孩。

◆ 洗澡会伤害胎儿，甚至会使胎儿溺水。（但确实要小心不能长时间浸泡在热水中，比如温泉会伤害胎儿。）

◆ 特别爱喝橘子汁，一定是女孩。

◆ 将胳膊伸过头上面，能导致胎儿发生脐带绕颈。

◆ 如果显怀高，一定是男孩；显怀低，则是女孩。

◆ 双手干燥，意味着要生男孩。

◆ 喜欢吃油腻食物，意味着分娩时间短。

◆ 爱吃菠菜说明缺铁。

◆ 如果穿高跟鞋，宝宝会对眼。

◆ 您的孕期情绪会影响宝宝人格。

◆ 使用很多技术和物品会诱发分娩。不要散步，不要锻炼，不要喝蓖麻油，不要路上颠簸（孕期确实不应颠簸）或服用泻药，这些都能诱发分娩。

也有些老太太的教导是真的，如果您听说过"孕妇烧心，胎儿会有一头浓密的头发"，还真是如此！研究表明，孕期有中度或严重烧心现象的孕妇中，有超过80%的人生出的孩子都有浓密的头发。也许导致烧心的荷尔蒙也能促进头发生长，谁知道呢！

另一条老太太的教导也是可信的，那就是怀孕晚期有性生活会导致早产。如果您在36周后还有性生活，那就比此时没有性生活的孕妇更容易早产。精液中含有前列腺素，与您的荷尔蒙结合后，会导致子宫收缩，从而发生早产。

泰－萨克斯病（家族黑蒙性白痴）

泰－萨克斯病是一种中枢神经系统的遗传性疾病。这种疾病主要影响婴儿。一般情况是，婴儿出生时或出生后最初的几个月内发育正常，然后发育渐渐变缓，症状也开始出现。不幸的是，目前对泰－萨克斯病尚无治疗和治愈的方法，患儿经常在5岁前夭折。

这种疾病的高发人群是从欧洲中部和东部迁来的德裔犹太人。大约每30个美国犹太人中，就有1个携带泰－萨克斯基因。许多法裔加拿大人中的非犹太人（东圣劳伦斯河流域的魁北克人）和移居美国路易斯安那州的法人后裔也有较高的风险。这些同种同文化民族的泰－萨克斯病发病率是其他民族的100倍。然而，青少年时期的泰－萨克斯病在这些民族中却未见增长。请看下面的讨论。

那些出生的时候就有泰－萨克斯病的婴儿缺乏一种叫作"己糖胺酵素 A"（hex-A）的蛋白质。它是分解大脑中和神经中脂类物质所必需的。当身体中没有己糖胺酵素 A 的时候，脂类物质就会聚集起来，渐渐破坏大脑和神经细胞，直到中枢神经系统完全停止工作。

泰－萨克斯病可以在产前得到诊断，可以用羊膜穿刺术和绒毛膜绒毛取样来做诊断。如果产前检测有己糖胺酵素 A，则宝宝没有泰 – 萨克斯病。

这种疾病可以遗传。一个泰 – 萨克斯基因携带者，有一个正常带己糖胺酵素 A 的基因和一个携带泰 – 萨克斯病毒的基因。通过试验可以测量出人体血液中己糖胺酵素 A 酶的含量。泰 – 萨克斯基因携带者所含的己糖胺酵素 A 酶只有非携带者的一半，非携带者体内的己糖胺酵素 A 酶含量足以满足他们自己的需求。一个泰 – 萨克斯基因携带者不会发病，完全拥有正常而健康的身体。

当两个携带者结合在一起成为双亲的时候，每个宝宝都有可能从父亲和母亲那里各自获得一个泰 – 萨克斯基因，这样，每个出生的宝宝都有1/4的概率成为泰 – 萨克斯患者。而宝宝仅从父亲或母亲那里得到一个泰 – 萨克斯基因的可能性是2/4，宝宝会像父母一样成为携带者。宝宝从双亲那里各自获得一个正常基因，完全不会得这种病的概率是1/4。如果双亲之一是携带者，他们出生的孩子都不会患这种疾病，但是每个孩子都有50∶50的概率遗传上泰 – 萨克斯基因，成为携带者。

泰 – 萨克斯病有很多种形式，最普遍、最典型的类型主要影响婴儿。其他非常罕见的己糖胺酵素 A 缺失也属于泰 – 萨克斯病。它们一般指的是青少年型己糖胺酵素 A 缺失、慢性己糖胺酵素 A 缺失、成人发病形式的己糖胺酵素 A 缺失。

受此病影响的个体通常有较低水平的己糖胺酵素 A 酶（婴儿型的泰 – 萨克斯病完全缺失己糖胺酵素 A），他们通常会在后来发病，症状较轻。

与典型性婴儿型泰 – 萨克斯病类似，青少年型己糖胺酵素 A 缺失的患者在2~5岁出现症状，这种类型的泰 – 萨克斯病进程稍慢。然而，患儿经常会在15岁前死亡。

慢性己糖胺酵素 A 缺失患者的症状也可能从5岁开始出现，但同婴儿型和青少年型相比，症状就更轻了。患儿听力和视力可能不受影响，但会出现语言模糊不清、肌无力、肌肉痉挛、颤抖、不稳定的步态等情况。有时，大脑疾病也会出现。

　　成人发病形式的己糖胺酵素 A 缺失患者同慢性己糖胺酵素 A 缺失患者的症状相似，但症状出现在生命的后期。

当您有晨吐反应的时候，特别难以相处吗？

如果您经历了晨吐反应并且情况开始好转，您可能会反思您跟伴侣的关系。当您感觉不舒服的时候很难相处吗？随着孕期的推移，您的伴侣需要您的支持，正如您需要他的支持一样。您可能需要努力改善你们之间的关系——你们俩现在是同舟共济！

第15周锻炼项目

　　将一张椅子置于墙角，以免滑动。将右脚放在椅子上，左手扶墙。尽可能绷紧左腿。挺胸收腹。转动肩膀，向右躯干倾斜。保持25~30秒钟。每侧做3次。在做肚皮练习之前，先练习这项伸展运动。

　　此项运动可以调节后背肌肉。

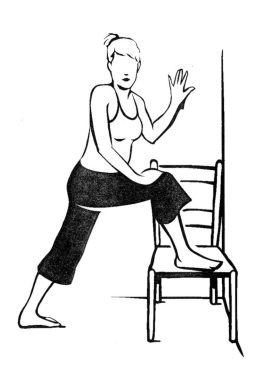

怀孕第 16 周
胎龄——14 周

宝宝长得有多大

截至这周，胎儿的顶臀距离是10.8~11.6厘米。体重大约为80克。

您的肚子有多大

6周前，您的子宫大约重140克；现在，大约重250克。胎儿周围羊水的量正在增加。现在羊水大约重250毫升。您可以很容易在肚脐下7.6厘米的地方摸到子宫。

您的宝宝如何生长发育

宝宝的头上长满了细绒毛。在下页插图中，已经能看到这些柔软的毛发，它们被称为"胎毛"。脐带连在胎儿的腹部，连接点已经向胎儿身体下方移动。指甲已经形成。

在这个阶段，宝宝的手和脚都动。您可以在超声波检查中看到宝宝的手脚运动。您可能也能感觉到宝宝的运动（许多孕妇感觉宝宝的运动像气泡在飘动）。您可能有许多天经常感受到宝宝在动，可您却没有意识到。总有一天您会突然明白，原来是宝宝在动呢！

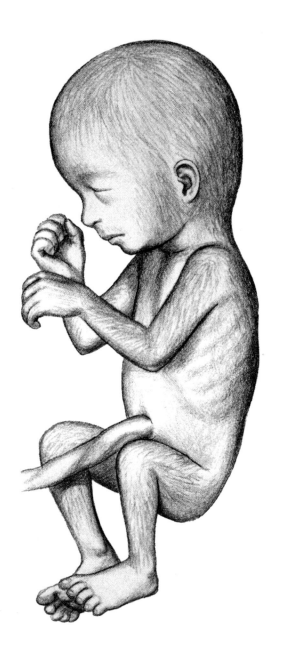

到这周为止，宝宝身上和头上长满了柔软的胎毛。

您体内的变化

如果您还没感觉到宝宝的运动，不要担心。胎儿的运动，也被称为"胎动"，一般在孕期第16~20周，您就可以感觉到了。

᧣ 多种标记物检验

多种标记物检验，比如三联和四联筛查，经常在最后一次月经期后的15~18周进行。这些检测能测量到血液中某些物质的水平，根据您的年龄、体重、种族和您是否吸烟、是否有需要注射胰岛素的糖尿病来做分析。下面讨论三联筛查，第17周中将讨论四联筛查。

三联筛查。三联筛查比起甲胎蛋白测试，能更进一步帮助医生确定您的宝宝是否有唐氏综合征。三联筛查不但能检测甲胎蛋白的水平，还能测出人体绒毛膜促性腺激素的含量和未结合的雌三醇（由胎盘诱导产生的一种雌三醇）。出现异常水平可以表明宝宝有问题。

这种检测有较高的假阳性率，这就是说，有时候会发生没问题但被查出有问题的情况。其中发生这种错误的一个原因是错误的预产期。您认为自己怀孕16周，但其实已经18周了，荷尔蒙水平可能已经降低了，这就使得此项检测结果不正确。如果您怀了双胞胎或多胞胎，也可能导致此项检测结果不准确。如果此项检测结果异常，您会被建议再做超声波检查和羊膜穿刺术。

本项检测的目的是发现可能问题，它是一项筛查试验。而诊断试验才是用来确认诊断的。

ᨀ爸爸小贴士

您有无人可诉的担心吗？您担心伴侣跟宝宝的健康吗？您想知道自己在伴侣分娩时该做些什么吗？您担心自己能否做个好父亲吗？跟您的伴侣说说您的担心。这不会给她增加负担的。实际上，她或许很欣慰自己并不孤单，她跟您一样不知所措。你们可以共同面对里程碑式的改变。

您的活动如何影响宝宝发育

❧ 羊膜穿刺术

如果有必要的话，羊膜穿刺术经常会在第16~18周进行。此时，子宫已经足够大，宝宝周围已经有足够的液体，这就使得这项检测可以顺利进行。

漂浮在羊水中的胎儿的细胞可以被采集去做培养，出生缺陷因此可以得到确认。我们知道400多种出生缺陷——羊膜穿刺术可以确认大约40种（占10%），包括以下这些：

◆ 染色体问题，尤其是唐氏综合征。

◆ 胎儿性别。要鉴定与性别相关的问题，比如血友病和杜兴氏肌肉营养不良症，胎儿性别必须进行确定。

◆ 骨骼疾病。

◆ 胎儿感染。

◆ 中枢神经系统疾病。

◆ 血液疾病。

◆ 化学问题或酶缺陷。

超声波检查用来确定羊膜囊的位置，在这儿穿刺可躲开胎儿和胎盘。腹部的皮肤要消毒，并进行局部麻醉。一根长针经腹部刺入子宫，用注射器从羊膜腔（环绕胎儿的区域）中抽出大约1盎司羊水。如果您怀了双胞胎，应该从每个羊膜囊中都抽出液体。

羊膜穿刺术有一些风险，比如，可能对宝宝、胎盘或脐带造成伤害，还可引起感染、流产或早产风险。用超声波来帮助穿刺针定位可以避免一些问题，但并不能完全规避所有风险。

进行羊膜穿刺术，有可能发生宝宝的血液流到准妈妈体内的情形，这有可能导致严重问题。因为胎儿的血液和母体的血液是分开的，并且可能是不同的血型。尤其是当 Rh 阴性的妇女怀了 Rh 阳性的宝宝时（参见后文相关内容），有可能导致同种免疫。为避免同种免疫，在做羊膜穿刺术时，应给 Rh

阴性孕妇注射抗 D 免疫球蛋白。

做过羊膜穿刺术的孕妇中，有95%以上会收到这项测试结果没有任何问题的结论。由羊膜穿刺术导致的胎儿死亡率小于3%。注意，这项操作必须由经验丰富的专家来做。

您是高龄准妈妈吗?

更多妇女是在30~40岁怀孕。您一旦建立家庭，就不是一个人了。将近15%的新生儿母亲，年龄为35岁或是35岁以上。

您的年龄越大，您伴侣的年龄一般也越大，您可能已经对有个宝宝期盼了很久，或者您是第二次婚姻，刚刚开始了新的怀孕历程。而许多之前经历了不育而不能怀孕的夫妇在手术或试验之后终于怀孕。

或者您选择通过人工受精的方法怀孕，成为一名单身妈妈。

今天，许多医疗专家依赖于孕妇健康状况评估——而不是孕妇年龄——来测量孕妇风险。先前存在的医疗状况对孕妇的身体健康有很大的影响。例如，一个身体健康的39岁孕妇较20多岁的糖尿病孕妇产生的孕期问题更少。相对于年龄，一个妇女的身体健康状况对她的怀孕情况影响更大。

> **奶奶疗法**
> 如果您咳嗽，一汤匙普通蜂蜜或者黑荞麦蜂蜜就可以平息您的咳嗽。有时它们跟咳嗽药一样管用。

大部分大龄孕妇身体状况都很好。一个身体好且定期锻炼的大龄孕妇能像15~20岁的妇女一样轻松度过孕期。有个例外——40岁以上才经历头胎的孕妇比先前已经生过孩子的同龄孕妇会产生更多的问题。但是大部分健康孕妇会平安分娩。

许多健康问题与年龄有关，而且随着年龄增大，发生问题的风险也相应增大。除非您定期检查，不然您是发现不了问题的。

进行遗传咨询是个明智的选择。如果您和伴侣之一超过35岁，我们建议您做遗传咨询，您一定会有很多问题要问。35岁以上年龄组出现染色体方面问题的概率超出了5%。

遗传咨询使得一对夫妇同专家们坐在了一起。这些专家都受过培训，专门解决遗传问题。专家们利用遗传学知识来对这一对夫妇的情况进行评估。通过接收、理解这些信息，这对夫妇可以做出知情决策。

准爸爸的年龄也影响孕期状况，很难说到底是准爸爸年龄还是准妈妈年龄对其影响更大。我们还需要更多的研究去证实准爸爸年龄对孕期的影响。

如果年龄大了，孕期是否有所不同？ 如果您年龄偏大，医生给您做检查的次数可能会更多一些，您可能得做更多的测试。可能他们会建议您做羊膜穿刺术或绒毛膜绒毛取样来确定胎儿是否有唐氏综合征。这些信息可以帮助您和您的医疗团队为宝宝的到来提前做好准备。

如果您是35岁以上的孕妇，您有问题的概率会大一些，您可能得对一些有问题的征兆更加留心。许多问题很麻烦，但通过好的医疗护理，都可以得到很好的处理。

大龄怀孕有可能造成人员伤亡。您可能会增重更多；如果以前没有妊娠纹，此时也会出现；乳房会更加下垂，肌肉缺乏力量。营养、锻炼、休息的合理搭配对解决这些问题会有极大的帮助。

因为怀孕对您的时间和精力的耗费，疲乏可能是您遇到的最大的问题之一。这也是大龄孕妇最常抱怨的问题了。休息对您和宝宝的健康至关重要。必要的时候，就休息一下，打个盹也好。不要承担更多的任务，也不要承担新的角色。不要志愿参与任何大型项目。学会拒绝，您会感觉更好。

适量的锻炼可以激发能量水平，减轻不适。然而，在开始任何锻炼项目之前，您都要向您的医生咨询一下。

压力也是一个问题。锻炼、健康饮食和足够的休息可以帮助缓解压力。给自己留出足够的时间来缓解压力。

一些孕妇发现，有孕期支持团队对她们经历的困难来说是个极好的解决方法。请向您的医生咨询更多这方面的信息。

通过研究，我们知道怀孕和分娩对于大龄孕妇更是不同寻常。阵痛持续的时间会更长，可能会有更高的剖宫产概率。孩子出生后，子宫也不会快速收缩，产后出血量会更大，出血时间也会更长。

您的营养

好消息——孕妇应该多吃零食，尤其是在怀孕的后半期。除了定时进餐，每天应该加3~4次零食。虽然有很多东西可以选择，但还是要注意：第一，零食必须有营养；第二，吃主食的时候少吃点，这样就能多吃点零食。孕期营养摄入的目标之一是满足您和不断生长的宝宝的身体需要。

您通常需要又快又方便的零食。这就需要有所准备，您要尽力准备一些有营养的零食以便随时享用，有备无患嘛！切些新鲜水果嚼着过过嘴瘾，还可做成沙拉之后食用。手头准备些煮好的鸡蛋、低脂的奶酪和松软的干酪来补充钙。花生酱（去脂或普通花生酱）、椒盐脆饼干和原味爆米花也是不错的选择。用水果汁代替苏打水。如果果汁中含糖太多，多兑些水稀释一下。

您也应该知道

✑ 别再仰面躺着睡了

怀孕第16周是个转折点——休息或睡觉的时候，别再仰面平躺了。锻炼或放松的时候也不能再平躺在地板上了。靠在椅背和枕头上是可以的，只是别平躺。

平躺会给大动脉和腔静脉施加更多的压力，因而导致输送给宝宝的血流减少，从而使宝宝无法获得生长发育所必需的全部营养。别因为忘了这个重要的举措而危及宝宝的健康。

🐛 有个环保的孕期

今天，许多人都在追寻更绿色的生活方式。他们希望尽其所能来为自己、孩子、这个世界上的其他生物保护环境。开始一趟绿色怀孕之旅吧！

从选择自己所用的产品到您怎样对待自己的身体，绿色孕期的内容无所不包。我们收集了一些有关绿色孕期的想法，并将它们罗列了出来：

◆ 检查一下自己使用的化妆品和其他私人物品，看是否含有害化学物质。选择使用那些环保型的物品。

◆ 多吃有机食品，减少接触杀虫剂和其他有害物质的概率。

◆ 请朋友为您来个绿色沐浴。注册环保的产品。

◆ 买二手婴儿服装。

◆ 使得再循环成为生活中的一部分。

◆ 捐献或者卖掉您不太需要的物品，以便为宝宝和照顾宝宝的人腾出空间。

◆ 尽量避免接触室外污染物，比如汽车尾气和烟雾。

◆ 能走路的时候尽量别开车。

◆ 可能的话自己种蔬菜。一个菜园是对您生活方式的一个美妙奖赏。

◆ 使用节能灯具。

◆ 使用绿色清洁产品、洗衣粉和其他家用产品。看看孕期使用它们是否安全——不是所有绿色产品都可安全使用。

◆ 为自己买个水瓶，每天都使用。

哺乳期内，每天摄入1200毫克钙可以减少乳汁中的铅含量。如果骨质中含钙过低，机体会从骨质中析出铅的。

如果您住的是老房子，在喝水或做饭之前至少让水龙头里的水流动30~120秒。流动的凉水可以冲出管道里的铅——热水则可以滤出管道里的铅。有个高质量的滤水器也很有帮助。

为宝宝安排房间时，选择不含或含低 VOC（指具有挥发性的有机化合物）

的油漆，它们有较少的污染物。如果您要摆放地毯，尽可能选择天然纤维，比如羊毛纤维、黄麻纤维和剑麻纤维。或者找找那些有绿色环保标签并且有商标的产品——它们的 VOC 含量较低。在放置地毯之前，您也可以让销售人员把地毯晾一晾，通风24小时后再放置，这样能减少有害化学物质的含量。在放置地毯前，把通向卧室的门关上，打开窗户，通风72小时。

您可能也要摆放婴儿床和床上用品。许多用品，包括婴儿床垫和婴儿床上用品，都必须是无毒、无合成石油化工产品、无甲醛的。

小心您的能量消耗，尽量减轻消耗。CO_2消耗越少，就越有利于环境。例如，如果您喝自来水，几乎不会向大气中排放 CO_2；如果您喝罐装水，每瓶的 CO_2排放量大约是1磅！如果您花5分钟洗热水澡，CO_2排放量是3.5磅；如果您花10分钟洗热水澡，CO_2排放量是7磅；如果您乘坐公交，每英里 CO_2排放量是0.2磅；如果您开私家车，每加仑汽油行驶23英里的那种车型会排放0.9磅 CO_2。

记住——如果对您不利，对宝宝也会同样不利。

温馨提示

在孕期，有些您平时喜欢的食物一到胃里就会让您觉得恶心，您可能得用其他您可以接受的有营养的食品来代替。

Rh 疾病和敏感性

在孕期，知道自己是什么血型（O、A、B、AB）或是哪种 Rh 因子至关重要。Rh 因子是血液中的一种蛋白质，由遗传特性所决定。

我们每个人要么是 Rh 阳性，要么是 Rh 阴性。如果您血液中有 Rh 因子，您就是 Rh 阳性——大部分人都是 Rh 阳性。如果血液中没有 Rh 因子，您就是 Rh 阴性。在美国，Rh 阴性大约占美国白人人数的15%，占美国黑人 / 非洲裔人人数的8%。

如果一个 Rh 阴性妇女怀了 Rh 阳性宝宝，会出现问题，从而导致宝宝患上重病。如果您是 Rh 阳性，则不需担心这件事情。如果您是 Rh 阴性，您得好好了解一下相关事宜。

Rh 疾病。Rh 疾病是由母体血液与胎儿血液不相容引起的一种疾患。如果您是 Rh 阴性，而宝宝是 Rh 阳性，您会特别容易致敏。如果您是 Rh 阴性，您伴侣是 Rh 阳性，则您的宝宝有可能是 Rh 阳性。如果您是 Rh 阳性，而您的伴侣是 Rh 阴性，您就不会有任何问题。

每年大约有4000例以上的胎儿在出生前会患上 Rh 疾病。如果您是 Rh 阴性，而宝宝不是，或者您输注了血液或某些类型的血液制品，您会出现一些问题。您可能会发生 Rh 致敏和同种免疫反应。同种免疫，意味着您的循环系统内产生了抗体。抗体不会对您造成伤害，但是会攻击 Rh 阳性的宝宝。（如果宝宝是 Rh 阴性，那就不会有任何问题了。）

问题产生的原因。在孕期，您跟您的宝宝不会使用同一血液系统。然而，在某些情况下，血液会从宝宝体内流向母体。当偶然发生这种状况的时候，就像是对宝宝的血液过敏一样，准妈妈会产生反应。她会致敏并产生抗体。这些抗体会透过胎盘攻击宝宝的血液。抗体能分解宝宝的红细胞，导致宝宝贫血，这种情况非常危险。

如果准妈妈是头胎，在胎儿血液进入母体后，准妈妈的身体尚未致敏，宝宝就已经降生了。或许此时准妈妈还没有产生足够的抗体伤害到宝宝。然而，抗体却会永远地留在准妈妈的循环系统里。到了下一次妊娠的时候，因为母体内已经有足够的抗体，下一个胎儿便可能发生贫血。只要抗体穿过胎盘，便可攻击胎儿的红细胞，导致其贫血。

预防事项。如果您是 Rh 阴性，您在怀孕之初就要检查一下自己是否已经有了抗体。如果有抗体，您已经致敏；如果您没抗体，则没致敏（这就很好）。

Rh 阳性血液一旦同 Rh 阴性孕妇的血液混合，就会造成其发生敏化作用，在很多时候都会发生这些事：流产、堕胎、异位妊娠、羊膜穿刺术、绒毛膜绒毛取样、脐穿刺、输血、孕期出血（胎盘早剥，出了事故或受到了伤害，比如交通事故中子宫受到钝器碰撞所致的外伤）。

如果您是 Rh 阴性且尚未发生致敏，有一种疗法可以预防您发生致敏，这种疗法被称为"抗 D 免疫球蛋白法"或"Rh 免疫球蛋白法"，这是同一种方法。抗 D 免疫球蛋白是从人类血液中提取出来的。（如果您因为宗教信仰、伦理道德或者其他个人原因不能使用血液或血液制品，请咨询您的医生或照料者。）如果您的血液同宝宝的血液混合，抗 D 免疫球蛋白就会预防您致敏。如果您已经致敏，抗 D 免疫球蛋白就没有任何作用了。

在怀孕第28周左右的时候，您的医生可能会建议您注射抗 D 免疫球蛋白，以预防怀孕后期您致敏。您在怀孕的最后3个月和分娩的时候，最容易接触到婴儿的血液。如果您过了预产期，您的医生会建议您重新注射抗 D 免疫球蛋白。

如果宝宝是 Rh 阳性，另一支抗 D 免疫球蛋白通常在您分娩72小时内注射。如果宝宝是 Rh 阴性，孕期和产后您都不用注射抗 D 免疫球蛋白。但是为了安全起见，您最好在孕期注射抗 D 免疫球蛋白。

产后如果血液检测显示您血流内进入了过多的 Rh 阳性细胞（来自宝宝），超出了正常情况，您得注射另一支抗 D 免疫球蛋白。抗 D 免疫球蛋白适用于一切怀孕情况。

> **温馨提示**
>
> 在刚开始怀孕的时候，您要做一次血液检测来确定您是 Rh 阳性还是 Rh 阴性，您是否有相应抗体。如果您像大多数人一样是 Rh 阳性，您就不必再担心这件事情了。如果您是 Rh 阴性，或许要注意以下几点：
>
> ◆ 致敏（已经有了抗体）——您的整个孕期都将处于被监测之下，要密切关注宝宝出现贫血和其他问题。
>
> ◆ 未致敏（没有抗体）——您要在大约第28周时注射抗 D 免疫球蛋白。
>
> ◆ 如果还在孕期，第40周时要注射一支抗 D 免疫球蛋白。
>
> 宝宝出生时，会进行血液检测，确定宝宝是 Rh 阳性还是 Rh 阴性。
>
> ◆ 如果宝宝是 Rh 阴性，便不必再进一步做什么事了。
>
> ◆ 如果宝宝是 Rh 阳性，就需要再测试一下您的血液，看看您应该注射多少剂量的抗 D 免疫球蛋白。

Rh 疾病同宝宝的生长。当 Rh 疾病破坏了宝宝的血液细胞，就会导致宝宝患上血液疾病。如果您的医生怀疑宝宝的问题是根源于 Rh 疾病，就会利用羊膜穿刺术和脐穿刺，以确定宝宝是否患了贫血以及情况有多么严重。这些试验2~4周后得重复1次。羊膜穿刺术也可以确定宝宝是 Rh 阳性还是 Rh 阴性。

超声波检查可以用来测定流经宝宝头部的静脉血流速度，以此来查出宝宝是中等还是严重的贫血，但无法查出轻微的贫血。

您的医疗团队会采集您的血样来做检测，来查明宝宝的情况。这个试验能确定胎儿的 Rh 因子情况。这就意味着，今后您不用做羊膜穿刺术也可以确定 Rh 因子了。

如果宝宝出现问题，产前就要及时采取措施。早在孕期第18周，宝宝就可以接受输血的治疗了。

第16周锻炼项目

　　您现在明白为什么孕期第16周后您不能平躺了。除此以外，您也不能再做仰卧起坐了。您可以做略加修改、适合孕期的仰卧起坐。盘腿坐于地板上。背部靠墙。背后用枕头垫上以求更舒适。用鼻呼气，将肚脐向脊柱方向拉动，保持5秒钟。然后呼气。开始重复5次，渐渐加到8次。

　　此项运动可以强健胃部肌肉，强壮下背部和脊柱。

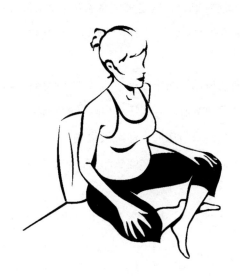

怀孕第17周
胎龄——15周

宝宝长得有多大

这周宝宝的顶臀距离是11~12厘米。胎儿体重已经在2周内增加了1倍，现在已经100克了。截至这周，宝宝有您伸开的手掌那么大了。

您的肚子有多大

子宫位于肚脐下3.8~5厘米的地方。现在能很明显地看到您下腹隆起了。为了舒适，您要穿大号的衣服和孕妇装。当您的伴侣给您一个拥抱的时候，他也许能感觉到您下腹部的不同。大约此时，正常情况下您的增重总量为2.25~4.5千克。

您的宝宝如何生长发育

如果您看看下页的插图，然后再看看以前那些周的，您会看到宝宝身上发生了令人难以置信的变化。脂肪，也被称为"脂肪组织"，在这周开始形成。宝宝能产生热量，能进行新陈代谢了。宝宝出生时，如果总重量为3.5千克，脂肪组织大约为2.4千克。

您已经能感觉到宝宝在动了，虽然或许不是每天都能感觉到；即使没有，

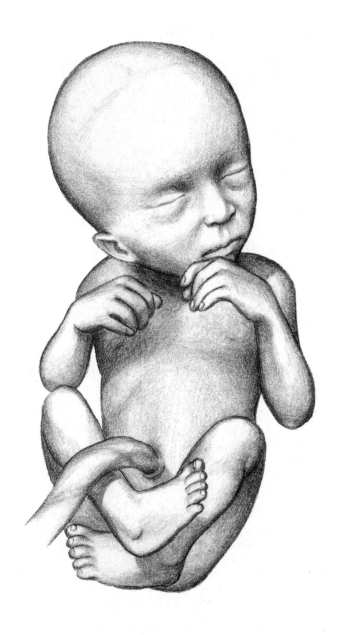

宝宝的指甲生长良好。宝宝开始积累起一点点脂肪。

随着孕期的进展，宝宝的运动会更频繁。

您体内的变化

感觉到宝宝运动，能让人确信孕期没有问题。尤其是您有问题的时候，这一点显得格外重要。

随着孕期进程的推移，子宫充满盆腔，向下腹部生长，开始从圆形变成椭圆形。小肠被推向靠上的部位和周边。子宫最终几乎到达肝脏。

当您直立时，子宫与下腹壁在前方接触，您会感觉这种姿势挺舒服的。如果您平躺，子宫会向后压向脊柱和血管一方（腔静脉和大动脉）。

⚘ 圆韧带疼痛

圆韧带同子宫上方任意一侧相连，也同盆腔侧壁相连。随着子宫的生长，这些韧带舒展、拉伸，变得更长更密了。移动引起的疼痛和不适，被称为"圆韧带疼痛"。疼痛可能发生在一侧，也可能发生在两侧，或者一侧比另一侧更严重。这种疼痛不会伤害您跟宝宝。

如果您发生这种疼痛，躺下或休息的时候会感觉好一些。如果疼痛严重或有其他症状出现，跟您的医生谈一谈。发生严重问题的征兆一般包括：阴道出血、阴道流出液体或剧烈疼痛。

> **温馨提示**
> 如果您孕期发生腿抽筋，有些方法您可以试试：不要久站；尽可能侧位休息；做伸展运动；痉挛的部位也可以放一个加热垫，但一次不要超过15分钟；吃些葡萄干和香蕉——它们是钾的重要来源。
> 钙摄入量不足也能导致抽筋，一定要确保每天摄入1200毫克钙。多喝水也会有所帮助。也可以试试关于腿抽筋的奶奶疗法，详情见第25周。

您的活动如何影响宝宝发育

🐚 此时的超声波检查

超声波检查可以在不同的时间，为达到不同的目的而进行。在怀孕第二期，它可以同羊膜穿刺术结合使用，检查有无胎盘前置或胎盘早剥现象。如果担心发生宫内生长限制或者要评估胎儿身体状况、要诊断是否多胎，也使用超声波进行检测。

超声波经常同其他试验结合使用。它能有效确认诊断出来的问题，让人相信诊断结果的正确性。

三维超声波。许多地区都能提供三维超声波了。有了三维超声波，我们就能看到宝宝在宫内清晰、详尽的图片。图片的效果跟照片几乎一模一样。对孕妇来说，该试验的做法同二维超声波一样。前者的不同之处在于电脑软件将照片转换成了三维效果。

当怀疑宝宝出了问题，医生想进一步看清楚一些的时候，就要使用三维超声波。三维超声波能提供辅助信息帮助医生进行诊断和治疗。它能帮助医务人员了解问题的严重性，以便尽早确定治疗方案，等宝宝出生后立即实施有效治疗。

这项超声波检查在评估胎儿面部问题、手脚问题、脊柱问题和神经管缺陷问题时最有帮助。许多研究表明，三维超声波对于很难想象出缺陷到底是什么样子的家长们来说，是很有价值的。医疗人员已经发现了三维超声波的许多用途，包括：

◆ 测量体积，比如测量羊水的体积。

◆ 更精确地测量颈项皮肤透明层厚度。

◆ 评估脊柱。

◆ 能看清唇裂和腭裂的轻微区别。

◆ 看清腹壁的缺陷。

◆ 更好地评估胎盘，尤其是双胎或多胎时最有帮助。

◆ 帮助医生看清脐带异常。

◆ 帮助排除出生缺陷。

增加的阴道分泌物

孕期阴道分泌物增多是正常现象。这种阴道分泌物叫作"白带"，通常是白色或黄色的黏稠状物质。这不是感染症状。我们认为，这是由阴道周围的皮肤和肌肉血流增多引起的。这也可能导致阴道被染成紫色或蓝色。早在怀孕的早期，您的医生检查时就能看到这一现象，其被称为"查德威克氏征象"。

如果您阴道分泌物特别多，您可能得用卫生巾。不要穿连裤袜和尼龙内衣。选择透气的棉质内裤。

阴道感染确实能在孕期发生。阴道分泌物与感染会产生恶臭气味。这时阴道周围或内部显示黄色或绿色，会出现瘙痒或过敏症状。如果您有任何症状，请联系您的医生。许多乳膏和抗生素在孕期都可安全使用。

孕期冲洗

大多数医生都认为孕期不应该灌洗。球状注射器绝对是不允许使用的。灌洗有可能导致出血，也有可能导致更严重的问题，要避免这种做法。

> **爸爸小贴士**
> 按摩对减轻您伴侣的不适和疲劳有神奇的作用。如果她感到焦虑，按摩也能帮助她减轻焦虑症状。按摩使人放松，无论是对您还是对您的伴侣。为您的伴侣来个放松神经、放松肌肉的头部、背部、足部按摩，你们会为此感到快乐！

您的营养

❧ 您是素食主义者吗？

由于个人爱好和宗教信仰的关系，很多妇女选择吃素食。其他有些妇女则是在孕期对肉感到恶心。孕期吃素食安全吗？如果您对食物的类型和搭配多加注意，孕期吃素食是可以的！

研究表明，大多数吃素食妇女的饮食比吃肉食妇女的饮食更有营养，更多样化。当她们一点肉都不吃的时候，她们会尽量在饮食中搭配多种水果和蔬菜。如果您选择做一名素食者，而且已经素食很长时间，您可能已经知道如何得到您所需的营养了。如果您有疑问，请跟您的医生联系。如果您的饮食会带来孕期风险，他会希望您去找营养师。

有不同的素食类型，每种都有自己的特色。

◆ 奶蛋素食主义者，吃牛奶制品和鸡蛋的素食者。

◆ 乳素食主义者，饮食中含奶制品。

◆ 严格的素食主义者，只吃源自植物的食物，比如坚果、种子、蔬菜、水果、谷物和豆科植物等。

◆ 长寿饮食，将食物局限为全谷类、豆类、中等量的鱼、蔬菜和水果。

◆ 果类饮食，有严格限制，只吃水果、坚果、橄榄油和蜂蜜。

长寿饮食和果类饮食对于孕妇来说，过于严格了。它们不能提供足够的、胎儿发育所必需的维生素、矿物质、蛋白质和热量。

您的目的是摄入足够的热量来获得孕期体重增长。您一定不想让您的身体把蛋白质变为能量，因为蛋白质是您和宝宝的生长所必需的物质。

通过摄入多种多样的全谷类食品、豆科植物、果干、麦芽，您能获得足够的铁、锌和其他微量元素。如果您不喝奶或饮食中没有奶制品，您必须找到另一种含有维生素 D、维生素 B_2、维生素 B_{12} 和钙的食物来替代。

对于素食主义者来说，获得足够的叶酸是不成问题的。很多豆科植物和蔬菜（尤其是绿叶蔬菜）中都含有叶酸。

孕期不吃肉或吃肉很少的孕妇缺铁的风险较大。为了获得足够的铁，每天都要把谷类、蔬菜、种子、坚果、豆科植物和强化麦片混搭着吃。

菠菜、干梅和泡菜都是优质的含铁食物，果干、绿叶蔬菜以及豆腐也是不错的铁来源。用铁锅烹饪，因为微量的铁会黏附在所烹的食物中。

如果您是乳素食主义者或奶蛋素食主义者，不要在食用奶制食品的同时进食含铁丰富的食物。不要吃饭的时候喝茶或咖啡，因为这些饮料中的单宁会阻止75%的铁吸收。现在有许多铁强化的食品，请您在食用前阅读标签。

要获得 Ω–3 脂肪酸，就向您的饮食中添加菜籽油、豆腐、亚麻仁、大豆、胡桃和麦芽，这些食物中包含亚麻酸，它就是一种 Ω–3 脂肪酸。您也可以食用亚麻籽粉和亚麻仁油——它们都可以从市场或健康食品店买到。但不要食用纯亚麻。

素食主义者和不吃肉的孕妇要获得足够的维生素 E 可就不容易了。孕期维生素 E 非常重要，既能促进多不饱和脂肪的代谢，又有益于肌肉和红细胞的组成。富含维生素 E 的食物包括橄榄油、麦芽、菠菜和果干。

> ☜温馨提示
> 如果肉让您觉得恶心，您就请求转诊找营养师吧。您可能需要营养师帮您制订一份饮食计划。

素食主义者更易锌缺乏，所以一定要每天密切关注锌的摄入。青豆、全谷类产品、坚果、干豆、干花生、麦芽和绿叶蔬菜都是很好的锌来源。如果您是奶蛋素食主义者，对您来说，要获得足够的铁和锌是比较困难的。

如果您是严格的素食主义者，对动物产品一点不沾，可能会造成一些问题。您可能得要求您的医生为您开些维生素 B_{12}、维生素 D、锌、铁和钙补充剂。食用些白萝卜、菠菜、甜菜叶、西蓝花、豆奶、奶酪、加钙的水果汁。

> ☜温馨提示
> 杏仁含有丰富的镁、维生素 E、蛋白质和纤维。

您也应该知道

✑ 四联筛查

四联筛查是另一项可以检测胎儿是否患有唐氏综合征的试验。这项血液检测还可以排除其他问题，比如神经管缺陷。

四联筛查是在三联筛查的基础上添加了一项检测——抑制素 A 的水平。第四联筛查得出的结果——抑制素 A 的水平，同三联筛查的其他3个项目一起，可以提高唐氏综合征的检出水平，降低唐氏综合征的假阳性率。

四联筛查能够确认79%患唐氏综合征的胎儿，只有5%的假阳性率。

✑ 补充医学和替代医学

在妇女怀孕期间，有许多项补充和替代医学能提供帮助。补充医学不属于传统西医中所指的医学疗法和医学产品，医生在培训期间通常没有接受过这方面的训练，他们也不会在治疗过程中使用这些方法。当同传统西医疗法一起使用时，这些方法被称为"补充医学"。当只用这些方法治疗疾病时，这些方法被称为"替代医学"。

许多补充和替代疗法都没有经过科学的检验。一种疗法是否安全有效，无法通过确定的方式去验证。所以，您在使用这些方法前，一定要先咨询您的医生。

整骨疗法，是补充和替代疗法中的一个例外。它是一种徒手操作的物理疗法，能恢复身体结构的平衡和改善机体的功能。现在，已经有很多整骨疗法方面的博士，他们从经过认证的整骨院校毕业，并且有了医师资格证。他们利用从整骨学院所学到的疗法来为病人治疗。通常，这些疗法都很安全。

顺势疗法，是运用少量经过高度稀释的物质来缓解症状。大剂量情况下，这些物质可产生症状。

脊椎按摩疗法，是靠按摩脊椎的方法来减轻疼痛，辅助机体自愈。

亚历山大健身技术，是利用轻柔的运动来纠正错误的姿势，通过意识、运动、触摸，使您重新获得平衡。

电磁场疗法，也被称为"能量治疗"，是利用磁场来缓解神经以及关节疼痛。低频热波、电神经刺激和电磁波都是通过提供能量来治疗机体。

针灸，是将一根特别细的针插入穴位（穴位被认为是身体能源点同特定器官的连接部位）。只有受过培训的从业者才可进行此项操作。研究表明，针灸有许多益处，除了帮助机体自身产生一些止痛物质，也能改变流向大脑的血流。针压法，同针灸法相似，不过它是利用压力而不是针压在身体的一些关键穴位上进行治疗。

您可以通过努力自己来控制身体的一些机能，比如控制血压、心跳、体温、脑电波等。如果您能有效做到这些，为您插上不同的装置，从生物反馈治疗仪上您便可通过视觉和听觉得到反馈。这就是生物反馈疗法。

而意象导引，则是通过虚构的心理图片，与视觉、味觉、听觉结合起来，集中意念，想象自己的身体是健康的。这种疗法可以控制与压力有关的一些疾病，比如头疼和高血压。

治疗性触摸，则是治疗师通过将自己的手放到一个病人的身体上，带给他能量，使其获得平衡。

反射学，是给手或脚上的一些特定穴位施加压力，尤其是那些压痛点，这些点被认为同身体特定的器官相连。

身心疗法，是将身心结合起来治疗疾病。普遍的身心疗法包括按摩、护理治疗、瑜伽和不同的放松方法。按摩是靠摩擦来控制机体组织的一门古老医术，帮助机体、头脑和心灵进行放松。您可以自己按摩头部、颈部、前额、太阳穴、手和脚，也可以去专业的按摩师那里进行一个全身放松，这对一些普通的疾病很有帮助。

深思疗法，能帮助您放松心情，使您接触到自己的深层思想。现在有多种不同的深思疗法，有些是专注于呼吸，进行想象，或重复一个单词、咒语之类的词；另一些，比如心灵沉思疗法，则是让身体对外界压力变得不大有反应了。瑜伽，是指将人的各个方面，比如心灵、思想、情感和体力融合到一些姿势中的一种疗法。

香料按摩，是将散发芳香气味的植物油添加到产品中，涂抹到皮肤上。膳食补充剂包括维生素、矿物质、草药、草药制剂，这些都可以预防疾病。其中，草药和草药制剂被当作药物使用。中药界有关专家认为，一个健康的人体内的能量是平衡的，流经身体的各个部分，而疾病导致这种流动被阻断。

✑ 您打算雇佣一位导乐陪伴分娩吗？

您可能在想是否需要雇佣一位导乐在孩子出生期间来帮助您。导乐是一位训练有素、在阵痛和分娩时能支持和帮助您的女性。从您阵痛开始到宝宝被生下来，导乐会一直陪伴着您。

"导乐"一词来自希腊词"女助手"。她们不接生，也不能代替医生或助产士，也不能承担护士的角色。她们只是在那里安慰产妇，安抚她不要恐惧，帮助她度过阵痛。在阵痛期间，她们会一直照料产妇。她们通过给产妇按摩、水疗和让产妇深呼吸，来减轻产妇的疼痛。许多情况下，导乐都可以指导伴侣来帮助产妇，她甚至能在哺乳方面帮助您。

导乐的另一个强项是为那些选择不使用药物分娩的产妇提供支持。如果您选择使用麻醉药，导乐的作用就小了很多。

导乐的主要功能是为阵痛期间的产妇提供支持，但她也经常辅助分娩指导，虽然不能替代分娩指导，可她能够同分娩指导并肩作战。在许多条件下，导乐就相当于一个分娩指导。

导乐的服务可能比较昂贵，从250美元到1500美元不等。这个费用包括了从生产前的会面，到阵痛和分娩期间的照顾，还有一次或多次的产后拜访。

如果您和伴侣决定在您阵痛和分娩期间找一名导乐，跟您的医生谈谈你们的决定。他可能会觉得有导乐在场会打扰自己而否决这个主意。或者医生会为您提供一份一些经常与他合作的导乐的名单。

如果您决定要雇佣一名导乐，及早开始找吧！在您怀孕4个月初就可以开始找了——最晚不能超过6个月。如果您再往后拖，虽然还可能找到，但选择的范围就小多了。及早开始找合适的导乐，不至于您因寻找导乐时间紧迫而紧张，并且可以在面试不同的人时进行认真挑选。查查当地电话簿上导乐的名字，或者看看相关网站，从您所在的地区找一位合适的导乐。

⚘ **准备要向导乐提出的问题**

如果您考虑找一名导乐，您事先要面试几位，然后从中挑选。您可能有些问题要问她们，以便在面试后您分析她们各自的情况。以下问题供您参考：

◆ 您有什么资格证？都受过哪方面的培训？您有导乐证书吗？是哪个机构为您颁发的证书？

◆ 您自己生过孩子吗？您生孩子采用的是哪种方法？

◆ 您的分娩理念是什么？

◆ 您对我们选择的分娩方式熟悉吗（如果您已决定采取某一种分娩方式）？

◆ 您计划怎样帮助我度过阵痛？

◆ 产前如果我们有问题要问您，您什么时间有空？

◆ 产前我们多久见一次面？

◆ 阵痛开始的时候我们怎么联系您？

◆ 如果我进入阵痛，却真的联系不上您，该怎么办？您有其他导乐伙伴吗？我们能见一见她们吗？

◆ 您有帮助新妈妈哺乳的经验吗？产后如果在这方面有问题或者有其他产后问题需要您的帮助，您随时有空吗？

◆ 您如何收费？

对导乐的看法，包括是否可以与她很容易地谈话与沟通、她是否能听清您的问题并做出对应的回答、您跟她在一起是否自在等。如果您觉得跟一个导乐合不来，那就再试下一个吧！

产后月嫂。除了有在阵痛和分娩时提供帮助的导乐，还有产后月嫂。这些妇女帮助新家长们轻松过渡到父母身份。以自己的实际经验，她们会让新妈妈和她的伴侣学会如何照顾和欣赏新生宝宝。

产后月嫂提供情感和母乳喂养支持，并且确保新妈妈不挨饿、不缺水、很舒适。她可能会陪护新妈妈和宝宝一起去看儿科医生。产后月嫂也可负责买生活用品、准备饭菜和做其他家务。她还可以帮助照顾大一点的孩子们。

产后月嫂的服务一般都在产后最初的2~4周内，但之后她们仍可进行1~2次拜访，甚至多次拜访，时间是3个月或者更长时间。有些产后月嫂是全日制；有些则是倒班，一班是白天3~5小时，另一班是大一点的孩子放学后到新爸爸回家前这一段时间。

有些产后月嫂是晚上工作或 / 和通宵工作。她们不能治疗产后抑郁，却可以给经历抑郁的新妈妈提供支持。许多产后月嫂都受过相关培训，可以帮助新妈妈检查自己是否患有抑郁，并能帮忙将新妈妈转到医生和其支持团队那里。

如果您认为自己需要一位产后月嫂，预产期前的几个月就安排好吧！即使您不能确定宝宝到底什么时候降生（除非您定了确切的剖宫产日期），也要提前联系产后月嫂，看看她到时是否可以到任。相关费用要根据产后月嫂所受的培训程度和所积累的经验来定。

🙋 选择孕妇装的一些建议

首次穿上孕妇装，意味着第一次公开表明：我怀孕了。幸运的是，现在的孕妇装比过去的孕妇装要时髦得多。下面是一些帮您选择时尚、舒适的孕妇装的建议：

◆ 确认孕妇装有足够的空间，能适应自己的肚子变化。

◆ 腰带不能太紧，离宝宝降生还有些时日呢！衣服腰部太紧，会给肚子上的静脉施加压力，导致向腿部的循环减少。可调腰带的裤子、裙子和短裤都可以避免发生这个问题。

◆ 选择宽带的孕期胸罩，避免给背部的斜方肌施加压力。如果这块肌肉紧缩打结，您可能会脖子疼痛。有背带的那种运动胸罩能平均分布乳房肌肉。

◆ 选择既可以在工作时穿（如果您外出工作），又可以平时穿的衣服。

◆ 舒适的裤子和上衣，两者可以兼顾。

◆ 您可能需买一件高档女装，以备正式场合时穿着。

◆ 千万别忘记鞋子——低跟的样式既可以同裤子搭配，又可以同裙子搭配。

第17周锻炼项目

坐在地板上，双腿向前平伸。双臂向前平伸，与肩部齐高。依靠臀部的力量向前"走"大约6步，再向后"走"，返回原地。重复7次。

此项运动能锻炼腹部和下背部肌肉。

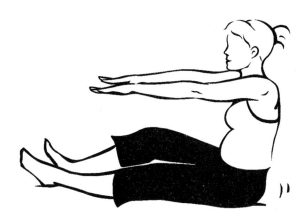

怀孕第18周
胎龄——16周

宝宝长得有多大

截至这周，生长中的宝宝顶臀距离是12.5~14厘米。宝宝的重量大约为150克。

您的肚子有多大

把手指横放，然后测量一下，您的子宫现在在肚脐下两指宽（2.54厘米）的地方。它大约有哈密瓜那么大，或者更大一些。

目前，您的总增重为4.5~5.8千克，但也因人而异。如果您增重超过这个范围，跟您的医生谈一谈。您可能需要找一位营养师，您还有多一半的孕期要经历呢！

您的宝宝如何生长发育

宝宝继续发育，但是增长率减缓。正如您在下页插图中看到的，宝宝的外表已经有了人的样子。

超声波能检查出胎儿的问题。如果检查中发现可疑迹象，医生会要求您今后继续做超声波检查来密切注意胎儿的发育。

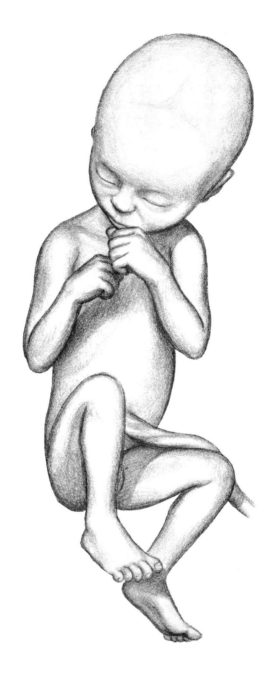

　　截至本周，宝宝顶臀距离大约为12.5厘米。宝宝的外表更加像人类了！

通过脐带，宝宝的血液流向胎盘，氧气和其他营养物质从您的血液中转移到宝宝的血液中。刚出生时，宝宝必须快速从依赖您获得氧气转换到依赖自己的心肺获得氧气。卵圆孔闭合，血液从右心室、右心房和肺中获得氧气，这种转换真神奇。

您体内的变化

❧ 您后背疼痛吗？

50%~80% 的孕妇不时会有背部和髋部疼痛的感觉。这种疼痛经常发生在怀孕第三期您的肚子越来越大的时候。但有时这种疼痛也可能出现在怀孕早期，一直持续到分娩之后（长达5~6个月）。

背部疼痛通常是轻微的，很少发生剧烈的背痛。有些孕妇会在过度运动之后发生剧烈背痛，有些则是因为走得太多、弯腰太多、过度举重，或是站立时间过久。甚至有些孕妇会感到连走路都很困难。孕妇起床时需要小心翼翼，坐着要站起时也得注意一些。

有一种叫作"松弛肽"的孕期激素可能是导致这个问题的罪魁祸首。松弛肽负责松弛关节，以便您的骨盆能够扩大，使宝宝顺利出生。然而，关节松弛会导致下后背和腿部疼痛。另外，体态的变化也是导致背痛的因素，包括您的增重情况（又一个您必须控制增重的原因）、乳房变大、肚子变大等。

关节灵活性的变化使得您的姿势也发生改变，这就有可能导致您下背部不适，尤其是在怀孕的后期更为严重。子宫的增长让人体重心开始移向腿部，这又反过来影响了骨盆周围的关节。您所有的关节都变得更加松弛了。荷尔蒙的增加是发生这些现象可能的原因。如果背部疼痛很严重，请您找医生做个检查。

> **温馨提示**
>
> 腰椎疼痛是一种从下后背中央扩散出来的疼痛，它经常会在怀孕第一期或第二期出现。如果您在怀孕前就出现过这种疼痛，极有可能孕期也会经历这种不适。孕前瑜伽课可以帮您缓解此症状。不久站是治疗腰椎疼痛的一个好办法。

缓解背痛可以采取的行动。您能做点什么来预防或减轻背部疼痛呢？尽可能在怀孕早期就试试下面的办法，您会在怀孕中晚期因此受益。

◆ 小心您的增重情况，避免增重过快、过多。

◆ 孕期持续运动。

◆ 双脚离地，侧躺30分钟。

◆ 如果还有别的孩子，他们休息的时候您也打个盹。

◆ 吃点对乙酰氨基酚治疗背痛是可以的。

◆ 在疼痛部位热敷。

◆ 如果疼痛持续而且剧烈，跟您的医生谈一谈。

当您下背部疼痛的时候，每天用冰袋冷敷，每次30分钟，每日3~4次。如果疼痛持续，就换成加热垫在相同部位热敷。轻轻舒展，对缓解疼痛也会有所帮助。

产前按摩能减轻疼痛——咨询一下您的医生，他能给您推荐一些有资质的按摩治疗师，或者他会建议您戴一种能够支撑下背的支架或者穿具有相同功能的孕服。

锻炼也能减轻背部疼痛，游泳、走路和非冲击性有氧运动就是很好的选择。看看后面有关运动的讨论。

背部不适，也有可能表明您有其他更严重的问题，带着您的疑问找找医生吧。

炎性肠道疾病

炎性肠道疾病包括两种——溃疡性结肠炎和克罗恩病（节段性回肠炎，在第24周有专门的描述）。炎性肠道疾病影响了大于200万美国人。（炎性肠道疾病同肠易激综合征不同，第30周有关于肠易激综合征的讨论。）

溃疡性结肠炎发生时，小肠的内壁红肿，发展为溃疡。最严重的部位可能在直肠区域，可导致持续腹泻。如果小肠内壁受到损伤，大便中会有黏液和血。

炎性肠道疾病可由多种因素引起，比如环境因素和饮食，生活方式也可能会影响炎性肠道疾病。不抽烟且补充 Ω-3脂肪酸，对预防和缓解此病会有所帮助。缺损的免疫系统也可能是此病的成因之一。

它似乎是一种家族性疾病。研究人员坚信，一定是有一种基因发生变异，影响了免疫系统的正常功能，从而导致炎性肠道疾病。

炎性肠道疾病，最普遍的症状是腹泻和胃痛。腹泻程度从中度到重度不等。有时，炎性肠道疾病也会导致便秘。得了这种疾病的患者，因为腹泻致使液体流失，营养流失，进一步引起高烧、疲乏、体重减轻和营养缺乏。胃痛是控制小肠收缩的神经和肌肉受到刺激而引起的。

许多炎性肠道疾病患者的其他部位也有炎症，包括关节、眼睛、皮肤和肝脏。肛门处也可能发生皮肤结节。

> **爸爸小贴士**
> 您可能对伴侣看上去如此疲乏感到惊讶，她做任何事都显得那么费力，尤其是在她还外出上班的情况下。您可以帮她跑跑腿，帮她把衣服拿去干洗，洗好以后再捎回来。
> 她去银行的时候，您在旁边等着她。把她的车开到洗车处洗洗。帮她去图书馆还书，或者还一下租来的 DVD。

炎性肠道疾病的诊断与治疗。因为炎性肠道疾病的症状与其他疾病类似，对其的诊断比较困难。如果您体重减轻、反复腹泻或者腹部痉挛，就要考虑是不是得了炎性肠道疾病。

您的医生可能要求您做个血样检测，看看您是否有炎症、是否贫血或是否有其他问题；也可能会检查一下您的粪便中是否有血，或者查一查小肠中钡的含量。

　　炎性肠道疾病常常采用药物治疗，医生会开一些消炎药和／或免疫抑制剂。如果症状还不减轻，您可能就需要做手术了。如果孕期需要做手术，则应该在怀孕第二期进行。

　　孕期您可能还需要做更多的检测。专家们认为，在孕期，结肠镜检查、乙状结肠镜检查、上消化道内镜检查、直肠活组织检查或腹部超声波检查都是安全的。要避免 X 射线和计算机层析成像扫描。如果您被建议做核磁共振成像检查，要听取妇产科医生的意见。胃肠病学家对您来说非常重要，问问您的医生如何才能使胃肠病学家参与进来。

> 🍃 **温馨提示**
>
> 增重超过推荐体重，会使孕期和分娩都变得更加困难，多出的赘肉产后也很难减下去。所以，您一定要小心自己吃的食物。选择能提供营养的食物，来满足您和宝宝生长发育的需要。

　　炎性肠道疾病与怀孕。大部分有炎性肠道疾病的孕妇孕期都很正常，并且生出的宝宝也很健康。如果您怀孕前没跟医生提起过您有炎性肠道疾病，孕期在停止吃任何药物之前都要联系您的医生。

　　您怀孕的时候，如果炎性肠道疾病处于缓解期，可能整个孕期它都会停留在缓解期，孕妇中65% 都是这种情况；如果此病处于活动期，整个孕期它就可能处于活动期。

　　有溃疡性结肠炎的妇女有1/3会在孕期复发，通常在怀孕第一期就会复发。此病在怀孕第一期和产后经常会突然发作。

　　有严重的炎性肠道疾病的孕妇出现问题的风险也很高，在孕期可能得频繁地拜访医生，也得做更多的测试。

您的活动如何影响宝宝发育

✿ 怀孕第二期的锻炼

我们每个人都听说过这样的故事，一些孕妇在孕期一直做着剧烈的运动或艰巨的工作，直到分娩的那一天，却没有出现任何问题；还听说过某个怀孕的奥运会运动员依然站在奥运会的领奖台上。但对大多数孕妇来说，这类训练和身体压力可不是好选择。

随着您的肚子越来越大，您的平衡感亦受到影响，您可能觉得自己十分笨拙。您已经不适合做那些身体接触性运动，这些运动很容易导致您摔倒、受外伤或被击中肚子。

孕妇在孕期可以很安全地参加多种体育运动和锻炼项目。这同三四十年前的观点截然不同了，那个时候是建议孕妇在孕期减少活动的。在今天看来，锻炼活动有益于您和生长中的宝宝。

进行产前检查时，请跟医生讨论一下有关运动的事情。尤其是当您的孕期存在高风险或者您曾经多次流产时，开始任何运动项目之前，您都要咨询您的医生。现在已经不是您增加活动量的时候了。实际上，这时候您该降低锻炼强度、减少锻炼次数了。具体要以您的身体情况而定，身体会告诉您什么时候该放松下来。

您已经参与的或者准备参与的那些活动又该如何对待呢? 下面是有关各种活动的讨论以及这些活动在怀孕第二期和第三期时对您的影响。

> **温馨提示**
> 锻炼中，您的需氧量会增加，身体更重，身体平衡也会改变，也可能更容易疲劳。在您调整自己的锻炼项目的时候，要考虑到这些情况。

您可能喜欢的运动。游泳对您来说是有益的。水的支持力和浮力让人特别放松。如果您会游泳，整个孕期都可以进行；如果您不会游泳，却在做水中运动（在游泳池的浅水区锻炼），在孕期也可以继续进行。如果不过度，游泳是一项在孕期任何时候都可以进行的运动项目。

散步在孕期也是很棒的运动项目，同时也是您和伴侣互相交流的大好时机。即使天气不好，您也可以去很多地方走走，比如您可以去封闭的购物中心，这同样也能取得很好的锻炼效果。快步走2英里路就足够了。如果不过度运动，散步也是一项在孕期任何时候都可以进行的运动项目。

如果您觉得骑自行车很舒适或者骑车地点很安全，您可以跟伴侣或者其他家人一起出去骑车锻炼一下。但是现在不是学习骑自行车的最佳时机。随着您身体的变化，您的平衡也在变化，现在您上下自行车都很不方便，如果摔下来是会伤害您和宝宝的。

天气不好的时候，骑固定自行车是不错的运动，而且，在怀孕的后期，这也是一项很好的运动。许多专家建议，在怀孕的最后两三个月内，为了避免摔倒，您可以骑固定自行车来锻炼。动感单车，作为高强度的固定自行车锻炼项目，不建议您在孕期练习，因为这项运动容易导致脱水或心率加快。

慢跑也是孕期允许的运动项目，但要先与您的医生协商。许多孕妇孕期可以继续慢跑。如果您的孕期存在高风险，慢跑就不是个好主意了。孕期不是增加跑步里程和为比赛做训练的时候。跑步的时候，请您穿上舒适的衣服和支持性的、有很好缓冲效果的运动鞋。要花足够的时间做好跑步前的舒展运动和跑步后的放松运动。

孕期您需要减慢速度，减少跑步里程，您甚至应该将慢跑改为散步。如果跑步时或跑步后您感觉疼痛、出血、收缩或有其他症状，请立即与您的医生联系。

经常有人向我们咨询有关其他运动项目的情况。下面是一些您想参与的运动项目的信息。

◆ 网球和高尔夫球是怀孕第二期和第三期可以继续参加的项目。它们很安全，但锻炼量太小。

◆ 孕期不建议骑马。

◆ 不要做滑水运动。

◆ 保龄球是可以打的。但其锻炼量因人而异。在怀孕的后期进行这项运动要格外谨慎，它可能导致您摔倒甚至扭伤后背。随着平衡的改变，保龄球运动对您来说越来越困难了。

◆ 在还没有去过某些斜坡或小径上滑雪之前，先跟您的医生商量一下。如果滑雪是您喜欢的运动，也讨论一下。孕期您的平衡变化很大，摔倒对您和宝宝都会造成伤害。有些医生允许孕妇在怀孕早期进行滑雪和滑板运动。但许多医生都认为怀孕后半期孕妇不适合做这些运动。

◆ 骑摩托雪橇、水上摩托车或者摩托车，都是不建议孕妇在孕期进行的活动。有些专家认为只要不是太费力，这些运动是可以的；然而，大部分专家还是认为它们风险太大。尤其是当您此时或以前出现过孕期问题时，就更不能参与这些活动了。

您的营养

您大概每天需要30毫克的铁来满足孕期您和宝宝不断增长的需要。在生命最初的几个月里，宝宝利用您贮存的铁来建造自己的铁贮存。如果您母乳喂养，就能避免宝宝铁缺乏。

产前维生素大约包含60毫克铁，对您来说，这已经足够了。如果您服用铁补充剂，用一杯橘子汁或葡萄汁伴服，能提高铁的吸收率。服用铁补充剂的时候，要避免喝牛奶、咖啡或茶，它们阻碍铁的吸收。

如果您感到疲倦、无法集中精力、头痛、头晕或消化不良，如果您抵抗疾病的能力弱，您可能是铁缺乏。翻开下眼睑是一个检查是否缺铁的简单方法。如果您铁含量充足，眼睑内是暗粉色的，甲床也应该是粉色的。

您吃进去的铁只有10%~15%被机体吸收。您应该经常吃些含铁丰富的食品，保证体内铁的贮存量。含铁丰富的食品，包括鸡肉、红肉、器官肉类

（肝脏、心脏、肾脏）、蛋黄、黑巧克力、果干、菠菜、甘蓝和豆腐。维生素C与含铁丰富的食品结合起来能促进铁的吸收，菠菜沙拉与橘瓣就是很好的选择。

如果饮食平衡，加上每天服用产前维生素，您可能就不需要再补充铁了。如果您担心的话，就跟医生讨论一下。

您也应该知道

慢性疲劳综合征

慢性疲劳综合征，是一个人长期经历不明原因的严重疲乏引起的症状。休息不会减轻此症状。我们对慢性疲劳综合征与怀孕的关系知之甚少。大约有100万美国人受慢性疲劳综合征的影响，其中80%是妇女。

伴随着慢性疲劳综合征，也可能出现其他问题。研究表明，被诊断为患有此病的人数中，有65%也有纤维肌痛症。（有关纤维肌痛症的信息，详见第21周。）

慢性疲劳综合征经常影响达到生育年龄的妇女。许多患有慢性疲劳综合征的妇女怀孕很成功，生出的宝宝也很健康。有些妇女的慢性疲劳综合征在孕期得到了改善。这种改善经常发生在怀孕第一期，可能与孕期荷尔蒙的改变有关。有些孕妇的症状却并未得到改善，甚至有的孕妇可能感觉在孕期此症状更严重了。

如果您患有慢性疲劳综合征并且怀孕了，您在孕期要注意多加休息。有些患有此症的孕妇需要卧床休息。

在分娩后的几周内，大约有50%的新妈妈可能会复发慢性疲劳综合征，或者感觉不如孕前精神。导致这种状况发生的原因，可能与新妈妈得照顾小宝宝，而且体内的荷尔蒙也逐渐减少有关。我们不知道患慢性疲劳综合征的妇女在怀孕期间或哺乳期间会不会把这种疾病传递给孩子。

跟您的医生谈谈关于您吃的一些非处方药和处方药，听听他的意见。许多药在孕期需要停用或者减少用量。叶酸在孕前和孕中服用已被证实是非常有益的。

☙ 度他雄胺和保法止

您可能在电视上听到过或者在杂志上看到过，有些药是孕妇不能接触的，尤其是度他雄胺和保法止。这些警告引起您的重视了吗？只要接触到这些药就会伤害胎儿吗？

如果药片碎了或坏了，您不能去处理。如果您接触到这些药物，它们就会被吸收到您体内。如果不小心接触到了，您要立即用肥皂清洗接触部位，再用水冲掉。让我们详细看看这两种药。

度他雄胺被用来治疗男性前列腺良性增大。这种效力强大的激素能穿过皮肤，所以即使皮肤没破，您也不能接触。接触到这种药有可能导致男婴发生出生缺陷。服用了度他雄胺的男性也不能献血，因为他的血液可能会被输注给孕妇从而引起出生缺陷。

研究还发现，服用了度他雄胺的男性，精子中也有度他雄胺。在怀孕第一期，正是胎儿形成的时候，此时千万不得进行无保护措施的性行为，一定要使用安全套。

保法止，也叫"非那雄胺"，用来治疗男性脱发。保法止药片经铝塑包装，这也是一个防止您直接触碰的好主意！它能导致男性出现问题。在准妈妈偶然接触保法止后生出的女婴中，尚未发现有出生缺陷者。

☙ 尿道感染

尿道感染是孕期影响膀胱和肾脏的最普遍问题。随着子宫增大，它正巧位于您的膀胱之上，也位于那些从肾脏通往膀胱的管道之上，这就可能导致尿流不畅。尿道感染还有其他的名称——膀胱感染和膀胱炎。

此病的症状通常是尿急、尿频、尿痛，尤其是排尿快要结束时，感觉更加疼痛。严重的尿道感染可能会尿中带血。

在您第一次做产前检查时，医生可能会做尿液分析和尿液培养。在孕期的其他时候或是您有那些烦人的症状时，医生也会为您做尿液检查，确认您是否患有尿道感染。

为避免感染，您不能憋尿，一旦有尿意，就要马上去排空膀胱。在性交之后清空膀胱也是有益的。

大量饮用液体。越橘汁很有帮助。但没有咨询医生之前，您不能添加越橘补充剂。

如果孕期有尿道感染，请给医生打电话。细菌可以通过胎盘影响胎儿。如果有了尿道感染不去治疗，有可能引起其他孕期疾病。

许多抗生素对治疗尿道感染都很有效，但有些抗生素孕期使用可能不安全，您的医生会给您这方面的建议。

要按时服用整个疗程的处方药。如果您不治疗这类疾病，胎儿就会受到伤害。

保持尿道健康

◆ 不要憋尿——有排尿冲动立即行动。
◆ 每天至少喝100盎司液体（包括越橘汁），这样可以冲洗尿道中的细菌。
◆ 性交后立即排尿。
◆ 不要穿紧身内衣和紧身裤子。
◆ 排便之后，要从阴道前面向后擦。

其他肾脏疾病。尿道感染带来的更严重的问题是肾盂肾炎。这种类型的感染在全部孕妇中的比例是1%~2%。其症状包括尿频、排尿过程中有灼烧感、有尿意但排不出尿、高烧、寒战或背痛。

肾盂肾炎可能需要住院，接受静脉抗生素注射治疗。如果您在孕期有肾盂肾炎或者反复发作尿路感染，为防止复发感染，您可能整个孕期都得服用抗生素。

另一个涉及肾脏和膀胱的疾病是肾结石（肾石病）。每1500名孕妇中就有

1例肾结石患者。肾结石会导致背部和下腹部严重疼痛，还会产生尿中带血的症状。

　　肾结石疼痛严重时需要住院治疗。肾结石经常通过大量饮水和服用止痛药来治疗。通过这两种方式，无须做手术或碎石术（一种超声波程序）就能排出石头。

　　一些孕妇有慢性肾脏疾病，这就增加了孕期风险。研究表明，患有慢性肾脏疾病的孕妇出现各种各样问题的概率更高一些。

第18周锻炼项目

双脚平放在地面上，手臂放在两侧。将双臂从身体前面向上举起，举过头顶，同时右脚向前跨出一步。将手臂收回原位，右脚向后撤回出发点。重复7次。然后换左腿，与以上动作相同，重复7次。

此项运动能调节和强化手臂、上背、下背、腿部和臀部肌肉。

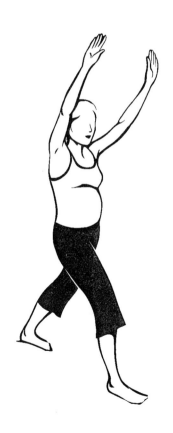

怀孕第 19 周
胎龄——17 周

宝宝长得有多大

截至这周，成长中的胎儿顶臀距离是13~15厘米。您的宝宝现在大约有200克重。很难想象到，分娩的时候，宝宝的体重将是现在的15倍还多！

您的肚子有多大

在肚脐下方1.3厘米的地方，您能摸到自己的子宫。下页插图中，按您身体的相对大小给出了子宫和宝宝的大小。这张侧面图能够很好地展现出您的变化！

此时，您的总增重是3.6~6.3千克，而宝宝只有200克重。胎盘的重量大约为170克，羊水大约重320克。您的每个乳房都增加了大约180克。您其他的增重体现在增加的血容量和物质的贮存方面。

您的宝宝如何生长发育

大约此时，宝宝开始听到来自您的声音了——您的心跳、肺内充满着空气的声音、血液中的飕飕声、消化食物的声音！听力对于宝宝来说是颅骨上感受到震动，然后传到内耳。当声音的震动穿过骨头时，宝宝就听到了。研

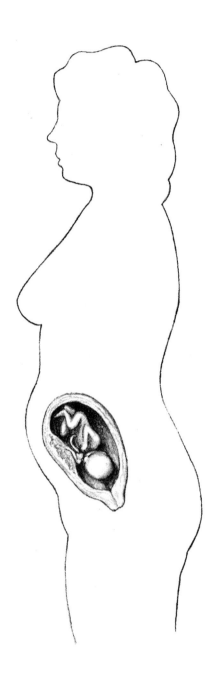

孕期第19周（胎龄——17周）时子宫的相对大小，脐下可以摸到子宫。

究表明，在子宫内，相比较高声调的声音，较低声调的声音被听得更清晰。

🐉 脑积水

脑积水导致胎儿脑袋增大，在胎儿中的发生率大约为1/2000。严重的出生缺陷中，有12%为脑积水。脑积水通常同脊柱裂、脊髓脊膜突出、脐突出有相关性。

脑颅内可积聚500~1500毫升的液体，但有时会更多。大脑组织被所有这些液体压迫着，这是最令人担心的问题了。

诊断脑积水最好的方法是超声波检查。到第19周末时，超声波下便可看到脑积水症状了。在偶然情况下，通过常规检测和触摸测量子宫也可查出脑积水。

过去，对于孕期宝宝出现的脑积水状况可谓一筹莫展，直到胎儿出生才能予以治疗。但现在在很多种情况下，胎儿还在子宫里的时候就可以对脑积水进行治疗了。治疗宫内胎儿的脑积水有两种方法。一种方法是将一根针通过准妈妈的腹部插入胎儿的脑部，然后采集液体。一些液体被从胎儿脑部移除以后，其压力就减小了。另一种方法是将一个很小的塑料管安放在胎儿脑部抽取液体的地方，以便能持续排除液体。

脑积水是一种高风险疾病。以上治疗的操作步骤都是由在这方面特别有经验的专家们采用当前最先进的技术来执行的。而且，需要咨询专门处理高风险怀孕的围产期专家后才可执行。

您体内的变化

☙ 眩晕的感觉

孕期眩晕是一种相当普遍的症状，一般由低血压引起，经常在怀孕第二期出现，但发生的时间有可能更早。

孕期低血压有两个常见原因。一是缘于扩大的子宫对主动脉和腔静脉的压力，也被称为"妊娠仰卧位低血压"，经常发生在您躺下的时候。您可以通过不仰面睡／躺来缓解此症状。另一种情况发生在从坐着、跪着、蹲着的姿势迅速站起时，也被称为"姿势性低血压"。当您迅速起立的时候，血压下降。只要您起立时慢一些就不会发生这种情况了。

如果您患贫血症，您可能会感觉头晕目眩、疲乏，或者特别容易疲劳。孕期您的血液要做定期检查，届时医生会告诉您，您是否有贫血情况。

怀孕也会影响血糖水平。高血糖水平（高血糖）或低血糖水平（低血糖）都会使您感到头晕或发生昏厥。许多医生都会定期为孕妇检测血糖水平，尤其是孕妇出现头晕症状或者有糖尿病家族史时。

大部分孕妇通过饮食平衡、按时吃饭、不长时间饿肚子等做法可以避免或改善眩晕的问题。随身携带一个水果或者几块饼干，在需要的时候能帮助您快速增加血糖。您也可以试着盘腿坐下，两手按压大腿，或者挤压手中的橡皮球，这两种运动都能帮助您拉紧肌肉，从而提高到头部的血流量，眩晕的感觉便会因此消失。

☙ 打呼噜

超过35%的孕妇打呼噜。当您打呼噜的时候，您的上呼吸道放松，一部分关闭。这种现象会阻止您吸入足够的氧气和呼出足量的二氧化碳。

过去，专家们认为，如果孕妇孕期打呼噜，那么其发生问题的风险就更大，比如发生高血压或者新生儿低体重的状况。最近的研究表明，准妈妈打呼噜对宝宝的生长发育没有丝毫影响。如果您有疑问，请跟医生谈一谈。

❧ 血栓形成倾向

一些妇女在孕期会经历血液凝块的问题。"血栓形成倾向"一词指的是一类疾病，它包括广义的血液凝结疾病。

遗传性血栓形成倾向发生在10%的妇女中，能导致孕期准妈妈和胎儿都出现问题。这种疾病同血凝块和其他问题的高风险有密切关系。

许多医生都不为孕妇做这方面的筛查试验。如果您的家族有这种疾病史，请您要求医生为您做相应测试。一些研究者发现，遗传性血栓形成倾向同怀孕第二期或第三期胎儿丢失有紧密联系，但同怀孕第一期胎儿丢失没有联系。

可以做些测试看看您是否存在高风险。如果血液检测表明您有问题，您的医生会建议您服用阿司匹林和低分子量肝素。这种疗法在一些孕妇身上疗效很好。

血栓形成倾向的并发症有可能在以后的妊娠中重新发作。有血栓形成倾向的孕妇避免下次怀孕中的风险特别重要。一些疗法包括：服用叶酸补充剂、使用肝素、低剂量阿司匹林法。

比基尼除毛
孕期运用比基尼除毛法是可以的，只是要小心阴部周围的区域。避免使用巴西式除毛法，这种将热蜡涂在阴道开口处的两侧（阴唇）的做法有可能使孕妇受到伤害。

吃多少鱼合适?
鱼肉是孕期应该选择的健康食品，但一周内鱼肉的摄入量不要超过12盎司。

您的活动如何影响宝宝发育

❧ 小心孕期迹象

许多孕妇都很紧张，她们认为自己对孕期重要的事情或可能发生的事情一无所知。大部分孕妇孕期不会产生问题，即使有问题，也是极少数。您要警惕下面列出的这些重要症状，出现其中任意一种都不能麻痹大意，要打电话给您的医生。

◆ 阴道出血。

◆ 脸和手指严重肿胀。

◆ 严重的腹痛。

◆ 阴道流失液体，一般是液体喷出，但有时只是滴流或持续湿润。

◆ 宝宝突然剧烈运动或缺少运动。

◆ 高烧（高于38.7℃）或打寒战。

◆ 严重呕吐或无法下咽。

◆ 视力模糊。

◆ 经常头痛或突然严重头痛。

◆ 外伤或事故后，比如摔倒或出现车祸。

如果发生以上状况，您感觉不到宝宝的运动，吃过饭后，坐或躺在一间安静的屋子里，集中精力感觉宝宝的运动频率。如果2小时内感觉到宝宝运动不足10次，给您的医生打电话。

一定要将您所担心的都告诉医生，提问任何问题都不要难为情。您的医生在这方面见多识广，或许他早都听说过类似的问题了，他一定不会反对听那些他擅长处理的问题。

如果需要，您得转诊找围产期医生，他们是额外受过两年或多年专业培训的妇产科大夫，专门处理高风险孕妇出现的问题。

或许孕期一开始您并没有什么风险。但如果您或者宝宝在孕期出现了问题，您会被转诊到围产期医生那里去做咨询或接受可能的治疗。到分娩的时候，您可能会再被返还给医生。

如果您的病情由围产期医生处理，很可能您分娩的医院不是当初您选择的那家。这通常是由于您现在所在的医院有专业的设施，可以做特殊的试验，从而使您和宝宝可以得到更好的医疗护理。

> **🐣爸爸小贴士**
> 您伴侣的孕期几乎快一半了，可能对你们来说，时间过得飞快。努力多花些时间陪陪您的伴侣。如果能推开工作中的事情和责任，尽量跟伴侣一起致力于孕期该做的事情，为宝宝的出生做好准备。甚至你们也该度个蜜月，确保你们有个高质量的夫妻生活。参见第27周。

您的营养

🐦 孕期使用中草药

如果平时您使用中草药——比如饮中草药茶、染色、服用药片或药粉等——来解决各种各样的医疗健康问题，打住吧！我们建议您，未经医生检查和允许，您不能自己用中草药来治疗任何孕期疾病！

您可能认为使用中草药是安全的，其实在孕期使用它们是很危险的。比如，您便秘的时候可能会用番泻叶作为泻药，但番泻叶是可能引起流产的。如果您孕前使用圣约翰草（贯叶连翘），那么现在绝对不可以用了，因为圣约翰草会干扰多种药物。孕期要避免使用薄荷油、迷迭香（治疗消化疾病，不是烹饪用的）、杜松、金钟柏、蓝升麻和番泻叶。

不要冒险——医生没有推荐您服用的药物一定要小心对待。服用任何药物之前都要跟医生协商一下。

您也应该知道

✍ 孕期过敏症

当免疫系统排斥它认为有害的物质时，就会产生过敏。机体释放化学物质来对抗外来物质，一般的过敏反应包括鼻塞、打喷嚏、流涕、眼睛和内耳发痒等。过敏可由草坪、野草、树或霉菌的花粉引起。

在美国，大约有4000万人患过敏症，大约有10%的孕妇患季节性过敏症。也有一些孕妇可能会欣喜地注意到过敏症状在孕期竟然改善了！

如果您服用抗过敏药物，千万不要想当然地认为它是安全的。有些抗过敏药是不建议孕期服用的，比如在怀孕第一期就不能服用速达菲（药品盐酸伪麻黄碱的一种品牌）。许多抗过敏药里混有其他药物。向医生咨询您能服用什么药物，无论是处方药还是非处方药，就连鼻喷也不能随意使用。

孕期可以安全服用的抗过敏药，包括抗组胺药和减充血剂，向医生咨询一下哪个品牌对您来说最安全。在他的监督下，您可以继续服用之前服用的抗过敏药，但不可以开始服用抗过敏药物。

避免接触引发您过敏的任何物质。如果您对灰尘过敏，那就在开车或待在家里的时候关住窗户，使用空调。不要把衣物、毛巾或床单晾在户外。

清晨花粉最为严重，所以要避免在这个时段进行户外活动。在户外的时候，戴上花粉过滤面罩。从户外回来尽快洗澡，冲掉粘在身上的花粉。

彻底清扫家中每处角落，使用吸尘器的时候戴上面罩，并且最好使用带高效微粒空气过滤器的吸尘器。如果您居住的地方环境干燥，要使用加湿器。至少每月清洗一次家里的过滤器。

温馨提示

如果您对豚草过敏，就不要吃香蕉、黄瓜、西葫芦、瓜类或葵花子，也不要喝菊花茶。这些都是豚草家族成员，食用它们以后，您的过敏症状会加重。

❧ 鼻塞

对很多孕妇来说，鼻塞在孕期是再普通不过的事情了。孕期如果赶在过敏季节，鼻塞就更严重了，您可能会被堵得透不过气来。

解充血药通过使鼻腔内血管变窄而减轻其肿胀症状。大多数专家都同意孕妇短期使用阿氟林来缓解鼻腔内血管肿胀。要想长期缓解此症状，必须征询医生的意见，选择可以长期使用的产品，比如色甘酸钠就被认为在孕期可安全使用。同您的医生讨论一下是否可以使用它。

❧ 您即将成为单身妈妈吗？

近些年来，我们看到单身妈妈的数目呈上升趋势。在今天的美国，大约超过40%的宝宝都是由未婚妈妈所生。20多岁的单身妈妈数目最多——平均年龄为26.5岁。将近75%的未婚妈妈是偶然怀孕的。单身妈妈中离婚女性的比例低于15%。将近45%的单身妈妈认为她们真的是单身。8%有个同性伴侣。

许多妇女选择在没有配偶的情况下要孩子。她们的情况也不尽相同，有些妇女深爱孩子的父亲，却选择不结婚；有些是在伴侣不支持的情况下怀孕的；还有些则选择人工受精来怀孕。

不管您的个人情况如何，许多单身妈妈都有着共同的担忧。下面的讨论反应了她们的一些疑难问题。

大部分情况下——无论妈妈是单身、守寡，还是离异——孩子的整体环境要比家里有个男人出现重要得多。超过85%的单亲家庭都是女性单亲。研究表明，如果有其他可依赖的成年人为单身妈妈提供支持，孩子可以在单身妈妈家庭里成长得很好。然而，无论男孩还是女孩，都会因为自己早期成长中有男性的参与而受益。

如果您即将成为单身妈妈，请从家庭成员或朋友那里寻求一些帮助。与那些跟您有共同经历的妈妈们沟通一下，您从她们那里可以寻求一些经验。如果您有朋友或家人有小孩子，也跟他们谈一谈。

抚养孩子是一件既富有挑战性又令人欢喜的事情，单身妈妈要投入更多的精力在身体和情绪方面照顾好自己。您可能觉得孤独无助，您可能觉得不知所措，所以，您最好争取家人和朋友强有力的支持。许多单身妈妈发现，如果她们跟家人或朋友居住在一起，可以共同分担花费，分享日常活动，因而作为单亲的生活也就比较容易了。

从可依赖的人那里寻求帮助，在孕期和孩子出生后您的生活会容易一些。有个女人认为，午夜2点孩子哭闹不止的时候，可以打电话求助的人就是自己可信赖的人。这个人在任何紧急情况下都可以依赖——无论是在孕期还是在产后。

您也可能想选一个在阵痛和分娩的时候可以陪在您身边，产后也会留下来照顾您的人，那就选个月嫂吧！

许多地方都开设针对单身妈妈的分娩课程，许多医院和分娩中心在单身妈妈们分娩前，都会让她们自由选择是否参加这类课程。向您的医生咨询一下这方面的详细信息。

唯一需要特殊计划的是您开始阵痛的时候上医院的事情。有个孕妇本来希望自己的朋友开车送自己去，朋友却没赶来。她的另一个选择（计划中的一部分）是给出租车司机打电话，得以在充足的时间内到达医院。

产后您跟宝宝出院回家后也需要其他人的支持，家庭成员、朋友、同事、邻居都是您考虑的对象。您可能在第一个月最需要帮助。他们可以帮您做一些家务和为您跑腿，比如帮您送要洗的衣服、做饭、清洁、购物等。

如果您觉得自己跟家庭成员和朋友们都很疏远，就同其他的单身妈妈交朋友吧，从她们那里寻求情感和精神支持。这样您就有了一个支持性的团队进行社交，你们之间就可以就如何照顾孩子和其他一些事情进行交流。

您需要立遗嘱。如果您现在还没有这样做，那就着手行动吧。如果您已经有了，那就在孩子出生前再看看是否有需要改动和添加的内容。

万一您有个三长两短，得有人照顾您的孩子，您在遗嘱中要为孩子指定一个合法的监护人。此时您能解决的最重要的事情就是为孩子指定监护人。

如果没有遗嘱，法庭会决定由谁来照顾您的孩子。

在决定由谁来当孩子的监护人之后，指定前先要问问对方的意见，看看他是否有一些您不知道的原因而无法接受这个重要的角色。至少要有两个可供选择的监护人。先问首选人的意见，如果他（她）愿意接受，就把他（她）的名字写进您的遗嘱。还要选一名替代监护人（也一定要事先征求对方意见），告诉对方，他（她）将被指定为孩子的替代监护人。

如果您想要让另外一个人专门为您的孩子处理财产事宜，您可以另外指定一名财产监护人。这名财产监护人的主要职责是管理您留给孩子的所有金融资产。

有些人认为，如果您的财产或固定资产不多，就没必要请律师帮您起草遗嘱了。许多商店和很多计算机软件都有自己立遗嘱锦囊，大部分都相当详尽。然而，如果您自己不是律师，那么这样做可能现在很省钱，日后却会让孩子和其他家庭成员付出代价。如果您未婚，律师能替您想到方方面面的问题，您的孩子和／或伴侣才能顺利继承到您的遗产。

如果您用自己立遗嘱锦囊，做完的时候，可能需要请律师帮您检查一下，以确认您各方面都考虑周到了。虽然多花点钱，但能避免将来给孩子惹麻烦，还是非常值得的。

保护您的文件

您一旦立下遗嘱，就要把原件放在安全的地方。如果律师为您准备，他会把原件放在自己的办公室里，您可以考虑把复印件放在家里的防火保险箱里。

如果您用自己立遗嘱锦囊完成了遗嘱，就把原件放在银行保险箱中，把复印件放在家中的防火保险箱里。如果您选择一位亲戚作为您的遗产执行人，您也可以考虑送他一份复印件。

查看您的保险。在宝宝出生之前，您一定要查看您的保险责任范围。您必须安排好照顾宝宝的金钱来源，以防您发生意外。您也需要足够的残疾保险为您和宝宝的将来做打算。

如果您发生意外，您一定想确保自己的宝宝有经济来源，有人为他管理钱财，直到他成人为止。这部分财产一般由人寿保险单来提供。您查看自己的人寿保险时，也看看自己其他类型的保险，查查当前您拥有的支付范围，以确定宝宝出生后您需要哪种保险来为您支付。是时间做些必要的变化了。

当保险由您的老板支付的时候，请同人力资源部代表协商有关保险及其受益范围的具体信息，可不能忽略这么重要的资源。

有足够的人寿保险费用确保孩子顺利成长，直到他上完大学，这非常重要。美国政府预估抚养一个孩子（从出生到18岁）的费用是22.5万~30万美元，再加上18年后上大学的预计成本，这些就是您应该有的保险支付数额。您需要覆盖面最广的人寿保险范围，以确保有足够的钱照顾孩子，直到他成年。

您也应该看看健康保险。如果您没有医疗保险，您到时候可能很难支付各项医疗费用。

查查您的医疗保险单，看看如果要把宝宝也添加到保险中，截止日期是什么时候。有些规定是必须在宝宝出生后30日内添加，不然宝宝的费用不予支付。

如果您有了意外需要离开工作岗位，伤残保险是您所拥有的一份很划算的保险。如果您发生残疾，它会为您预付事先定好的一笔钱。大部分雇主会提供伤残保险，但是每个有工作的家长都得用自己收入的65%~75% 来支付足够的保险。

您的雇主可能支付伤残保险。通过这种雇佣关系获得伤残保险的弊端是：您一旦离职，雇主提供的伤残保险也就随之终止。而且，其收益也相当低。您可能也得在职一定的时间才会被支付这项保险。如果您的雇主不提供伤残保险，那您就考虑自己买一份保险吧。请您咨询保险专家获取更多信息。

法律问题。因为您情况独特，各种可能发生的事情都有可能引起一些问题。您可能不知道如何去填写孩子的出生证明。有些选项您可以自己决定填还是不填。您可以填写宝宝父亲的名字，也可以空着不填。如果您不想让别人知道宝宝父亲的真实身份，这项您就不用填写了。如果宝宝的父亲是位供者，您可以在"姓名"这栏填写"未知"或"保密"。

现在，按法律要求，父亲必须支付子女抚养费，即使他从来没有参与到孩子的生活中来。咨询一下律师，看看法律是怎么规定的。如果您在孩子的出生证明上填写了父亲的名字，就更容易合法地向他索要孩子的抚养费了。然而，也要顾及宝宝父亲的合法权益。

您不必赶着在出院前将宝宝的出生证明填写完，您有好几个月的时间才交它呢! 然而，如果不提供宝宝的出生证明，孩子便得不到社会保险号。您无论是要给宝宝在银行开个户头，还是为宝宝申请纳税申报表，都需要提供其出生证明。您要把宝宝加入您的医疗保险中，也得使用宝宝的出生证明。

您所有的问题都得以解决非常重要。以下是一些单身妈妈曾经提出的问题。我们把这些问题列下来，但没有答案，因为这些是法律问题，应该由专门从事家庭问题的相关专家来评估回答。这些问题能帮您梳理您作为单身妈妈应该考虑到的一些事情。其中许多问题都必须跟提供给您捐献者精子的组织协商解决。

◆ 一个自己带孩子的朋友告诉我，这种情况下最好考虑法律后果，她的话题是关于什么的?

◆ 听说在有些州，未婚妇女得到的出生证明跟别人不一样，是真的吗?

◆ 我即将做单身妈妈了，我担心谁来为我和要出世的孩子做医学决策，我该做些什么来解决自己的担忧呢?

◆ 孩子出生后，万一我有不测，我的伴侣能为孩子做医学决策吗?

◆ 我未婚，但非常爱孩子的爸爸，如果我在分娩时或孩子出生后有什么不测，我的伴侣能为我做医学决策吗?

◆ 如果我们不结婚，孩子的爸爸有什么合法权利?

◆ 我伴侣的父母对他们的孙子（我的孩子）有什么合法权利吗?

◆ 在我知道自己怀孕之前就同孩子的爸爸分手了，我应该告诉他有关孩子的事情吗?

◆ 我选择的是人工受精。如果我在分娩期间发生问题，谁来为我做医学决策？谁来为宝宝做医学决策？

◆ 我是通过人工受精怀孕的，在出生证明的"父亲姓名"一栏中，我应该填什么呢？

◆ 我从哪里能找到更多的捐献者家族病史信息？

◆ 如果精子捐献者的家庭出现医学问题，精子库会通知我吗？

◆ 当孩子长大后，可能需要一些来自兄弟姐妹的医学帮助（比如肾移植），精子库会提供供者的家庭信息吗？

◆ 我是人工受精怀孕的，我担心将来孩子父亲会介入我孩子的生活，他是否有这个权利？我的担心是不必要的吗？

◆ 有人开玩笑说，因为是人工受精，孩子将来有可能同自己的姐妹或者兄弟结婚却毫不知情，有这种可能吗？

◆ 因为我情况特殊，我还需要考虑其他哪些事情？

如果孩子的父亲提出要监护孩子，您最好跟律师敲定一些细节。不要因为孩子的父亲没有参与孕期过程和 / 或分娩过程，就想当然地认为您会自动获得孩子的单独监护权。

第19周锻炼项目

　　右侧离墙2英尺远站立，左脚跨向右脚前方，双脚距离12英寸，双膝微曲。将右手扶在墙上。将左臂抬高，向墙侧伸展弯曲，头部弯曲，左臂环头，用手触摸自己的右耳。保持5秒钟。恢复到最初的站立姿势。重复5次。然后向后转，做右臂伸展运动。重复以上动作，5次。

　　此项运动能舒展下背部和侧身的肌肉。

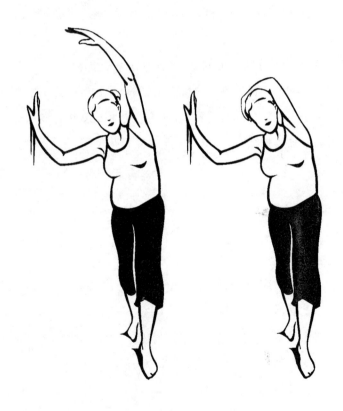

怀孕第 20 周
胎龄——18 周

宝宝长得有多大

胎儿发育到此时，顶臀距离已经有14~16厘米了。您的宝宝大约重260克。

您的肚子有多大

祝贺您，20周了！这标志着您到达了孕期的中点站！您已经度过一半的孕期了。

子宫此时大约与肚脐齐平。您的医生一直关注着您子宫增大、肚子变大。在此之前，它们的增长有时快，有时慢。第20周以后，它们的增长会变得越来越规律。

测量子宫的增长

测量子宫的增长，是为了记录胎儿的增长。医生会使用卷尺，或者用他自己手指的指宽来测量您子宫的增长。一些医生从孕妇的肚脐处量起，而其他许多医生则是从孕妇的耻骨联合处量起。耻骨联合处是耻骨会集的地方，在腹部的中下方，肚脐下，距离肚脐15.2~25.4厘米的地方，与耻毛大约齐平。

不是每一个医生都会以同样的方式测量孕妇的子宫，也不是每个孕妇的子宫都是一样大小。宝宝的大小也不一样。每个孕妇子宫的尺寸不一样，同一孕妇的每胎，其子宫大小也不一样。

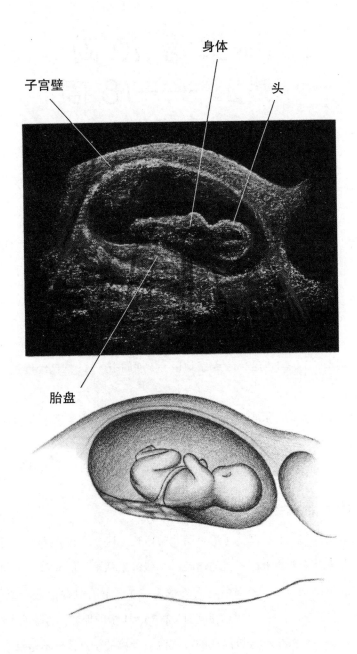

怀孕第20周（胎龄──18周）时胎儿的超声波图片。

如果您不经常做检查或者您另找了一位新的医生做检查，您就会感受到各次测量方式的不同。这并不意味着有什么问题或者某个人测量方式错误，只是每个人的方式不同罢了。

测量从耻骨联合处到子宫顶端的距离。从本周后，您的子宫每周增长大约1厘米。如果第20周时您的子宫为20厘米，在您下次检查时（4周后），它可能就长到了24厘米。

如果您的子宫此时测量长度是28厘米，医生会建议您做超声波检查，看您是否怀了双胞胎或者预产期是否准确。如果您的测量长度只有15~16厘米，您的预产期可能算错了，或者可能有宫内生长受限问题或其他问题。

在一定范围内，长度不断变化，表明胎儿生长发育良好。长度不正常可以作为警告信号。如果您担心您的子宫增长情况，同您的医生谈一谈。

您的宝宝如何生长发育

⌇ 宝宝的皮肤

覆盖在宝宝身体表面上的皮肤从两层开始长起：表皮和真皮。表皮覆盖在最外层，真皮在表皮的内层。现在，宝宝身上的皮肤有四层。其中一层包含脊状图案，构成指尖、手掌和脚底的纹路，它们是由遗传基因决定的。

当宝宝出生时，他的皮肤被看上去像糨糊的白色物质所覆盖，这就是胎儿皮脂。大约从这周开始，宝宝皮肤中的腺体开始分泌皮脂，这层保护性的皮脂把胎儿皮肤与羊水分隔开来。

12~14周时，宝宝的毛发已经出现。它们是从表皮处长起，首先出现在胎儿的上嘴唇和眉毛部位。大约在胎儿出生前后，这种毛发脱落，代之以从新的毛囊里长出来的浓密的毛发。

✐ 超声波图片

第252页的插图中显示了一位孕妇第20周时的超声波检查（并有解释说明）。超声波检查更能让人对真实情况一目了然，其相应图片看上去更像动画电影。

如果您仔细看插图，就更加明白了。边看图边想象一下宝宝在子宫里的样子。看一幅超声波图片，就像是把物体分成一片一片来看，您看到的是二维图片。

这周做超声波检查对了解和确定预产期非常有帮助。此项检查如果做得太早或太晚（怀孕第一个月或最后两个月），预产期都不会算准确。如果您是两胎或多胎，此时也看得很清楚。这时候也可以发现胎儿出现的问题。

> ✎ 温馨提示
> 不要在商场做那种"纪念品"式的超声波检查。商场里的超声波检查可能会对您和宝宝造成伤害，因为那里的技术人员没有受过正规培训，极有可能不会正确使用超声波设备。

✐ 脐血管穿刺

脐血管穿刺，也被称为"脐穿刺"。要从胎儿身上做此项测试。测试结果需要几天时间才能出来。这项测试比羊膜穿刺术引起的风险要高。

在超声波指导下，一根微细的针从准妈妈的腹部刺进脐带上的小静脉中，移取胎儿少量的血样来做分析。脐血管穿刺能查明血液疾病、感染和 Rh 不相容性。

产前胎儿可做这项检查，如果有必要，会给胎儿输血。如果准妈妈是 Rh 阴性血，体内有 Rh 抗体，并且破坏了宝宝的血液系统，宝宝就会发展为致命的贫血症。脐血管穿刺能预防这种情况的发生。如果您是 Rh 阴性血，您应该在做该项测试后注射抗 D 免疫球蛋白。

您体内的变化

腹部肌肉拉伸

随着宝宝的生长，您的腹部肌肉会发生伸展并互相分离。肋骨下方的肌肉一直向下延伸到骨盆之中。它们可能从中线处分离。这些肌肉被称为"直肌"。这是疝气，也叫作"腹直肌分离"。

您躺下或抬头的时候拉紧腹部肌肉，可能会注意到这种分离，看上去就像您的肚子中间突出了一个包。您甚至能感觉到突起的两端是肌肉的边缘。它不疼，也不会伤害您和宝宝。在这肌肉两端之间，您能摸到子宫。在这个部位您能更容易地感觉到宝宝的运动。

如果您现在是第一胎，可能还感觉不到这种分离。每经过一次怀孕，这种感觉就会更明显一些。锻炼可以强健这些肌肉，但仍然会有因突起和肌肉分离而造成的间隙。

怀孕结束后，这些肌肉收缩，间隙闭合。您在孕期可能感觉不到肌肉的分离，但其实它们已经分离了。

风湿性关节炎

风湿性关节炎影响到孕妇人群的1‰，是一种袭击关节和／或器官的自身免疫疾病。在孕期，其症状可能改善或消失。大约有75%的风湿性关节炎患者在孕期感觉症状减轻了。疼痛减轻，意味着您对药物的需求相应减少了。

许多治疗风湿性关节炎的药物对孕妇来说都很危险，但有一些是可以安全服用的。在怀孕之前，您服用了哪些治疗风湿性关节炎的药物，务必告知您的医生。

对乙酰氨基酚在整个孕期都可以放心服用。然而，非甾体抗炎药在孕期是不能服用的，因为它们可能会增加宝宝患心脏疾病的风险。强的松也是可以服用的，氨甲蝶呤却不应该服用，因为它有可能导致流产和出生缺陷。

另一种治疗风湿性关节炎的新药叫"恩利"。如果没有跟您的医生协商，请不要使用这种新药。

风湿性关节炎可能不影响阵痛和分娩。然而，有25% 的风湿性关节炎孕妇会发生早产。如果关节受限，您可能很难找到舒适的分娩体位。

宝宝生下几个月后，您的风湿性关节炎的症状有可能重新回到过去的状况。在有了宝宝4周以内，请联系风湿病专家为您治疗。

他可能会建议您继续服用您孕期停用的药物。如果您母乳喂养，请在重新吃药之前同您的医生讨论一下这个问题。

爸爸小贴士

大约此时，您的伴侣需要做超声波检查。医生可以从超声波检查中了解到许多关于宝宝的情况。您或许想亲自看看这个有趣的试验——这可是您第一次看到宝宝在动！如果您的伴侣有去做检查的计划，让她考虑一下您的时间表。

您的活动如何影响宝宝发育

性生活

孕期是您同伴侣关系日益亲密的阶段。随着您的肚子越来越大，性交给您带来的不适可能会阻碍您的性生活。利用您的想象力换换姿势（您不要平躺，不要让伴侣直接在您正上方），您可以继续享受你们的性生活。

如果您的伴侣给您施加情感压力——或者过度担心孕期性生活的安全性，或者要求频繁的性生活——跟他坦率地谈一谈，去做产前检查时请他同您的医生讨论一下这个问题。

如果您有宫缩、出血或其他并发症，您或者您的伴侣应该告知医生。你们可以一起决定是否继续有性生活。如果您的医生建议您和您的伴侣不要有性生活，问清楚是不要再性交还是不要太兴奋。

您可能比自己认为的还要性感

孕期是性感的！我们知道，许多男人都认为自己的孕妇伴侣比任何时候都更美丽、更性感！尤其是在怀孕的中期。为什么男人们这么想，以下是可能的理由：

◆ 可能是因为您使用的护肤液和护肤油比较多吧，您的皮肤更光滑、更柔软了。

◆ 您要求按摩和搓背，能够更进一步地增进性亲密。

◆ 发现不同的做爱方式十分有趣。

◆ 孕期做爱使两个人都变得富有创意了。

◆ 您的怀孕使他更像个男人了。对很多男人来说，伴侣的怀孕是他引以为傲的事情。

◆ 您的乳沟加深了（或者您以前没有出现过乳沟）

◆ 您的头发更富有光泽，指甲可能也长了，您容光焕发。

◆ 因为骨盆处的血流量加大，您可能更性感了。

◆ 您的身体曲线更性感了。

◆ 孕期荷尔蒙可能增加了您的性欲。

◆ 您改变的体态，比如日益增大的胸部，可能点燃了他的激情。

◆ 无论有没有性生活，您对伴侣的忠诚可能加强了他对您的亲密感。有个孩子，成为你们互相信任的见证。

◆ 因为您不担心要避孕的事情，您是那么无忧无虑。

身体艺术

我们目睹越来越多的妇女穿孔、文身。这些身体艺术会导致孕期出现一些必须处理的问题。所以，了解这些可能发生的问题，您就能理解医生为什么会替您担心了。

自从有了远古文明，就兴起了穿孔，现在穿孔又流行起来了，最普遍的是耳垂穿孔——许多妇女的耳朵上都有孔。这是一类低风险的穿孔，您的医生不会为此为您担忧。

然而，身体其他部位的穿孔，包括眉毛、鼻孔、鼻隔、嘴唇、舌头、乳头、肚脐、阴唇和阴蒂包皮。在这些部位穿孔都让医生感到担忧。口腔穿孔有可能导致各种感染，也有将珠宝吞食下去的风险。乳头穿孔则会损伤乳导管，干扰母乳喂养。在怀孕三四个月后，因为肚皮开始拉伸，肚脐饰品必须去掉！如果将饰品继续留在肚脐上，有可能导致撕裂。任何形式的穿孔都可能导致瘢痕的形成。这在非洲后裔中十分普遍。

如果您有口腔穿孔，您的医生在您分娩前会同您讨论去掉饰品的事情。在某些情况下，如果不移除口腔饰品，麻醉师会担心呼吸道是否畅通的问题。

这种情况下发生事故虽然并不多见，但谁能预测分娩中会发生什么事情呢？因此，随着产期临近，您最好移除这些穿孔饰品，这样做有备无患。

如果您有穿孔（除了耳垂），要告知医生，跟他谈谈如果移除饰物的话，您的担心是什么。

同身体穿孔一样，文身上千年来一直是某些文化的一部分。今天，许多人都有文身，其中最多的部位是胳膊、胸部、背部、腹部和腿部。有文身的孕妇出现的问题包括：感染、过敏反应、文身部位瘢痕组织的形成、文身部位的妊娠纹，移除不喜欢的文身也是件麻烦的事情。

您如果在受到妊娠影响的部位看到了文身图案的变化，不要感到惊讶，比如，您腹部可爱的小蝴蝶可能在孕期变得很大。另外，妊娠纹也会从图案上边穿过。妊娠终止后，皮肤还处于拉伸状态，所以文身会显得萎蔫下垂。就算皮肤恢复正常，文身看上去也可能不会像孕前那么正常了。

孕期不建议移除文身，也不要添加新文身。您一定不想提高感染的概率，文身是有风险的。等宝宝生下来以后，您再去添加或移除文身吧。

有传言说，如果孕妇下背部有文身，就不能实施局部麻醉，比如不能无痛分娩，也不能实施腰麻。然而，没有证据显示这条传言是真的。您如果有任何关于麻醉和文身的问题，请跟医生进行沟通。

> **温馨提示**
> 感觉自己在孕期没有吸引力？将漂亮的东西摆放在您的周围，比如鲜花或者一幅美丽的图画，这会让您觉得自己更漂亮。买些性感的内衣裤，这会让您觉得自己很性感。平脚短裤会使您的腿部更美。飘动的上衣能掩盖您的肚子！

您的营养

许多妇女在孕前都喜欢食用糖和／或人工甜味剂，孕期继续食用它们安全吗？

含热量的甜味剂包括加工过和未加工过的糖。加工过的糖包括粒状糖（砂糖）、红糖、玉米糖浆。未加工过的糖包括蜂蜜、龙舌兰糖浆和粗糖。每汤匙糖所含的热量为16~22卡路里。如果您食用含热量的甜味剂，您是在给您的饮食中增加空热量。

人工（不含热量）甜味剂可以帮助孕妇减少热量的摄入。普通的人工甜味剂包括阿斯巴甜（天冬甜素）、安赛蜜（类似糖精）、蔗糖素（三氯蔗糖）、甜叶菊、糖精。孕妇可以食用这些人工甜味剂吗？

为了减少热量，许多食品和饮料中都添加了阿斯巴甜，常售的品牌为纽特（Nutrasweet）和平等（Equal）。这种甜味剂是两种氨基酸的混合物——苯丙氨酸和天冬氨酸。如果您患苯丙酮尿症，那您不可以食用阿斯巴甜。您必须摄入低苯丙氨酸。不然的话，宝宝会受到不利影响。

蔗糖素，经常以斯普兰（Splenda）品牌售出，是用糖制造的，用在各种各样的产品中。它不经身体的新陈代谢直接排出。机体不知道它是糖还是碳水化合物，因此它是低热量。

甜叶菊是从植物甜叶菊中提取出来的，世界上的一些地方都已经销售几十年了。美国2008年开始批准使用甜叶菊，以 PureVia 和 Truvia 两个品牌销售。如果您孕期要食用它，请先问问您的医生。

糖精是一种人工甜味剂，用在很多食品和饮料中。虽然现在用糖精用得已经不像过去那么普遍了，但它仍然在一些食物、饮料或其他物质中出现（糖精是很多食品和饮料的添加剂）。

研究表明，虽然孕期食用少量的人工甜味剂是安全的，但如果能避免食用，在孕期您最好远离它们。为了宝宝的健康，把食品中您不需要的物质统统去除了吧！

🍲 奶奶疗法
如果您脚臭，就向脚上喷一些防汗药——能减少臭味，还能预防皮肤开裂。

您也应该知道

⚓ 听到宝宝的心跳

在第20周的时候，如果使用听诊器，就有可能听到宝宝的心跳。多普勒仪能听到宝宝的心跳，超声波能看到宝宝的心跳。在没有这两种仪器之前，大多数孕妇在胎动之后，借助听诊器来听宝宝的心跳。

通过听诊器听到的宝宝心跳，同您平时在办公室听到的不一样，声音很小。如果您从未使用听诊器听过，一开始很难听到。随着宝宝越来越大，其心跳的声音也越来越大，使用听诊器也就容易听到了。

如果您用听诊器听不到宝宝的心跳，不用担心。正常情况下，医生也不根据听诊器听到与否来判断宝宝是否正常。

如果您听到"飕飕"声（宝宝的心跳），您得把它同打击声（自己的心跳）区分开来。宝宝的心跳特别快，每分钟120~160次。您的心跳和脉搏率较慢，范围一般是每分钟60~80次。请让您的医生帮您区分这两种声音。

⚓ 您有骨质疏松症吗?

骨质疏松症是一种骨头疾病，这种疾病导致骨头密度减低，骨头内部空间增大，继而导致骨头产生裂口。这种疾病在老年人、绝经妇女中最为典型。然而，现在在年轻妇女中也发现有骨质疏松症。

我们认为，低热量饮食、过度锻炼、饮用大量苏打水是导致这种疾病的可能原因。另外，低体重、贫血和闭经（月经停止）可能会使这个问题更加严重。抽烟和大量饮酒的妇女会增加患此病的风险。

年轻时得骨质疏松症可能会非常严重，骨头会变得很薄，极易引起骨折。等到了老年以后，骨质疏松症会更严重。

如果您认为自己有这方面的问题，请跟您的医生说说。如果您真的有骨质疏松症，可能会影响您的孕期。

❧ 西尼罗病毒（WNV）

蚊子叮咬，会将西尼罗病毒传播给人类。即使您携带西尼罗病毒，您可能也没有任何症状。80% 的西尼罗病毒携带者没有任何症状，但也可能有西尼罗热，甚至更严重的西尼罗病。据估计，患西尼罗病的人中，大约有20%会发展为西尼罗热。

在被蚊子叮咬后的第3~14天后，症状才会出现，包括发热、头疼、疲乏、淋巴结肿胀、身体疼痛，躯干部分有时会出现皮疹。然而，此病病程可以短到几天，真是太快了，即使健康人生病，还要花好几周痊愈呢。

严重的西尼罗病是西尼罗脑炎，又叫"西尼罗脑膜炎"或"西尼罗脊髓灰质炎"，症状包括头痛、高烧、脖子僵硬、迷失方向、昏迷、颤抖、痉挛、肌无力和肌肉麻痹。这些症状可以维持几周。

我们不知道孕妇发生西尼罗病毒感染，造成胎儿感染或新生儿发生问题的比例。关于孕期患有西尼罗病的孕妇所产宝宝的状况，美国疾病预防和控制中心以及州和地方的卫生部门都有记录。

西尼罗病毒感染无法医治。孕妇被诊断为患有西尼罗病以后，就需要做一个详尽的超声波检查，以评估胎儿是否有结构性异常。超声波检查的时间，应在疾病发作的2~4周后。

如果您怀孕了，又居住在西尼罗病的高发区，就要采取预防措施降低自己的风险。不要去蚊子滋生的地方，窗户、门上要有窗纱，要穿防护服，要使用经环境保护局注册的防护剂（即经过美国环境保护机构安全审查的），您可以使用杀虫剂、避蚊胺。在使用过此类防护剂的孕妇中，未见伤害孕妇或胎儿的有害事件。美国疾病预防和控制中心也建议孕妇皮肤和衣服上使用派卡瑞丁，衣服上也可使用二氯苯醚菊酯。柠檬桉油是另一种推荐使用的产品，但它使用效果持续时间不长。

如果您患了西尼罗病，请打电话给您的医生。如果他认为您已被传染上这种疾病，就会为您做诊断试验。孩子出生后，如果您有西尼罗病症状，请不要哺乳。

第 20 周锻炼项目

　　膝盖和双手着地，跪在地上，手腕放在肩膀下方，垂直向前。膝盖在髋部正下方。后背伸直。收缩腹部肌肉，将左腿伸展到与臀部齐平。同时，右臂向前伸展，与肩齐高。维持5秒钟，恢复到跪姿。另一侧重复。开始每侧做4个重复动作，以后每侧增至8个重复动作。

　　此项运动可以强健臀部肌肉、背部肌肉和腿部肌肉。

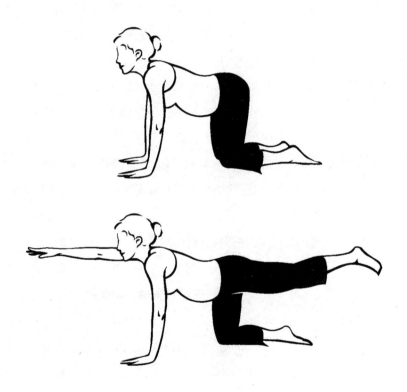

怀孕第 21 周
胎龄——19 周

宝宝长得有多大

宝宝现在的体重是300克，顶臀距离是18厘米，有一个大香蕉那么大了。

您的肚子有多大

如果此时医生为您测量子宫，从耻骨联合处开始量起，几乎是21厘米了。您的增重范围应该是4.5~6.3千克。

截至本周，您的腰围疯长。您的朋友、亲戚，还有陌生人，都能看出您怀孕了，您的状况已经遮不住了。

您的宝宝如何生长发育

宝宝的增长速度已经减慢。然而，宝宝仍在继续生长和发育，不同的器官系统开始在其体内成熟。

宝宝的消化系统已经在发挥着简单的功能。宝宝吞咽着羊水。研究人员认为，吞咽动作促进了宝宝消化系统的发育，这也决定了宝宝出生后的消化功能。吞咽羊水后，宝宝吸收了许多的水，将未吸收的物质排至大肠中。在超声波下，您可以看到宝宝的吞咽动作。

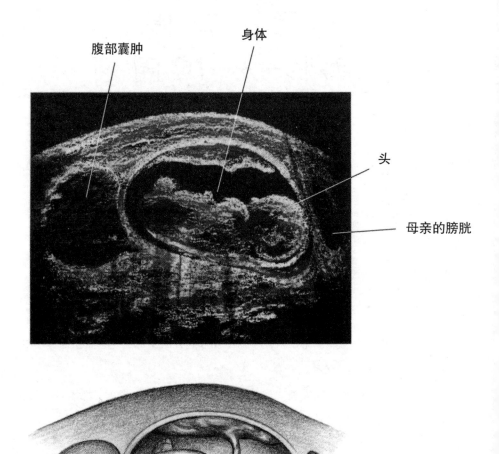

腹部囊肿　　　　　　身体

头

母亲的膀胱

　　超声波检查可以被用来查明发生的问题。在这幅胎儿的超声波图像中，准妈妈的腹部有一块囊肿。上面一幅图中的解释，会使您对这幅超声波图像更加明了。

研究表明，在24小时内，足月宝宝可能会吞咽下500毫升羊水。这只能满足宝宝的一部分热量需求，这部分热量主要用来满足宝宝的发育。

ᘓ 胎粪

您可能听说过胎粪，它到底是什么呢？宝宝消化系统中未消化掉的东西就是胎粪。胎粪主要由胃肠道黏膜和宝宝吞咽的羊水组成。

胎粪有时是墨绿色，有时是浅棕色。在分娩前、分娩中或者分娩后，胎粪会从宝宝的肠内排出。如果胎粪在分娩时排出，说明宝宝有可能出现了胎儿窘迫症。

如果宝宝将胎粪排入羊水中，则有可能将胎粪吞咽下去。如果将其吸入肺中，宝宝则有可能发生肺炎或局限性肺炎。基于这个原因，如果在分娩时出现胎粪，其中一个重要做法就是用一根小吸入管移除胎儿口中的胎粪。

您体内的变化

ᘓ 肿胀

您可能注意到身体的某些部位发生了肿胀，尤其是小腿和脚，特别是一天快要结束的时候。如果您经常站立，白天经常休息，就会减少肿胀。

肿胀经常发生在第24周。大约有75%的孕妇会受手指、脚踝、双脚肿胀之苦。

如果您的双脚肿胀，穿一双孕妇支持袜会很有帮助，它能防止血液淤积在双脚上。请向您的医生咨询一下相关问题。

有一些您可以尽力避免肿胀的方法。产前按摩就不错。多吃葡萄干和香蕉，它们都含钾。钾缺乏会让细胞内充满水，从而导致肿胀严重。白天弯曲双脚和脚踝能促使血液循环加快。您也可以试着踮起脚尖站立——促使血液流回心脏。坐着的时候，脚尖用力向下点，像踩汽车油门一样，也有同样的效果。

🦎 腿部血栓

孕期一个严重的并发症就是腿部或腹股沟出现血凝块。此时，腿部受影响的区域会肿胀，伴随疼痛、发红、发热。

这种状况有多个名称——静脉血栓、血栓栓塞病、深静脉血栓。

这种疾病不只在孕妇身上发生。但由于孕妇体质特殊，其血流在腿部缓慢了下来，这就改变了血液凝集机制，从而使孕期成为最容易发生这个问题的时间段。

发生腿部血栓，最可能的原因是血流速度减慢，也就是我们平时所说的血液淤积。如果您以前出现过血凝块——腿部或身体的其他部位——孕期一开始就要告知您的医生，这可是有关您的一条重要的信息。

这个问题要通过锻炼来预防，另外要避免久坐（不要超过2小时），不要吸烟，腰部或腰部以下不要穿紧身衣。穿外科手术长筒袜也可以预防此病。在病情严重的情况下，推荐使用肝素。

浅静脉栓塞和深静脉栓塞。浅静脉栓塞和深静脉栓塞是不同的状况。前者是接近皮肤表面的静脉中有血凝块。您能看到、摸到这些静脉。这种状况不太严重，通常以服用轻度止痛药、抬高腿位、用布织绷带、穿支持袜或偶尔加热的方法来治疗。

浅静脉栓塞不会导致血液在肺中阻塞而引起肺栓塞，再引起肺坏死。如果浅静脉栓塞的情况不能马上好转，就要考虑是否为深静脉栓塞。腿部的血凝块通过循环来到肺中导致了肺栓塞，即深静脉栓塞，这种情况十分严重。

每年大约有200万美国人受到深静脉栓塞的伤害，其中一小部分是孕妇。

虽然深静脉栓塞是一种严重的并发症，但它可以通过及早预防而避免。如果您过去有过任何血凝块，孕期请您及早检查。第一次产前检查时，就要告知您的医生您过去曾有过血凝块的事情。

深静脉栓塞，是在腿部的大血管中形成的血凝块。血流受阻，凝血机制改变，极易导致这种疾病的发生。此病发作很快，伴随严重的疼痛及小腿和大腿肿胀。

深静脉栓塞发生时，小腿的症状因凝块位置和严重程度的不同而异。其症状包括：小腿肿胀、痉挛加重、变色（变红、变蓝或变紫），或者一条腿疼痛，感染的那条腿有发热的感觉，经常也会发生受影响的静脉上面皮肤变红的情况。有时，发生血凝块的静脉，其上的皮肤会有血道。如果您有这些症状中的任意一种，请跟您的医生联系。

患有深静脉栓塞，挤压小腿或腿部其他部位可能非常疼痛，走路也会相当疼痛。一个判断自己是否患有深静脉栓塞的方法是：躺下，向膝盖方向弯曲脚趾，如果腿背柔软，有可能是栓塞的征兆。这被称为"霍曼氏征象"（Homan's sign）。（肌肉拉伤或扭伤时也会发生这类疼痛。）如果发生这种情况，请跟您的医生联系。

治疗深静脉栓塞。治疗方式包括住院治疗和肝素治疗。肝素和依诺肝素钠都是抗凝剂。它们都是通过静脉注射给药，在孕期都可安全使用。

在使用肝素钠的同时，孕妇必须卧床休息，腿部要抬高并且热敷，通常也需要服用轻度止痛的处方药。

此病包括住院时间在内的康复时间是7~10天。患者需要一直使用肝素，直至分娩的时候。分娩后，孕妇要继续服用长达几周的抗凝血药物，时间长短取决于血凝块的严重程度。

一个孕妇如果在一次怀孕中有过血凝块，那么她下次怀孕时可能还需要使用肝素。如果发生这种情况，就要把静脉输液管埋在皮下或者在医生监督下每天自己进行静脉注射。

有一种治疗深静脉栓塞的口服药物——华法林，也叫"可迈丁"，因为对胎儿有害，孕期不能使用。在孕期结束后，华法林经常被用来治疗血液凝块。服用华法林几周还是几个月，要依据血凝块的严重程度来决定。

您的活动如何影响宝宝发育

✑ 超声波的安全性

第264页有一幅超声波检查图，配有详尽的解释说明。从这幅图中，我们可以看到一个宝宝在子宫里，准妈妈的腹部有囊肿。

许多孕妇对超声波的安全性不放心。研究人员一致认为，超声波检查不会给您和宝宝带来任何风险。多年来，研究人员查找、研究超声波可能引起的潜在问题，迄今为止都没发现任何证据。

超声波检查是诊断孕期疾病和回答孕期问题的最有价值的工具。超声波检查提供的信息可以让医生和孕妇都感到放心。

如果您的医生已经建议为您做超声波检查，而您却还在担心其是否安全，跟他谈谈您的担心。他可能有一个特别重要的进行超声波检查的理由。这个检查对正在发育的宝宝至关重要。

✑ 饮食失调——它们是怎么影响孕期的？

在美国，大约有700万妇女患有不同类型的饮食失调症，其中出现此问题的孕妇日益受到重视。专家们认为，孕妇中有1%患有一定程度的饮食失调症。其中，两种主要的饮食失调症是神经性厌食症和暴食症。其他饮食失调症，包括热量限制、食物限制和体重困扰等，但这些都没达到厌食和饱食的标准。

患有厌食症的妇女，其体重会低于标准体重的85%。标准体重是根据年龄和身高计算出来的。她们总是害怕变胖，有着不切实际的身体意象，用泻药、呕吐或狂欢来清洗肠胃。暴食症患者则是重复着大吃大喝和清胃，她们可能无法控制自己的这种行为。在3个月或更长时间内，她们至少会进行每周2次的大吃大喝和清胃行为。

任何孕妇都很难接受为了宝宝的健康而必须增加体重这个事实，患有饮食失调症的孕妇更难接受这个事实。您需要付出相当大的努力、下定决心才能接受体重增加这件事。但是，为了您和宝宝的健康，您必须试一试。

在孕期，饮食失调症可能会加重。然而，也有孕妇发现，在孕期，她们的饮食失调状况反而好转了。对于有些孕妇来说，孕期使她们第一次放下困扰，让体形问题不再折磨自己。

如果您认为自己患有饮食失调症，在怀孕之前就要解决好这个问题。饮食失调对您和宝宝影响太大了！孕期与饮食失调有关的问题包括：

◆ 增重过少。

◆ 宝宝低体重出生。

◆ 流产和死胎率增加。

◆ 胎儿宫内生长受限。

◆ 宝宝出生时出现臀先露现象（可能因为早产）。

◆ 准妈妈高血压。

◆ 孕期或产后患上抑郁症。

◆ 出生缺陷。

◆ 准妈妈电解液失衡。

◆ 血容量降低。

◆ 新生儿5分钟阿普加评分分值偏低。

您的身体天生就可以为宝宝提供能量，即使要从您的营养贮备中获取也在所不惜。例如，您摄入钙过少时，宝宝会从您的骨质中吸收钙，这就可能导致您以后患骨质疏松症。

有时在某个特殊时刻想象宝宝出生后的样子，也能帮助您克服饮食困难。如果有效，看看我们配备的每周宝宝的插图吧。利用这些插图，您可以想象一下宝宝有多大了，该长成什么样子了。

　　建议有饮食失调问题的孕妇多做产前检查，多对宝宝进行监控。研究人员推测，饮食失调疾病可能会破坏给宝宝输送营养的途径，从而导致宝宝产生问题。您的医生会密切关注宝宝在您体内的成长情况。

　　饮食失调是很严重的孕期问题，会对您和宝宝造成伤害，如有问题，请您尽快告知医生。

🥛补钙小妙招
一个给饮食中添加钙的好方法——不是用水，而是用脱脂牛奶煮米饭和燕麦粥。

您的营养

🐚 食物渴求

　　有些妇女在孕期有强烈的食物渴求。人们早就认为食物渴求是孕期的非特异性标志。我们不明白为什么怀孕的时候孕妇特别喜欢食物，但我们认为荷尔蒙和情感变化增强了这种渴求。有些专家认为，食物渴求可能代表孕妇体内需要一种特殊食物所含的营养。

　　对某种食物特别渴求有可能是好事，也有可能是坏事。如果您渴求的食物很有营养、很健康，那就有节制地吃些；如果对身体不利，就不要吃了。

　　如果您渴求的食物中含有大量脂肪和糖，或者有很多空热量，您要小心了。尝尝它们的味道，但千万别放开吃。试着吃点别的，比如一片新鲜的水果或者一些奶酪，一定不能沉溺于自己爱吃的食物。

　　如果您感觉疲倦的时候，要小心饮食。您可能特别爱吃某种不健康的小吃。试着先吃点健康的小吃，看自己能否不吃垃圾食品。有些爱吃的食物是一种感情需求——您可能很疲乏，心情也不佳，所以就想吃棉花糖了。这时，您需要的可能是舒适，而不是食物。

当您特别想吃甜食的时候，吃点樱桃、番茄或者西蓝花片，控制一下自己喜好的甜食；或者用低热量代替高热量，比如，吃些低脂布丁、低脂冻酸奶，或者来杯果奶。如果您对没营养的食物有不断的渴求，买些单份包装的此类食物放在冰箱里，每次只吃一份。

如果您对糖特别嗜好，试着嚼一嚼那种无糖的口香糖，或者出去吃顿饱口福的饭。如果您不得不出去，您可以改变自己的想法。要知道，当您放纵于那些高脂、含糖的食物时，实际上更加重了您对它们的喜好。

调查表明，孕妇普遍渴求的3种食物是：
◆ 33% 的孕妇渴求巧克力。
◆ 20% 的孕妇渴求某些种类的甜食。
◆ 19% 的孕妇渴求柑橘类水果和果汁。

食物厌恶

与食物渴求相反的是食物厌恶。有些在怀孕前可以吃下去的食物，现在吃到胃里却感到恶心了。这很正常，我们认为这也是孕期荷尔蒙的作用。在这种情况下，荷尔蒙影响了胃肠道，使得胃肠道对一些食物产生了异于平常的反应。

如果您对食物感到厌恶，试着换一种您需要的有营养的食物。例如，如果您不想喝牛奶的话，换成加钙的果汁。肉让您恶心？那就换成鸡蛋、豆角、坚果。

異食癖——对非食物的渴求

有些孕妇孕期可能会经历异食癖，她们对某些非食物的东西产生了强烈的食欲，比如：泥土、黏土、洗衣用浆粉、粉笔、冰、涂料片或其他物品。我们对孕妇为什么会产生这样的渴求尚不清楚。有些专家认为，这种现象可能是由铁缺乏引起的；其他人则认为，异食癖可能是缘于机体试图获取自己所吃的食物中不含有的维生素和矿物质；还有一些人认为，异食癖可能是由潜在的身体或心理疾病引起的。

异食癖可能会对您和宝宝造成伤害。吃那些非食物的东西可能会干扰机体对健康食物中营养的吸收，从而导致出生缺陷。

如果您有异食癖，不要惊慌，立即给您的医生打电话。他可能会同您一起制订一份计划，帮您解决这个问题。

您也应该知道

❧ 您会得静脉曲张吗?

静脉曲张是皮下深层的大血管的扩张，是由静脉中血液受阻引起的，孕期病情会加重。

您也可能会经历蜘蛛状血管病。此病由接近皮肤表面的小血管群扩张引起。在脸上和腿上经常可以看到此病的症状。

静脉曲张，也叫"静脉瘤"或"脉管曲张"。多数孕妇身上都会发生一定程度的静脉曲张。孕期静脉曲张似乎有遗传倾向。年龄增大和长时间站立引起压力增大时，都可加重静脉曲张病情。大部分妇女其实在20多岁时就开始发生静脉曲张了。

这种症状经常出现在腿部，但在外阴和直肠（痔疮）时有发生。血流改变和子宫造成的压力会使此症状加重，为孕妇带来不适。大部分病例中，随着孕期推移，静脉曲张会愈加明显，孕妇会感觉更加疼痛，而且体重增长也会加重病情（尤其是您站立过久时）。

静脉曲张的症状各有不同。对有些人来说，其主要症状是腿上痕迹或紫蓝色斑点，几乎不会带来任何不适。而另一些人则会感觉疼痛，出现突起的静脉，需要在一天快要结束的时候抬高双腿缓解不适。静脉曲张也会导致发痒。以下是一些防止您血管肿胀的措施：

◆ 穿医疗支持袜，有许多类型供您挑选，您可以让医生为您推荐。

◆ 所穿的衣服不能限制关节和腹股沟的血液循环。

◆ 尽量不要双脚站立。侧躺或者可能的时候抬高双脚，这样可以使静脉回流更容易。

◆ 尽量穿平底鞋。

◆ 定期锻炼，帮助血流畅通。

◆ 喝些富含维生素 C 的柑橘类果汁或吃点柑橘类水果，维生素 C 能使毛细血管壁和血管壁更加牢固。

◆ 吃点菠菜、西蓝花、芦笋，这些食物富含维生素 K，可以帮助缓解、减轻静脉曲张症状。

◆ 不要将一条腿搭在另一条腿上，这样会使循环受阻，从而使静脉曲张恶化。

踏板健康舞和慢跑这样的高冲击运动会损伤血管，使静脉曲张症状更加严重。而骑单车、产前瑜伽或者使用椭圆训练仪锻炼这些低冲击运动，则是您较好的选择。

孕期结束后，血管应该会消肿，但静脉曲张不会完全消失。产后治疗静脉曲张的方法包括激光疗法、注射疗法和手术疗法。

爸爸小贴士

宝宝的名字想得越早越好。50% 的美国人都是以一个家庭成员的名字为宝宝命名，您知道吗？有时候，伴侣之间关于给孩子取名的分歧很大，市面上有很多起名字的书可以帮助您。您想以您尊敬的亲密朋友或亲戚的名字来为孩子命名吗？还是使用家庭成员的名字呢？如果您选一个古怪、拗口或者难拼写的名字，会带来什么问题呢？找出名字的意义——这能帮您做决定。第一个名字有什么意义？昵称同这个名字搭配吗？即使您决定不见孩子绝对不起名字，现在也开始想想吧！

阴道炎

阴道炎包括多种情况，造成很多烦人的阴道症状，比如发痒、灼烧、刺激和非正常白带。导致阴道炎的最普遍原因有3个：细菌性阴道炎、外阴阴道念珠菌病、阴道滴虫病。其中，细菌性阴道炎最为普遍，下面讨论一下。

细菌性阴道炎。据估计，超过15%的孕妇有细菌性阴道炎。这是育龄妇女中最为普遍的阴道感染疾病。一些专家认为，这可能是由阴道冲洗和性交引起的。在使用宫内避孕器的妇女中，患细菌性阴道炎也相当普遍。

细菌性阴道炎是由阴道菌群失衡或某些细菌过度增长引起的，能给孕妇带来很多问题。

由于健康人群中也有阴道细菌，因此细菌性阴道炎很难诊断，几乎一半的感染妇女没有任何症状。那些有症状的妇女，她们出现的症状可能跟宫颈感染的症状类似，包括发痒、阴道有鱼腥味、尿痛和出现灰白色白带。

医生根据白带检查来确认妇女是否有细菌性阴道炎致病菌。可以使用抗体来治疗这种疾病。用甲硝唑（灭滴灵）连续治疗7天，是较好的治疗细菌性阴道炎的方式。

如果不予治疗，细菌性阴道炎会给您带来问题，一定要进行治疗。

纤维肌痛

每年因为纤维肌痛受到影响的美国人有300万~600万，其中80%是妇女。

这种疾病会使全身肌肉疼痛、灼烧、抽搐。如果您正遭受这种疾病，或许会全身疼痛，尤其是胳膊、下背、肩膀和脖子，您的手指和脚趾可能也会有麻刺感。严重的疲乏感、头痛、失眠、腹痛和胃肠道疾病，也可能随着纤维肌痛而出现，许多患者会同时经历焦虑和抑郁。

这个问题可能出现在一个人的成年早期或中年期，它能导致慢性疾病和其他疾病的发生。这种病症在一个人的生活中倏来忽去，一般被认为是一种遗传疾病。它可能潜伏在人体内，直到由类似分娩行为所产生的创伤所引发。

纤维肌痛很难诊断，可能在寻求帮助之前患者已经遭受了很长时间的痛苦。与此同时，患者遭受肠易激综合征、乳糜泻和乳糖不耐症的现象也十分普遍。

纤维肌痛和怀孕。我们对孕期纤维肌痛了解得很少，不过我们却知道纤维肌痛不会伤害宝宝。孕期是承受高压力的时期，身体上和感情上的压力有可能引发纤维肌痛。

在孕期，您的身体产生大量荷尔蒙，这些荷尔蒙会影响纤维肌痛病。研究表明，一些孕妇的纤维肌痛症状会加重。怀孕第三期可能是纤维肌痛最严重的时期，症状可能会持续到产后3个月以后。

另外一些研究者则认为，在孕期纤维肌痛的症状会减轻，这可能是松弛激素产生的功劳。人们已经发现，松弛激素补充剂可以帮助孕妇减轻纤维肌痛症状。在孕期，孕妇体内的松弛激素含量提高了10倍！

如果您正在遭受纤维肌痛之苦，第一次产前检查的时候就提出来吧！目前还不能治愈纤维肌痛，其治疗方法也很有限。美国食品药品管理局已经授权批准普瑞巴林帮助治疗纤维肌疼痛。抗抑郁药和疼痛抑制剂也可以治疗纤维肌痛，同您的医生谈谈关于这些药物的使用情况。对乙酰氨基酚能够减轻疼痛，可以在孕期放心地使用。

锻炼也能减轻纤维肌痛。一些锻炼项目，包括瑜伽、水中运动、普拉提课程、伸展运动，都可以考虑。按摩治疗也可有所帮助——找一位能为孕妇安全按摩，并且对处理纤维肌痛有经验的按摩师。

每日对受影响的部位进行两次热治疗也很管用。一个热水澡或一次热水浴，是施行热治疗的好方法。

第21周锻炼项目

就像凯格尔锻炼法一样，您可以在任何地方使用本法进行锻炼。站着或坐着，深呼吸。呼气的时候，收紧腹部肌肉，就像您拉裤子拉链时的动作一样。重复6~8次。

此项运动可以强健腹部肌肉。

如果您在书桌前、车里或飞机上坐了很久，或者您不得不站立很长时间，可以做第二个锻炼项目。一只脚向前轻轻迈出一步，把重心放在那只脚上几分钟。换只脚，重复动作。

此项运动能舒展腿部肌肉。

怀孕第 22 周
胎龄——20 周

宝宝长得有多大

宝宝现在大约重350克了，此时其顶臀距离是19厘米。

您的肚子有多大

子宫现在位于肚脐上方2厘米处，您不断增大的肚子还没给您带来太大麻烦，您可能自我感觉相当好。您仍然能弯腰，能舒服地坐着，走路也不用太费力。晨吐反应已经过去，孕期现在变得很有趣了。

您的宝宝如何生长发育

您的宝宝每天都在生长着，正如您在下页插图中看到的，宝宝眼睑和眉毛都有了，指甲也很明显了。

宝宝的器官系统渐渐开始发挥自己独特的功能，但跟成人的器官相比还有差异。拿肝脏来说，成人的肝脏内合成了大量的化学物质，发挥着不同的身体机能。而胎儿体内虽然也出现了化学物质，数量却很少。

肝脏的一个重要功能是处理血细胞分解后产生的胆红素。胎儿的红细胞寿命比成人红细胞寿命短，因此胎儿产生的胆红素比成人多。

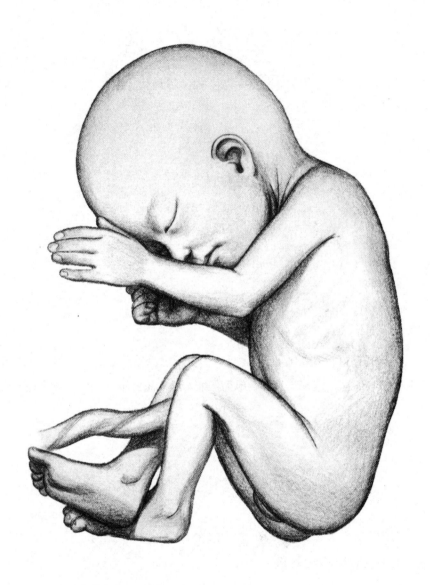

　　孕期第22周（胎龄——20周）末，宝宝的眼睑和眉毛都发育完善了，指尖上现在都有了指甲。

胎儿的肝脏只有很有限的能力从血液中移除和改变胆红素。胆红素被从胎儿血液传递到胎盘，再到您的血液中，您的肝脏会处理它们。早产儿因为肝脏的功能尚不完善，所以处理胆红素可能有些困难。足月胎儿有时也会出现这样的问题。

体内胆红素高的新生儿会出现黄疸。当由母体系统帮助处理胆红素变为宝宝自己处理，而宝宝肝脏却无法胜任此工作时，黄疸就发生了。

您体内的变化

🐣 胎儿纤维连接蛋白

很难判断一个孕妇是否有早产的风险。许多早产症状与孕期不适症状类似，有一项检查可以帮助医生对孕妇是否会早产做出判断。

胎儿纤维连接蛋白，是在羊膜囊和胎膜中发现的一种蛋白。然而，在孕期第22周后，这种蛋白便不再出现，直到第38周左右才会重新出现。

在孕期第22周后（第38周前），如果在宫颈的阴道分泌物中发现胎儿纤维连接蛋白，就说明孕妇有较高的早产风险。如果没有发现这种蛋白，则早产风险很低，或者孕妇在2周内不会分娩。胎儿纤维连接蛋白检查排除早产的准确率为99%。

这项检查与子宫颈抹片检查类似，用棉拭子从阴道顶部、宫颈后方的阴道分泌物中取样，送到实验室后，24小时内可取化验结果。

🐣 贫血是怎么回事？

体内的红细胞输送氧气到身体各个部位，红细胞的产生和破坏保持着微妙的平衡。贫血时，红细胞的数量很少。如果您贫血，就说明您没有足够数量的红细胞。

孕期红细胞数目增加，但血浆（血液中的液体成分）量增加更多。医生利用血球容量计来记录这些变化，测出血中红细胞的百分比。通常情况下，第一次产前检查时会进行这项检查。

医生也会检查您的血红蛋白水平。血红蛋白是红细胞中的蛋白质成分。如果贫血，红细胞比容会低于37，而血红蛋白会低于12。这项检查可以在孕期重复1次或2次，如果您贫血的话，则需要多做几次。如果您孕期贫血，您会感觉不舒服，很容易疲劳，而且会产生眩晕的感觉。对您和宝宝来说，治疗贫血很重要。

分娩的时候总会失一些血。如果您进入分娩期时贫血，在宝宝出生后您可能得输血。

如果您贫血，在饮食和服用补充剂方面要听从医生的建议。稍后有一些关于镰状细胞病和地中海贫血症的讨论，这是两种遗传性贫血。

> 温馨提示
>
> 如果您发烧，体温升至37.8℃以上，请联系您的医生。如果体温高于38.9℃，表明您发生了细菌感染。

缺铁性贫血。孕期最普遍的贫血类型是缺铁性贫血。在孕期，宝宝要利用您体内贮存的铁。如果您患有缺铁性贫血，您体内就没有足够的铁制造红细胞，因为宝宝已经利用其中一些铁去造他自己的红细胞了。铁缺乏会导致孕妇风险增大，一定要注意治疗。

大部分产前维生素都含铁，其他补充剂中也含铁。如果您不能吃产前维生素，您可能每天得补充2~3次硫酸亚铁或葡萄糖酸亚铁，每次300~350毫升。铁制剂是孕期必须服用的补充剂，几乎所有孕妇都应该补铁。

许多孕妇即使服用了铁补充剂，仍然患有缺铁性贫血。孕期有些因素很容易导致缺铁性贫血的发生，包括：

◆ 孕期出血。

◆ 多胞胎。

◆ 曾经做过胃部手术或部分小肠手术。

◆ 过度使用抗酸剂导致铁吸收率降低。

◆ 不好的饮食习惯。

治疗缺铁性贫血的目的是提高您体内的铁含量。铁如果吸收不好的话，您就得天天补铁。可以通过注射补铁，但很疼，并且容易留下色斑。

服用铁补充剂的副作用是恶心和呕吐，伴有肠胃不适。如果发生这些副作用，您就得降低服用剂量。服用铁补充剂也会导致便秘。

如果您不能服用铁补充剂，多吃一些含矿物质丰富的食品，动物的肝脏和菠菜就是不错的选择。咨询一下您的医生，看看您应该在饮食中添加哪种食物。

您的活动如何影响宝宝发育

孕期您还有可能患腹泻和感冒，以及其他一些病毒感染疾病，如流感。这些问题会增加您的担忧，比如：

◆ 当我觉得自己病了的时候，我能做些什么呢？

◆ 哪种药物和治疗是可以的？

◆ 如果我病得无法下咽平时所吃的食物，我该怎么办？

如果您孕期生病，给您的医生打电话，听听他的建议。他可能会建议您服用什么药，而这种药能让您感觉好些。即使只是一般感冒或流感，您的医生还是希望您病了的时候能告诉他。如果需要采取进一步措施，您的医生会给您一些建议的。

您能做些什么帮助自己呢？当然有您能做的。如果您腹泻或者遭受病毒感染，您要提高液体补充量。请大量饮用水、果汁和其他清澈的汤类液体。为了保留液体，请您向水中或茶中添加1汤匙糖——帮助小肠对水产生多吸收、少排放的作用。不含固体食物的清淡饮食也能让您感觉好一些。

一些天不吃普通膳食不会伤害到宝宝，但您需要喝大量液体。固体食物不容易消化，还可能使得腹泻加重。奶制品也能使腹泻加重。如果您持续腹泻超过24小时，请联系医生。

如果生病了，许多天不吃产前维生素也是可以的。然而，当您能吃下去食物的时候，就开始服用产前维生素吧。如果没有医生的同意，您不要使用任何药物治疗腹泻。通常情况下，伴随腹泻的病毒性疾病是短期问题，不出几天就会好转。您可能不得不请假在家或卧床休息，直至您感觉好一些。

> **奶奶疗法**
> 假如您患有过敏症，请试着食用那种由本地蜜蜂所酿、本地出产的蜂蜜。它含有微量花粉，所含的量能引起打喷嚏和流鼻涕。少量食用它们，同注射过敏疫苗的功效一样，能帮您产生对花粉的耐受性。食用此种蜂蜜的量，一开始每天1/4汤匙，逐渐增加到每天2汤匙。

您的营养

孕期您需要多饮水——很多很多！液体能在许多方面产生好的作用。孕期比平时饮水多一些，您会感觉更好。

当您不饮水时，可能会引起脱水。如果脱了水，您会感到极易疲乏。一旦您脱水，血液变稠，输送营养的过程就会变得困难，宝宝从您身上吸收的营养量就会减少。脱水还能增加您产生其他问题的风险。

我们的体内含有10~12加仑水。研究表明，您的身体每燃烧15卡路里的热量，就需要1汤匙水。如果每天燃烧2000卡路里的热量，您就需要引用2夸脱多的水！随着孕期对热量的需求增加，您对水的需求也加大了。

最新的健康指导方针建议孕妇每天饮用101盎司液体，其中水的饮用量应该是至少50盎司，食物中的水应该有20盎司，其他31盎司应该来自牛奶、果汁或其他饮品。全天要一点一点饮用水或其他液体，不要大口喝。另外，到了天色较晚的时候，减少饮水量能省却您多次上厕所的麻烦。

不要多饮用含咖啡因的饮品。茶、咖啡、可乐中可能含有钠和咖啡因，它们有着利尿剂的功能。这实际上提高了您对水的需求。

妇女在怀孕期间经历的一些普遍问题也可以通过喝水减轻症状。如果您大量饮水，头痛、子宫痉挛、膀胱感染就都不是什么问题了。

通过检查尿液，您就能知道自己是否饮用了足够多的水。如果尿液微黄或澄清，您饮用的水足够了。深黄色尿液是该提高饮水量的标志。不要等到渴了才去喝水。如果您渴了，说明您已经失掉至少1%的体液了。

您的饮用水

美国的饮用水供应是全世界污染最轻的。这个国家的大部分地区都有高质量的饮用水。大部分专家认为，美国的自来水非常安全。自来水中经常含有瓶装水中去除的矿物质。

含氯的化工副产品污染的饮用水，对您来说是不安全的。氯经常被添加到饮用水中用来消毒。当水中含有来自农场或草坪的有机物质时，它们可以结合成有害化合物（对孕妇有害），比如氯仿。如果您担心的话，请咨询当地自来水公司。

不要指望瓶装水比自来水更安全。一项研究表明，在100多种品牌的瓶装水中，将近35%被化学物质或细菌污染过。相对来说，如果是政府的自来水公司供水，自来水就必须满足相关标准所规定的最低要求，所以喝起来很安全。另外也要注意，瓶装水含糖、咖啡因和/或草药。

> 爸爸小贴士
>
> 当您与伴侣共同乘坐一辆车时，要问问您的伴侣需要什么帮助。您可以主动在她上下车时帮忙，问问要不要帮她调整安全带或者座位。尽可能让骑车和开车对她来说更容易、更方便。如果另一辆车对她来说更舒适，您也可以建议她换车开（如果您有多辆车的话）。

您也应该知道

阑尾炎

阑尾炎可以在任何时候发作，甚至在孕期。急性阑尾炎是孕期需要做手术治疗的常见病。

阑尾炎在孕期不容易诊断，因为它的有些症状也是孕期的典型症状，比如恶心和呕吐。腹部右下方的疼痛，也可能是由圆韧带或者尿道感染引起的。但随着子宫的增大，盲肠向上向外移动，所以阑尾炎触痛的位置可能与没有怀孕时的位置不同，请看下页插图。

治疗阑尾炎的办法是立即做手术。这可是腹部大手术，有3~4英寸长的切口，并且需要在医院住10多天。用腹腔镜做手术的切口小一些，有些条件下可以使用，但在孕期因为子宫太大，很难使用腹腔镜。

如果急性阑尾炎没有迅速得到诊断，患病孕妇的阑尾破裂的可能性高达3倍多。大部分医生都认为，最好是做手术移除一个"正常的"阑尾，而不是等到一个感染的阑尾因破裂感染腹腔时才做手术。在治疗阑尾炎的过程中要使用抗生素，许多抗生素在整个怀孕期间都可安全使用。

镰状细胞病

镰状细胞病是美国最普遍的血红蛋白疾病。大约8%的非洲裔美国人/美国黑人携带镰状血红蛋白基因。然而，在阿拉伯人、希腊人、马耳他人、意大利人、撒丁岛人、土耳其人、印度人、加勒比人、拉丁美洲人和中东血统人中也发现有镰状血红蛋白基因。在美国，绝大多数的镰状细胞病患者经常发生在非洲裔美国人/美国黑人或拉丁美洲人/西班牙人中。每500个非洲裔美国人/美国黑人中，就有1例患有镰状细胞病。

镰状细胞病是一种遗传性疾病。正常人的红细胞是圆的，有弹性，而且能很流畅地流过血管。而镰状细胞中异常的血红蛋白使红细胞变得很僵硬。在显微镜下，它们看起来像农民所用的 C 形工具——镰刀。

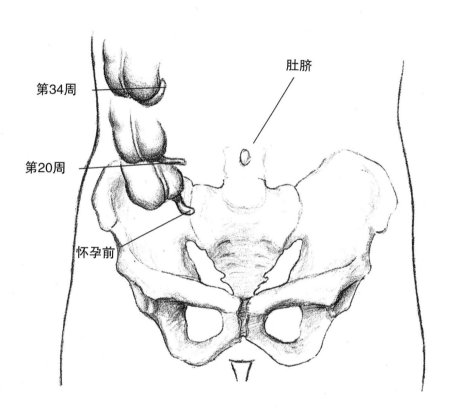

第34周

第20周

怀孕前

肚脐

孕期不同时间阑尾所在的位置。

因为这些红细胞比较僵硬，所以它们在小血管中会被卡住，导致附近组织的血液供应被切断。这就会引发极大的疼痛（被称为"镰状细胞痛发作"或"镰状细胞危象"），有可能损伤器官。这些异常红细胞比正常细胞死亡快，死亡后迅速分解，导致了贫血。

那些从一位亲代那里获得镰状血红蛋白基因，而从另一位亲代那里获得正常基因的人，被称为"具有镰状细胞特质"。镰状细胞携带者通常跟正常人一样健康。镰状细胞特质不会变为镰状细胞病。

当两个具有镰状细胞特质的人有了孩子，每个孩子得到两条镰状血红蛋白基因的概率为1/4（从双亲那里各得一条）。如果得到两条镰状血红蛋白基因，就患了镰状细胞疾病。每个孩子得到一条镰状血红蛋白基因的概率是2/4。得到两条正常基因的概率是1/4，此时孩子既没有镰状细胞特质，也没有镰状细胞疾病。每次怀孕中，这些概率都是相等的。如果双亲只有一方具有镰状细胞特质，而另一方是正常基因，那么他们的孩子没有患镰状细胞贫血病的概率。然而，每个孩子具有镰状细胞特质的概率是50%。

镰状细胞病也影响黑白混血儿，影响程度依赖于每个亲代所属的道德群体和基因组成。一个白种人和一个黑人／非洲裔美国人生出的孩子不会有镰状细胞病，因为白种人不是镰状血红蛋白基因携带者。然而，黑人／非洲裔美国人同地中海人或拉丁美洲人／西班牙人的孩子就可能患有镰状细胞病，如果父母双方都携带镰状血红蛋白基因。另外，如果父母双方都是黑白混血儿，而且都是镰状细胞携带者，他们就有可能把这种疾病传递给孩子。一对黑白混血儿都是镰状血红蛋白基因携带者的概率虽然很小，但是仍旧存在，具体情况要依赖于他们的基因背景和基因组成。

怀孕与镰状细胞病。患镰状细胞病的孕妇可以平安度过孕期。然而，如果您患有这种疾病，您有问题的概率会增大，您和宝宝的健康都会因此受到影响。

在孕期，这种疾病会变得更加严重。疼痛发作可能更频繁了。您可能需要早一些进行产前护理和仔细监控，直至整个孕期结束。

1995年以前，除了输血，人们没有有效的治疗方法来阻止血细胞的镰状化及其带来的疼痛风险。人们发现，在被镰状细胞疼痛严重影响的成人中，药物羟基脲可以把疼痛发作的次数降低大约50%。虽然如此，我们并不建议孕妇使用羟基脲。好在研究者们在继续研究治疗药物来减少这种疾病的并发症。

血液检测可以查出孕妇是否患有镰状细胞贫血。也有一些产前检查可以用来检测宝宝是否患有这种疾病或是否有这种疾病特质。大部分患有镰状细胞病的孩子都可以通过新生儿筛查试验来确认。

如果您患有镰状细胞病，您的医生会密切关注您孕期的进展。为了您的健康，请同您的医疗团队积极合作。

☞ 地中海贫血

地中海贫血，也叫"库利氏贫血"。它包括几种不同类型的贫血。地中海贫血特质在全世界都能找到，但这种特质普遍存在于中东人、希腊人、意大利人、格鲁吉亚（是国家，而不是州）人、亚美尼亚人、越南人、老挝人、泰国人、新加坡人、菲律宾人、柬埔寨人、马来西亚人、缅甸人、中国人、东印度人、非洲人和阿塞拜疆人身上。地中海贫血每年大约影响10万名宝宝。

这种疾病主要有两种类型——α–地中海贫血和β–地中海贫血。是哪种类型的贫血，取决于红细胞中缺乏携氧蛋白（血红蛋白）的哪一部分。大部分人患轻度地中海贫血。β–地中海贫血影响广泛，从无症状到症状非常严重均有。

一个地中海贫血携带者有一个正常基因，有一个地中海贫血基因，被称为"地中海贫血特质"。大部分地中海贫血携带者过着正常而健康的生活。

两个地中海贫血携带者如果有了孩子，孩子有这种疾病的概率是1/4，孩子是携带者的概率是2/4，孩子完全没有这种疾病基因的概率是1/4。夫妻双方都是地中海贫血携带者时，每一次怀孕，这些概率都是不变的。

可以用多种试验查出胎儿是否为地中海贫血患者或是否为携带者。绒毛膜绒毛取样试验和羊膜穿刺术都可以查出胎儿是否患有地中海贫血。早期诊断宝宝是否患有地中海贫血非常重要。患病宝宝一生下来，就开始对其治疗，能最大程度地避免并发症。

虽然有地中海贫血特质的妇女在孕期更容易发生贫血，但有地中海贫血特质不一定会有健康问题。医生可能会用叶酸补充剂治疗这种疾病。

大部分先天性地中海贫血患者在出生的时候看起来都很健康，但在一两年中他们就会出现问题——生长缓慢，并且经常发生黄疸。

地中海贫血的治疗方法包括频繁输血和抗生素治疗。对患儿进行输血治疗后，其血红蛋白水平接近正常，从而使许多地中海贫血症的并发症得以避免。但是，频繁输血可能导致体内铁过度累积。此时，一种叫作"铁螯合剂"的药就被用来去除体内过多的铁。

吃黑巧克力

吃些黑巧克力（至少含有70%的可可）可能对您有好处。每日吃30克黑巧克力，有利于降低血压、减少贫血风险。黑巧克力还能帮助您放松下来，能扩张血管，降低血液压力。黑巧克力中有抗氧化剂，对您的身体健康有益。当您选择黑巧克力的时候，谨记下面几点：

◆ 黑巧克力中所含可可量应该在70%或70%以上。

◆ 每天食用黑巧克力不要超过3盎司。

◆ 黑巧克力应该代替其他甜食。

第 22 周锻炼项目

身体左侧躺于沙发上，左腿膝盖弯曲。左胳膊弯曲，置于头下。保持右腿伸直，将右脚伸至地板上。维持10分钟。向上抬起右腿，与平面呈45度角。维持5秒钟。每条腿重复做5次。

此项运动能缓解坐骨神经痛，能强壮髋部肌肉和上臀部肌肉。

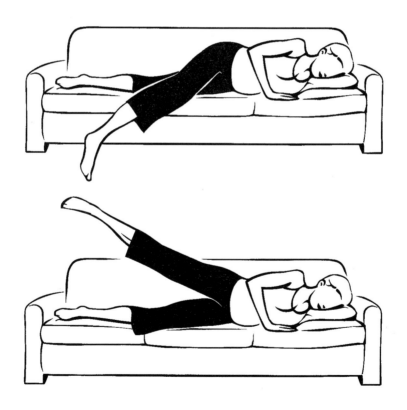

怀孕第 23 周
胎龄——21 周

宝宝长得有多大

截至这周，宝宝大约重455克！顶臀距离是20厘米。您的宝宝大约有个小洋娃娃那么大了。

您的肚子有多大

子宫延伸到肚脐上方3.75厘米的地方了，距离耻骨联合处大约有23厘米。您总共增重应是5.5~6.8千克。

您的宝宝如何生长发育

宝宝的身体变得越来越丰满了，但皮肤仍然充满褶皱，见下页插图。宝宝身上胎毛的颜色在不知不觉间变深了。宝宝的脸和身体开始呈现出初生婴儿的样子。

宝宝的胰腺是产生胰岛素的重要器官。胰岛素是宝宝机体分解和利用糖所必需的。当准妈妈处于高血糖水平时，胎儿的胰腺会做出反应，提高血中胰岛素的水平。宝宝的胰腺早在孕期第9周的时候就能初步分泌胰岛素了，在孕期第12周时宝宝的血液中就出现胰岛素了。

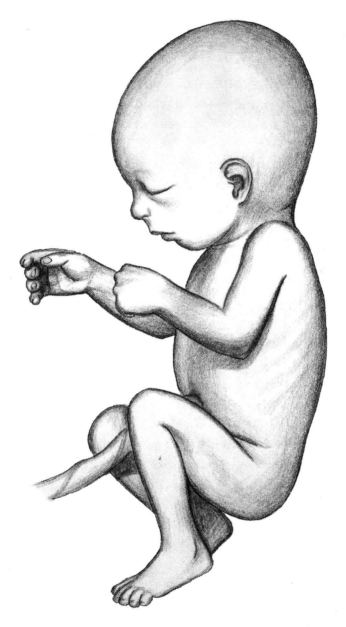

孕期第23周（胎龄──21周）末，
宝宝的眼睑和眉毛发育得很好。

　　由糖尿病妈妈所生的宝宝血液中的胰岛素水平往往很高，这也是医生要对您进行监控，以防您得孕期糖尿病的原因之一。

⚜ 双胎输血综合征（TTTS）

　　双胎输血综合征发生在共享同一胎盘的同卵双胞胎之间，这种综合征也被称为"慢性双胎间输血综合征"。该病情况从轻度到重度，可以在孕期任何时候发生，甚至会发生在分娩的时候。

　　双胎输血综合征无法预防。它既不是基因疾病，也不是遗传问题。我们认为它的发生率占所有同卵双生怀孕状况的5%~10%。当双胞胎共享一个胎盘时，就会发生双胎输血综合征。这种状况不会发生在分别拥有自己胎盘的双胞胎身上。

　　在出现双胎输血综合征的情况下，双胞胎之间也共享同一血流循环系统。这就使得血液从一个胎儿身上流到另一个胎儿身上，其中一个胎儿就会变得很小，并且产生贫血。他的机体开始做出反应，它开始停止对自己多个器官的血液供应，尤其是停止对肾脏的血液供应。这样一来，就会导致尿液减少，羊水量减少。

　　而双胞胎中的另一个胎儿血液超量，产生了过多的尿液，被大量的羊水所围绕。因为接受血液的这个胎儿有过多的血液，排出过多的尿液，产生更多的羊水，所以其血液开始变得黏稠，向全身输送血液开始变得困难，这就可能导致心衰。

　　发生这种状况的双胞胎在大小方面是非常不相同的，在体重方面也大不相同。双胎输血综合征是一种进行性疾病，所以早期治疗能避免许多并发症。

　　双胎输血综合征的症状　您的医生能找到许多这种综合征的症状。如果您的腹部在2~3周内迅速增大，可能是由接受血液的胎儿周围羊水过多引起的，这种情况可导致早产和／或胎膜早破。如果其中一个胎儿相对于自己的胎龄来说长得太小或者太大，可能就是双胎输血综合征的征兆。另外，怀了双胞胎时，如果在超声波下看到下列情形，您的医生可能就会怀疑您患有双胎输血综合征：

◆ 同性别胎儿大小差异巨大。

◆ 两个羊膜囊大小差异过大。

◆ 脐带大小差异大

◆ 一个胎盘。

◆ 任意一个胎儿皮肤周围有液体聚积。

◆ 受血胎儿有心衰迹象。

在患有双胎输血综合征的情况下，在任何一个胎儿身上都有可能出现其他问题。如果发生双胎输血综合征，液体会累积在胎儿的某些部位，比如头皮、腹部、肺部和心脏。

> **爸爸小贴士**
> 您也有孕期综合征吗？研究表明，当伴侣怀孕的时候，50% 的准爸爸也会经历孕期身体症状。拟娩症，来自法语，意思是"孵化"，被用来表述发生在男人身上的状况。准爸爸也可能出现恶心、体重增加、渴望食物等症状。

双胎输血综合征的诊断和治疗。请将您出现的下列情况告诉您的医生，尤其是您预期自己怀的是双胞胎的时候。

◆ 子宫快速增长。

◆ 腹部疼痛、发紧、收缩。

◆ 体重突然增长。

◆ 怀孕初期手脚肿胀。

这些症状也可以通过超声波检查发现。查出双胞胎是否共享一个胎盘非常重要，最好在怀孕第一期就查出来，因为要在怀孕第二期查出这种状况，难度更大了。

如果症状轻微或者超声波下探测不到，通过双胞胎出生时的外观，就可确认他们是否患有双胎输血综合征。患有此症的双胞胎出生后，红细胞计数检查结果会显示其中一个贫血，而另一个红细胞过多。

如果已经诊断为双胎输血综合征，为了监控疾病，双胎输血综合征基金会建议，您从第16周后直至孕期结束一直做超声波检查。他们还建议，即使警告信号已经微弱，也要如期做这项检查。

羊水抽取，是治疗双胎输血综合征最常用的方法。具体操作是，从较大的羊膜囊中抽取大量羊水——向母体腹部插入一根针来抽取。如果需要，得多次抽取。另一种方法是，在两个羊膜囊中间穿个洞，以此来平衡两个羊膜囊中的液体。然而，这两种方法都不能阻止从一胎到另一胎的输血。

羊水抽取的治疗方法，对许多双胎输血综合征都不奏效。此时，也可以采用一种小范围激光法来封住双胞胎之间共享的一些或全部血管。在孕期，通常只有一种方法对于治疗双胎输血综合征是必需的，在怀孕第26周前进行这项治疗最容易成功。

做激光检查时，首先要通过详细检查来定位异常连接发生的位置；然后将一个薄光纤镜放进准妈妈的腹部，穿过子宫壁，进入大胎儿的羊膜腔。从胎盘上就能看出血液连接的位置，在激光束的指导下，封住接口，这样就把两个胎儿之间的连接切断了，终止了他们之间的输血现象。然而，这项必须在子宫内才能进行的手术可能会带来严重的并发症。

对双胎输血综合征最保守的治疗莫过于观察和等待。在频繁的超声波监控下，出于医学需要，一旦有情况，可以选择剖宫产立即分娩。

患有双胎输血综合征的新生儿可能在出生后出现病危状态，需要进新生儿重症监护室，小一点的需治疗贫血，大一点的需治疗红细胞过多和黄疸。

如果您需要更详细的信息，有很多资源可以供您参考。请从www.tttsfoundation.org与双胎输血综合征基金会取得联系，或拨打800-815-9211取得联系。

您体内的变化

从这周以后，医生每次检查都会测量您子宫的增长，使用卷尺测量，或者用他手指的指宽来测量。随着宝宝越来越大，医生以后每次检查都会计算距离您上次检查子宫增大了多少。子宫改变的范围，是指示宝宝是否健康和发育是否良好的标志。

每次检查，医生都会为您称量体重，检查血压，以此监控您体重的变化和子宫的大小。最重要的是，您的体重和子宫持续增长和变化。

✍ 液体流失

子宫越来越大，也越来越重了。在怀孕早期，它"躺"在膀胱正后方，直肠和结肠下段（肠道的一部分）的前面。在怀孕后期，子宫"坐"于膀胱的顶端。子宫随着自身的增长，给膀胱的压力越来越大，您可能注意到自己的内裤经常是潮湿的。

您可能不确定自己到底是遗尿了还是羊水渗漏了，这两种状况不容易区分。但如果是羊膜破裂，一般有液体喷出的感觉或者阴道中持续有液体漏出。如果有这些现象发生，请立即联系您的医生。

✍ 情感波动还在继续

您觉得自己的情绪波动更厉害了吗？您仍然动不动就哭？您是否怀疑自己的控制力呢？别担心，在此时有这种情绪波动是孕期的典型反应。大多数专家都认为，荷尔蒙的改变是引发这种情绪波动的罪魁祸首。

对于这种喜怒无常，您也无可奈何。如果您认为自己的伴侣或他人正在遭受自己情绪爆发带来的烦恼，跟他们谈一谈，向他们解释一下这是孕期的正常情绪，请他们给予理解。试着放松，不要为此感到不安，喜怒无常也是孕期的正常部分。

> **温馨提示**
> 购物时，选些健康的方便食品，比如低钠罐装蔬菜、冷冻蔬菜和水果、全天然苹果酱或者番茄酱、素食糙米、快熟燕麦、全麦玉米饼、全麦皮塔饼、低脂松软干酪和酸奶。

您的活动如何影响宝宝发育

糖尿病和怀孕

糖尿病也是孕期最普遍的并发症，在孕妇中出现的比例是7%~8%。它曾经是孕期最严重的一个问题，但现在许多糖尿病妇女都能平安度过孕期。

糖尿病是一种血流中缺少胰岛素的疾病。胰岛素对于糖的分解和把糖向细胞中转运具有重要的意义。孕妇在孕期对胰岛素的抵制力增加。如果您没有胰岛素，就会出现高血糖，尿中的血糖浓度也会增高。

随着胰岛素的使用以及监控胎儿的手段越来越多，因糖尿病出现严重的问题几乎是不可能的。在那些有糖尿病的孕妇中，10%是Ⅰ型糖尿病，90%是Ⅱ型糖尿病。后面我们将详细讨论妊娠期糖尿病。

Ⅰ型糖尿病导致机体停止分泌胰岛素，Ⅱ型糖尿病则是不能有效利用胰岛素。Ⅱ型糖尿病在孕妇中越来越普遍。不管是哪一类型的妊娠期糖尿病，最终都会导致在血液循环中出现太多的糖。

孕期能很好地发现一个人患糖尿病的倾向。孕期出现高血糖水平的妇女以后也容易发展为糖尿病患者。糖尿病的症状包括尿频、视力模糊、体重减轻、眩晕以及饥饿感增强。

一些专家建议，在孕妇怀孕第一期就筛查是否有患糖尿病的风险；而另一些人则建议，所有孕妇都在第28周检查是否有此风险。最常用的试验是葡萄糖耐量试验（GTT）或1小时葡萄糖负荷试验。

如果您得了糖尿病或者知道您的家族中有人患糖尿病，请告知您的医生。对医生来说，这是一条特别重要的信息。

糖尿病在孕期能引发各种问题，比如产后抑郁的概率会加倍。出生缺陷的发生概率也很大，而且在您最后一次停经后第5~8周就出现了。这就是怀孕前就要控制好糖尿病的一个原因。您生产特大婴儿（巨大胎儿）的风险增加了。您可能因此需要进行剖宫产手术。

如果糖尿病在孕期没有得到控制，宝宝会有更大的风险。糖尿病控制不好的孕妇所孕的胎儿，心脏疾病和神经管缺陷的发生概率高出了3~4倍。

保持血糖水平稳定的一个方法就是每顿都吃饭，并且进行足够的锻炼。经常锻炼能使血糖水平受到控制，并且减少了您的药物需求量。

服用胰岛素是孕期控制糖尿病的最安全的方法。如果您早就服用了胰岛素，在孕期您或许得调整剂量或用药时间，您也得每天监控自己的血糖水平4~8次。您必须一直平衡饮食和服用胰岛素，以使您的葡萄糖水平不要升得太高。孕期还要避免长期服用胰岛素。如果您服用叶酸，也许对缓解糖尿病有所帮助。同您的医生和内分泌学家谈一谈这个问题。

有些患有糖尿病的孕妇为了减轻体重，只注射少于需求量的胰岛素。胰岛素帮助葡萄糖离开血管，到达机体细胞，滋养机体细胞。如果您有I型糖尿病，当您减少应该摄入胰岛素的量时，您的机体便不能加工葡萄糖了。葡萄糖会在血液中累积，这就提高了您发生问题的风险。

有些孕妇服用降糖药，但要注意，一些孕期口服的降糖药会给胎儿发育带来问题。孕期有一些可以安全口服的药物，您可能要调整一下口服用药的剂量，或者换成胰岛素注射的方式，您的医生会给您提一些建议。

跟医生商量一下为宝宝心脏做超声波检查的事情。有一种特殊的超声波，被称为"胎儿超声"，能看出宝宝是否有问题。一些宝宝出生后不久就需要进行手术。

如果您患有I型糖尿病，您可能会经历产乳延迟，您可能得充分刺激乳房来保证母乳供应。

✍ 妊娠期糖尿病

有些妇女只在妊娠期间发生糖尿病，被称为"妊娠期糖尿病"。孕期荷尔蒙影响了您的机体制造和利用胰岛素的方式。它是一种把食物中的糖转化为能量的荷尔蒙。

如果您的机体不能制造出足够的胰岛素，或者不能合理利用胰岛素，血液中的糖就会达到不可接受的水平，这就被称为"高血糖症"。出现这种症状，意味着您血液中的糖含量过高了。有时，由胎盘产生的荷尔蒙能改变胰岛素的功能，从而使孕妇患上妊娠期糖尿病。其他一些因素也能影响您的血糖水平，包括压力、一天中的时间（葡萄糖值在早上最高）、您的锻炼量、饮食中的碳水化合物含量。

妊娠期糖尿病患者占总怀孕人数的10%。分娩后，几乎所有经历过妊娠期糖尿病的妇女都能恢复到正常水平，没有糖尿病了。然而，如果在一次妊娠期经历糖尿病，再次妊娠时，将会有90%的概率再次经历糖尿病。另外，患有妊娠期糖尿病的孕妇，在未来10年内有可能发展为Ⅱ型糖尿病患者。您最好的保护措施是把体重增长保持在医生建议的范围之内。

我们认为，妊娠期糖尿病的发生有两个原因：一个是母体产生了较少的胰岛素，另一个是母体不能有效利用胰岛素。这两个原因都会导致高血糖水平。发展为妊娠期糖尿病的风险因素包括：

◆ 超过30岁。

◆ 过度肥胖。

◆ 糖尿病家族史。

◆ 以前的孕期中发生过妊娠期糖尿病。

◆ 先前生出过体重超过9.5磅的宝宝。

◆ 以前有过死胎。

◆ 是美国黑人／非洲裔美国人、拉丁美洲人／西班牙人、亚洲人、美国本土人或太平洋岛民。

根据一个妇女出生时的体重，也能预测她患妊娠期糖尿病的概率。一项研究显示，出生时体重在最低体重的10%之内的妇女，在孕期有3~4倍发展为妊娠期糖尿病的概率。

妊娠期糖尿病的症状与治疗。对妊娠期糖尿病进行良好的控制非常重要。如果对其不加治疗，对您和宝宝来说情况十分严重。你们都会暴露于高浓度糖中，对你们都是有害的，您可能会因羊水过多（羊水超量），子宫变得过于膨大，从而发生早产。妊娠期糖尿病的症状包括：

◆ 视力模糊。

◆ 手脚刺痛或麻木。

◆ 过度口渴。

◆ 尿频。

◆ 疮痊愈得特别慢。

◆ 过于疲乏。

如果您得了妊娠期糖尿病，您便处于较高风险中了。您在孕期如果血糖水平高，可能会发生更多的感染。您也可能出现牙周病，而牙周病能提高您对胰岛素的抵制力。及时治疗妊娠期糖尿病，可能会降低您产生孕期并发症的风险。

专家们认为，孕期有糖尿病的妇女可能导致胎儿过度吸收糖，使其出生后脂肪贮存过多。治疗妊娠期糖尿病，能降低胎儿日后患肥胖症的风险。如果胎儿过大，您的分娩时间也就更长，有时产道会容纳不下胎儿，剖宫产手术便在所难免了。

妊娠期糖尿病的治疗方法，包括经常运动和提高液体摄入量。饮食问题非常关键。如果仅靠饮食就能控制妊娠期糖尿病，那就好好监控饮食。控制好妊娠期糖尿病，能降低分娩风险和防止胎儿过大。

您的医生或许会建议您每天吃6顿饭，每天摄入2000~2500卡路里的热量。您也可能被转诊到一位营养学家那里。研究表明，接受过饮食指导、血糖监控和胰岛素治疗（需要的时候）的孕妇，比只受到常规护理的孕妇在控制妊娠期糖尿病方面要做得更好。

低脂、高纤维饮食能降低患妊娠期糖尿病的风险。如果您的维生素 C
摄入很少，您的风险就相对较高。

如果需要药物治疗，胰岛素是治疗该病的首选药物。在许多情况下，人
们使用口服药物。优降糖（格列本脲）和二甲双胍就是其中的两种。

您的营养

孕期您可能得注意自己摄入的钠的含量。摄入太多钠可能会导致水潴留，
从而发生肿胀。然而，您每天需要一些钠来处理自己增加的血容量。建议您
以每天摄入1500~2300毫克钠为目标。

吃含钾丰富的食品，比如葡萄干和香蕉。钾能帮助机体更快地清除钠。
避免吃含钠或盐多的食物，例如咸味坚果、炸薯条、咸菜、罐装食品或加工
过的食品。

要阅读食物标签。标签上会列出每份对应食物的含钠量。有些书上也列
出了没有标签的食物的含钠量，比如快餐之类的食品，了解之后，您会惊奇
怎么这样一份快餐汉堡会含这么多钠！

不同食物中的含钠量

食物	每一份的量	含钠量（毫克）
美国奶酪	1片	322
芦笋	14.5盎司（罐装）	970
巨无霸汉堡	常规大小	963
皇家奶油鸡	1杯	760
可乐	8盎司	16
松软干酪	1杯	580
腌黄瓜	1个，中等大小	928
比目鱼	3盎司	201
明胶，甜食	3盎司	270
烤火腿	3盎司	770
白兰瓜	1/2	90
青豆	8.5盎司	1070
龙虾	1杯	305
燕麦	1杯	523
炸薯片	20个，常规大小	400
盐	1汤匙	1938

上面的表格中列举了一些常见食物及它们的含钠量。通过此表格，您会发现那些含钠的食物吃起来不总是咸的。吃这类食物前，先看看那些有用的信息。

🌿 **温馨提示**

每天将钠的摄入量保持在2克（2000毫克）或者更少一些，能减少液体潴留。

您也应该知道

✐ 糖尿

尿中含糖，被称为"糖尿"。这是孕期的普遍现象，尤其是怀孕第二期和第三期，情况更是如此。因为糖的水平改变了，加之糖在肾脏中的处理过程影响了系统中糖的含量，所以糖尿就产生了。如果血中有过多的糖，这些糖就会被从尿中排出去。

许多医生都会对孕妇进行糖尿病测试，时间一般是在怀孕第二期结束的前后。如果您有糖尿病家族史，这项测试就显得更加重要。有两项血液试验可以用来诊断糖尿病：空腹血糖试验和葡萄糖耐量试验。

做空腹血糖试验时，测试的前一天晚上正常饮食，早晨空腹去实验室抽血。如果结果正常，说明您几乎不可能得糖尿病；如果结果异常（血中的糖水平过高），则需要做进一步测试。

进一步测试，就涉及葡萄糖耐量试验。同样，前一天晚上进食后，就不能再进食了。第二天早晨，实验室的实验人员会让您喝一种含一定糖的液体——类似于汽水，但不如汽水好喝。您喝了这种液体之后，就要在一定时间间隔内抽血了，间隔时间可以是30分钟、1小时或2小时，有时甚至可以间隔3个小时。在一定时间间隔内抽血，能看出您的身体对糖的处理能力。如果您需要治疗，您的医生会给您一个建议性的治疗计划。

青少年怀孕

青少年怀孕在许多方面影响着整个社会，美国每年在这方面大约花费70亿美元。年龄在13~19岁的年轻女性怀孕，被称为"青少年怀孕"。在青少年怀孕现象中，18~19岁是怀孕率最高的年龄段。在西方国家中，美国的青少年怀孕／出生率最高。有些种族在这方面也呈高发趋势。

青少年怀孕，从20世纪90年代早期以来已经下降了接近1/3。一些专家认为，由于美国整体出生率下降，青少年生育率也随之下降了。

所有分娩人数中，青少年占13%。青少年分娩人数占所有未婚妇女分娩人数的24%。大约有65%的青少年是意外怀孕。意外怀孕，是指在不适当的时候或不想怀孕的时候怀孕。

怀孕对于青少年来说可不是件容易的事，准妈妈有多种陷入困境的理由。许多青少年直到怀孕第二期才去做产前检查。许多青少年准妈妈饮食习惯不好，她们也不吃产前维生素。有很多青少年在孕期喝酒、吸烟和／或吸毒。实际上，孕妇中青少年有最高的吸烟率。

研究显示，很多怀孕的青少年进入孕期时体重偏低，孕期也不能获得足够的增重，导致婴儿出生后低体重。青少年准妈妈们极易发生早产，还可能引起贫血、高血压。从报道中可以看出，孕期抑郁在青少年孕妇中也呈高发趋势。由青少年所生的孩子，发生出生缺陷的比例也相当高。

性传播疾病是怀孕青少年可能会面临的一个问题。据报道，每年患性传播疾病的青少年占总性传播疾病人数的25%。

青少年怀孕后，要注意做到以下几点：

◆ 健康饮食。

◆ 根据医生推荐的体重范围增重。

◆ 不吸烟。

◆ 不喝酒。

◆ 远离毒品。

◆ 获得早期产前护理。

◆ 所有的产前检查按时去做。

◆ 立即解决出现的健康问题，比如治疗性病。

◆ 解决孕期问题的时候，要听从医生的建议。

◆ 没有医生同意，不能擅自服用处方药和非处方药。

◆ 需要帮助时，寻求别人的帮助。

第 23 周锻炼项目

　　坐于椅子边缘，将两脚平放至地板上。放松双肩，手臂弯曲，绕于头顶，背挺直。当一条腿伸向前方时，腹部肌肉不动，只需大腿肌肉用力。将腿从地面抬高到10英寸的地方，数5下，缓缓将脚放在地板上。每条腿重复10次。

　　此项运动能调节大腿肌、髋肌和臀肌。

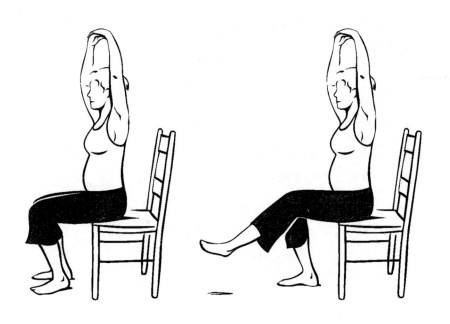

怀孕第 24 周
胎龄——22 周

宝宝长得有多大

截至这一周，宝宝的体重大约为540克，顶臀距离大约是21厘米。

您的肚子有多大

子宫现在在肚脐上方3.8~5.1厘米处。经测量，子宫在耻骨联合处上方24厘米的地方。

您的宝宝如何生长发育

宝宝更丰满了，脸和身体看上去像刚出生时的样子。虽然此时他重1磅多了，但还是非常小。

宝宝在羊膜囊的羊水中生长，请看下页插图。羊水有很多重要功能。首先，羊水给宝宝提供了一个环境，使宝宝容易运动，在受到伤害时能得到缓冲。其次，它能为宝宝调节体温。最后，医生还能利用羊水评估宝宝的健康和成熟度。

在孕期第12周末，羊水量大约为50毫升，然后羊水量迅速增加；到妊娠中期时，羊水量达到400毫升；随着预产期的到来，羊水量继续增加；直到

子宫

腿

脐带

胳膊

头

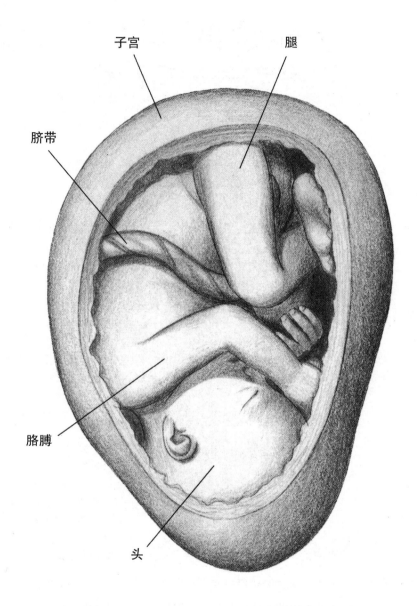

孕期第24周（胎龄——22周）时，子宫内已没有足够的空间供胎儿活动。以后宫内空间会越来越小。

第36~38周时，羊水到达最大量——1升。

　　孕期羊水的构成在不断变化。在怀孕前半期，羊水中除了有少量的蛋白质外，类似于没有血细胞的血液；随着宝宝的生长，其尿液排入羊水中；另外，羊水中还有胎儿衰老的细胞、胎毛和胎儿皮脂。

　　在大部分孕期中，胎儿都吞咽着羊水。如果他不能吞咽羊水，可能是您出现了羊水过多的状况，这被称为"羊水过多"。如果胎儿只能吞咽羊水，却不能排尿（比如胎儿缺乏肾脏），围绕胎儿的羊水量就会越来越少，这种情况被称为"羊水过少"。

您体内的变化

☙ 鼻子问题

　　一些孕妇会为出现了鼻塞或鼻子频繁出血而烦恼。有些专家认为，因为孕期荷尔蒙的变化，孕妇的循环也发生了变化，这就导致鼻子出现了这样的症状。此时，鼻黏膜和鼻腔通路易于肿胀和出血。

　　孕期可以使用解充血剂和鼻喷。您可以考虑使用这些品牌：氯屈米通扑尔敏解充血药、阿氟林或特里斯坦龙羟甲唑啉鼻喷。在使用任何产品之前，请同您的医生商量一下。

　　加湿器对您也有帮助，尤其是冬季，当取暖器使空气变得干燥时，加湿器的作用就更大了。有些孕妇通过提高她们的液体摄入量或使用柔和的润滑剂使这些症状得以缓解，比如凡士林就可以用作鼻腔润滑剂。

☙ 抑郁

　　人的一生中任何时候都可能发生抑郁。许多原因能造成抑郁，包括机体内分泌失调、造成生活压力的事件、导致焦虑紧张的状况等。如果您曾经发生过重度抑郁，您在孕期发生抑郁的风险就会高一些。据推测，实际上有

3%~5% 的孕妇在孕期会发生重度抑郁，另外15% 也会有不同程度的抑郁。

如果您怀孕时正在接受抗抑郁治疗，孕期要继续。治疗抑郁同治疗其他疾病一样重要。如果您的医生没有建议您停止服用某种抗抑郁药物，您不能擅自停止服用。研究显示，高达70% 的孕妇停用抗抑郁药物之后，抑郁症会复发。停药能造成压力荷尔蒙增高，从而增大您的孕期风险。抑郁给您和宝宝带来的风险，远比服用抗抑郁药带来的风险大。如果没有药物治疗，抑郁很难被控制。

怀孕第一期服用抗抑郁药，可能会增加极小的出生缺陷风险，但可以选用更安全的抗抑郁药物避免这种风险。这些药物包括氟西汀（百忧解）、西酞普兰、依他普仑（依地普仑）。抑郁可能影响机体对锂的利用。如果您服用抗抑郁药，在怀孕第三期，为了使自己的情绪维持正常，服用的剂量可能要加大。您一旦确定自己怀孕了，请跟医生谈一谈如何服用药物的问题。

孕期服用帕罗西汀是否安全一直都存在争议。研究表明，在怀孕第一期服用该药，可能与宝宝的心脏疾病风险提高有相关性。然而，您不能未经医生同意就擅自停药。

如果您感觉自己很抑郁，您的维生素 D 的水平一定很低，跟您的医生谈一谈这个问题。对付抑郁，也有一些其他的建议，比如坚持锻炼，确保摄入足够的 B 族维生素、叶酸、Ω-3脂肪酸。每天服用3.5克 Ω-3脂肪酸能抵抗抑郁。

按摩和反射疗法对缓解抑郁也有帮助。另外还有一种方法，被称为"光照疗法"，它类似于治疗季节性情绪失调的方法。

孕期抑郁症。确实会发生孕期抑郁症。专家们认为，这是孕妇最普遍的医学问题。研究表明，高达25% 的孕妇会经历一定程度的抑郁，将近10% 的孕妇会患上重度抑郁。而产期抑郁妇女中的50% 会经历产后抑郁。

孕期抑郁症的治疗，对您和宝宝非常重要，这就是许多医疗专家在面对孕妇众多疾病的时候都是先治疗抑郁的原因之一。

　　孕期抑郁比产后抑郁更为普遍。（关于产后抑郁的讨论，参见附录 F。）如果您的家族中曾有人患抑郁症，您孕期抑郁的风险可能就稍高一些。如果您体内血清素含量不足，研究人员认为您患抑郁症的风险偏高。如果您曾经为不育和流产而痛苦，您也可能有患抑郁症倾向。

　　如果您抑郁了，您可能连自己都无法照顾。抑郁症患者所生的宝宝可能偏小，而且有可能早产。一些孕妇使用酒精、药物或香烟来减轻抑郁。抑郁症患者在产后可能不容易与孩子形成亲密的亲子关系。

　　根据下列各项，测评一下您患抑郁症的风险。如果有下列情况，您患抑郁症的风险就比较高：

◆ 如果您口服避孕药物，您可能经历情绪波动。

◆ 您的母亲在孕期曾经抑郁。

◆ 您有抑郁史。

◆ 您悲伤或沮丧的时间超过1周。

◆ 您的睡眠时间与休息时间不够。

◆ 您有躁郁症——孕期能引起此病复发，尤其是您停止使用稳定情绪的药物之后，复发的可能性更大。

爸爸小贴士

现在是您参加产前培训班的最佳时机。为您的伴侣找出究竟有多少班在开课、什么时候注册、在哪里注册。在您的伴侣计划分娩的医院或分娩中心参加产前培训班。至少要在宝宝出生前1个月完成培训课程。

孕期抑郁症的症状与治疗。很难区分孕期正常变化和孕期抑郁迹象。许多抑郁症状与孕期表现很相似，包括疲乏和失眠。区别是症状的严重程度和症状维持时间的长短。一些抑郁的普遍症状包括：

◆ 无来由地产生无法抑制的悲伤，很多天都不能消除。

◆ 睡眠障碍，或者起床特别早。

◆ 任何时候都想睡觉或者都极度疲乏（怀孕早期出现这种症状很正常，

但是症状一般在几周后好转）。

◆ 没有胃口（同恶心跟呕吐有所区别）。

◆ 注意力无法集中。

◆ 有伤害自己的想法。

妇女的抑郁常常会发展为糖尿病，发展为糖尿病的妇女也更容易抑郁。对孕妇来说，也是如此。如果您在患有糖尿病并且还有未进行治疗的抑郁症时怀孕，不寻求帮助，会使情况变得非常严重，您可能照顾自己都十分困难。这种情况会导致您无法控制体重和血糖水平。您有物质滥用成瘾的风险，比如喝酒、吸烟的状况会加剧。而且，您很可能无法满足孕期的营养要求。

如果孕妇不治疗抑郁，出生的宝宝可能会有许多问题——他们会更爱哭，睡眠也不好，比其他宝宝更焦躁，十分难哄。

如果您的症状在几周后没有好转，或者每天看上去都很伤心，那么您可能患上了抑郁症，请立即寻求帮助。给您的医生打电话，或者在您做下次产前检查的时候跟医生谈一谈。您需要采取一些措施让自己好转，为了您和宝宝，请您行动起来！

> 🍃温馨提示
> 研究表明，如果孕期服用抗抑郁药，最好只服用一种药物，这样对宝宝更好。

您的活动如何影响宝宝发育

🎵 外界噪声影响宝宝

腹中的胎儿能否听到来自外界的声音？从很多研究中我们得知，声音可以透过羊水，到达宝宝正在发育的耳中。实际上，在孕期第24周前后进行的超声波检查中可以看出宝宝对大的噪声所做的反应。

如果您在一个充满噪声的环境中工作，您可能得要求到安静些的地方工作。数据显示，缓慢而高分贝的噪声和短暂而剧烈的声响都会造成宝宝出生前的听力损伤。

偶尔把宝宝暴露于大的噪声之中是可以的，比如听一场音乐会。但如果经常让宝宝处于噪声之中，噪声大到您不得不大声说话的时候，或许就对宝宝有危险了。

✍ 孕期搬家

任何时候搬家到另一个城市都是一件让人很有压力的事情。当您怀孕的时候，搬家更是个挑战：您如何找到一位新的医生？您应该去哪所医院？

在离开旧家之前，就要找好新城市中您想去的医院，再找一位这所医院负责接生的医生（能接收新病人）。在您决定自己要搬家后就立即做这件事情。因为您第一次跟新的医生预约后，要好一阵子才能等到你们会面的日期。

这种情况下，可能房地产经纪人会帮您的忙。您可以问问那些有二级和三级护理的医院，这些医院通常都能较好地处理孕期和产后并发症。即使自己没有任何孕期问题，知道医院能处理紧急情况也会让人更放心。

如果您选择了医院，请给接生部门打电话，跟他们的管理者谈谈您的具体情况，请他为您推荐本医院3~4位负责接生的妇产科医生，他们要有条件接收新病人，并且很优秀。

如果您有了那些被推荐医生的名字和联系方式，您就能给他们打电话了。您可以详细介绍您的情况，同时咨询一下费用信息和保险责任范围，问问您能否在到达那里的第1周就预约成功，然后您就可以决定选择哪位医生了。再打个电话，确认您的预约。

一旦您选择了新的医生，就立即去找您现在的医生，要一些您的病历复印件，一定要保证把您的检验结果一并带上，别落下任何关于您的资料。如果办公人员声称要帮您把这些东西寄送给您的新医生，告诉他们这样做很好，只是您需要随身带走一些复印件。邮寄这些资料是要花些时间的。

如果您还没做甲胎蛋白检测或三联筛查试验，而且处于孕期的第15~19

周，让您当前的医生为您开检验单做这两项检测，并且把检验结果寄到您的新地址那里去。您需要好几周时间才能拿到这两项的检测结果。如果您去见新的医生时有这些检测结果，有助于增加新医生对您孕期的了解。也请您当前的医生就您的情况写一个简短的介绍给新医生，介绍一下您孕期的大概情况、当前健康状况和存在的健康问题。

您的营养

许多孕妇都很担心外出就餐的问题。一些孕妇想知道她们是否可以食用某类食物，比如墨西哥餐、越南餐、泰国餐和希腊餐。她们担心香料和油腻的食品会对宝宝产生伤害。

在饭店吃饭时，您最好的选择是那些家常菜，鸡肉、鱼肉、新鲜蔬菜和沙拉都是很好的选择。在那些有特色香料的饭店吃饭，或者吃一些非同寻常的美食，可能会造成肠胃疾病，您甚至会注意到在饭店用完餐后，因为水潴留而引起体重增加。

避免去那些供应高盐、高钠、高热量和高脂肪食品的餐馆。不要喝肉汤，吃油炸食物、很腻的甜食或其他垃圾食品。而在那些风味餐厅，您很难控制自己的饮食。

如果您在外工作，保持健康饮食是另一个无法避免的挑战。您可能不得不吃工作午餐，这就需要您吃饭时有选择性。如果可以点菜，您可以选择健康或低脂食品。问问饭菜是怎么做的——蒸煮的还是煎炸的，尽量选择前者。商务旅行中，要随身携带一些不需要冷藏的、健康的、不易变质的食物，比如水果或者蔬菜之类。

您也应该知道

克罗恩病与怀孕

克罗恩病是一种慢性疾病，极易导致胃肠道发炎或溃疡结痂。小肠的回肠部分最易受到此病影响。要注意的是，克罗恩病能发生在大小肠、胃、食管甚至嘴巴的任何部位。

> **如何克服烧心?**
> 烧心的原因主要有两个：吃得过多或睡觉前吃东西。为了克服烧心，要少食多餐，每天最好吃5~6次有营养的饭菜；睡前不要吃零食。

克罗恩病属于炎症性肠病的一种（请参见第18周关于炎性肠道疾病的讨论）。15~30岁是克罗恩病的多发年龄段。在经历过无症状期后，克罗恩病患者会出现严重的症状，包括：慢性腹泻、直肠出血、体重减轻、高烧、腹痛和／或腹部压痛、腹部右下方有饱胀感。

> **食物热到可以安全食用的程度了吗?**
> 别依赖品尝来决定食物是否热到可以吃的程度了。当您重新加热剩菜时，要用一个快速读数的温度计来测试食物的内部温度，看看是否达到了73.9℃。这是有害细菌被杀死的温度。

如果您患有活动性克罗恩病，怀孕的历程会很艰难，它会引起很多问题。此病可能会在孕期突然发作，而怀孕第三期时发作最为常见。不过这个时间段发作都比较轻微，而且治疗效果显著。

因为孕妇免疫系统发生了改变，克罗恩病症状可能会减轻。怀孕也能预防克罗恩病的发作，从而减少手术概率。孕妇的身体会产生荷尔蒙松弛素。研究人员认为，松弛素能控制瘢痕组织的形成。

如果您患有克罗恩病，或许孕期不需要更换药物。柳氮磺吡啶、氨水杨酸、巴柳氮、奥沙拉嗪都对宝宝无害。英夫利昔（英利昔）和阿达木单抗（修美乐）可能是孕期和哺乳期都必需的药品。孕期要避免服用甲氨蝶呤。

如果您患有克罗恩病，孕期可能需要做很多检测。专家们认为，孕期进行结肠镜检查、乙状结肠镜检查、上消化道内镜检查、直肠活检、腹部超声波检查都是很安全的。

如果您做了肠切除术，孕期不会产生问题。回肠造口术可能会降低生育率。如果接近直肠的地方或者阴道部位有异常开口，您可能得进行剖宫产。

您的分娩方式依赖于阴道和肛门周围的组织。如果您患有瘘管，或者为了减少您发生瘘管的概率，建议您进行剖宫产。

许多妇女产后会突然患上克罗恩病。医生认为，这种现象同产后荷尔蒙的变化有关。

☙ 怀孕如何影响性欲？

怀孕和性。您的性欲是否增强？或者您根本就没有性欲？一般情况下，孕妇会经历以下两种性欲模式中的一种。其一是在怀孕第一期和第三期性欲减弱，而第二期性欲增强。其二是随着孕期推移，性欲逐渐增强。

在怀孕第一期，您可能会经历疲乏和呕吐，第三期则会经历体重增长、腹部增大、乳房肿胀或者某些疾患，这些都可能使您性欲减退。这也是孕期的正常现象。告诉伴侣您的感受，试着找出能愉悦彼此的好方法。此时，得到彼此的温柔和理解很重要。

对有些孕妇来说，怀孕能提高性欲。可能某些孕妇在孕期才第一次经历性高潮或多重高潮，这归功于荷尔蒙活动的加剧和盆腔血流的增多。

☙ 什么时候避免性行为？

有些状况可能会警示您不要有性行为。如果您曾有过早产史，您的医生会警告您不要性交或不要产生性高潮。性高潮可能会引起轻度子宫收缩。精子中的化学物质也可能刺激子宫收缩，所以孕妇的伴侣最好不要体内射精。

如果您有流产史，医生也会警告您不要有性行为和性高潮。然而，尚未有证据显示流产与性有关系。如果您有某种孕期疾病，您的医生同样会建议您孕期不要有性行为。

怀孕时也要避免一些性偏好。不要向阴道内插入其他物体，这有可能导致阴道受伤或感染。向阴道内吹入气体特别危险，可能将致命气体吹入血流中。（无论您是否怀孕，这种做法都非常危险。）刺激乳头会释放催产素，可能导致子宫收缩。您有任何情况，都可以咨询您的医生。

☙ 子宫颈内口松弛症

子宫颈内口松弛症，指的是宫颈无痛性早期扩张（拉伸）。这种情况经常会导致早产，而且经常发生在怀孕第16周后。孕妇意识不到颈口已经扩张，直到发生流产。通常情况下，此症发作，事先毫无预警，一般是依靠孕妇曾经发生过一次或多次无痛流产来预测和诊断。幸运的是，子宫颈内口松弛症发生的概率非常小。

如果您是第一次妊娠，便无法得知您是否有这个问题。子宫颈内口松弛症产生的原因也是未知的。有些专家认为，发生子宫颈内口松弛症，可能是因为宫颈先前受过损伤或者做过手术，比如经历过因为多胎或流产而进行的刮宫术。同您的医生谈谈您是否出现过这些问题，有助于他对此病症的诊断。

可以使用超声波检查来测量宫颈。如果宫颈长度短于正常长度，通常被称为"子宫颈短小症"。

通常采取手术来治疗子宫颈内口松弛症。对于疲软的子宫颈，采用子宫颈环扎手术封闭。用一种类似于荷包式缝合的方法，将缝合线围绕宫颈缝合，使宫颈闭合。这个过程要在医院手术室或分娩时进行，要施行全身麻醉或者静脉注射麻醉。手术过程大约30分钟。手术结束后，患者在医院被监护几个小时后就可以回家了。手术过程中，少量出血或少量污渍排出是正常现象。在大约第36周或您进入阵痛后，就要拆线处理，这样宝宝就可以正常降生了。分娩时拆除缝合线是不使用麻醉药物的，大约要花5分钟。不需要非等到阵痛才拆线，分娩前几天或前几周都可以拆线。

对自己好一些

孕期对自己好点。点燃蜡烛，浸泡在浴盆中。去理发师那儿做个头发护理。听一些自己喜欢的音乐。看一些催人泪下的电影，跟着电影让您的泪水也流个酣畅淋漓吧！给自己买些花儿！即使站着已经看不到双脚了，也要去做做足疗。

第 24 周锻炼项目

站立，右侧靠在一把结实的椅子上（或沙发背上），用右手握紧椅背。屈膝，左手抓住左脚，将左脚向后拉到臀部位置。右膝轻微弯曲。保持10秒钟，然后换脚。

此项运动能强壮股四头肌。

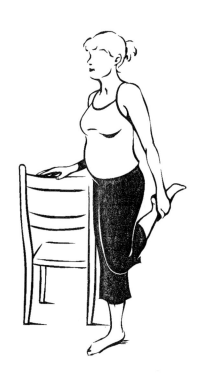

怀孕第 25 周
胎龄——23 周

宝宝长得有多大

您的宝宝现在重700克了，顶臀距离是22厘米。宝宝的情况各有差异，这里提供的只是宝宝的平均长度和平均体重。

您的肚子有多大

请看下页插图，子宫现在长大了很多，大约有足球那么大了。从您的侧面看去，您的肚子大多了。在孕期，宝宝有自己的快速生长期，可能会在某个时候对您的体重有轻微的影响。

测量从耻骨联合处到子宫的顶端的距离，大约是25厘米。子宫在肚脐与胸骨（乳房之间，肋骨交集处的骨头）下方的正中处。

您的宝宝如何生长发育

❧ 早产儿的存活率

宝宝现在如果出生的话，是有可能活下来的，虽然难以置信，但确实是这样。此时出生的宝宝大约不足2磅，长得特别小。早产儿存活下来非常困难，

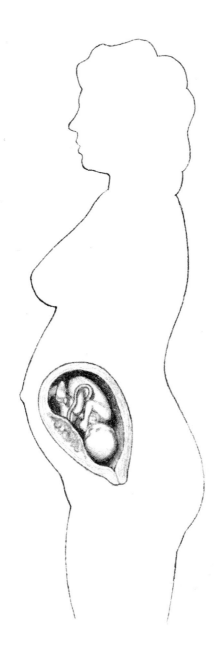

怀孕第25周（胎龄——23周）时，子宫与人体的相对大小。
子宫能在肚脐以上5厘米处摸到。

可能得在医院待上好几个月。（请看第29周关于早产的讨论。）

♋ 宝宝是男孩，还是女孩？

我们最常听到的问题是："宝宝是男孩，还是女孩？"对大多数配偶来说，宝宝的性别像谜一样，这也是孕期的乐趣之一。

羊膜穿刺术能确定宝宝的性别，超声波检查也可以预测宝宝的性别，但有时有偏差。有些家用测试据说可以鉴定胎儿性别，但不可信赖。有些人认为，从宝宝的心率能判断出性别，这似乎没有什么科学依据。

对于判断宝宝性别，更可信赖的人可能是自己的母亲、婆婆或某位长辈，他们能通过您怀孕的姿势判断出您的宝宝是男孩还是女孩。虽然说话的人也可能没有科学根据，但许多人对此深信不疑。有些人声称，他们在猜测和预测胎儿的性别方面从不出错。但不幸的是，这也没有什么科学依据。

您的医生最在意的是您和宝宝的健康。他致力于让您和宝宝平安度过孕期，确保您能在身体状况良好的情况下分娩。

您体内的变化

♋ 发痒

发痒（妊娠瘙痒症）是孕期最常见的症状。皮肤上既没有肿块，也没有损伤，但就是发痒。大约有20%的孕妇会经历孕期发痒，尤其是在怀孕的最后几个星期。但发痒是任何时候都可能发作的一种疾病，而且可能每次怀孕都要经历。您使用口服避孕药时也可能出现此症状。这种情况不会对您和宝宝造成伤害。

随着子宫不断增长，填满盆腔，您的皮肤和肌肉已被拉伸，这就可能造成皮肤发痒。皮肤发痒时，尽量不要抓挠和刺激皮肤——情况会因此变糟。问问您的医生可不可以使用抗组胺或者含薄荷醇或樟脑的冷却乳液。一般情况下，发痒无须治疗。

> 😊 **温馨提示**
>
> 孕期是您跟伴侣沟通和增进感情的最佳时期。当他说话的时候，您要学会倾听，要让他感觉到他能给您提供最重要的感情支持。

🐛 孕期压力

任何妇女在孕期都有压力。压力是您觉得自己处于危险、困难或者受威胁的境地时的一种反应。慢性压力，是由持续不断的问题导致的，比如失业、配偶工作调动、经济问题等。担心这些问题会严重化，又引发了焦虑。此时，感觉到的问题远远比真正的问题严重得多。

孕期是充满压力的。研究表明，度过孕期，在人的一生中压力最大事件中排行第十二。正常的压力或许不会对您和宝宝造成伤害，但是大的精神压力能提高您早产的风险。学会控制压力，能在人生的路上帮您走得更远，能让您学会掌握自己的生活——不论是怀孕中，还是在普通生活中！

孕期压力可由各种各样的事情所引起。荷尔蒙改变，能让您通常该有的正常反应变得异常，而这种异常反应会让您压力很大。身体的变化也给很多孕妇造成了压力。您可能费了很大努力来保持自己的体形——现在您怀孕了，您对体形的变化无能为力了。

吃好、锻炼好，能让您感觉更好，能帮您减轻更多压力。您可能想过要做一名好妈妈——即将成为妈妈，让每个孕妇都很有压力。您可能觉得身体总也不舒服，这就使您压力更大。而且，您可能还要承受来自工作或其他方面的压力。

放松！别着急！您可以做一些事情来帮助自己减压。试试吧！如果您的伴侣也觉得有压力，鼓励他也做做这些事情：

◆ 晚上睡足，缺乏睡眠会让人产生压力。

◆ 白天要有休息和放松的时间。安静的时候听听音乐，哼哼歌词。将生活节奏放得慢一些。

◆ 如果觉得压力大，停下来慢慢做深呼吸，这样能帮您关闭神经系统中紧张的部分。

◆ 锻炼也能减轻压力。散散步，去健身房锻炼一下，带上孕妇练习视频。做些积极的体育运动（不要做大幅度的身体运动）来减轻压力。让伴侣同您一起进行。

◆ 听起来是陈词滥调，但还是要努力产生"愉快的想法"。当您将思想转向美好的事情，实际上也就是向您的大脑传输了一种化学信号，这些信号流过身体各个部分，帮您放松下来。

◆ 吃有营养的食品。身体在全天都有足够的热量，能帮助您度过情绪低潮。

◆ 积极起来。有时决定积极起来也能影响您，用微笑来代替皱眉也能帮您减轻压力——展现您的笑脸吧。

◆ 做一些让自己愉悦的事情。

◆ 如果您非常在意气味，就一定要把气味当成生活中的一项重要内容。点燃有香味的蜡烛或者买一些芳香的鲜花能帮您放松下来。

◆ 不要做孤独者。跟您的伴侣说说您的顾虑，或者找一群能互相交流的孕妇，与她们说说您的心情。

温馨提示

很多专家都认为，压力能影响您跟宝宝的健康，能引起胃肠紊乱，比如疝气，还会使您日后发生阅读困难和／或行为问题。

您的活动如何影响宝宝发育

☞ 摔倒和摔伤

摔倒是孕期受伤最主要的原因。幸运的是，摔倒一般不会给准妈妈和宝宝造成严重伤害，因为子宫在腹部的盆腔中受到了良好的保护。对于宝宝来说，因为羊水可以起到缓冲作用，所以极大地降低了他受伤害的风险。另外，您的子宫和腹壁也能为其提供保护。

如果您摔倒了，请给您的医生打电话，他会给您做相关检查。做个胎心监护，就能让您放心很多。准妈妈摔倒后，宝宝的胎动能让人放下心来。

对腹部轻伤的处理，与您平时没怀孕时一样。然而，尽量避免 X 射线。超声波评估可能是您摔倒后的最佳选择。这要根据个人情况来决定，要看您的症状和您受伤的严重程度。

在孕期，随着肚子的增大，您的平衡和运动能力发生了改变。冬天的时候，要小心停车场或人行道湿滑。许多孕妇容易在楼梯上摔倒，所以谨记上下楼梯时抓住栏杆。在光线好的地方走路，而且尽量待在人行道上。

肚子越来越大了，您一定要减慢速度，您不能像平时一样雷厉风行了。身体平衡的改变，再加上头晕等症状，您一定要小心千万不要摔倒。

摔倒以后，有些迹象能提醒您出现了问题：出血、阴道中有液体涌出、羊膜破裂和 / 或严重的腹部疼痛。胎盘早剥（胎盘提前从子宫剥离），是摔倒导致的最严重的问题。

有时摔倒或事故导致骨折，就需要拍 X 射线光片和做手术。对骨折的治疗刻不容缓，而且得一直维持到产后。如果您真的出现了这样的问题，在任何检测和治疗开始之前，建议跟您的医生联系。

如果必须进行 X 射线拍片，要遮蔽您的腹部和骨盆。如果无法遮蔽，要权衡一下拍 X 射线光片的需要程度与对胎儿造成的风险之间的关系。

接骨的时候需要使用麻醉药或止痛药。为了您和宝宝的健康，尽可能不要全身麻醉。您可能需要止痛药，但一定要按最小剂量服用。

如果治疗骨折必须使用全身麻醉，宝宝就需要密切监护。这时您的外科医生跟孕期医生需要合作起来，为您和宝宝提供最好的治疗。

> **⚬ 爸爸小贴士**
>
> 健忘会同怀孕联系在一起？如果您交代给伴侣一件对您来说很重要的事情，却发现她忘记了，记着下次为她列个清单。用幽默来处理这件事——您会得到更好的回应。

您的营养

孕期对维生素和矿物质的需求大增。您最好能通过食物满足您和宝宝的大部分需要。然而，现实一些来讲，我们知道这很难做到。这就是医生会给您开产前维生素的一个主要原因——为帮助您满足营养需求。

有些孕妇在营养摄入方面需要更多的帮助——她们得服用补充剂。这些孕妇包括青少年严重低体重妇女（她们的骨头仍在生长）、怀孕前严重营养缺乏的妇女、先前有过多胞胎的妇女。吸烟或喝酒的妇女可能也需要补充剂。还有那些患有慢性疾病的妇女、那些服用某种药物的妇女以及无法消化牛奶、小麦和其他关键食品的妇女，都需要补充剂。在有些情况下，素食者也需要补充剂。

您的医生会跟您讨论营养方面的事情。如果您除了产前维生素，还需要别的产品，他会给您建议的。注意：没有医生允许，不要服用任何补充剂。

> **⚬ 一份平衡饮食计划**
>
> 下面是您可以选择的各组食物以及每份适当的量。您有不同的食物可供选择：
>
> ◆ 面包、谷类食品、米饭、面食，6~11份——1片面包，1/2小圆面包，1/2英式松饼，1/2小面包圈，1/2杯煮意大利面、米饭及热的谷类食品，4块咸饼干，3/4杯免煮谷类。
>
> ◆ 水果，2~4份——1/4杯果干，1/2杯新鲜水果，罐装水果或水果羹，3/4杯水果汁。
>
> ◆ 蔬菜，3~5份——1/2杯煮熟的青菜，1杯绿叶蔬菜沙拉，3/4杯蔬菜汁。
>
> ◆ 蛋白质来源，2~3份——2~3盎司熟制禽肉、鱼肉或其他肉类，1杯熟黄豆，1/4杯种子和坚果，1/2杯豆腐，2个鸡蛋。
>
> ◆ 奶制品，4份——1杯牛奶（任意类型），1杯酸奶，1.5盎司奶酪，1.5杯松软干酪，1.5杯冷冻酸奶、冻牛奶或冰淇淋。
>
> ◆ 脂肪、油类和甜食——限制这些食物的食用，重点放在有营养的、健康的食品。

您也应该知道

❦ 家庭套装白牙产品

家庭套装白牙产品很受欢迎，许多人都在使用。孕妇可以安全使用这些产品吗？我们建议您不要使用，等分娩后再美白牙齿吧！

大部分白牙产品包含过氧化氢，在白牙的过程中有可能被吞咽下去。我们对过氧化氢和其他白牙产品是如何影响宝宝的了解得不多。如果您的牙龈敏感，牙齿美白产品中的物质可能增加对牙龈的刺激，导致牙齿过敏。

❦ 做家务和庭院工作

如果您做家务，要避免使用烘炉洗净剂和喷雾剂，也要小心氯漂白剂和氨。使用那些较安全的产品，比如醋或洗碗皂。戴上橡皮手套，保护好您的皮肤。

做庭院工作的时候要小心，尤其您喜欢在花园里干活时，更要小心。坐在能支撑您体重的物体上。要戴园艺手套，最好在园艺手套下面再戴一副橡胶手套。

> 🍃 温馨提示
> 如果您定期美甲和修足，要选择那些有通风口的美容院，通风口能排出受污染的空气。

❦ 甲状腺疾病

甲状腺能产生调节新陈代谢的荷尔蒙，能控制身体器官的机能。大约有2% 的孕妇会产生甲状腺疾病。实际上，即使您怀孕前没有得过甲状腺疾病，在孕期也可能有患上此病的风险。

如果您有甲状腺疾病史，如果您现在正在服药或者过去一直在服药，请告知您的医生，与他讨论一下孕期治疗甲状腺疾病的问题。

如果不予治疗，甲状腺疾病在影响您的同时，也会影响宝宝。研究表明，有流产史或早产史，或接近分娩时出现状况的孕妇，甲状腺水平会出现问题。

甲状腺产生甲状腺激素，这种荷尔蒙影响整个机体水平，在新陈代谢中扮演着重要的角色。其水平可能偏高，也可能偏低。甲状腺激素水平低，会导致甲状腺功能减退；甲状腺激素水平高，则会导致甲状腺机能亢进。

孕期低甲状腺激素水平非常普遍。其症状包括：异常的体重增加与疲乏（它们与孕期症状很难区分）、嗓音沙哑、皮肤干燥、头发干燥、脉搏缓慢。如果您有这些症状，请告知您的医生。

如果不予治疗，甲状腺功能减退会影响您跟宝宝的健康，宝宝不能再从您那里吸收到足够的营养。甲状腺疾病即使已经得到治疗，宝宝生下来也会出现甲状腺水平异常。许多此类宝宝出生后的体重，明显低于没患甲状腺功能低下症的孕妇所生的宝宝的体重。

温馨提示

怀孕后，您仍然可以去参加派对，仍然能享受那些美妙时光。记住一些事情——出发前吃点东西，要控制您的食量。

甲状腺疾病的症状和治疗。孕期症状可以掩盖甲状腺疾病的症状，但您在孕期的一些变化也可能引起医生的怀疑，觉得您的甲状腺功能不太正常。这些孕期变化，包括甲状腺肿大、脉搏改变、手掌红肿、手掌温湿。因为怀孕，孕期的甲状腺水平是会有所改变。您怀孕时，医生会向您谨慎解释这方面的化验结果。

一般通过血液检测（一组甲状腺试验）来做甲状腺测试，这样就能测试出血液中甲状腺激素的含量。这组检测也可以测量出促甲状腺激素的水平。对甲状腺的 X 射线拍片（放射性碘扫描）也应该在孕期进行。

在甲状腺功能减退的情况下，医生会为您开处方药——甲状腺替代激素（甲状腺素），这种激素可以在孕期安全服用。医生也会通过血液检测来确认您是否吸收了足够的甲状腺素。

如果您有甲状腺机能亢进症，要通过药物丙基硫氧嘧啶来治疗。它会从胎盘传递给宝宝，因此，要求您的医生开最少的量以减少对宝宝的危害。孕期血液检测非常必要，可以监测所需药物在血液中的含量。产后也要通过血液检测监测宝宝，以防宝宝有甲状腺疾病。

　　碘化物是治疗甲状腺机能亢进的另一种药物，但不可以在孕期服用，这种药会对发育中的宝宝造成伤害。甲状腺机能亢进的孕妇，也不应该用放射性碘来治疗。

宝宝的饮食偏好

食物的调料被准妈妈吃下去，传到了羊水中，因此在出生前宝宝就有了饮食偏好。到现在，宝宝可以区分酸、苦、甜。我们知道，几乎每个没出生的宝宝都对甜有特殊的偏好。

腭心面综合征（VCFS）

　　腭心面综合征，是一种可遗传的基因疾病。它有许多名字，包括颅面综合征、异常面容综合征等。

　　腭心面综合征是仅次于唐氏综合征的人类最常见的综合征。"Velocard－iofacial"（腭心面）一词来源于三个拉丁语，"velum"是软腭，即上颚；"cardia"指心脏；"facies"指与脸相关的事情。

　　这种疾病有多种表现特征。其导致的受损部位涉及免疫系统、内分泌系统、神经系统，症状也不会完全显露出来。大部分有腭心面综合征的患者只表现出很小的问题，许多问题都相对不太严重。

　　引发腭心面综合征的原因尚未可知。然而，研究人员已经确认了患有腭心面综合征的病人有一组染色体缺失。大部分被诊断为患有此病的孩子的第22对染色体都短一小部分。

　　父母双方仅有一方有这种染色体方面的改变，就会将其遗传给孩子。如果一方有腭心面综合征，孩子则有50：50的概率。然而，据估计，腭心面综合征患者中只有10%~15%是因为遗传。

　　大部分情况下，孩子患有腭心面综合征，父母双方却都没有这种疾病，也不是缺失基因的携带者。

先天性心脏病的发生，是诊断出该病最主要的起因。诊断该病最常用的方法是利用一种叫作"萤光原位杂交染色体"的物质来做基因测试，几乎有100%的准确率。

对某人做检测，如果检测结果发现其第22对染色体的基因是不完整的，那么就可以确定此人是腭心面综合征患者；如果检测结果没有显示这种缺失，此人就不是腭心面综合征患者。

> **温馨提示**
> 如果您出现了胃酸倒流的症状，就要远离那些会增加问题的食物。要远离的食物，包括酸性食品（比如番茄和柑橘类水果）、辛辣食品和油炸食品。

地中海热（FMF）

地中海热，经常发生在塞法迪犹太人、美国人、阿拉伯人、土耳其人中间。在这些人群中，大约每200人就有1例地中海热患者，有20%是携带者。然而，此病在其他一些种族的人群中也有发生，尤其是在德裔犹太人中。这些人群中，大约有50%的家族未出现这种疾病。

地中海热是遗传疾病，表现为经常发热、腹膜常常发炎（腹膜炎），偶尔有胸膜炎、关节炎、皮肤损害和心包炎发生。

这种疾病通常在5~15岁的人群中发作，但也可能在婴儿期或年龄更大点时发作。此病发作没有固定的模式，经常持续24~72小时，有些甚至长达一周。主要症状是高热（40℃），经常伴随疼痛，几乎所有病人都会遭受腹部疼痛，每次发作时，疼痛的程度都不相同。其他症状还包括关节疼痛和小腿上起疹子。大部分此病患者都可以迅速完全恢复，直到下次发作。有时需要使用麻醉剂来减轻疼痛。

当前还没有地中海热的诊断试验，主要以重复发作为诊断依据。然而，研究人员已经找到携带地中海热的基因，并且发现了导致这种疾病的基因突变。他们在第16号染色体上发现了这种基因，其中有一种蛋白可以通过关闭免疫系统来协助控制炎症。如果没有这个功能，就会发生地中海热。

研究人员正在继续努力，他们想通过血液检测来诊断地中海热。随着更多的研究，他们可能会找出导致地中海热发作的环境因子。届时，就可能会有针对地中海热的新疗法问世。

奶奶疗法
如果腿抽筋，将2汤匙苹果醋和1汤匙蜂蜜倒在一个杯子里，加入温水，混匀，睡前服用。

第 25 周锻炼项目

　　端坐在无扶手、直背的椅子边缘。胳膊交叉在身体前面，与肩部齐平，慢慢向后靠。保持此姿势，将左脚抬离地面，保持5秒钟。您必须保证坐直。放低左腿。每条腿做5次。

　　此项运动能强壮腹部肌肉、大腿肌肉和下背部肌肉。

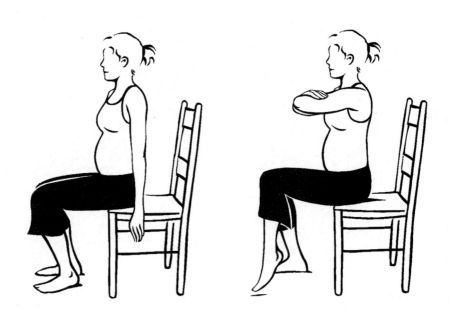

怀孕第 26 周
胎龄——24 周

宝宝长得有多大

胎儿现在几乎快0.91千克重了。截至这周，宝宝顶臀距离是23厘米。请见下页插图。

您的肚子有多大

子宫此时在肚脐正上方6.4厘米处，在耻骨联合处上方将近26厘米的地方。怀孕第二期，您的子宫每周会增长1厘米。如果您一直平衡饮食，您的总增重会是7.2~9.9千克。

您的宝宝如何生长发育

胎儿这周有了睡眠和清醒的周期，您可能已经发现了一定的规律。在一天中的某些时间他非常活跃，而在其他时间，他则在睡觉。另外，胎儿的5个感觉器官都已经发育完全。

🐉 心率失常

截至目前，几次产前检查中，您都能听到宝宝的心跳。当听到宝宝的心

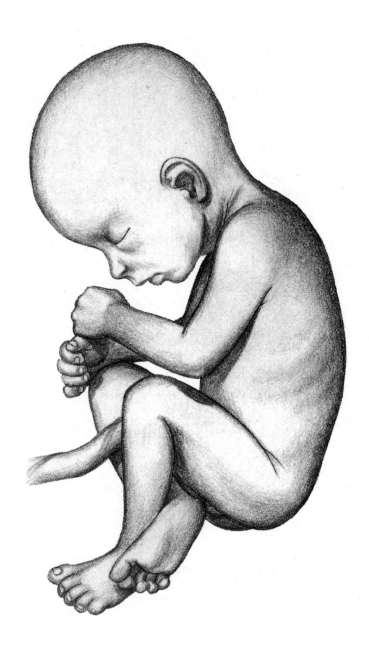

截至这周，宝宝大约2磅（0.91千克）重了。

他正在增加体重，正在变得丰满起来。

跳时，您可能会因其心跳跳过一拍而吃惊。不规律的心跳，被叫作"心率失常"。您遇到的情形，可能是您听到了有规律的搏动声或打击声中夹杂着心跳声，而心跳声又偶尔缺失。胎儿发生心率失常的情形不在少数。

胎儿心率失常的原因有很多。当心脏正在生长和发育的时候，就有可能发生这种情况。随着心脏的成熟，胎儿的心率失常状况一般会消失。这种现象可能发生在孕妇有红斑狼疮的情形下。

如果产前发现胎儿心率失常，分娩的时候就可能需要进行胎心监护。如果在分娩过程中发现胎儿心率失常，最好能有儿科医生在场，以确保宝宝的平安或者立即解决宝宝出现的问题。

您体内的变化

随着子宫、胎盘以及宝宝的长大，您的肚子越来越大了。不适症状，比如背痛、骨盆压力、腿抽筋、头痛可能出现得更频繁了。

时间过得真快，您的怀孕第二期就要结束了。2/3的孕期旅程已经过去，离宝宝出生的日子不远了。

您的活动如何影响宝宝发育

✑ 先前的减肥手术

在怀孕前，有些妇女进行减肥手术来帮助自己减肥。"减肥手术"被定义为：为了预防过度肥胖以及相关疾病所做的手术。

通过减肥手术减重的妇女，其孕期风险比病态肥胖妇女的孕期风险小。有一项研究发现，减肥手术降低了妊娠期糖尿病、巨大胎儿和剖宫产的风险。

如果您采用的是胃束带手术，您可能得把胃出口的束带放大，这样才能满足孕期的营养需求。做手术的医生会帮您把束带放大，从而使您和宝宝在孕期能获得所需的营养。

如果您做过胃旁路手术，当前研究还没有发现与这项手术相关的问题，尤其是当您在手术后的12~18周才怀孕时。这段时间里，您能去掉好多体重，还能恢复丢失的营养。

当您怀孕的时候，要采取一些基本的保障措施。您在孕期要检查是否营养缺乏。或许胃旁路手术会造成您对钙、铁和维生素 B_2 吸收困难，您得服用相应的补充剂。因为如果您不能吸收足够的营养，或许就会患严重的缺铁性贫血。

如果您刚做过减肥手术就发现自己怀孕了，立即跟您的医生联系，您需要在怀孕早期接受检查和评估。您和医生也能共同设计一份营养方案，以使您获得健康孕期所必备的营养。

ℰ 如何才能顺利分娩？

现在考虑分娩的事情并不过早，早点考虑，您就能明白哪些因素可以帮助您顺利分娩。以下是一些随着孕期的推进您要考虑的事情：

要对怀孕和生产过程更为熟悉。知识就是力量。当您明白孕期可能会发生什么，您就可能更放松。请您阅读我们的其他一些关于怀孕的书籍。跟您的医生讨论一下有关问题和您担心的事情。跟您的伴侣分享一下您所知道的信息和知识。

您和医疗团队的关系非常重要。要听从医生的建议，注意您的体重，吃健康食品，吃产前维生素，按时做产前检查。要相信您的医疗团队为您努力工作，你们之间就要彼此支持。

您要有能力做出医疗护理方面的决定，包括出生地点、止痛方法、喂养宝宝的方式以及在阵痛和分娩时您的伴侣的参与程度，这些都能让您觉得自己更有把握。在产前检查时，跟您的医生谈一谈不同的问题和不同的条件。

（我们在第27周将讨论产前课程。）

☙ 家庭子宫监护

家庭子宫监护能识别早产孕妇。它将每日记录下的子宫收缩情况提供给评估中心，这样您的医生就能看到这些记录了。

家庭子宫监护的价位不等，每天是80~100美元，一些保险公司会支付这项费用。如果早产被及时预防，这项监护就特别值得——省了照顾早产儿的高额费用（有时会超过10万美元）。但不是每个人都认为家庭子宫监护有用或者划算。

您很难判断自己是否需要这项监护，要根据自己的实际情况来考虑。如果您曾经有过早产史或其他风险因素，同您的医生讨论一下进行家庭子宫监护的问题。

您的营养

☙ 孕期吃鱼有益健康

吃鱼有益健康，尤其是孕期吃鱼。吃鱼的孕妇会延长妊娠期，宝宝会有更理想的体重。研究表明，鱼里所含的 $\Omega-3$ 脂肪酸能帮您预防早产和其他问题。记住——宝宝在子宫中待的时间越长，出生的时候就越强壮、越健康。

许多鱼吃起来都是安全的，您的饮食中应该包含这些鱼类。大部分鱼都是低脂的，并且含有丰富的 B 族维生素、铁、锌、硒和铜。许多鱼类都是优质、健康的添加食品（适量添加，下面会有讨论）。参考下面文本框中的内容和"温馨提示"中可接受或不可接受的鱼类名单。

> **鱼类和贝类的良好选择**
> 下面是彻底烹饪后可安全食用的鱼类名单，每周食用这些鱼类不要超过12盎司！
>
> | 鲈鱼 | 海鲈 | 绿鳕 | 鲇鱼 | 橘棘鲷 |
> |------|------|------|------|--------|
> | 红鲷鱼 | 鳕鱼 | 鲑鱼 | 幼鳕鱼 | 白花鱼 |
> | 黑线鳕 | 比目鱼 | 鲱鱼 | 鳎目鱼 | 淡水鲈鱼 |
> | 马林鱼 | 太平洋大比目鱼 | | | |
>
> 下面是彻底烹饪后可安全食用的贝类名单：
>
> | 蛤蚌 | 螃蟹 | 龙虾 | 牡蛎 |
> |------|------|------|------|
> | 干贝 | 小虾 | | |
>
> 另外，冻鱼条和鱼肉三明治也可以吃——它们通常是由汞含量较低的鱼类所制。

Ω-3脂肪酸。Ω-3脂肪酸在孕期对您的健康很重要，它能帮助您保持皮肤润滑，减少皮肤炎症，另外它对宝宝大脑发育也非常重要。

凤尾鱼、鲱鱼、红鲻鱼、鲭鱼（不是国王鲭）、鲑鱼、沙丁鱼和鳟鱼都含有 Ω-3脂肪酸。动物食品中也含有丰富的 Ω-3脂肪酸，比如由青草饲养出的牛的肉、由特殊饲料饲养的鸡产的蛋中，都有 Ω-3脂肪酸。如果您是素食主义者或者您不吃鱼，那就在您的饮食中添加豆腐、菜籽油、亚麻仁、大豆、核桃和麦芽吧，这些食物中含有亚麻酸油，它也是一类 Ω-3脂肪酸。

服用鱼油胶囊是您的另一个选择。如果您要买鱼油胶囊，选择那种滤过型的，因为其中不含污染物。每天的服用量不能超过2.4克。鱼油胶囊能造成肠胃不适，为了避免这个问题，先将其冷冻或同饭菜一起服下，或者睡前服用。

> **温馨提示**
> 准妈妈每周食用12盎司鱼类，能帮助宝宝在生命早期更好地生长。

甲基汞中毒。许多鱼类因为人为因素而受到污染。人们会因为食用受到甲基汞污染的鱼类而处于风险之中。汞是一种天然物质，也是污染造成的副产品。空气中释放太多的汞时，就会带来问题。最严重的甲基汞污染物是由燃煤电厂产生的，这些电厂向空气中排放的甲基汞占到空气中甲基汞含量的

40%。它们进入海洋，又出现在生活于海洋中的鱼类身上，累积在鱼类的肌肉中。越是存活时间长的大鱼，体内甲基汞的含量就越高，因为它们有最长的时间将甲基汞累积在身体系统中。

人类的甲基汞水平超过一定含量时，便会有生命危险。我们知道，新妈妈体内的甲基汞可以通过胎盘传输给胎儿。研究表明，每年大约有6万名存在先天性发育问题的新生儿，他们出现的问题与新妈妈在怀孕期间食用海产品有相关性。

婴儿甲基汞中毒比成人更危险。研究表明，在美国每5位育龄妇女中就有1位汞含量超标——大约有8%的汞含量，高到可以使胎儿生命垂危。

孕妇应该保证鱼类和贝类的摄入量每周不超过12盎司。12盎司也就是2~3份。

鱼类中的汞含量各不相同。尽量选择那些含汞量低的鱼类和贝类。如果您大量吃鱼，建议您做头发汞测试。这项测试一般在大学医学中心进行。

也有关于金枪鱼罐头的讨论。如果您正好爱吃这类食品，请在产前检查时跟您的医生讨论一下。

避免食用的鱼类

孕期和哺乳期要避免食用一些鱼类。美国食品药品管理局建议孕妇避免食用剑鱼、鲨鱼、国王鲭和方头鱼；也要避免食用白斑鱼、琥珀鱼、梭鱼、蓝鱼、石斑鱼、鲯鳅鱼和笛鲷鱼。

对于孕妇食用金枪鱼的说法，有不同的注意事项。金枪鱼罐头比起长鳍金枪鱼，汞含量较低，可以食用，但是每周不能超过1瓶（重6盎司）。如果您过一阵子就想吃煮熟的金枪鱼排，每周的摄入量（新鲜的和／或罐装的）不能超过6盎司。如果您有问题，请跟您的医生联系。

有些淡水鱼，孕妇食用亦有风险，例如白斑鱼、梭鱼。其他要避免食用的鱼类是一些热带鱼，尤其是生活在佛罗里达、加勒比海和夏威夷的鱼类，比如以下这些鱼——琥珀鱼、梭鱼、蓝鱼、石斑鱼、海豚鱼、鲷鱼和新鲜的金枪鱼，都不能食用。

关于鱼类的另外一些注意事项。寄生虫、细菌、病毒、毒素都可污染鱼类。

被污染的鱼类被食用后能导致食用者生病。要注意，寿司和酸橘汁腌鱼都是可能携带病毒和寄生虫的鱼类菜肴。另外，被污染的生贝类能导致甲肝、霍乱、肠胃炎，因此整个孕期请不要食用生贝类！

鱼类可能含有其他环境污染因子。在蓝鱼和大湖鳟中都发现含有二噁英和多氯联苯，避免食用。

您要仔细检查罗非鱼。人工饲养的罗非鱼是美国消费最多的鱼类。然而，它们只含有较少量的 $\Omega-3$ 脂肪酸，非健康的 $\Omega-6$ 脂肪酸含量却很高。

建议孕妇不要食用寿司。如果您非常想吃寿司，您可以食用加州寿司卷（不含生鱼）、虾天妇罗。另外，其他煮熟的鳕鱼以及卷蒸蟹都可食用。

如果您对食用何种鱼拿不定主意，就需要了解更多信息，请向您的医生索要关于鱼类的小册子，或者从美国食品药品管理局打听更多的信息。

您也应该知道

🦎 梦

您在孕期做过稀奇古怪的梦吗？这些梦强烈而又生动吗？它们吓着您了吗？您起来时比怀孕前更清晰地记得这些梦吗？这很自然。妇女们在孕期经常做很多梦，这些梦通常有详尽的细节，她们醒来时很容易记起这些梦。这些梦比平时的梦更富有感情。

研究者们曾经相信梦是您睡觉时一些随机的思想；他们今天认为，梦是您的身体在努力拉回您对过去发生的事情所产生的观点和思想——它们可能是您下意识地解决重要感情问题的方式。怀孕给您带来了很大压力，改变了您的生活。当您做梦的时候，您可能在尝试处理正在发生的一切，梦可能在帮您为成为一名母亲做准备。

快速眼动期是最深的睡眠期。当您处于快速眼动期的时候，梦就发生了。大部分人每晚都有3~4次快速眼动期。实际上，您怀孕的时候做梦不比平时多，也不比平时频繁。

　　您能很快记起自己梦到了什么，或许是夜间您醒的次数变多的缘故。当您醒来试图让自己更舒服些，或是您想上厕所的时候，梦在您脑海里还是清晰的。这样您就可能更容易记起它们了。另一个您感觉做梦较多的原因是您比平时更疲乏，使您夜间睡觉的时间比未怀孕时长了。第三个原因是荷尔蒙——孕酮和雌激素，它们可能增加了您做梦的次数和您能够回忆起梦境的次数。

　　为了处理好您的梦，把您的梦写成日志或日记，您一醒来就把它们草草记下。当日后孩子大一点的时候，您就可以跟他分享这些有意思的梦了。

您的梦意味着什么？

您的梦	意味着什么
关于您母亲	您意识到自己要做母亲了
招人喜爱的小动物	您知道宝宝正在生长
宝宝的外表	您对宝宝既期盼又担心
建筑物、工厂、建筑工地	您感觉到了正在生长的宝宝
携带重物，走路困难	您知道自己正在增重
开着辆大车或卡车	您感觉尴尬
前男友或情人	您希望自己有吸引力
大动物	您意识到宝宝越来越大
打开门，摔倒，血	您害怕发生流产事件
伴侣有了困难	您渴望安全感
伴侣有了外遇	您感觉自己缺乏吸引力
水、海洋、湖泊、水池	您感受到了羊水

　　梦的主题。您做的梦是唯一的。然而，研究表明，不同人的一些梦有共同的主题和思想。孕期的梦也是一样，许多孕妇都有相似的梦。让我们看看这些共同的主题吧！

　　怀孕第一期，您可能会梦到自己的童年或者过去发生的事情，这可能是您的大脑对过去没有解决的事情的一种处理方式。您也可能梦到花园、水果和鲜花，这意味着肚子里正在生长的宝宝。水的影像也是您梦境的一部分。

怀孕第二期的梦，跟您与宝宝将来的关系有关。比如，您开始知道了宝宝的存在，并与宝宝联系起来。宝宝可能开始以抽象的形式出现在您的梦中。几周过去后，他便在您的梦中具体起来。梦到动物和宠物，也象征着生长的宝宝。

怀孕第三期，梦境能帮您为宝宝的降生做准备。阵痛和分娩是这个阶段梦境的共同主题。在梦中，阵痛和分娩是无痛的。您可能也梦到宝宝的模样和抱着宝宝的感觉。您可能发现您的梦集中在水上，这可能是水是万物之源的缘故吧。

另有一些研究者将梦分成了几种类型，包括关系、身份、恐惧等。在那些关于人际关系的梦中，您处理着成为妈妈后发生了改变的各种人际关系。您可能梦到您的父母，您的伴侣、朋友和其他家庭成员，您也可能梦到跟宝宝的亲密关系。

那些处理身份的梦，同您即将成为妈妈有关。您可能梦到您的工作、您的宝宝，或您即将成为妈妈的感觉。在梦中，您可能不太会照顾孩子，比如您可能梦到把他放在了错误的地点。这可能也反应了您即将成为妈妈的矛盾情绪。不要让这些梦成为您的烦恼——许多孕妇都会做这样的梦。

如果您的梦境中出现了让您害怕的情景、感觉或事件，说明您可能因为即将成为妈妈而焦虑，或者您对宝宝的健康很担心，您的梦正在帮您解决这些问题。您的许多担心都是无厘头的，梦可能是在帮助您处理这些您担心的事情。阵痛和分娩是令人害怕的，尤其当您是头胎的时候，因为以前从未经历过，您会感觉非常害怕。在这种情况下，您的梦可能就是对这些大事进行排练的一种方式。焦虑的梦境，说明您正在试图解决出现的状况和问题。

频繁出现的梦，说明您对可能出现的某种状况很期待或很担心。如果重复出现的梦是噩梦，说明这件事对您影响很大。

> **爸爸小贴士**
> 随着孕期的继续推进，许多孕妇开始觉得自己失去了吸引力。她们可能经历了手脚肿胀，也可能发现头发和指甲变了，皮肤似乎也不正常了。她们的肚子在不断地长啊长！尽量让您的伴侣放心，告诉她，您知道她为了给你们的宝宝一个健康的生命开端，正在承受很多事情。带她出去，与她约一次会吧——吃顿晚餐或看场电影！告诉她，她很漂亮。帮她照一张全身照作为纪念，看看她现在有多可爱。

准爸爸的梦。您可能不是唯一做梦的，您的伴侣也会做一些梦。他的梦代表他正在经历恐惧、焦虑和希望，正如您一样。妻子在孕期时，丈夫的梦可能很强烈，他的梦能反应某些主题，其中普遍的主题是被别人遗忘或是宝宝的样子。准爸爸们可能梦到他们怀孕了或正在分娩。庆祝，可能也是他们梦境的一部分。

维生素 A 酸

不要混淆维生素 A 酸（维甲酸）与青春痘特效药（异维甲酸）。维生素 A 酸有膏状的和液状的，用来治疗粉刺和去除脸上的细纹。如果您怀孕后还在使用维生素 A 酸，请您立即停用。

对于孕期使用维生素 A 酸，我们尚无足够的证据确认它是否安全。无论您采用任何形式的药物——内服、吸入、注射或涂抹在脸上——最终都会被吸收到血管中去，而血管中的任何物质都会被传输到胎儿身上。

准妈妈使用的任何药物都会浓缩到宝宝身上。您的身体可以处理这些物质，但宝宝的身体无法处理。如果这些物质在宝宝身上累积，对宝宝的发育会有很大的负面影响。后面我们会讨论更多维生素 A 酸对宝宝的影响。但现在，为了宝宝的安全，您最好停止使用。

惊厥（也叫"抽搐"）和癫痫

有过惊厥史（怀孕前、上一次妊娠中或是这次妊娠中），是您必须跟您的医生分享的重要信息。在美国，据估计有50万名妇女在育龄期发生过惊厥。

惊厥发生前毫无预兆。发生惊厥，表明神经系统出现异常，尤其是大脑出现异常。在惊厥中，人会失去对身体的控制。这对于准妈妈和宝宝来说，都是很严重的事情。

一定要保证足够的睡眠。睡眠不足会增加发生惊厥的风险。如果您从未发生过惊厥，您需要知道，短时间的头晕目眩通常都不是惊厥。惊厥一般是靠目击者描述其发生时的状况来诊断的。而对惊厥做进一步诊断，可能需要做脑电图。

癫痫。如果您患有癫痫，孕期一定要控制好。因为癫痫发作，会在许多方面影响您和宝宝。研究发现，1/3患有癫痫的妇女在怀孕期间癫痫发作次数减少了；1/3患者癫痫发作次数增多了；余下的1/3患者，她们的癫痫在孕期没有任何变化。

孕期荷尔蒙波动会影响癫痫的症状。准妈妈癫痫发作时，流向宝宝的血流减少，因此宝宝会有生命危险。孕妇在阵痛或分娩时很少发作癫痫。超过90%的癫痫孕妇能生产出健康的宝宝。

药物控制癫痫发作。如果为预防癫痫发作，您服用了某种药物，在准备怀孕或刚刚怀孕的时候要告诉您的医生。孕期能服用控制癫痫发作的药物，但有些药物比其他药物更安全。问问您的医生是否能大量服用叶酸，一些孕妇服用叶酸对控制癫痫很有帮助。

如果您有晨吐反应，跟您的医生说一说，恶心或呕吐都会干扰机体吸收药物的功能。

孕期服用抗癫痫药物令人担忧，服用多种制剂也令人担忧——同时服用多种药物，对您和宝宝的健康有很大的负面影响。让您的医生为您开最少量的单一的抗癫痫药物。您要严格按照医生的处方服用药物。

多数研究发现，准妈妈为控制癫痫服用丙戊酸钠后，提高了宝宝的风险概率。有证据表明，暴露于这种药物中的宝宝会发生自闭症。在怀孕之前或刚刚怀孕时，就问问医生关于这种药的情况。

    苯妥英钠能导致宝宝发生出生缺陷，准妈妈要避免服用此药。孕期可服用其他药物预防癫痫，其中最普遍的是苯巴比妥（但药物安全问题还是令人担忧）。单独使用拉莫三嗪治疗癫痫时，没有发现宝宝因此风险增高。

    准妈妈的肾脏能更快地从系统中排出大量的抗癫痫药物，因此药物水平会比平时降低50%。患有癫痫的孕妇，每月必须去神经科专家那里做血液检测，以了解血液中的药物水平。在检测结果出来以后，才能按医嘱对药物剂量进行调节。

    孕期癫痫发作，情况非常严重，患者可能需要增强监护。如果您对以往可能有发作史不太确定或有疑虑，请跟您的医生谈一谈。

第 26 周锻炼项目

　　坐在地板上，屈膝，双脚平放在地上。两只膝盖分开，保持12英寸远。将双手放在每条大腿的下面，慢慢向后伸展，直至手臂伸直。回到起始点。双脚一直保持在原地。重复8次。

　　此项运动能强壮腹肌、大腿内侧和骨盆底。

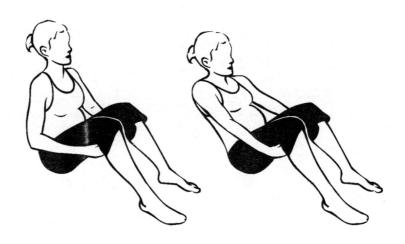

怀孕第 27 周
胎龄——25 周

宝宝长得有多大

这周标志着怀孕第三期的开始。现在宝宝从头到脚的长度开始增加了。在怀孕最后一期，您能更好地明白宝宝到底有多大。

宝宝现在的体重超过了875克。截至这周，其顶臀距离大约为24厘米。总长度大约为36厘米。请看下页的插图。

您的肚子有多大

子宫此时在肚脐以上7厘米处。从耻骨联合处量起，到子宫顶端的距离超过了27厘米。

您的宝宝如何生长发育

视网膜位于眼睛的后壁，是光图像汇聚的部位。此时，宝宝的视网膜发展为层状接受光和光信息，然后再传输给大脑进行解读——这就是我们平时所说的"视力"。从现在起，宝宝或许就有了光感。您将一束光对准腹部，如果宝宝注意到亮度的变化，可能会做出反应。

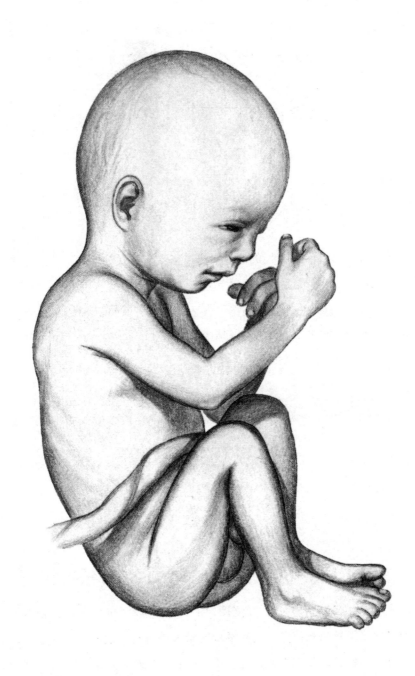

大约在此时，宝宝的眼睑睁开了。宝宝在子宫里的时候，就开始睁眼和闭眼了。

　　先天性白内障是宝宝出生时可能出现的眼睛疾患。大部分人都以为老年人才会患上白内障，其实它同样会发生在新生儿身上！

　　晶状体负责将光线汇聚到视网膜上。白内障患者的晶状体不是清澈透明的，而是模糊浑浊的。先天性白内障通常是由遗传所致。然而，我们发现，在怀孕第6周或第7周左右感染德国麻疹（风疹）的孕妇生产的宝宝也会出现这种疾患。

　　另一种先天性眼睛疾病是小眼症。这是一种整个眼睛都特别小的疾病。患者眼球只有正常眼球的2/3。它经常同其他眼睛疾患一起出现。这种情况可能是由于准妈妈受过感染，比如宝宝正在发育期间，准妈妈感染了巨细胞病毒或弓形体病毒时，就可能引发小眼症。

您体内的变化

❧ 感觉到宝宝的运动

　　感觉到宝宝的运动（胎动）是孕期宝贵的事件之一，是您和宝宝建立感情的开端。许多孕妇都从胎动开始与宝宝有了交流，感受到了宝宝的个性。宝宝运动的时候，让伴侣通过您的腹部感受一下吧，让他体验并享受一下宝宝的运动。

　　宝宝运动的强度有所变化。在怀孕的早期，您能感受到微弱的震颤，有时这种震颤被描述为一只蝴蝶或者一个气泡活动的感觉。随着宝宝长大，您越来越能感受到宝宝轻快的运动，甚至还能感受到令您疼痛的踢打和压力。

　　宝宝运动是件好事情。有研究表明，宝宝在子宫中越活跃，他就越健康。

　　孕妇们经常会问胎动多久一次，她们想知道如果宝宝运动得太多或几乎不怎么运动是否有问题。每个孕妇的情况都不一样，每个宝宝的运动也都不一样，所以这个问题很难有确切答案。然而，研究表明，活跃的宝宝在2小时内至少会运动10次。宝宝运动得越多，就越让人放心。但如果宝宝一时不活跃，有一段安静的时光也是很正常的。

如果您每天忙个不停，您可能就注意不到宝宝的运动，因为您自己太活跃、太忙了。侧躺能很好地感受到宝宝如何运动。许多孕妇都说她们的宝宝在夜间更加活跃，导致她们不能入睡。

如果您的宝宝过于安静，不如正常情况活跃或是不如您期望的活跃，跟您的医生谈一谈。如果宝宝不像平时那么活跃，您可以随时去医院听一听胎儿的心跳。大部分情况下，您是不用担心的。

> **爸爸小贴士**
> 主动做些您的伴侣不方便做的家务吧！比如清理一下浴室或者厕所。上下楼梯搬运清洗的衣物也是您的活儿。

胎动次数。随着逐渐长大，宝宝踢起来更厉害了。孕期快要结束的时候，可能要求您记录宝宝运动的频率。这项测试可以在家中操作，被称为"胎动次数"。这项测试能够为宝宝的健康提供保障，类似于无负荷试验（参见第41周）。

您的医生可能使用以下两种方法中的一种来做胎动次数。第一种是数1小时之内宝宝运动了多少次；另一种是宝宝每运动10次所需的时间。您如果想做这项测试，可以随意选择方法。饭后是进行胎动次数的最好时段，因为宝宝往往在这段时间最为活跃。

宝宝运动时肋下疼痛

有些孕妇抱怨宝宝运动时自己肋下和下腹部疼痛。这种类型的疼痛是很普遍的，但有时候带来的不适令人担忧。

宝宝的运动已经发展到准妈妈每天都能感觉到的程度，也更强烈、更用力了。同时，您的子宫也越来越大，给小肠、膀胱、直肠等器官带来了更多的压力。

如果压力导致了疼痛，千万不能忽视，您需要同您的医生讨论一下当前出现的情况。大部分情况下，这不是太严重的问题。

❦ 发现乳房肿块

无论是孕期还是其他任何时候，乳房肿块的发现都特别有意义。您在年龄尚小的时候就要知道如何做乳房检查、如何定期做这项检查（一般是在每次月经期后）。十个乳房肿块患者中，有九个是通过自己检查发现的。

您的医生或许会定期为您做乳房检查，通常是您每年做子宫颈抹片检查的时候。如果您每年都检查乳房，每年它们都没有肿块，就能确保您在怀孕前也没有肿块。

孕期因为乳房的改变，要发现乳房肿块特别不容易，触摸也不容易感觉出肿块。孕期乳房增大和产后哺乳往往隐藏了乳房组织中的肿块。

孕期要每4~5周检查1次乳房，每月的第一天是您检查的好时机。

如果您发现了乳房肿块，您可能就需要进行乳房 X 射线拍片或超声波检查。在进行乳房 X 射线拍片检查时，您通常需要用一个铅围裙遮住腹部。没有证据显示孕期会加速乳房肿块的增长进程。

孕期治疗。一般情况下，乳房肿块可以通过排出或吸出的方式移除。从乳房囊肿处排出的液体被送往实验室做进一步检查，看是否含有异常细胞。如果肿块或囊肿不能用针排出，就必须做活组织检查了。如果液体是清澈的，就是个好兆头。液体会在实验室的显微镜下被进一步观察。

如果乳房肿块检查显示有乳腺癌，孕期就要开始治疗。孕期乳房肿块所引发的并发症会使宝宝受到化疗、射线及药物的影响，从而产生各种风险。如果乳房肿块有癌细胞，就必须考虑进行放射治疗和化疗了，还要考虑孕期的需要。您也参考一下第32周中关于孕期癌症的讨论。

在孕期治疗癌症方面，医学界已经取得了巨大的进展。今天，许多妇女都能在孕期接受癌症治疗，在对宝宝不造成伤害的情况下，产下足月宝宝。如果您有疑问，请跟您的医生联系。

您的活动如何影响宝宝发育

🐉 分娩课程

现在是参加分娩课程的时候了。虽然怀孕第三期才刚刚开始，但现在就报名参加吧！这样，在孕期快结束的时候，您就能学完这些课程，而且您还有时间实践所学到的内容。不要快到分娩的时候才开始上课。

> 分娩课程不只是为夫妇们共同参加而开设的，也向单亲妈妈、伴侣不能参加的孕妇开放。询问设班的办公室，看看哪种班适合您。

在孕期，您可能通过与医生交谈或者向医生提出问题的方式了解了分娩时要发生的事情。通过产前检查时阅读的一些材料和看其他的书，您也知道了分娩时可能出现的情况。而分娩课程为您提供了了解和准备分娩过程的另一种方法。

通过固定会面，通常是每周1次，进行5~6周，您可以了解很多知识，这就解决了您和伴侣担心的问题。分娩课程涉及的主题很多，包括下面列举的这些：

◆ 分娩方法有哪些？

◆ 什么是自然分娩？

◆ 剖宫产是怎么回事？

◆ 医院提供哪些减轻疼痛的方法？

◆ 要选择分娩方式，您得知道些什么（做些什么）？

◆ 您需要无痛分娩吗？

◆ 您需要灌肠吗？

◆ 什么时候需要婴儿监护器？

◆ 您到达医院后会发生些什么？

◆ 无痛分娩或其他形式的麻醉药适合您吗？

这些都是十分重要的问题，如果您从分娩课程上没有得到答案，跟您的医生讨论一下。

　　分娩课程采取小组开课的形式，授课对象为孕妇、她们的伴侣以及分娩指导。这种学习方法特别好，您能跟其他孕妇互动，并且提出您想问的问题。您会了解到其他孕妇也跟您一样有着同样的担忧，前面的道路上您并不孤单。

　　产前班不仅仅是为初次怀孕的孕妇开设的。如果您有了一个新伴侣，如果您生第一个孩子已经是多年前的事情了，如果您有疑问，或者如果您想对以后要发生的事情有所了解，上产前班都能帮助您。分娩课程先教剖宫产，而后学习阴道分娩。请咨询一下有哪些地方开设产前班。

　　分娩课程能帮您减少烦恼，缓解您的焦虑，能帮您将宝宝的出生过程看作一种享受。

　　很多地方都设有分娩课程，大部分设产科的医院都会开设这类课程，经常由分娩护士或助产士授课。每个班的授课内容程度不一，这就意味着授课时间长短不一样，授课的深度也不一样。

　　分娩课程能让您和伴侣及分娩指导对孕期更加了解，让您知道住院后会发生哪些事情、分娩中会出现什么情况。有些孕妇发现上过分娩课程后，伴侣对怀孕的事情更关切了，也不那么紧张了。这样，在阵痛和分娩来临的时候，他就能积极参与进来。

　　如果因为费用、时间问题或者需要卧床休息等，您不能参加产前班，您也可以在家中上课，有些教师会上门服务，为您单独授课。或者您也可以通过看视频学习这方面的知识。或者去图书馆、音像商店查一查，看是否有这方面的资料。

🐾 小知识

有时，产前班的教师更推荐大家进行自然分娩（通过阴道分娩）。这就使得一些最终进行剖宫产的妇女很有挫败感。其实，分娩的目标是保证妈妈和宝宝都健康。不管采用何种方式——甚至是您本来没计划采用当前这种分娩方式时，您还是要庆幸这种方法让您的宝宝平平安安降生了。如果您有任何担忧，请同您的医生谈一谈。

您的营养

您在孕期需要的重要维生素可能包括：维生素 A、B 族维生素、维生素 E。让我们具体了解一下各种维生素，看看它们有哪些作用。

维生素 A 在人类的生殖中起着重要作用。幸运的是，北美人很少有生殖缺陷。但怀孕前或怀孕早期过度摄入维生素 A 更让人担忧。（这里讨论的主要是来源于鱼油的视黄醇形式的维生素 A，另外来源于植物的 β–胡萝卜素也是安全的维生素 A。）

为育龄妇女推荐的维生素 A 日摄入量为 2700IU（国际单位），最大的剂量是5000IU。孕妇也是一样。您可以从饮食中获得足够的维生素 A，所以一般不建议您服用维生素 A 补充剂。读一读食物包装上的标签，记录您的维生素 A 摄入量。

B 族维生素包括维生素 B_6、维生素 B_9（叶酸）、维生素 B_{12}，它们对孕期非常重要，能促进宝宝神经系统的发育和血细胞的形成。如果您在孕期没有摄入足够的维生素 B_{12}，就可能患贫血。服用足量的 B 族维生素还能防止某些出生缺陷。

许多食物都是 B 族维生素的良好来源，您喜欢的可能有牛奶、鸡蛋、豆豉、味噌、香蕉、土豆、羽衣甘蓝、鳄梨和糙米等。

维生素 E 能帮助人体进行脂肪代谢，能参与肌肉细胞与血细胞的构建。您如果吃肉的话，一般能从肉中获得足够的维生素 E。素食者和不吃肉的孕妇很难从食物中获得足够的维生素 E。如果您对维生素 E 的摄入量不够，就会增加宝宝5岁前患哮喘的风险。但是要避免大剂量服用维生素 E。研究表明，大剂量服用维生素 E 会产生一些问题。

富含维生素 E 的食物包括橄榄油、麦芽、菠菜和果干。您可能需要咨询医生，或者读读产前维生素上的标签，看看您是否能完全满足日推荐剂量。

孕期食用任何食物都要小心。如果您有疑问，请跟您的医生讨论一下。

您也应该知道

❧ 产前蜜月

　　许多准父母在孕期就开始计划产前蜜月了。产前蜜月算是个假期吧——产前准父母两人待在一起，享受彼此的陪伴，其主要目的是放松和享受。

　　准父母可以选择离家近的地方度过一个周末，也可以选择离家远点的地方。有些旅馆和旅游胜地都提供蜜月旅行一揽子服务。记住，无论是住在就近的豪华宾馆、临时的住宿处，还是海边小屋，最重要的是你们俩共同度过这段时光。

　　产前蜜月是你们一起散步、睡觉、躺在泳池旁边、购物、在喜欢的餐厅吃饭、照相等构建美好记忆的时刻，是一段为人父母前的彼此陪伴，从此你们就要开始紧张忙碌的家庭生活了。许多准父母都期待着产前蜜月，期待着按摩和温泉浴场带来的美好享受。无论你们决定做什么，产前蜜月都能把你们彼此的关系拉得更近。

　　做计划前。在您支付订金和任何不可退的门票价款之前，一定要把您的计划跟您的医生商量一下，他或许有令人信服的理由认为您不应该旅游。如果他同意您出门旅游，您一定要先做一些调查工作。如果选择短期游轮旅行，看看游轮有没有对孕妇的限制，如果有，是针对怀孕几个月妇女的。如果您考虑去某地参加一些您喜欢的活动，也要看看活动主办方对孕妇的一些禁止事项。不管做哪种计划，都要简单、随意一些。

　　通常怀孕第二期是旅游的最佳时段。此时，您已经度过了晨吐反应期，肚子也不太大，还能享受到处转转的乐趣。

　　不久，你们就要进入昼夜操劳的父母时代了！如果您决定了要度产前蜜月，那就放松下来，好好享受一下没有宝宝前的二人世界吧！

☜ 狼疮

狼疮是一种原因未明的免疫系统疾病，最常见于年轻女性和中年妇女。它是一种慢性炎症性疾病，能影响身体多个器官系统。患有狼疮的病人血流中有大量的抗体。这些抗体都是针对自身组织、多个身体器官的，能损伤身体器官，受损器官包括关节、皮肤、肾脏、肌肉、肺部、大脑和中枢神经系统。狼疮最常见的症状是关节痛，经常会被误认为是关节炎。其他症状包括损伤、发烧、高血压、皮疹和皮肤溃疡。

美国大约有超过150万人患有各种形式的狼疮。女性比男性更易患狼疮，男女患此病比例大约是1:9。有80%的狼疮患者年龄在15~45岁。狼疮在有色妇女中的发病比例要高出2~3倍。这些有色人种包括：美国黑人/非洲裔美国人、拉丁美洲人/西班牙人、亚裔美国人/太平洋岛民、美国本土人/阿拉斯加本土人。

狼疮有多种形式，主要有5种：皮肤狼疮（盘状狼疮、急性全身性红斑狼疮、亚急性皮肤型红斑狼疮、慢性皮肤型红斑狼疮、盘状红斑狼疮）、系统性红斑狼疮、药物性狼疮、重叠狼疮、新生儿狼疮。

盘状狼疮主要影响皮肤，但也影响毛发和黏膜。系统性红斑狼疮影响机体各个器官和系统，包括关节、皮肤、肾脏、心脏、肺部和神经系统。一般情况下，当人们说到狼疮的时候，指的就是这种类型。狼疮患者中，大约有70%是系统性红斑狼疮。每2000~3000个孕妇中，就有1个受到系统性红斑狼疮的影响。在孕期，系统性红斑狼疮主要与高血压和肾脏疾病相关。

药物性狼疮是由长期服药产生的副作用所引发的。药物停止后，药物性狼疮症状在几周之内也就完全消失了。

重叠狼疮是患者发生多种结缔组织疾病时的情形。患该类狼疮的患者还可能发生硬皮病、风湿性关节炎、肌炎或干燥综合征。

新生儿狼疮特别少见。准妈妈有可能将自身的抗体传输给宝宝，影响宝宝的心脏、血液和皮肤，导致宝宝刚出生的几周内就会有皮疹出现。该病症会持续6个月。

狼疮的诊断。狼疮通过血液检测寻找出可疑抗体而进行诊断。狼疮抗体试验和抗核抗体试验是狼疮血液检测的主要项目。

治疗狼疮。皮质类固醇，简称"类固醇"，是治疗狼疮的处方药。普遍使用的药物是强的松、氢化泼尼松、甲基强的松龙。这些药物少量会被传输给婴儿。其中，强的松没有必要每天服用。地塞米松和倍他米松会传输到胎盘，所以只有当宝宝也需要治疗狼疮的时候才建议使用这两类药物。它们都是被用来产前输注加速胎儿肺成熟的，这个过程叫作"产前皮质类激素应用"。

如果您使用华法林阻凝剂，跟您的医生联系，应该尽快用肝素代替华法林阻凝剂了。如果您有高血压，您可能也得换药。不要在怀孕第一期服用环磷酰胺。硫唑嘌呤和环孢素在孕期可以继续使用。

孕期狼疮。所有患有狼疮的孕妇都被认为具有高风险，即使大部分患狼疮孕妇完全正常。高风险意味着孕期会发生可解决的问题，但应该对可能发生的问题有所预料。超过50%的患狼疮孕妇完全正常。虽然她们的宝宝有的会发生早产，但大部分都是正常的。大约有35%的患狼疮孕妇的体内抗体会干扰胎盘的正常功能——这些抗体能使胎盘处产生血块，从而阻碍胎盘生长和正常工作。为了解决这个问题，建议使用肝素疗法，有些医生也会给宝宝开些小剂量的阿司匹林。

患狼疮的孕妇，其并发症风险轻微增加，蛋白尿可能是严重的表现。最好每月都去看风湿病专家。如果某种或某些并发症突然发作或者有其他症状，可以通过医疗手段解决。

如果先前并发症的发作引起了肾病，孕期一定要注意肾脏问题。其他的症状有关节炎、皮疹和疲乏。一些妇女在孕期狼疮症状会有所改善。

　　为保护孕妇，分娩时会使用应激类固醇。有些专家认为，为了防止狼疮发作，产后应该使用皮质醇或者提高其用量。患有狼疮的产妇可以哺乳，然而有些药物，比如强的松，会干扰产妇产奶，要谨慎使用。

第 27 周锻炼项目

在商场、邮局或其他任何地方站着排队的时候，利用这点时间做一些具有创造性的运动，这些运动能帮您发展和强壮分娩时所用到的肌肉。

◆ 脚趾上来下去，锻炼您的小腿。

◆ 轻轻分开双脚，做一些小幅度的侧压运动，这能让四头肌得到锻炼。

◆ 收缩和放松臀部肌肉。

◆ 做凯格尔运动（参见第14周锻炼项目），强壮骨盆底肌肉。

◆ 屏气收缩腹部肌肉。

在家里或办公室的时候，您或许得拿些东西。当您做这件事的时候，配合呼吸进行锻炼。

◆ 在您伸展的时候，吸气，靠脚趾力量抬高身体，将双臂同时伸展。

◆ 做完的时候，慢慢放下脚跟。

◆ 缓慢将双臂放回两侧的时候，呼气。

怀孕第 28 周
胎龄——26 周

宝宝长得有多大

宝宝大约重1千克，顶臀距离接近25厘米，总长度约为37厘米。

您的肚子有多大

您的肚子还在继续增大，有时是渐渐地，有时却像突然发生了变化，似乎一夜之间就增大了好多。

子宫大约在肚脐上方8厘米处。如果从耻骨联合处量起，到子宫最顶端的距离大约是28厘米。您的体重增长了7.7~10.8千克。

您的宝宝如何生长发育

直到此时，宝宝正在发育的大脑表面开始变得光滑。第28周左右，大脑表面开始形成特性凹槽和压痕。脑组织的数量也增加了。

宝宝的眉毛和眼睫毛也都有了。宝宝的头发正在变长。因为皮下脂肪的增多，宝宝的身体正在变得丰满和圆润起来。在此之前，宝宝的面容看起来很清瘦。

仅仅在11周之前，宝宝还只重100克。您的宝宝在后11周体重增加到了

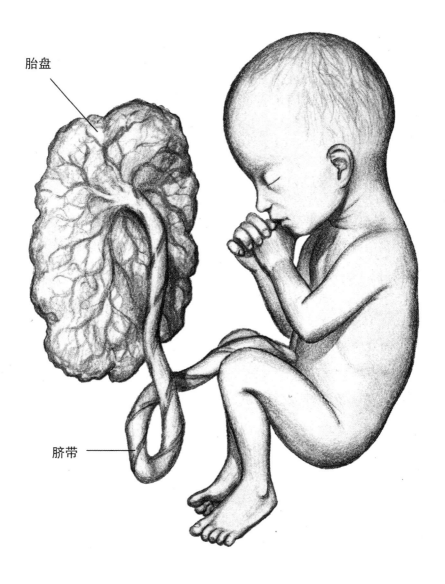

胎盘

脐带

　　这里展现的胎盘，携带氧气和营养物质给生长中的宝宝，是怀孕的时候最重要的一个部分。

350克。在最近4周里——从第24周到现在，宝宝的重量又一次翻倍了。

您体内的变化

改变的味蕾

有些孕妇抱怨孕期嘴里有股坏味道，这是孕期的普遍情况，被称为"味觉障碍"。这可能是由孕期荷尔蒙变化引起的。荷尔蒙能改变或消除味觉。有些孕妇嘴里总有金属味或苦味，有些孕妇则失去了对某些食物的味觉。庆幸的是，在怀孕第二期之初，这种状况就消失了。如果您发生了味觉障碍，试试下面的办法：

◆ 如果味道太甜，加上一点盐能将甜味减小，比如吃罐装水果和果冻时，您可以放点盐。

◆ 水中放点柠檬，喝柠檬水或吮吸柑橘汁。

◆ 吃点熏鱼、鱼肉、鸡肉、酱肉。

◆ 避免使用塑料餐具、不锈钢器具等，它们可能会使嘴里的金属味道更重。

◆ 经常刷牙。

◆ 小苏打水（1杯水中放1/4茶匙小苏打）漱口，能中和 pH 水平。

胎盘和脐带

胎盘在胎儿的成长、发育和存活中扮演着重要的角色。宝宝依赖脐带与胎盘相连，见上页插图。脐带包含2条脐动脉和1条脐静脉。

机体通过胎盘向胎儿运输氧气，并将胎儿排出的二氧化碳运送出来。

人体绒毛膜促性腺激素由胎盘产生，在受精后10天内就能从血流中检测到。截至第7周或第8周末，胎盘开始产生雌激素和黄体酮。

在胎盘和羊膜囊的发育中，有两个重要的细胞层：羊膜和绒毛膜。这两个细胞层的发育和功能非常复杂，本书中就不再做详细描述了。需要明白的是，胎儿在羊水中漂浮，羊膜是包围在羊水外面的一层膜。

细胞穿出母体的血管壁生长，开始形成胎盘。胎盘与母体血液产生联系，却不会混淆母体与胎儿的血液。（宝宝的血液循环与您的血液循环是彼此分开的。）

胎盘以飞快的速度生长着。在第10周时，它大约重20克；妊娠第20周时，其重量高达170克；再过10周，它就会增到430克；在第40周时，它几乎重650克！

胎盘底部的突起（绒毛）牢牢地附着在子宫上，绒毛从血流中吸取营养和氧气，通过脐带内的血管输送给胎儿。胎儿产生的废物，通过脐动脉被输送到母体血流中，以这种方式，胎儿将废物排出体外。

胎儿足月时，正常的胎盘呈扁平状，像一张饼，圆形或卵圆形。它的直径为15~20厘米，最厚的部分为2~3厘米。此时的胎盘重500~650克，呈红色或棕红色。到宝宝出生的时候，胎盘上可能出现白斑状的钙沉积物。附着于胎盘的脐带大约有55厘米，通常是白色的。

胎盘的形状和大小各有不同。孕妇患有梅毒或胎儿有溶血症时，胎盘会非常大（胎盘肥大）。有时，胎盘也会发生没有明显原因的肥大。发生胎儿宫内生长限制时，胎盘会特别小。

胎盘连接子宫壁的部分呈大块海绵状，靠近羊膜囊内宝宝的一面是光滑的，由羊膜和绒毛覆盖。

在多胎的情况下，可能会有多个胎盘，或者只有一个胎盘却伸出几条脐带。双胞胎通常会有两个羊膜囊，两条脐带分别从同一胎盘伸出，与他们分别连接。

🐾 **小知识**

研究表明，宝宝在子宫内会花大量的时间拉扯和挤压脐带。

您的活动如何影响宝宝发育

❦ 孕期哮喘

哮喘是一种慢性呼吸道疾病。此病会导致肺部的气流通道过窄，使患者呼吸困难、气喘、气短、胸腔憋闷和咳嗽。经常在症状期过后，患者会有一阵毫无症状的时期。哮喘发作的普遍原因包括：过敏源、锻炼、强烈的气味和冷空气。

在加拿大和美国，大约有2%的人口受到了孕期哮喘的影响。在其他国家，人们也受到同样的影响。哮喘在任何年龄段都可能发作，但只有50%在10岁前发作。另外有33%会在40岁前发作。大约有70%的哮喘患者是由于受到过敏源的影响。

当夏季空气质量很差的时候，容易发生哮喘问题。烟雾能导致人的肺部气流通道发炎、咳嗽、气喘、气短等现象。

在暴风雨季节，哮喘患者应该特别小心——雷雨可能会提高哮喘发作的概率。有关研究表明，雨水和闪电能将花粉分裂为特别细小的微粒，因而能被暴风更容易地传播。

许多哮喘患者都有烧心症状，烧心症状反过来又会加重哮喘病情。由流感导致的上呼吸道感染也能引起哮喘发作。

孕期对哮喘的影响。女人比男人患哮喘的概率高40%，大约有8%的孕妇患有哮喘，它是孕妇面临的几种普遍疾病之一。

> 如果您怀孕的时候患有哮喘，并且体重过重，宝宝患上哮喘的概率很大。

有些妇女的哮喘在孕期会出现好转，而其他孕妇的哮喘则不受怀孕的影响。然而，如果您还没有怀孕时就患有严重的哮喘，那么孕期它可能会严重发作。

研究表明，如果您整个孕期都能控制好哮喘，您在孕期就会像没有哮喘的孕妇一样。控制好哮喘也能降低您患其他疾病的概率。我们也知道，怀孕的最后一个月哮喘经常会好转。

哮喘如果不加治疗，会使您和宝宝处于风险之中。如果您患有严重的、无法控制的哮喘，在哮喘发作时，胎儿可能会缺氧。

要降低严重的呼吸道疾病发作的概率。您最好注射流感疫苗，因为流感能加重哮喘病情。避免香烟烟雾。不要吸烟，也要远离吸烟的人。

如果您患有哮喘，孕期要定期去找过敏症专家做肺功能测试，这样做能帮您决定是否需要调节药物的剂量。过敏症专家也可能会建议您使用最大呼气流量计监控自己的呼吸，查出自己的呼吸通路是否通畅。

不要让哮喘成为分娩时学习呼吸技巧的障碍。跟您的医生谈谈有关哮喘的问题吧。

> **温馨提示**
> 研究表明，如果宝宝是女孩，在孕期，哮喘一旦发作会更严重；如果宝宝是男孩，因为男性胎儿分泌雄激素，所以准妈妈的哮喘会有所好转。雄性激素对患哮喘的准妈妈具有保护性的作用。

治疗哮喘。治好哮喘，宝宝才能获得生长和发育必需的氧气。在孕期，您的氧气消耗增加了25%，因此孕前的哮喘治疗计划在孕期继续进行，对准妈妈和宝宝来说是很有帮助的。

研究表明，孕期您最好使用治疗哮喘的药物。哮喘发作会带来其他并发症，您最好不要让哮喘发作。大部分哮喘药物都可以在孕期安全服用。然而，服用您一直服用的非处方药前，一定要咨询医生。

哮喘药物，比如特布他林和类固醇（氢化可的松、甲基强的松龙），都可以在孕期使用。氨茶碱、茶碱、奥西那林（硫酸间羟异丙肾上腺素制剂的商品名）和沙丁胺醇（喘乐宁）也可以在孕期安全服用。

研究表明，孕妇吸入的类固醇似乎不影响宝宝的生长。因为吸入器直接作用于孕妇肺部，所以只有少量药物进入血流。然而，不要在孕期使用肾上腺素喷雾。

如果哮喘很严重，您可以使用抗炎鼻腔喷雾剂，比如色甘酸钠或吸入性类固醇（倍氯米松）。在产前检查中，跟医生讨论一下这方面的事情。

> **温馨提示**
> 除了服用治疗哮喘的药物，您还可以采取一些办法防止哮喘发作。床垫上使用防尘防虫的遮盖物，可以降低过敏性哮喘发作的概率。一项研究显示，吃柑橘类水果——每天超过46克（中等大小橘子的1/3）——可以降低哮喘发作次数。多吃菠菜、番茄、胡萝卜和绿叶子蔬菜，也可以降低哮喘发作风险。鱼油能改善由运动引发的哮喘。跟您的医生谈谈您应该吃多少这些食物。

您的营养

现在，关于维生素 D 的摄入量，新的摄入量指南明确指出每天大约为600IU，不建议孕妇摄入超高水平的维生素 D，比如2000IU 就太高了。

您可以从不同的食物中获得维生素 D。这些食物包括牛奶、鸡蛋、牛肝和一些鱼肉，或者一些补充剂，比如维生素 D 强化谷物。美国食品药品管理局也已经批准了一个项目，允许奶酪里添加高达每日所需剂量20% 的维生素 D。其他食物也能进行维生素 D 强化，比如橘汁、酸奶和人造奶油。孕期一定要获得足够的维生素 D——对宝宝的骨骼发育很有好处。

您应该吃哪类食物？

您可能不知道该吃什么，也不知道怀孕的时候该把哪些食物从饮食中除去，那就看看下面的指南：

要吃的食物	每天几顿
深绿叶和暗黄色的水果和蔬菜	1
含维生素 C 的蔬菜（番茄）	2
其他水果蔬菜	2
全麦面包和谷类食品	4
奶制品，包括奶	4
蛋白食品（肉、禽类、鸡蛋、鱼肉）	2
干豆和豌豆、种子、坚果	2

适量食用的食物	每天几顿
咖啡因	200毫克
脂肪	限量
糖类	限量

避免食用的食物	
含酒精的任何食物	
食物添加剂（尽量避免）	

您也应该知道

❧ 营养系统和珍妮·克雷格饮食计划

有种饮食计划，可以为消费者提供提前包装好的食物，许多妇女在食用这样的食物以后都变瘦了。其中最受欢迎的是营养系统和珍妮·克雷格饮食计划。孕妇们想知道怀孕后是否可以继续食用他们提供的食物，是否还能采取他们的饮食计划。

建议孕妇不要再采用他们的饮食计划了，原因是如此饮食，热量摄入太受限了。在孕期，这两种饮食计划都不能为您的健康和宝宝的生长提供足够的热量。

宝宝出生后，您要哺乳。而要产生足够的母乳，就必须吃大量富含营养、富含热量的健康食品。这些食品含有的热量，必然比上述两种饮食计划能够提供的热量多得多。如果您决定不进行母乳喂养，或者您已经结束了哺乳期，那么其中的一项计划或许能帮您减少体重。

> **温馨提示**
> 服用维生素 D 能帮助您减轻季节性情绪失调。季节性情绪失调是一种令人焦虑、疲乏和悲伤的疾病，通常发生在冬季的几个月之中。向您的医生咨询一下孕期服用维生素 D 的事情。

晚期妊娠测试

在怀孕进入第三期后，随着分娩日期的临近，您可能要通过接受不同的试验来确保您和宝宝的健康。

下面所列的是医生吩咐要做的一些普通评估测试，每项测试都附有本书中对其进行详细讨论所在的周次：

- ◆ B 组链球菌感染试验，参见第30周。
- ◆ 怀孕第三期超声波检查，参见第35周。
- ◆ 家庭子宫监护，参见第26周。
- ◆ 胎动次数，参见第41周。
- ◆ 优生预测，参见第41周。
- ◆ 无负荷试验，参见第41周。
- ◆ 收缩应力试验，参见第41周。
- ◆ 胎儿生理评估，参见第41周。

怀孕第28周时，医生开始重复一些血液检测项目。妊娠期糖尿病的检测，在第28周进行。

A、B、O 血型不合

有4种血型：A、B、O、AB。有时，它们被称为"主要血型"。早在怀孕之初就要对孕妇进行血液检测，以确定孕妇血型以及筛查抗体。

A、B、O 血型不合是一类血型差异，类似于 Rh 血型不合。A、B、O 血型不合会导致新生儿疾病，它会毁坏新生儿的血细胞，发生溶血性疾病。A型和 B 型血型不合是发生在新生儿身上最普遍的疾病。

当准妈妈是 O 型，准爸爸是 B 型或 AB 型，宝宝是 A 型或 B 型时，A、B、O 血型不合就发生了，因为准妈妈会产生破坏胎儿血细胞的抗体。受 A、B、O 血型不合影响的胎儿，出生后会发生黄疸或贫血。不过这两种疾病都很容易治疗。

> **温馨提示**
>
> 如果您是 Rh 阴性血，怀孕到此时您可能需要注射抗 D 免疫球蛋白。这样，如果胎儿血液与您的血液混合时，您就不会过敏。抗 D 免疫球蛋白会保护您直至分娩。

✿ 宝宝是如何躺着的?

您可能有这些疑问，宝宝在子宫内是如何躺着的? 宝宝出生时是头先出来，还是屁股先出来（臀先露）? 宝宝是侧躺的吗? 这时候仅凭抚摸腹部是很难——几乎不可能——知道结果的。宝宝整个孕期都在变换姿势。

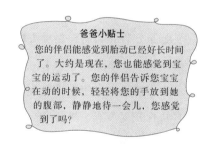

爸爸小贴士
您的伴侣能感觉到胎动已经好长时间了。大约是现在，您也能感觉到宝宝的运动了。您的伴侣告诉您宝宝在动的时候，轻轻将您的手放到她的腹部，静静地待一会儿，您感觉到了吗?

您可以摸摸腹部，试着看看胎儿的头在哪里，其他部分在哪里。接下来的3~4周里，宝宝的头会长得更硬，医生会更容易地知道宝宝是如何躺着的（胎儿表现）。

> **🐾 家庭分娩安全吗?**
>
> 家庭分娩, 即在家中分娩。在美国, 每年大约发生25000例家庭分娩, 其中有25%(超过6000例)是意外发生的。这意味着75%(将近19000例)的家庭分娩是有计划的。但是家庭分娩安全吗?您可能听朋友或熟人说过她们是家庭分娩的, 一切都很顺利。有些孕妇希望在家中分娩, 因为她们感觉在家中"更自然"。很多孕妇想要家庭分娩的另一个原因是医院高额的分娩费用, 尤其是没有全额投保时。
>
> 但是研究表明, 家庭分娩是极其冒险的行为。有一项研究发现, 家庭分娩的胎儿死亡率及很多严重、危险的并发症都是医院分娩的2倍。如果婴儿发生了严重的问题, 只有医院或分娩中心才能提供护理时, 在家中您能怎么办? 而在医院, 由专家组成的团队会迅速采取措施抢救婴儿。
>
> 我们也知道, 家庭分娩对产妇来说同样是很危险的。首次分娩的产妇在家中分娩后发生危险并发症的概率将近医院分娩的3倍。另外, 当产妇遭受其他孕期疾病时, 在家中分娩, 产生严重疾病的概率也会增加。即使是二胎或者多胎, 在家中分娩也会增加您的风险。
>
> 美国妇产科医师学会已经严正声明:家庭分娩有害于产妇和宝宝。根据柯蒂斯博士对家庭分娩后果的研究, 我们必须同意这一观点。我们建议任何一个想家庭分娩的孕妇都跟医生谈一谈, 了解一下医院和分娩中心的安全措施和分娩技术。

🐾 杀虫喷雾剂和杀虫剂

如果您怀孕后居住在臭虫较多的地区, 您要注意避免被虫子叮咬, 以减少感染风险。清除庭院积水, 不给蚊子或其他昆虫提供繁殖场所。

您可能想知道使用杀虫剂是否安全, 使用经环保局注册的杀虫剂(由美国环境保护局审查)是可以的。美国疾病预防和控制中心推荐皮肤使用含避蚊胺或卡瑞丁的防虫剂, 衣物使用氯菊酯。柠檬桉油是您的另一种选择, 但它维持的时间很短。

不要过度使用杀虫喷雾剂。使用此类喷雾剂时, 只可喷到衣物上, 不能喷到皮肤上。臭虫灯和臭虫烛也能提供一些保护。有些植物, 比如香茅植物, 也有驱虫效果。

> **🐾 奶奶疗法**
>
> 如果您晒伤了皮肤, 沏点薄荷茶, 等凉了以后, 将小毛巾在茶水中蘸湿, 敷在晒伤的皮肤上, 能使晒伤部位凉爽, 从而预防蜕皮。

卡纳万病

卡纳万病（海绵状脑白质营养不良症），也被称为"卡纳万硬化症"和"卡纳万范·博尔伯特兰综合征"，是一种相对多见的脑部退化疾病。虽然此病可能只发生在一些家族身上，但在沙特阿拉伯人和来自波兰东部、立陶宛和俄罗斯西部的德裔犹太人身上发生得很频繁。

这种疾病，是一组叫作"脑白质营养不良症"的基因疾病中的一种。得了卡纳万病的患者，其大脑的白质部分退化成海绵组织，海绵组织中充斥着充满液体的小空间。髓鞘是神经纤维外的脂肪层绝缘体，而这种疾病会导致髓鞘发育障碍。

这种疾病目前不可治愈，也没有治疗的标准疗程。这种病从婴儿期开始产生，预后很差。此病患者经常会在4岁前死亡，也有些会存活到20多岁。

卡纳万病可以通过血液检测得到确认。血液检测能筛查出患者血液中控制天冬氨酸激酶的基因是否发生了突变，或者血液中是否缺乏天冬氨酸激酶。当父母双方都携带卡纳万病突变基因时，每次怀孕，孩子都有1/4的概率成为卡纳万病患者。

第 29 周锻炼项目

　　笔直坐于直背的无扶手椅子上。双膝曲，双臂放松于身体两侧，双脚平放在地板上。将左脚抬高，离开地面，伸直。维持8秒钟。一定要坐得很直。每条腿做5次。

　　此项运动能舒展腿筋，强壮大腿肌肉。

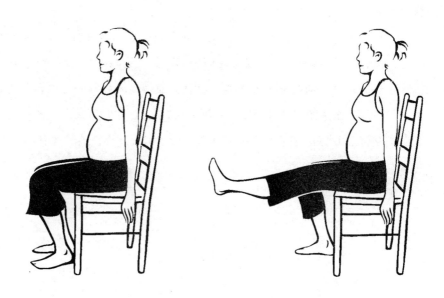

怀孕第 29 周
胎龄——27 周

宝宝长得有多大

截至此时，宝宝重约1.2千克，顶臀距离大约是26厘米。婴儿总长度为38厘米。

您的肚子有多大

从肚脐处量起，子宫在肚脐以上7.6~10.2厘米处。子宫顶端在距离耻骨联合处29厘米的地方。这周您的总增重应该在8.55~11.25千克。

您的宝宝如何生长发育

我们记下了宝宝每周的大小。我们为您提供宝宝的平均体重，是为了说明宝宝在每个特定时期的大小。然而，这只是平均体重，每个宝宝在大小和体重方面相差很大。宝宝足月时的平均体重是3.28~3.4千克。

因为孕期胎儿生长迅速，所以早产儿可能会很小，甚至宝宝少在子宫里待几周，对其大小都有极大的影响。可在妊娠36周后，宝宝虽然仍在宫内继续生长，但速度已经变慢了。

有几个有趣的因素与宝宝出生体重有关。男孩比女孩重一些。婴儿的体

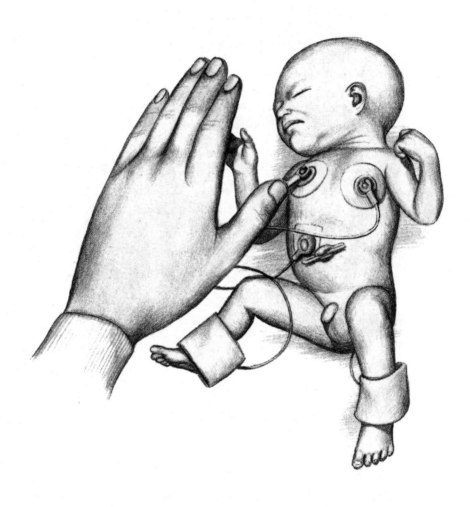

使用婴儿监护器的早产婴儿（怀孕第29周出生）。
请注意成人手掌与胎儿的大小对比。

重随着准妈妈妊娠的次数或分娩的孩子个数而增大。

> 🕮 **温馨提示**
>
> 根据一项研究，早产儿成年后，不论男人还是女人，比足月婴儿成年后的生育率要略微低些。他们降生得越早，生育成功率就越低。另一项研究指出，早产女婴成年后也会发生早产。在第22~27周早产的女婴成年后大约有14% 会发生早产现象。在第28~36周早产的女婴成年后有9% 的早产率。只有6% 足月生的女婴成年后会发生早产。

❧ 您的宝宝成熟了吗?

在第38~42周出生的宝宝被称为"足月婴儿"。在第38周前出生的婴儿，叫作"早产儿"。在怀孕第42周后，宝宝逾期了，被称为"过期妊娠"。

在孕期结束前出生的宝宝，被许多人称为"未成熟儿"或"早产儿"。其实，未成熟儿与早产儿是有区别的。比如，胎儿出生时只有32周胎龄，肺或肺功能却已经相当于足月产的胎儿，此时更适合被称为"早产儿"，而不适宜被称为"未成熟儿"。"未成熟儿"描述的是出生时肺不成熟的胎儿。

❧ 早产

在美国，许多宝宝都在预产期前出生。统计数据显示，将近13% 的宝宝是早产的——几乎每年超过了50万。早产儿的比率自从1980年以来，已经上升了30%。

今天，我们又把早产分为几类，最普遍的分类为:

◆ 极早早产:发生在妊娠第27周前的早产。

◆ 早期早产:发生在妊娠第27~32周的早产。

◆ 轻型早产:发生在妊娠第32~37周的早产。

◆ 晚期早产:发生在妊娠第37周后的早产。

早产能提高宝宝发生问题的风险。1950年，早产死亡率为20‰;现在，这个比率已经小于10‰了。早产儿存活的概率是60年前的2倍。

在第27周后出生的宝宝有更高的存活概率，大约重1千克，没有出生缺陷。如果胎龄和体重都低于这个标准，死亡率就会增加。

早产儿如果接受良好的护理，会有较高的存活概率。现在，就连第25周出生的早产儿都有存活的机会。但他们长大后的长期生存率和生活质量还有待观望。较低出生体重的婴儿中，许多会出现残疾。高出生体重胎儿也可能出现残疾，但统计资料显示，这组胎儿的残疾率较低。低出生体重的早产儿风险最大。

从第372页插图中可以看到，为监控未成熟儿，很多条导线被吸附在未成熟儿身体上。未成熟儿身上还有许多连接物，比如静脉注射管、导管、氧气罩等。

宝宝最好在子宫内尽可能待得时间长一点，这样就能保障足够的生长和完全的发育。偶尔有些时候，宝宝会早一些出生，比如当宝宝在母体内无法获得足够的营养时。大约25%的早产是准妈妈孕期并发症造成的后果——为了自己的健康和安全，宝宝需要降生得早一些。

您如何才能知道自己经历了早产呢？以下是一些早产发生时的征兆：

◆ 阴道流出物的形式发生改变（湿漉漉、黏糊糊或者出现了血色物质）。

◆ 痛经状痉挛（像月经期的痉挛一样）。

◆ 腰部隐痛。

◆ 骨盆或下腹部压力——宝宝向下用力挤的感觉。

◆ 不同寻常的阴道流出物。

◆ 阴道流出物增加。

◆ 腹部痉挛，伴随或不伴随腹泻。

◆ 羊膜破裂。

◆ 每10分钟宫缩1次，或者更频繁。

◆ 出血。

许多措施能预防早产。比如，立即停止手头上的事情，左侧躺大约1小时。喝2~3杯水或果汁。如果症状变糟或者1小时后症状还未消失，立即联系医生或去医院。如果症状消失，那一天余下的时间里就静静休息吧！如果症状消失但又卷土重来，请立即联系医生或者立即去医院。

早产的原因。大部分情况下，我们不知道早产的具体原因，要找出早产原因也非常困难。人们总是试图找出早产原因以便使治疗效果更显著。有一半早产妇女不知道究竟是什么原因导致自己早产。

以下是导致早产的一些风险因素，如果您有这些因素，早产的风险便会增加：

◆ 以前曾经发生过早产。

◆ 吸烟或使用可卡因。

◆ 怀了双胞胎或多胞胎。

◆ 子宫颈异常或子宫异常。

◆ 这次怀孕期间经历了腹部手术。

◆ 怀孕期间发生感染，比如泌尿系统感染或者牙龈问题。

◆ 体重不足。

◆ 您的母亲或祖母曾经服用过己烯雌酚（在20世纪50、60、70年代怀孕的妇女服用了己烯雌酚）。

◆ 产前护理不足或没有进行产前护理。

◆ 宝宝有染色体疾病。

其他一些已经确定的导致早产的因素包括：高龄产妇，通过体外受精怀孕，刚刚生过宝宝（少于9个月），孕妇是美国黑人/非洲裔美国人，或年龄低于17岁、高于35岁。研究表明，如果您花了1年以上的时间才怀孕，可能有较高的早产风险。

🐾 **温馨提示**
研究表明，即使宝宝只早产了几周，对宝宝来说也是非常危险的。在第34~36周出生的婴儿，其死亡率高出在第37~41周出生婴儿的死亡率3倍。在第36周以前出生的宝宝更易发生呼吸困难、进食困难以及调节体温困难等问题。我们曾经认为胎儿的肺大约在第24周时成熟，但现在看来事实并非如此。这些新的发现可能会对选择性剖宫产和引产有所影响。

有些专家认为，半数以上的早产与感染有关。铁缺乏也会增加早产风险。

一些研究人员认为，每天服用产前维生素能降低50%的早产概率。

准妈妈体内的高密度脂蛋白含量降低或血液中同型半胱氨酸水平升高，也是同早产相关的高风险因子。如果这两种情况同时出现，早产的概率会提高2倍。

一项研究表明，早产与准妈妈将来的心脏疾患及中风有一定关系。我们所了解到的导致中风和心脏疾患的因子水平，在早产妈妈怀孕第二期升高了。

您的医生可能要做的一些检测。有一项被称为"唾液雌三醇测定"的检测能确定孕妇是否会发生早产。这项检测能测试出孕妇唾液中雌三醇的含量。研究表明，在早产前几周，雌三醇这种化学物质会有激增倾向。如果检测结果显示阳性，那么孕妇便会有7倍概率发生第37周前早产。另外一项测试叫作"胎儿纤连蛋白"（fFN），请参见第22周。

当早产发生时，必须想想以下这几个不易回答的问题：

◆ 待在宫内有利于宝宝，还是分娩有利于宝宝？

◆ 怀孕的日期正确吗？

◆ 这也算是分娩吗？

关于早产婴儿的讨论，请参照附录 D。

您体内的变化

☞ 卧床休息治疗早产

治疗早产，最常用的方法是卧床休息。建议孕妇待在床上，保持侧躺姿势（哪一侧都可以）。卧床休息，是指每天24小时中，除了上厕所和洗澡，尽量减少其他活动，全天待在床上。

大约有20%的孕妇——将近100万——会在怀孕的某一时期被建议卧床休息。然而，不是所有专家都同意这种治疗方法。如果您的医生建议您卧床休息，您可以跟他具体讨论一下，问问您是否需要多做一些检测，比如超声波检查或胎儿纤连蛋白检查；是否需要药物治疗；是否需要处理孕期高风险的围产期医生的参与。

> 🔖 温馨提示
> 即使您出现了早产症状，也不一定会发生早产。

卧床休息，一般能使宫缩停止和防止早产。如果您被建议卧床休息，那就意味着您无法工作或无法继续许多活动了。如果能避免早产，卧床休息太值得了。

出现早产、子痫前期、宫缩、慢性高血压、子宫颈不完整或胎盘前置症状时，最常用的方法就是卧床休息。工作压力或者您不利于孕期的生活方式也可能需要您卧床休息。如果出现了严重并发症，您的医生可能会建议您住院治疗。

卧床休息的负面作用是可能会导致腿上有血凝块，也就是深静脉栓塞。（参见第21周关于深静脉栓塞的详细讨论。）卧床休息可能引发的其他问题有：肌无力和／或肌肉萎缩、骨钙丢失、体重增长问题（增加太多或者太少）、烧心、便秘、恶心、失眠、抑郁或家庭关系紧张。咨询一下您的医生卧床休息时能进行哪些锻炼，比如伸展训练或力量训练——防止肌肉发生弹性损失和力量损失。

卧床休息一阵子可能会使您体形发生变化。别紧张，您慢慢就适应了。宝宝降生后，您再慢慢恢复吧——产后您得花好长时间才能恢复正常。别急着进行体育锻炼，等到自己觉得万无一失的时候再锻炼吧。

> 🔖 温馨提示
> 如果您的医生建议您卧床休息，一定要遵从他的建议。要停下自己的活动很难，明明有很多事情却得坐视不管，实在不容易做到。但是，记住，这可是为了您和宝宝的健康着想！

卧床休息时缓解无聊的方法。卧床休息，意味着要在床上度过一整天。想想被困在床上有多无聊吧。下面是帮您打发这些无聊时间的一些建议：

◆ 待在其他房间，而不是待在您的卧室。白天可以待在客厅的沙发上打发时光。

◆ 白天生活要有规律。起床后，换上白天穿的衣服。每天淋浴或洗澡。梳梳头发，抹点口红。像您平时一样正常睡觉。

◆ 白天别打盹——可能会导致您夜晚失眠。

◆ 为了舒适，可以使用泡沫床垫，或者再加一个枕头。

◆ 电话放在手边。

◆ 读物、电视遥控器、收音机都放在身边。

◆ 联网的笔记本电脑可是个大救星，您可以自娱自乐，甚至也能关注您的工作。

◆ 花时间学另外一种语言——网上有很多可利用的语言学习资源。

◆ 手边放些食物和饮料。用冷却剂使这些食物和饮料保持低温。用保温容器盛热汤或茶水。

◆ 开始写日志。我们的这本书，使用很方便，您可以根据此书记录您的想法和感觉，现在同伴侣分享或以后跟孩子分享。

◆ 做些不麻烦的手工活。如十字绣、编织、钩针编织、画画、缝缝补补。为宝宝做些小东西。

◆ 为宝宝的到来做点计划。

◆ 计划宝宝的房间（另一个人要彻底安排此事），准备婴儿全套用品，为宝宝到来后所需的物品列个清单。

◆ 整理！用现在的时间来整理食谱，把相片放在相册里，翻翻那些优惠券，把有关宝宝到来后的信息整理到剪贴簿。

◆ 给自己喜欢的当地慈善机构或政治组织打电话，做些打电话、填装信封或写信的志愿者工作。

◆ 如果您还有别的孩子，白天的看护工作可能是您必须做的。

◆ 联系其他卧床休息的孕妇寻求支持。

您的活动如何影响宝宝发育

我们这周讨论的内容，大多数是关于早产和早产治疗的。如果您被诊断为早产，医生会将卧床休息与药物结合起来作为处方，您务必要听从医生的建议！

如果您仍心存疑虑，请跟医生讨论一下。如果您被建议停止工作或者减少活动量，您却不当回事，您就是在拿您和宝宝的生命健康打赌。这可不值得冒险！如果您发生早产症状，请向医生寻求另外的建议，或者向围产期医生咨询。

您的营养

含钾丰富的食品，包括葡萄干和香蕉，能帮助孕妇降低早产风险。钾能帮助机体快速清除钠。

我们希望您在孕期一切听从您身体的安排。如果您觉得饥渴，就吃点喝点。少食多餐，能为宝宝的生长提供持续的营养供应。

手边放些有营养的小吃。如果您得四处奔走，果干和坚果都是您不错的选择。

您知道自己大概在什么时候会饿，准备一些吃的。

如果您愿意，您可以与众不同。如果适合您，您可以早餐吃意大利面，而午餐吃谷物食品。不要强迫自己吃那些不喜欢或感到恶心的东西，食物总是可以选择的。只要是有营养的食物，再注意一下食物的营养搭配，对您和生长中的宝宝一定是有益的。

> **爸爸小贴士**
>
> 宝宝出生后，您可能需要腾出手来做家务，您要成为宝宝早期成长的一部分。为了照顾伴侣和宝宝，如果条件允许，您也决定要请假，那就早些做安排。

您也应该知道

✍ 防止早产的药物

β-肾上腺素能受体激动剂，也叫"抑制分娩药"，被用来抑制分娩。它们能放松您的肌肉，能减少宫缩。（子宫主要由肌肉组成。）

羟苄羟麻黄碱（子宫松弛药）是目前唯一由美国食品药品管理局批准通过的治疗早产的药物。它以3种形式发挥作用——静脉注射、肌肉注射或者药丸。通常情况下，在使用这种药物时，首先考虑的是静脉注射，并且住院治疗。

早产宫缩一旦停止，您就可以选择口服药物了。口服药物，每2~4小时服用1次。羟苄羟麻黄碱被批准在孕期胎龄20~36周时使用。在有些情况下，此药无须静脉注射，可直接口服。比如孕妇有早产史或多胎妊娠时，通常选用口服方法服用这种药。

特布他林也可以用来终止早产。虽然它十分有效，却没有被美国食品药品管理局批准使用。

硫酸镁是被用来治疗子痫前期的，也能终止早产。孕期使用硫酸镁的另一个好处是，它具有神经保护作用。有些研究表明，使用此药物，能降低胎儿发生脑瘫和严重运动障碍的风险。然而，不是所有专家都认为硫酸镁具有神经保护作用。

有些孕妇不能使用硫酸镁。比如重症肌无力孕妇、患有心肌妥协和心脏传导缺陷的孕妇、肾功能受损的孕妇。

最先用来终止早产的药物可能是镇静剂和麻醉剂，有可能要先注射一针吗啡或杜冷丁（哌替啶）来终止早产。这种方法在终止分娩的早期非常有效，但不能长期使用。

🐾 **EB 病毒（EBV）**

EB 病毒是疱疹病毒家族的成员。它是最普遍的人类病毒。大部分受 EB 病毒感染的患者是从生活中获得此病毒的。在美国35~40岁的成人中，大约有95% 感染了 EB 病毒。我们尚不了解 EB 病毒感染与孕期问题的相关性。关于孕期 EB 病毒的研究表明，这种病毒对胎儿的威胁比较小。

如果先前发生过早产，可能要给孕妇使用黄体酮（17– 羟孕酮）。有些研究表明，子宫颈短小的孕妇更适合使用这种方法。

其他诸如阴道霜或口服药之类的药品，都要经过测试方可使用。孕前服用至少1年的叶酸补充剂，被证明可以降低早产风险。

如果您有早产症状，您可能得频繁拜访医生，他会通过超声波检查或无负荷试验对您进行监测。

第29周锻炼项目

　　双膝跪地，轻轻坐在脚后跟上，脚尖挨地。坐直，将脚尖向地面压，保持一会儿。做5~6次，或者想做多少次都可以。

　　此项运动能放松小腿和双脚肌肉，能防止腿抽筋。

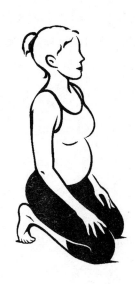

怀孕第 30 周
胎龄——28 周

宝宝长得有多大

宝宝此时重约1.3千克,顶臀距离大约长于27厘米,总长度约为40厘米。

您的肚子有多大

或许难以置信,您仍然有10周要继续!您可能觉得自己身体内的空间都快被用完了!从肚脐处量起,您的子宫在肚脐以上大约10厘米处。从耻骨联合处量至子宫上缘,长度大约为30厘米。

您可能会每周增加1磅的重量。所增重量的一半主要集中在子宫、胎儿、胎盘和羊水方面,主要增长在腹部和骨盆处。随着孕期的推移,您可能会感觉骨盆或腹部不适。

您的宝宝如何生长发育

下页插图显示了一个胎儿以及他的脐带。您能看到脐带上的结吗?您可能想知道,脐带上怎么会有结呢?我们几乎不相信脐带还会打结。

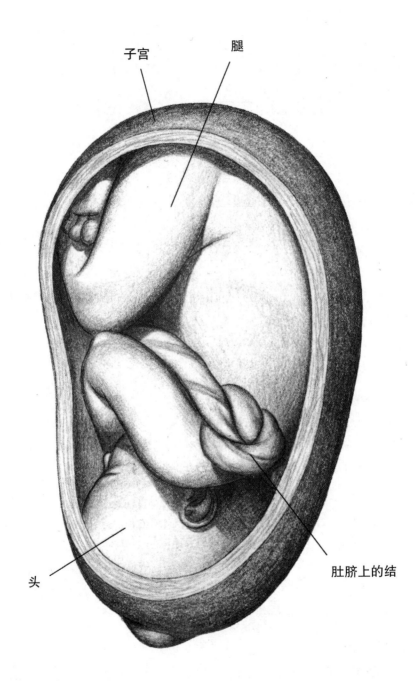

子宫　　　腿

头

肚脐上的结

此胎儿脐带上有结。

胎儿一般很活跃。我们认为，在早期妊娠中，随着宝宝的运动，脐带有可能打结。首先脐带会形成环状，然后宝宝沿着环移动，绕环穿行，就形成了结。您的行动不会导致，也不能防止这类并发症。脐带打结的事情不会经常发生。

您体内的变化

☙ 肠易激综合征（IBS）

肠易激综合征，是大肠（结肠）疾患引起腹部疼痛和异常的大肠运动。肠易激综合征与炎症性肠病不一样，它不会对肠子造成永久伤害。我们尚不知道引起肠易激综合征的原因。它可能是一种终生疾患，但可以通过治疗缓解病情。

每5个美国成人中就有1个有肠易激综合征症状。此病在任何年龄都可能发作，但经常开始于少年时期或成年早期，并且在女人中更常见。在肠道感染后发生的肠易激综合征，被称为"传染后肠易激综合征"。

肠易激综合征的症状由轻微到严重，包括腹痛、腹胀、痉挛、便秘、腹泻、气瘀、抑郁和食欲减退。感情压力会加重这些症状。神经系统或结肠异常可能会导致超出一般水平的此类不适，此时腹部会排出气体。肠易激综合征的触发物，可能是肠中的气体和压力、某种食物或药物、精神压力。

肠易激综合征与怀孕。孕期可能会导致肠易激综合征症状加重，从而引起不适。怀孕第一期，这些症状通常会减轻，但在怀孕第二期会重新出现，在怀孕第三期这些症状通常会加重。

🄰 温馨提示
本书是按照怀孕的各个周来设计的，您可以找到每个周的具体问题，仔细阅读。

　　您的消化系统可能会减速，从而导致便秘。不合适的饮食和缺乏体育锻炼也是便秘的主要原因。喝足够的水、进行高纤维饮食、充足的休息和睡眠，对缓解便秘会有所帮助。如果医生允许，做一些适量、安全的运动。可溶性的纤维补充剂也可以减轻便秘与腹泻症状。

　　如果肠易激综合征变得严重，您可能得服用处方药。这种疾患没有治疗办法——治疗的目的只是为了缓解症状。如果您怀孕期间发生了肠易激综合征，跟您的医生谈谈这个问题。

您的活动如何影响宝宝发育

孕期洗澡

　　许多孕妇都担心孕期洗澡不安全。大部分医生认为，在整个孕期中，洗澡都很安全，他们可能会提醒您进出浴缸的时候小心一些。一定要保证洗澡水不能太热。如果您觉得羊膜破了，千万不能洗澡。

　　孕妇们一定想知道，当自己正在浴缸中或正在淋浴的时候，如何才能知道自己羊膜破了呢？羊膜破时，在慢慢渗漏之后，会有一股液体涌出。如果正在洗澡的时候羊膜破了，您可能注意不到最先涌出的液体，但您或许能注意到液体渗漏，这通常会发生很长时间。

选择去哪里分娩

　　或许是时候决定去哪里分娩了。在某些情况下，您没有其他选择。但有时候，您可以有多种选择。

　　无论您选择哪个分娩机构，最要紧的是要考虑到您和宝宝的安全。当您决定去哪里生宝宝的时候，尽量能回答出下列问题：

◆ 能用到哪些设施和人员？

◆ 麻醉药是随时都可用吗？24小时内都有麻醉师吗？

◆ 如果有必要进行剖宫产，需要花多长时间？（应该花30分钟或更少的时间）

◆ 一直会配备护理人员吗？

◆ 在紧急情况下，或早产儿需要转到高风险护士那里时，如何运作？是用救护车，还是直升机？高风险护理中心如果不在这个医院，最近的有多远？

似乎有许多的问题要问，一旦有了答案，您就会放心了。事关您与宝宝的安全，如果知道必要的时候会有高效及时的措施，您会非常安心。

有许多可以为您提供分娩场所的医疗机构。住院期间，如果您有 LDRP 预定（L 代表阵痛，D 代表分娩，R 代表康复，P 代表产后），您可以一直待在同一个房间经历阵痛、分娩、康复。

许多孕妇不想从阵痛区转换到分娩区，产后再到康复区，LDRP 的理念便由此产生。护理站靠近阵痛、分娩、康复的区域，这就使得您能随时看到宝宝，能让宝宝在您的房间多待一些时间。

另一个选择是产房，这意味着您阵痛和分娩待的是同一间屋子。即使您使用了产房，在医院待着的这些日子里，您也需要转到医院的康复区去。

许多机构都提供分娩套房，您在一个房间里阵痛，分娩时转到另一个房间。根据这个流程，您可能得去产后层，这是医院专门为住院的产妇安排的楼层。

大部分医院都允许您在自己的房间里生产，这种情况被称为"母婴同室"。一些医院还会在您的房间里设一张简易床或一个能够变成床的沙发、椅子，以便您的伴侣能在您分娩后同您待在一起。看看您所在区域的医院里的可用设施。

您的营养

有些妇女询问孕期饮用草药茶是否安全。有些草药茶在孕期可以安全饮用，包括菊花茶、蒲公英茶、姜茶、香蜂叶茶、薄荷茶和荨麻叶茶。

您可能听到过一些关于饮用薄荷茶的警告。许多专家认为，如果您每天只饮用薄荷茶1杯或2杯（6~8盎司/杯）的量，能缓解晨吐反应和反胃症状，然而也可能会加重烧心和/或胃食管反流病。要注意购买那种含有100%纯薄荷叶的产品。

许多孕期茶都含有红桑子叶。研究表明，孕期饮用红桑子叶茶是安全的，可能会使阵痛时间缩短。然而，很多专家都建议，您最好在怀孕第一期过后再饮用红桑子叶茶，因为这种茶可能导致宫缩。

即使草药茶被认为在孕期可以饮用，您也不要过度饮用。每天饮用12~16盎司，是任何茶的最大消耗量。如果对此有疑问，请您同医生联系。

孕期要避免饮用某些草药茶。研究表明，孕妇要避免饮用含有蓝升麻、黑升麻、苜蓿、皱叶酸模、彭妮皇家叶、西洋蓍草、白毛茛、菊科植物、车前草种子、艾蒿、紫草科植物、款冬、杜松、芸香、艾菊、棉根皮的茶叶；要避免大量饮用含有鼠尾草、番泻叶、鼠李皮、鼠李、蕨类植物、榆树和李果藤的茶叶。

> **温馨提示**
> 保持良好的姿势可以减轻背部压力，消除背部不适。虽然需要费些努力，但如果能减轻疼痛，保持良好姿势是很值得的。

警惕绿茶

孕期不要饮用绿茶。研究表明，如果孕妇在怀孕的前3个月（怀孕第一期）内每天只喝1~2杯绿茶，胎儿发生神经管缺陷的概率就会增加2倍。

绿茶中的抗氧化剂会干扰机体利用叶酸的机能。怀孕的前几周有充足的叶酸供应，能降低胎儿发生神经管缺陷的风险。

　　绿茶也会干扰血液检测的结果，能改变血糖水平，从而干扰糖尿病检测结果。除此，绿茶还会干扰血凝过程。因此，您一定要等到孕期结束后再饮用绿茶。

☺**温馨提示**
　　感觉好的时候，为自己做些爱吃的饭菜冷冻起来。如果您感觉自己太疲乏以致无法做饭的时候，这些现成的饭菜就起大作用了。

您也应该知道

⚘ 耐甲氧西林金黄色葡萄球菌（MRSA）

　　耐甲氧西林金黄色葡萄球菌是一种细菌，因为抗体对它们不起作用，所以它们导致的感染很难进行治疗。这种细菌（金黄色葡萄球菌，也被称为"葡萄球菌"），对许多抗体耐受或产生了耐受性。细菌由于自身的适应性或由于发生了改变，过去对它们有效的抗体不再起作用了。金黄色葡萄球菌对抗体产生的耐受性就是很好的例子。

　　过去甲氧西林是治疗金黄色葡萄球菌的强烈抗体，但今天它已经不怎么有用了。除了甲氧西林，其他对金黄色葡萄球菌无效的抗体包括：双氯青霉素、乙氧萘青霉素、苯唑青霉素。媒体为耐甲氧西林金黄色葡萄球菌起了个绰号——"超级臭虫"。

　　一些专家认为，由于滥用抗生素，引起了葡萄球菌的耐受。无论是治疗咳嗽、感冒或者耳朵痛，都使用抗生素，使得金黄色葡萄球菌产生了耐受。对耐甲氧西林金黄色葡萄球菌有效的抗生素包括：万古霉素、多西环素、复方新诺明（甲氧苄氨嘧啶／磺胺甲恶唑）。

　　耐甲氧西林金黄色葡萄球菌是严重的感染源，有可能导致生命危险，通常是在较差的卫生条件下通过人与人传播的。它的感染症状一开始可能是皮肤发炎，长疮或长粉刺，周围区域发红，摸起来发烫。耐甲氧西林金黄色葡萄球菌可以通过血流传播。如果发生了此种细菌的传播，可能会导致败血症或感染性休克。据估计，美国2005年就有将近10万名涉及耐甲氧西林金黄色葡萄球菌的严重感染者，大约有19000人死亡。

发生耐甲氧西林金黄色葡萄球菌感染最普遍的部位是鼻子或鼻孔，其他可能的位置是开放性创伤、静脉输液导管和尿道。许多医院和外科中心收治此类感染病人之后，会做常规的鼻腔内容物培养。

用普通的肥皂、醇基泡沫或洗手液洗手，能很好地防止耐甲氧西林金黄色葡萄球菌。不要共用毛巾、肥皂或其他个人物品。如果您有切口或擦伤，要保持伤患处干净、干燥并且被遮盖。如果起了疮或粉刺，不要挤，将这块区域覆盖，尽快与您的医生联系。

孕期也有一些抗体可以安全使用。没有证据显示耐甲氧西林金黄色葡萄球菌会引起流产或导致出生缺陷。孕妇在分娩时也不可能将耐甲氧西林金黄色葡萄球菌传播给胎儿。而且，哺乳也是安全的。

由于孕妇免疫力降低，如果感染了耐甲氧西林金黄色葡萄球菌，风险更大。如果您和伴侣有一方在医院、医疗机构或其他接触人多的地方工作，您的风险就很大。把您的担心跟医生谈一谈，或许他会给您提一些关于特殊情况的建议。

给医生打电话的时间。如果您认为自己暴露于耐甲氧西林金黄色葡萄球菌中，就要给医生打电话。不要碰那些伤口和划痕。要知道感染了耐甲氧西林金黄色葡萄球菌后皮肤会出现什么状况——经常先是皮肤感染，然后发展为像丘疹一样的红色小包，同时还可能伴有发烧和皮疹。

您的医生可以用柳叶刀为您割开受感染区域，并清洗该区域。他会做皮肤培养和快速测试。目前医疗界正在研制耐甲氧西林金黄色葡萄球菌疫苗。

B 组链球菌（GBS）

在高达40%的孕妇身上都存在一类细菌，叫作"B 组链球菌"。成人感染 B 组链球菌几乎不会引起任何问题，但新生儿感染这种细菌，会造成威胁生命的状况。产妇在分娩过程中将 B 组链球菌传播给新生儿，导致其发生血液感染、脑膜炎或肺炎。

在女性的阴道和直肠处经常发现 B 组链球菌。有可能您的身体系统中就存在 B 组链球菌，只是未发病或没有任何症状。建议所有怀孕35~37周的孕妇都做 B 组链球菌筛查试验。如果试验结果显示 B 组链球菌阳性，但您没有症状，那么您是带菌者。如果您是带菌者，您就能够把 B 组链球菌传播给孩子。

消灭 B 组链球菌，是医学上成功的真实故事之一。在20世纪90年代之前，每年有7500名新生儿被此细菌感染，其中大约有30%会死亡。现在，每年仅有1600例新生儿受感染。取得这样的成功，与医生严格执行美国疾病预防和控制中心的指导方针是分不开的。以下是美国疾病预防和控制中心的一些指南：

◆ 怀孕末期（第35~37周）做产前 B 组链球菌培养，采集细菌部位为阴道和直肠。

◆ 更早的细菌培养（第35周前）建立在临床风险因子评估的基础上。

◆ 给所有的携带者使用抗体——青霉素是最好的选择，氨苄青霉素是次选。

◆ 为先前生产时给婴儿造成 B 组链球菌感染的孕妇使用处方抗体。

如果您对青霉素或氨苄青霉素过敏，通常得使用克林霉素。此时，要做一种测试，看克林霉素是否可以杀死您身上的 B 组链球菌。如果不行，您得接受万古霉素治疗。有些情况下，还可使用头孢唑林。

美国疾病预防和控制中心、美国妇产科医师学会，还有美国儿科学会，都提出了预防新生儿 B 组链球菌感染的建议。他们建议，所有具有此项风险的孕妇都接受 B 组链球菌治疗。这些有风险的孕妇包括：先前有过受 B 组链球菌感染的婴儿的孕妇，早产妇女，羊膜破裂超过18小时、分娩前或分娩中体温达到38℃的产妇。另外，如果您孕期发生过膀胱感染，并且尿液检测结果为 B 组链球菌阳性，您就应该在分娩时接受抗体治疗。

照顾孩子的决定

您现在可能认为不需要做照顾孩子的决定，还早着呢！然而，如果您分娩后还计划返回工作岗位，该考虑这个问题了。

质量优良的看护总是供不应求！专家建议您早点下手，最晚在您需要看护的6个月前就该寻找了。对有些孕妇来说，可能在怀孕第二期末就该寻找合适的看护了。

> **小知识**
> 在怀孕第三期，您可能会发现您的筑巢本能——对清洁和整理有无法抑制的渴望。专家认为，这可能与催产素的分泌增多有关。

> **爸爸小贴士**
> 现在，该是您改变工作安排的时候了，您要尽量在您伴侣怀孕后期和宝宝生下来以后离家近一些。如果您经常旅游，您可能需要改改时间了。如果您希望宝宝出生的时候您能陪在他身边，现在就该做计划了！

疯牛病

我们都听说过疯牛病，它是发生在牛身上的一种疾病。影响人类的疯牛病是克－雅氏病的一个变种，叫作"克－雅二氏病"。这种病极其罕见，在美国只有少数病例。这种疾病在人类身上要经过很多年（比如几十年）才会有所进展。

在美国吃牛肉您大可以放心，我们的牛肉是经过严格检验的，因此您几乎没什么可担心的理由。如果您去别的国家旅行，要避免吃那些高危地区的牛肉。

第 30 周锻炼项目

在直背椅上坐直。将一条毛巾平举过头，双手之间的距离与肩齐宽。从腰部尽量以自己舒适的姿势向左侧扭。返回到中央位置，再向右侧扭。做8次。

此项运动能舒展脊柱，能强化肩部和上背部肌肉。

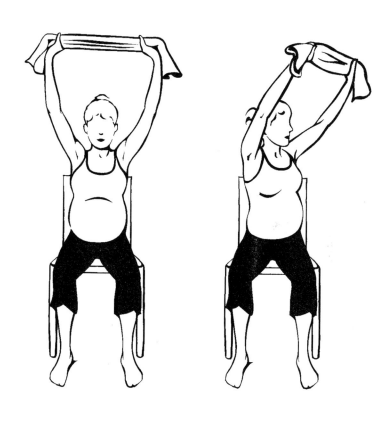

怀孕第 31 周
胎龄——29 周

宝宝长得有多大

宝宝现在重约1.5千克，顶臀距离是28厘米，总长度约为41厘米。

您的肚子有多大

现在从耻骨联合处量起，到子宫顶端的距离超过了31厘米。从肚脐处向上量，大约为11厘米。您的孕期总增重应在9.45~12.15千克。正如您在下页插图中看到的，子宫占据了腹腔中的大部分空间。

您的宝宝如何生长发育

宫内生长受限（IUGR），指的是胎儿的大小相对于胎龄来说，过于小了。宫内生长受限的胎儿，其体重低于此胎龄应有重量的10%（即此胎龄最低体重的10%）。这就意味着10个正常宝宝中就有9个比最低重量要重。

如果您的日期算得正确，孕期也是按预期进行的，而宝宝的体重却低于此胎龄应有重量的10%，您可要注意了。宫内生长受限的宝宝会产生问题。

每次产前检查时，您的医生都会检查您的子宫和宝宝的生长情况。医生会定期为您测量子宫的位置，如果发现子宫没什么大的变化，可能是出现

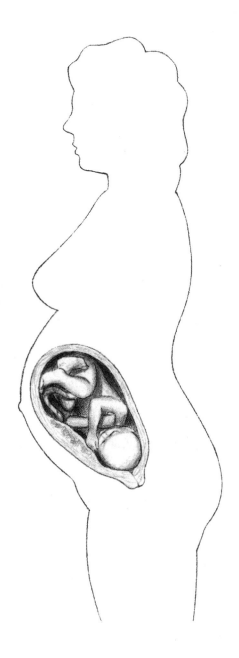

孕期第31周（胎龄——29周）时，子宫与身体的相对大小。子宫在肚脐以上11厘米的地方。

了问题。如果您在妊娠第27周时从耻骨联合处量起,到子宫顶端的距离只有27.305厘米,在第31周时只有28厘米,您就该考虑宝宝是否为宫内生长受限了,医生会吩咐您做相关的化验。

什么原因导致了宫内生长受限?许多状况都能提高发生此情况的风险。我们知道,有过宫内生长受限的妇女下次怀孕时有可能发生同样的问题。

任何阻止宝宝吸收足够营养的原因都可能导致宝宝宫内生长受限。您所选择的生活方式有可能导致这种情况发生,比如吸烟,准妈妈吸的烟越多,宝宝就越小。准妈妈对酒精和药物的使用也会限制宝宝生长。

如果孕妇不能获得足够的增重,也有可能使胎儿发生宫内生长受限。如果您每天热量摄入均少于1500卡路里,一段时间后就可能发生宫内生长受限。所以孕期您一定要健康饮食,不要限制体重的增长。

除以上所述,胎盘前置和高血压对宝宝的生长也有影响,而有些母体内的病毒感染同样会限制宝宝生长,贫血也可能是导致宝宝宫内生长受限的重要原因。

居住在高海拔地区的孕妇更容易生出低体重婴儿。怀有双胞胎或多胞胎时,这些宝宝会比正常宝宝小。

其他与宫内生长受限无关的胎儿过小的原因包括:准妈妈身材娇小,宝宝就可能过小;过期妊娠可能导致胎儿过小;有出生缺陷的宝宝也可能很小。

您进行产前检查的一个重要目的就是检查宝宝是否有宫内生长受限。您可能并不想每次都测量子宫大小或者称重,但是这两项能帮助医生判断宝宝是否在增大,您的孕期是否在正常进行。

通过超声波检查可以诊断和确认宫内生长受限,也可以确认宝宝是否健康和有没有出生时需处理的畸形存在。

一旦诊断为宫内生长受限,就要避免任何使情况更加糟糕的事情,卧床休息是其中一种治疗方法。侧躺能使宝宝得到最好的血流供应,能给宝宝更多的生长机会。(参见第29周关于卧床休息的详细讨论。)如果是由于母体疾病引起宫内生长受限,您必须加以治疗来改善自己的健康状况。

宫内生长受限的宝宝在分娩前就有死亡的危险。宝宝应该在足月前出生。宫内生长受限胎儿可能对分娩的耐受较低，因此有必要进行剖宫产。宝宝在母体外可能比在母体内更加安全。

> **爸爸小贴士**
>
> 该是时候为宝宝购买装备了，比如婴儿床、汽车座椅、婴儿全套用品等。您得在宝宝出生前购买这些东西。大部分医院和分娩中心是不允许您在没有配备获批的婴儿座椅的情况下带婴儿回家的。

您体内的变化

ᕽ 太多的唾液

有些妇女在孕期唾液增多，荷尔蒙是"罪魁祸首"。太多的唾液，被称为"涎分泌过多"。雌激素水平增高时，这种情况就发生了。这种情况可能发生在某些家庭中。晨吐反应可能也会导致这种问题。

通常在感觉恶心时，您不会像平时那样吞咽，这就造成了唾液的累积。好的一点是，唾液可减少由细菌产生的酸性物质的量，也就减少了对牙齿的腐蚀。

为了解决过多唾液，您得喝大量的水，以此提高您的吞咽量。吸吮硬糖果也能缓解此症状。

ᕽ 孕期腿脚浮肿

在孕期，身体产生了超出平时50%的血液和体液。有些多余的液体渗入机体组织中。当子宫不断增大，对盆腔静脉产生更大的压力时，身体下半部分的血流就被部分阻挡，这就使得液体被挤压到腿部和脚部，造成了浮肿。

您可能注意到自己脱掉鞋子后过一会儿再去穿，鞋子就穿不进去了，这同浮肿有关。您可能也注意到自己所穿的尼龙长筒袜在膝盖处特别紧，腿上摁后会留下压痕，这都是浮肿所致。孕期您要避免穿过紧的、限制性的衣服。

您的坐姿可能影响您的循环。将一条腿搭在另一条腿上，会限制腿上的血流，最好不要采取这样的坐姿。

🐚 **温馨提示**

戴戒指和手表可能会引起循环问题。有时，孕妇手上的戒指变得太紧，不得不求助于珠宝商进行切割。如果产生了浮肿，您可能不再想戴戒指。有些妇女在孕期可能会买大号的便宜戒指。您也可以将戒指挂在一条漂亮的链子上，戴在脖子上，或者将其作为手镯上的饰物。

您的活动如何影响宝宝发育

我们在孕期第15周时就强调过休息和睡觉时要采取侧躺姿势，现在是看到效果的时候了。您如果不侧躺，这时可能就会注意到水潴留的状况了。

🐚 拜访您的医生

按时参加全部产前检查非常重要。有可能这么多次检查的结果都正常，或者出现的状况很少。但收集起来的整体信息会让医生对您和宝宝的身体状况了解得更多。

医生正在寻找问题的迹象，比如血压和体重的改变、宝宝生长不足等。如果不及早发现问题，可能您和宝宝会产生严重的后果。

🐚 分娩方法

现在该想想采用哪种方法分娩的问题了。许多分娩方法都需要您和伴侣或分娩指导花时间去准备，从现在开始绝不为时过早。

如果您决定采用某些特殊的方法，比如无痛分娩法，您可能不得不及早注册，以防班级中没有位置。另外，您需要跟分娩指导练习您学到的方法，这样您在阵痛和分娩时就能顺利使用了。

有些孕妇产前决定采用自然分娩法。这意味着什么呢? 每对夫妇关于自

然分娩的描述和 / 或定义都不一样。许多人将它等同于不使用药物的阵痛和分娩；其他人则将它等同于使用轻度或局部减轻疼痛的药物进行分娩；大部分人则认为自然分娩就是尽量少用人为程序的分娩。然而，选择自然分娩经常需要预先准备，需要一些切实指导。

分娩理念和分娩方法。有许多自然分娩的理念，最著名的要数无痛分娩法、丈夫也参加助产的布拉德利分娩法和格兰特利·迪克法。

无痛分娩是一种最古老的分娩准备技术。通过训练，产妇们在分娩中可以付出有成效的努力。这种方法强调放松和呼吸，帮助产妇在分娩过程中放松下来。

布拉德利分娩法则信奉一个基本理念：产妇们都有能力自然生产。放松和精神专注，采用许多类型的放松方法，重点是采用腹式深呼吸法，使得分娩时更舒适一些。布拉德利分娩法要求伴侣也加入呼吸过程中来。班级授课时，会教给孕妇及其伴侣如何通过良好的营养、锻炼和生活方式的选择来保持健康，降低并发症风险。一旦您确认怀孕了，就可以参加关于该分娩方法的班级授课，直到宝宝出生。

1933年，格兰特利·迪克博士出版了《没有恐惧的分娩》一书，提出了自己的理念：恐惧和紧张造成95%的产妇分娩时疼痛。（他的确认为止痛药对有问题或者发生难产的产妇是有用的。）格兰特利·迪克法试图通过放松技巧中断"恐惧—紧张—疼痛"这个循环。这门课程首次将准爸爸们卷入分娩过程中来。

其他分娩方法也有所教授。玛丽·芒根，一位催眠治疗专家，使用格兰特利·迪克的方法发展出了催眠分娩法。她认为，只要您不感到恐惧，疼痛就会减轻或消除，分娩中就不必使用麻醉药了。

物理治疗专家凯西多伯是"出生艺术，分娩教育"课的创建人。"出生艺术"的主要目标是帮助孕妇更加信任自己的分娩能力，建立自信。每10周中会有1周时间上课，可以在孕期任何时候开始，但最好在怀孕前或怀孕第一期参加这样的课程。

"生出来"理念，是由一位名叫帕姆·英格兰的助产士提出来的。她相信，生育就是一个通过仪式，不是医疗事件。该课程的主旨是自我发现。控制疼痛的方法被整合到每日的生活中，不仅仅只在分娩的时候才有用。

国际教育分娩协会（ICEA）、分娩助理和分娩教育家协会（ALACE）和分娩与产后专家协会（CAPPA）是3个持有同一理念的协会。他们相信，帮助孕妇信任自己的身体及获得足够的分娩知识能帮助她们。国际教育分娩协会通常授权医院和医师教育者开班。而分娩助理和分娩教育家协会、分娩与产后专家协会常常会独立开班。

以上各组都会教授分娩过程，帮助孕妇在分娩时处理出现的具体问题。班级时间长短各有不同。

您考虑自然分娩吗? 自然分娩不适合每个产妇。如果您到了医院宫颈口刚刚扩张了1厘米，并且伴随有强烈的宫缩和疼痛，自然分娩对您来说显然非常困难。这种情况下，无痛分娩比较适合您。

如果您到医院时宫颈口已经扩张了4~5厘米，宫缩也不错，自然分娩可能是不错的选择。我们提前很难知道会发生什么事情，但是预先准备好总是大有裨益。

面对无法预料的分娩过程，要开放思想。如果您不能按原计划做到所有的事情，不要内疚和失望。您或许需要无痛分娩，或许在分娩过程中需要阴道切开术。如果需要剖宫产、无痛分娩或者阴道切开术，您都不要有负疚感或挫败感。

当分娩教育班的老师告诉您生育不疼痛、没人需要剖宫产、静脉注射不必要或者阴道切开术很愚蠢时，您要知道真实情况不一定如此。老师们的这些话可能会使您产生不切实际的期望，您有可能需要以上这些过程。

分娩的目的是宝宝顺利出生，妈妈和宝宝都健康。如果这意味着您必须经历剖宫产，也是没问题的。只要平安，剖宫产也是值得欣喜的。在过去不能存活的宝宝现在可以平安降生，这可是个惊人的成就!

您的营养

沙门氏菌中毒对怀孕有很大的负面影响。沙门氏菌能给您带来好多问题，任何一个问题都很严重。

沙门氏菌有很多来源，有大约1400种不同的菌株。生鸡蛋或生禽肉中有沙门氏菌。食物被烹饪熟了以后，细菌会被破坏，但还是要格外小心。采取下面的措施，避免沙门氏菌感染，注意安全。

◆ 清理时，用热水和肥皂或者消毒剂清洗案板、餐具、盘子和锅。

◆ 彻底烹饪禽肉。

◆ 不要吃用生鸡蛋做的食品，比如凯撒沙拉、荷兰辣酱油、自制的蛋酒、自制的冰淇淋，诸如此类。烹饪前不要品尝蛋糕糊、制甜酥饼干面团或者含生鸡蛋的任何食物。

◆ 吃鸡蛋时，一定要吃彻底熟透的鸡蛋。煮鸡蛋至少需要7分钟，水煮荷包蛋需要5分钟，煎蛋时每面煎3分钟——烹饪到蛋黄和蛋清都发硬为止。不要吃只有一面熟透的鸡蛋。

您也应该知道

☙ 孕期腕管综合征

如果您有腕管综合征，您的手和手腕会疼痛，疼痛会延伸至前臂和肩部。当手腕处的正中神经由于手腕和手臂浮肿受到压迫时，就造成了腕管综合征。可能一只手或双手内侧有麻木、刺痛或灼烧的感觉。同时，手指麻木，不听使唤。超过半数的时间里，孕妇的双手都会发生这些症状。

多达25%的孕妇会经历轻度症状，但是治疗通常是不必要的。出现腕管综合征的可能性很小，但如果出现，必须治疗。有1%~2%的孕妇会发生腕管综合征。

对于腕管综合征，要依据症状进行治疗。为了保持手腕伸直，在睡觉和休息的时候应该经常使用夹板。孕期发生腕管综合征，并不意味着产后还会有这些症状，它们通常会在产后消失。只有极少的病例会产后复发。如果出现了腕管综合征复发状况，必须进行手术。

温馨提示
菠萝中含有菠萝蛋白酶，这是一种能够消除浮肿、炎症和挫伤的酶。考虑向您的饮食中添加菠萝吧！

妊娠高血压综合征（PIH）

孕期发生的高血压，被称为"妊娠高血压综合征"或者"妊娠高血压"。宝宝降生后，此种疾病通常会消失。

得了妊娠高血压综合征后，收缩压（第一个数字）会升至140毫升汞柱以上，或者比您刚开始妊娠时的血压高出30毫升汞柱。舒张压（第二个数字）在90毫升汞柱以上或者比您初始妊娠时高出15毫升汞柱，也说明出现了问题。比如，一位妇女在刚开始怀孕时血压是100/60，后来成了130/90，这就表明她发生了妊娠高血压或者子痫前期。

我们看到很多报纸或杂志上有些文章错误地将高血压等同于子痫前期。其实它们不是同一个问题。高血压可能是子痫前期的一个症状，但是子痫前期同时还有其他一些严重的症状，看看下面段落中的讨论。务必听从医生建议，注意您的血压问题。但如有血压问题出现，您也不要惊慌。

通过每一次产前检查中血压的上升水平，您的医生能够判断您有无血压问题或此问题有多严重。

什么是子痫前期？

子痫前期，描述了一组只发生在孕期或者产后短时期内的症状。发生子痫前期的现象似乎在呈上升趋势。这种状况影响了5%的孕妇，其导致的死亡病例大约超过全部孕产妇死亡病例的15%。

没有人知道到底是什么原因导致了子痫前期（子痫）。此病经常发生在头胎妊娠中。超过35岁的孕妇更容易发生高血压和子痫前期。有些专家认为，工作压力可能是其影响因素。孕期对自己多加小心，每次产前检查都记着量血压、称体重，这样能使医生及早发现您出现的问题。

子痫前期有很多症状，最普遍的是以下这些：

◆ 浮肿（水肿）。

◆ 尿中有蛋白（蛋白尿）。

◆ 高血压。

◆ 条件反射改变（反射亢进）。

◆ 一只脚发生浮肿和疼痛（可能是恶化的表现）。

◆ 增重迅速，比如5天内增加了10~15磅。

◆ 出现了类似流感的疼痛，不流鼻涕，咽喉不痛。

◆ 头痛。

◆ 视力改变或其他视力症状。

◆ 尿酸水平升高。

◆ 右侧肋下疼痛。

◇ 眼前看见斑点。

立即向您的医生报告您出现的症状，尤其是孕期有血压问题的时候！

大部分孕妇都有孕期浮肿的问题。手部或脚部发生浮肿，并不意味着您得了子痫前期，但增重迅速可以作为出现此问题的信号。子痫前期使水潴留程度严重化，为此会迅速增加体重。如果您注意到自己增重过快，非同寻常，请立即联系医生。

发展为子痫前期的风险因素包括：

◆ 孕前有高血压史。

◆ 肾脏疾病。

◆ 血栓形成倾向（凝血障碍）。

◆ 一些自身免疫疾病。

◆ 小于20岁。

◆ 35岁以后才分娩。

◆ 体重过重或过度肥胖。

◆ 多胎。

◆ 糖尿病。

◆ 种族为美国黑人 / 非洲裔美国人。

孕前定期服用多种维生素能帮您降低子痫前期的风险。在怀孕第一期吃高纤维食物也能降低此风险。大蒜已被证明有降低患子痫前期风险的作用。每周吃5份黑巧克力同样能降低此风险。如果您有任何疑问，请向您的医生咨询。

孕期控制好哮喘也可以降低发生子痫前期的风险。如有疑问，跟您的医生谈谈。

准爸爸的年龄，在准妈妈是否会患子痫前期中扮演着重要角色。一项研究表明，伴侣年龄超过45岁时，子痫前期的风险提高了80%。

降低子痫前期风险有一些方法：进行有规律的锻炼；保护牙齿，避免发生牙龈疾病；服用叶酸；吃高纤维食物。

🐾温馨提示
　　有些研究者发现，如果孕妇患有子痫前期，她的血管可能从怀孕一开始就没有正常扩张过。

子痫前期的治疗。子痫前期可以发展为子痫，患子痫前期的孕妇会发生痉挛或抽搐。治疗子痫前期的目的就是避免子痫的发作。子痫前期不会被先前的癫痫或痉挛疾病所引起。

有些专家认为，服用低剂量阿司匹林能预防子痫前期。大约从孕期第12周开始服用阿司匹林最为关键。如果您以前的孕期曾经发生过子痫前期，一定要告知您的医生。

卧床休息是治疗子痫前期的第一步。您可能不能工作了，或者不能长时间双脚站地。卧床休息会给子宫提供最大的血流量。

侧躺，不要仰躺；大量饮水；避免吃容易使液体滞留的盐、含盐食物和含钠食物。不建议使用利尿剂治疗子痫前期，医生也不会开利尿剂作为处方药。如果一个孕妇患有子痫前期，同时伴有收缩压155~160毫升，为了预防中风，她应该用抗高血压药物进行治疗。

如果您不能卧床休息或者症状不能得到改善，您可能就需要住院，宝宝可能就得提前被生出来。为了宝宝健康，也为了避免您发生痉挛，宝宝最好被提前生出来。

分娩时，可使用硫酸镁治疗子痫前期，一般是利用静脉注射来预防分娩中和分娩后发生痉挛。

如果您认为自己发生了痉挛，请立即给您的医生打电话。对子痫前期的诊断可能很难，但如果可能的话，见过您痉挛的人可以给医生描述一下当时的状况。治疗子痫的药物也类似于那些治疗痉挛的处方药。

第 31 周锻炼项目

　　在椅子上或地板上坐直。双手手指交叉，放于脑后，两肘尽力分开。吸气时，推动双手，手指仍旧交叉，双手朝向天花板方向。呼气时，双手重新回到脑后。重复做5次。

　　此项运动能调节双臂和肩部肌肉。

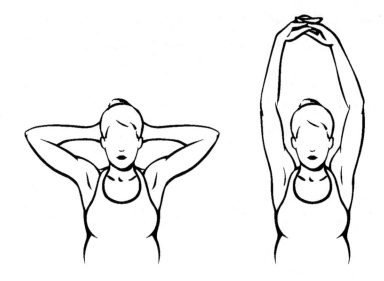

怀孕第 32 周
胎龄——30 周

宝宝长得有多大

在本周，宝宝重量大约为1.7千克，顶臀距离超过了29厘米，总长度几乎有42厘米了。

您的肚子有多大

从耻骨联合处量到子宫顶端，距离大约为32厘米。从肚脐向上量，距离子宫顶端大约为12厘米。

您的宝宝如何生长发育

✎ 双胞胎？多胞胎？更多胎？

多胞胎的概率正在上升——自从1980年以来，双胞胎的概率上升了70%。统计数据显示，在美国双胞胎出生数接近总出生数的4%。如果您正在经历多于一胎的孕期，您并不孤单！

谈到超过一胎的怀孕时，我们大多是指双胞胎。怀有双胞胎的概率要大于怀三胞胎、四胞胎、五胞胎（甚至更多胎）的概率。然而，我们也正在目

胎盘   妈妈的腹部
                                宝宝的头

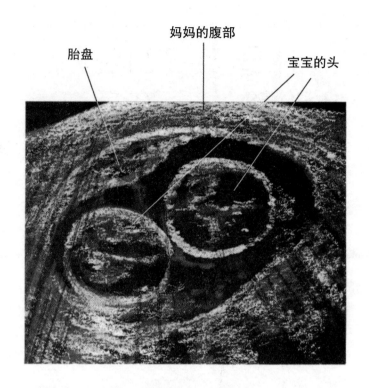

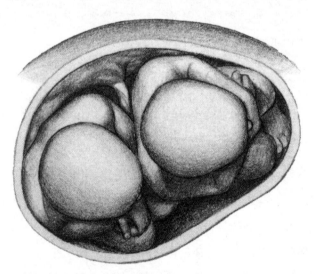

超声波显示出子宫内的双胞胎。如果您仔细瞧，您能看见两个头。
从解释说明图中能看出宝宝躺着的状态。

睹更多的三胞胎和多胞胎出生。三胞胎并不多见，大约7000次分娩中会出现1次。（柯蒂斯博士非常幸运，在他的医学生涯中，已经经历过两次双胞胎事件。）四胞胎的发生率是每72.5万次分娩中有1次。五胞胎的发生率是4700万次分娩中出现1例。

无论是如何发生的，怀有双胞胎或多胞胎在许多方面对您都影响很大，您的孕期可能会因此很不同寻常，您必须做出大范围的调整。为了您和宝宝的健康，这些改变可能是必需的。同您的医生密切合作，可使您的孕期更加健康和安全。

当受精之后，如果单个卵发生了分裂或者多个卵受精，多胎妊娠就发生了。双胞胎（超过65%）经常是由单个卵分别受精引起的，每个胎儿都会有自己的胎盘和羊膜囊。这被称为"异卵双生"或者"双受精卵（两个受精卵）双胞胎"。在异卵双胞胎情况下，可以产出龙凤胎（一个男孩，一个女孩）。每100次分娩中就会出现1例异卵双生，不同种族或不同地域可能会有不同的比率。

35%的双胞胎来自单个卵分裂成两个相似的结构，每个都有潜能发展成为独立的个体。这种情况被称为"同卵双生"或"同卵（一个受精卵）双胞胎"。每250次分娩中就有1组同卵双胞胎。

当有两个或两个以上胎儿形成时，可能是上面任意一种情况，或者两种情况都有。这就是说，三胞胎有可能是由一个卵、两个卵或三个卵形成的。四胞胎则可能是由一个卵、两个卵、三个卵或四个卵形成的。

接受生育治疗而产生的双胞胎多为异卵双生。在一些较多数目的多胞胎中，通过生育治疗产生的怀孕可能会产生异卵或同卵胞胎，此时可能是多个卵发生受精（异卵），也可能是一个卵或多个卵发生分裂（同卵）。

随着多胞胎中宝宝数目的增多，男孩的比例呈轻微的下降趋势。换句话说，一个妇女一次怀的宝宝数目越多，她怀女孩的概率就越大。

> **👬 爸爸小贴士**
> 同您的伴侣一起将重要的电话号码列个清单，随身携带。包括与您和伴侣的工作有关的电话号码，医院、医生办公室、预备司机、看护或其他人的电话号码。还有一些孩子降生后您要通知的人员名单。去医院的时候带上这个名单。

同卵双生的特殊问题。同卵条件下，在受精后的最初几天（8天左右）受精卵的分裂发生了。如果8天之后受精卵发生分裂，就会发生胞胎相连的现象，我们称之为"联体双胎"（过去被称为"暹罗孪生子"）。这些婴儿可以共享重要的内部器官，比如心脏、肺或肝脏。幸运的是，这种现象极少发生。

同卵双生可能会面临许多风险。它产生的严重问题之一，被称为"双胎输血综合征"。双胎输血综合征，表现为只有一个胎盘，而且宝宝的血管同胎盘相连。当一个宝宝获得的血流多、另一个宝宝获得的血流少时，问题就发生了，请看第23周的讨论。

有几种不同类型的疾病在同卵双胞胎中发生的概率较大，而在异卵双胞胎中则很少发生。

出于对健康的考虑，让孩子们知道他们是同卵还是异卵非常重要。在分娩前，让医生为您做个胎盘检查（病理检查），这样您就能知道宝宝们是同卵还是异卵了。这在将来是个非常有价值的信息。研究表明，即使有两个胎盘，也不意味着一定是异卵双生，将近35%的同卵双生同样有两个胎盘。

多胎的频率。双胞胎的频率依赖于双胞胎的类型。从全世界范围看，每250例分娩中就有1例同卵双胞胎，似乎不受年龄、种族、遗传、怀孕的次数和服用生育药（治疗不孕的药物）的影响。

异卵双胞胎则受种族、遗传、孕妇的年龄、以前怀孕的次数、生育药物使用和辅助生育技术的影响。每100例白人孕妇中有1例会分娩双胞胎，而黑人孕妇则是79例中有1例双胞胎。某个地域内的非洲人有令人难以置信的生育双胞胎概率。在有些地方，甚至每20例分娩中就有1例是双胞胎。西班牙妇女也有较高的双生比例。亚洲妇女的双生比例要低一些——大约150例分娩中有1例。日本人1000例分娩中有6例双生。而尼日利亚人的双生比例则是日本人的7倍还多。在尼日利亚，异卵双生的比例是45‰。

遗传也发挥着重要作用。双胞胎的发生经常产生于家族之中，尤其是母亲一方。在一项异卵双生的研究中，母亲作为女性双胞胎之一，生出双胞胎的概率是1/58。此项研究也显示，如果母亲的母亲是双胞胎，那么她生出双胞胎的比例也较高。另一项研究显示，双胞胎的母亲也是双胞胎的比率是4%，但双胞胎的父亲也是双胞胎的比率只有1.7%（大约为全国水平）。

如果您已经生过一对异卵双胞胎，您生双胞胎的概率为4倍。生多胞胎的原因包括：用药怀孕、体外受精怀孕、母亲生育年龄较晚、母亲有更多孩子、母亲过高或过度肥胖、母亲刚刚停服避孕药或者服用了大剂量的叶酸。

多胞胎中，母亲生育年龄较晚的占35%。30岁是个神奇的年龄，母亲30岁以上生多胞胎的比例逐渐上升。70%的多胞胎是由30岁以上的妇女所生。在美国，40岁以上妇女所生多胞胎数目最多，30~39岁次之。

年龄较大的妇女所生多胞胎数目多，可能是由于促性腺激素水平的提高。随着年龄的增大，妇女的促性腺激素水平提高了，每个月经周期更容易产生2个或更多的卵子。大部分由年龄较大妇女所生的双胞胎是异卵双胞胎。

生过更多孩子（多次妊娠）也会产生多胞胎。这通用于所有人群，可能与妈妈的年龄和荷尔蒙改变有关。

有些家庭就是比别的家庭更容易生出双胞胎或多胞胎。我们知道这么一个例子：有个妇女有三个单胎孩子，第四次怀孕是双胞胎，第五次怀孕竟是三胞胎！她跟丈夫决定再怀一次孕，他们非常惊讶（或许很欣慰），这次只有一个孩子！

发现您怀了不止一个孩子。在没用超声波检查之前，对双胞胎的诊断非常困难。第408页插图中展现了超声波下的双胞胎，您可以看见两个胎儿的某些部位。通过胎心判断是否为双胞胎很不容易。许多人认为，当他们只听到一个胎儿的心跳时，就不可能是双胞胎。事实并非如此。两个胎儿非常迅速的心跳可能非常相近或者几乎同步，您很难知道有两个宝宝。

孕期测量和检查腹部非常重要。通常情况下，在怀孕第二期就能注意到双胞胎，因为您的肚子太大了，相对于一个宝宝来说似乎增长太快了。超声波检查是确认多胎妊娠最好的方式。

多胎妊娠会产生更多的问题吗? 多胎妊娠确实会使问题出现的可能性增大。可能出现的问题包括：

◆ 流产的风险增加。

◆ 死胎（胎儿死亡率）增加。

◆ 低体重或生长限制。

◆ 子痫前期。

◆ 胎盘出现问题。

◆ 母体贫血。

◆ 母体出血。

◆ 脐带出现问题，包括宝宝的脐带发生缠绕或乱作一团。

◆ 羊水太多或太少。

◆ 胎位异常，比如臀先露或者横位。

◆ 早产。

◆ 难产或剖宫产。

同卵双生发生出生缺陷的概率比异卵双生大。双胎妊娠发生小问题的概率是单胎妊娠的2倍，发生主要缺陷问题更普遍。

多胎妊娠最大的问题之一是早产。虽然不是所有的多胎妊娠都如此，但随着宝宝数目的上升，妊娠的时间和每个宝宝的出生体重都降低了。

双胞胎的妊娠期为37周，三胞胎为35周。宝宝在母体内每多待1周，体重都会增加，器官和系统也会越来越成熟。

尽可能继续妊娠是最重要的，通过卧床休息可以达到这一目的，您可能整个孕期都不能正常活动了。如果医生建议您卧床休息，您一定要听从他的建议。

体重增加也非常重要。您可能被建议增重超过25~35磅（正常增重），这个数字的增长幅度依赖于您所怀宝宝的个数。

如果您怀孕前是正常体重，怀了双胞胎后，建议您增重40~54磅；如果您体重过重，怀有双胞胎时，建议您增重31~50磅；如果您过度肥胖，怀有双胞胎时，建议您增重25~42磅。如果您孕前是正常体重，怀了三胞胎时，增重可能为50~60磅。

有些研究者认为，使用抑制分娩药（停止分娩的药物），比如羟苄羟麻黄碱，在预防早产时非常关键。此药物通过松弛子宫，可以防止发生早产。

要严格按照医生的要求去做。只要宝宝待在子宫里，您就不必天天去重症监护室看他们。他们会在子宫里生长、发育、成熟！

☙ 分娩不止一个宝宝

如何分娩多胎宝宝，常常依赖于宝宝们在子宫中是如何躺着的。可能的并发症包括：一个或多个宝宝胎位异常、脐带露出早于宝宝们、胎盘破裂、胎儿窘迫或产后出血。

分娩多胎宝宝因为风险较高，在阵痛中和分娩前就要采取保护措施，包括静脉滴注，做好紧急剖宫产时的一切准备，麻醉师、儿科医师和其他准备护理宝宝的人员都要到齐。

怀有双胞胎时，宝宝可能会出现各种姿势。有时，两个宝宝可能都是头先露（头顶先出）；也可能臀先露（意味着可能是臀部和脚会先出来）；他们也有可能是侧身躺着，或者倾斜着身子，这意味着既不是头先露，也不是臀先露；或者他们以上情况都会出现。

当两个胎儿都是头先露时，应当尽力尝试阴道分娩，他们很可能会平安降生。但也可能有一个宝宝可以阴道分娩，而另一个宝宝因为出现了问题得进行剖宫产。有些医生认为，多胎分娩最好、最安全的方式是剖宫产。

产后，医生会密切监视您体内的出血情况。这种情况是由子宫大小的迅速改变引起的。经常使用静脉注射催产素帮子宫收缩和止血，以防产妇丢失太多的血液。大量失血有可能造成贫血，必要时得输血和长期服用铁补充剂。

您体内的变化

本周之前，孕妇做产前检查的频率是每月1次。从孕期第32周起，大部分医生对孕妇的产前检查开始变为2周1次。最后一个妊娠月，孕妇可能需要每周检查1次。

这周您可能跟医生已经非常熟悉了，也能很自如地跟他谈论您的问题了。现在，您该问问阵痛和分娩方面的问题。这样，如果以后在怀孕或分娩时出现了并发症或者其他问题，你们就能更好地交流，就能彼此明白发生了什么事情，您会为自己受到的照料感到舒适。

在接下来的这些周，您的医生计划跟您谈论的事情可能有很多，但您也不能妄加推测。您可以参加产前培训班，听听关于阵痛和分娩的各种各样的事情。不要害怕提出问题，大部分医生都愿意倾听您的问题。他们希望您能跟他们谈谈您担心的问题，而不希望您总是没必要地担心。

您的活动如何影响宝宝发育

您是否戴隐形眼镜？如果戴的话，您可能想等到宝宝生下后重新注满隐形处方液体。荷尔蒙的改变，使角膜的曲率发生改变，您孕期可能要经历眼睛不适或发炎。荷尔蒙能轻度改变视力，使眼睛干涩。不要因为眼睛干涩使用任何产品，除非您在产前检查中向医生说过这个问题。

如果您的眼睛出现了问题，一个办法是换一副合适的隐形眼镜。如果隐形眼镜似乎不起作用了，请试试您的旧眼镜。等宝宝出生，您的眼睛发生了永久改变之后，再戴适合那时眼睛的眼镜。在产后视力恢复正常以前，您得再等6周。

⚘ **温馨提示**

如果怀了不止一个宝宝，那么您对热量、蛋白质、维生素和矿物质的需求量就会随之增大。正常怀孕情况下，每增加一个宝宝，您每天就得多摄入300卡路里热量。

您的营养

如果您怀了不止一个宝宝，孕期营养和体重增长就格外重要。食物是营养的最好来源，而且您要每天坚持服用产前维生素。产前维生素中的维生素和铁，对您和宝宝们的健康十分关键。

铁补充剂可能是必需的。如果您分娩的时候发生贫血、血细胞计数低的情况，就会造成负面影响，您有可能需要输血。

如果您怀孕早期没有正常增重，您发展为子痫前期的风险就较大，而您的宝宝们的体格也会非常小。

当医生同您讨论应该增加的体重时，您不要惊慌。研究显示，如果您多胎怀孕时达到了目标体重，宝宝们就会更加健康。另外，在怀孕20周前如果您就增加了该增体重的一半，那么更有利于宝宝们，尤其是发生早产的时候。

您如何才能增够该增的体重呢？仅靠增加热量摄入既不能帮助您，也不能促进宝宝们的生长。由于垃圾食品有大量的空热量，您要避免食用。

从特定的来源获得热量。每天应该额外添加一份奶制品和一份蛋白食品，这样您就能得到额外的钙、蛋白质、铁，来满足宝宝不断增长的需求。跟您的医生讨论一下您的状况，他可能会建议您去找找营养师。

您也应该知道

禽流感

迄今为止，世界上只有少数人被禽流感（也被称为"H5N1禽流感"）病毒感染。研究表明，大部分受感染人群都密切接触过感染此病的禽类，他们从禽类那里感染了这种疾病，而不是从其他人那里。

目前，普通的美国人不用担心患上禽流感，也没有特别的注意事项。卫生当局会密切关注患此病的禽类和人类。研究者们还在继续研究禽流感疫苗。

如果您想小心一些，处理任何禽类后都要用肥皂水或热水洗净双手，或者使用洗手液洗手。这条忠告是为了预防任何禽类身上的细菌传播到您身上。

孕期腹腔镜检查

多达2%的孕妇孕期会经历手术。孕期最普遍的手术是阑尾炎手术。其他需手术治疗的急症包括胆囊炎、肠梗阻、卵巢囊肿和卵巢扭转。

怀孕第二期是执行手术最安全的时期。腹腔镜手术的优点包括：小切口，愈合更快；早日恢复胃肠功能；伤疤更小；疼痛更少（需要减轻疼痛的药物）；住院时间更短。

腹腔镜手术也不总是最好的选择。当子宫变得越来越大时，就无法进行腹腔镜手术了。然而，我们无法确定在哪一个确切的时间或确切的周就不能再做腹腔镜手术了，这要根据个人的具体情况而定。

癌症和怀孕

对大多数孕妇来说，孕期都是一段欢乐的时光。然而，偶然情况下，也会发生严重的问题，孕期癌症就是极少发生的一种严重的并发症。

这段讨论不是为了吓唬您，而是为了给您提供信息。这不是个愉快的话题，尤其是此刻。然而，每个妇女都应该看到这个信息。这本书的内容有双重作用：

◆ 让您了解孕期可能发生的严重疾病。

◆ 如果您希望跟医生讨论，此书能为您提供资源，帮助您谈话的时候提出自己的问题。

如果您现在怀孕了，并且孕前患有癌症，一旦知道自己怀孕的时候请立即告诉您的医生，他可能需要对您的孕期做出特别的决定。

孕期癌症。在孕期有很多重大的改变影响着您的身体。一些研究者相信，受荷尔蒙影响的癌症可能会在孕期提高发作频率，增加的血流可能会使癌症转向身体的其他部位。孕期身体的变化使对早期癌症的诊断变得困难。

当孕期发生癌症时，真的是非常有压力。医生可能必须考虑治疗癌症的问题，但他也要考虑发育中的宝宝。

这些问题如何处理，依赖于癌症是何时被发现的。患病孕妇可能有这样的担心：

◆ 只有终止了妊娠才能治疗癌症吗？

◆ 治疗方法和药物会伤害宝宝吗？

◆ 恶性肿瘤会影响宝宝并传播给宝宝吗？

◆ 能延迟治疗直至分娩或终止妊娠以后吗？

孕期癌症非常罕见，必须依据个人情况予以治疗。在孕期发现的癌症一般包括：乳腺肿瘤、白血病、淋巴瘤、黑色素瘤、骨肿瘤和女性性器官癌症（宫颈癌、子宫癌和卵巢癌）。

抗癌药物能阻止癌细胞分裂，帮助打败癌症。如果怀孕第一期服用抗癌药物，会影响胎儿细胞的分裂。

乳腺癌。35岁以下妇女中乳腺癌较为少见。幸运的是，这也是孕期少见的并发症。然而，孕期最普遍确诊的癌症就是乳腺癌。所有乳腺癌患者中，大约有2%在孕期被确诊。

在孕期，由于乳房的变化，很难对乳腺癌进行诊断。大部分证据显示，孕期不会加快乳腺癌的增长和传播速度。

研究指出，有乳腺癌史的妇女被成功治愈后，怀孕是安全的。孕期对乳腺癌的治疗因人而异。可能的治疗过程包括：手术、化疗和／或放疗。最新研究显示，孕期对乳腺癌的化疗对孕妇是安全的。

有一类乳腺癌特别不能掉以轻心，那就是炎性乳腺癌，虽然极少发生，在孕期和产后却都可能发生，而且容易被误诊为乳腺炎——一种乳房的发炎症状。炎性乳腺癌的症状包括乳房肿痛、发红、乳头溢液和／或锁骨或腋下淋巴结肿大。患者也许能摸到肿块，也许摸不到。

如果您有以上任一症状，不要惊慌，这些症状大多是与哺乳有关的乳房感染。然而，如果您担心的话，请联系您的医生，或进行组织切片检查来诊断此疾病。要想了解更多关于炎性乳腺癌的信息，请您登录 www.ibcsupport. org。

其他癌症。宫颈癌的发病率被认为是每10000名孕妇中差不多有1例。然而，1% 患宫颈癌的妇女是在怀孕时被确诊的。宫颈癌是可以治愈的，尤其是在早期发现并尽快治疗的情况下。

外阴恶性肿瘤，出现在阴道开口处的一圈组织内，也被报告曾在孕期发生。这同样是非常罕见的并发症。

霍奇金病（癌症的一种）主要影响年轻人。目前，它可以通过放疗和化疗被长期控制。大约每6000例妊娠中就有1例霍奇金病。怀孕对霍奇金病的病程没有显示出负面影响。

已有证据显示，有白血病的孕妇早产风险和产后出血量都会增加。白血病通常通过放疗和化疗来医治。

黑色素瘤属于一种癌症，来源于能产生黑色素（色素）的皮肤细胞。恶性黑色素瘤可以全身传播。怀孕能导致该病症状和病情加重。黑色素瘤能传播到胎盘，进而危及宝宝。

骨肿瘤在孕期极少见。然而，有两种类型的良性骨肿瘤能影响孕期和分娩。它们是内生软骨瘤和良性外生骨疣，可能会涉及骨盆。这些肿瘤可能会干扰分娩，有这些肿瘤时剖宫产概率易于增大。

温馨提示

生产双胞胎以后，体重可能更难下降了，所以一定要坚持医生为您提供的体重目标。另外，怀着双胞胎可能会使您的身体发生更大的变化，从而更容易使您的体重停留在孕期所达到的体重。

第 32 周锻炼项目

这是一项您在孕期能做的，可以在阵痛时对您有所帮助的运动。呼吸时使用横膈膜对您来说非常有益，它们是您在阵痛和分娩时能用到的肌肉，呼吸训练可以降低您必须呼吸时的能量，改善呼吸肌功能。为了将来顺利度过阵痛期和分娩期，请练习下面这几种呼吸训练：

◆ 以鼻腔吸入，从闭合的嘴唇间呼出，能些微吹出哨音来就好。吸进时用4秒钟，呼出时花6秒钟。

◆ 用一种舒服的姿势向后躺，后面多垫些枕头。呼吸时将手放在肚皮上。如果您呼吸时用到横膈膜肌肉，吸气时手向上移动，呼气时手向下移动；如果没用到横膈膜肌肉，使用不同的肌肉尝试着做。

◆ 向前弯腰时呼吸。如果您轻轻向前弯腰，您可能觉得呼吸比较容易。您的肚子越来越大，您感觉到了压力，此时可以试试这个技巧，它能使您得到放松。

怀孕第33周
胎龄——31周

宝宝长得有多大

这周宝宝重大约1.9千克，顶臀距离大约为30厘米，总长度约为44厘米。

您的肚子有多大

从耻骨联合处量起，到子宫顶端的距离约为33厘米。从肚脐到子宫顶端约为13厘米。总增重在9.9~12.6千克。

您的宝宝如何生长发育

🐚 胎盘早剥

下页插图显示了胎盘早剥——胎盘还不成熟就与子宫壁发生分离。通常，在宝宝被分娩后，胎盘才能跟子宫分离。分娩前胎盘分离，产生的问题可能会非常严重。

大约80例分娩中就有1例胎盘早剥。胎盘分离的时间也各有不同。如果胎盘分离是发生在分娩时，宝宝就能平安无事地降生，不像发生在孕期中会产生那么严重的后果。

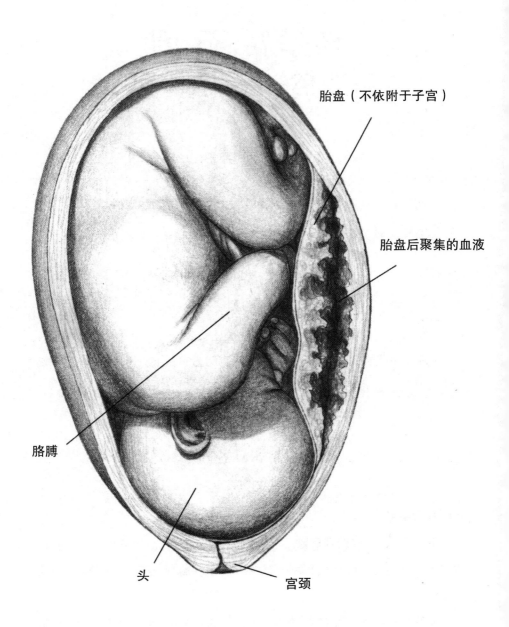

胎盘（不依附于子宫）

胎盘后聚集的血液

胳膊

头

宫颈

从插图中可以看到，胎盘已经与子宫壁分离。

胎盘早剥的原因还有待查明。某些条件下会提高胎盘早剥的发生概率，包括：

◆ 准妈妈身体受到损伤，比如车祸或严重摔伤。

◆ 脐带短。

◆ 子宫由于破水，大小迅速改变。

◆ 高血压。

◆ 营养不良症。

◆ 子宫异常。

◆ 以前做过子宫手术，堕胎或流产时做过扩张及刮宫术。

研究表明，叶酸缺乏与胎盘早剥有很大的关系。其他研究者认为，吸烟和饮酒的孕妇更易发生胎盘早剥。

过去曾发生过胎盘早剥的妇女重新发生的概率很大，复发率可能高达10%。因此，发生胎盘早剥使以后的怀孕风险加大。

胎盘完全剥离子宫壁的时候，情况最为严重。胎儿完全依赖胎盘进行循环，当胎盘发生剥离时，因为脐带与胎盘相连，所以胎儿接收不到来自脐带的血液。

胎盘早剥的症状各不相同，可能会发生阴道大出血，也可能一点都不出血，大约有75%的情况会发生阴道出血。其他症状可能包括：下背疼痛、子宫或腹部压痛、子宫收缩或紧缩。

胎盘早剥严重时的症状包括：休克、迅速大量失血、出现大血凝块（凝血因子可能被用光而导致出血不止）。

超声波检查也许能帮助医生诊断此病，但也不总能提供确切的诊断。尤其是当胎盘正好位于子宫的后方时，即使进行超声波检查，也看不出是否发生了胎盘早剥。

对于胎盘早剥的治疗，一般根据能否诊断出问题以及宝宝和准妈妈的状况进行。大出血时，分娩可能是不可避免了。

出血不太严重时，可以进行保守治疗，但也要看胎儿是否受到压迫或是否即刻有危险。

胎盘早剥是发生在怀孕第二期和第三期中最严重的问题。如果您有任何类似症状，请立即与医生联系。

您体内的变化

✑ 纤维瘤

纤维瘤长在子宫壁和子宫外部，大部分纤维瘤是非癌的（良性的）。大部分长纤维瘤的孕妇在孕期都不会发生问题，但是孕期荷尔蒙能使纤维瘤长得更大。宝宝出生后，纤维瘤通常会收缩变小。

研究表明，如果您有纤维瘤，您的孕期风险较高。纤维瘤可轻微加大流产风险，尤其是纤维瘤长大时。如果胎盘嵌入大纤维瘤中，更容易发生胎盘早剥。纤维瘤阻碍了宫颈的通道。如果您担心，请跟医生谈谈这个问题。

✑ 阻塞性睡眠呼吸暂停

大约有2%的妇女会在怀孕期间发生阻塞性睡眠呼吸暂停，孕妇比普通人群更易发生这种情况。如果您患有阻塞性睡眠呼吸暂停，呼吸道就会变窄，您会暂时停止呼吸，紧接着继续呼吸。每晚可能发生高达100次这样的状况，这会严重地干扰您的睡眠。

缺乏氧气会促使身体释放肾上腺素和皮质醇，这两种物质可以使血压升高，并且向血流中释放糖。久而久之，糖向血液中的不断释放就加大了您患糖尿病的风险。

孕期阻塞性睡眠呼吸暂停的发生与准妈妈发生高血压、妊娠糖尿病、疲乏和心血管疾病呈正相关。有些患有阻塞性睡眠呼吸暂停的孕妇发展为子痫前期的风险较高。准妈妈患有阻塞性睡眠呼吸暂停对宝宝的生长发育也有负面影响。

有些孕妇睡眠中需要配备呼吸机（CPAP，持续正压通气）才能健康呼吸。这种仪器的工作原理是，给患者鼻子和嘴巴上戴上一种面罩，睡眠中患者会得到持续的气流，保持其持续呼吸。好的一点是，准妈妈生下宝宝后，阻塞性睡眠呼吸暂停往往会随之消失。

☙ 破水时

围绕宝宝的膜因内部含有羊水，被称为"水袋"。这些膜帮助宝宝免受感染。它们通常在分娩开始前、分娩开始时或分娩过程中才开始破裂。

有时孕妇会发生膜早破的状况。破水之后，您感染风险的概率会增加，而您发生感染对宝宝有很大危害，所以您得采取防范措施。

破水时，立即给您的医生打电话。要避免性生活，以防止感染子宫和胎儿。

当发生破水时，经常会有一股羊水涌出，随后一般是少量的液体渗漏。羊水通常是清澈的，呈水状，但也可能出现血色羊水、黄色羊水或绿色羊水。孕妇们经常把羊膜破裂描述为：站立的时候，下体都湿了或水流在腿上。持续的渗漏是羊膜破裂的最佳线索。

可以通过检测来看是否发生了破水。一个是硝嗪测试，以羊水呈酸性为基础。具体操作是将羊水滴加到一小条纸片上，等待颜色发生改变。然而，即使没有发生破水，血液也可能会改变硝嗪试纸的颜色。

另一种测试叫作"蕨样结晶试验"。用棉拭子采集羊水和来自阴道后方的液体，将其放在玻璃片上，在显微镜下观察。干后的羊水看上去像蕨类或松树枝。蕨样结晶试验在诊断羊膜破裂方面比硝嗪测试更有效。

胎膜早破（PROM）。孕期中胎膜提早破裂，被称为"胎膜早破"。胎膜早破有两种类型。普通的胎膜早破，指的是在分娩前胎膜破裂。有8%~12%的孕妇会发生这种情况。早产胎膜早破，是指在怀孕的第37周前发生了胎膜破裂。大约有1%的孕妇会发生这种状况。在美国，有30%的孕妇会做胎膜早破检查。

胎膜早破的确切原因尚不明确。美国黑人／非洲裔美国人似乎比白人早产胎膜早破发生率更高。抽烟同早产胎膜早破呈强正相关。维生素和矿物质缺乏症也被认为是发生胎膜早破的相关原因。子宫出血同早产胎膜早破呈强相关性。感染与此也有一定的关系。如果您以前曾发生过胎膜早破，您就有35%的复发概率。

如果24小时内没有及时发现和治疗胎膜破裂症状，就可能发生感染和其他严重的并发症。胎膜早破确认，可以用来诊断是否发生了胎膜破裂。

这项测试可以探测到羊水中的一种蛋白质，这种蛋白质一般不出现在阴道，除非发生了胎膜早破。这是一项阴道测试试验，但不需要内窥镜或做引导检查，只需将消过毒的棉拭子插进阴道2~3英寸，取样即可。10分钟就会出现测试结果。

> **爸爸小贴士**
> 您的家对宝宝来说安全吗？要考虑到的安全问题包括：宠物、家具、二手或三手烟、窗帘或其他可能会给小宝宝带来危险的东西。现在开始检查吧！在宝宝降生之前，您可以处理这些问题。

您的活动如何影响宝宝发育

您此时比孕期任何时候增重都快，然而，重量不全是增加到您身上了——宝宝也在变得越来越重！宝宝正在生长，每周可能增加8盎司（0.5磅）或者更多。

随着宝宝对准妈妈胃的挤压，准妈妈也时常发生烧心。对此，每天要少食多餐，而不是吃三次大餐，这会使您感觉更舒服一些。

𝒸𝑓 肝炎

肝炎是肝发生了病毒感染造成的。这是每年影响人数最多的严重疾病。这就是孕妇在怀孕之初都要做乙型肝炎筛查的主要原因。

人们谈论肝炎的时候，可能觉得很混乱。是的，目前已经确认了6种不同形式的肝炎——甲型肝炎、乙型肝炎、丙型肝炎、丁型肝炎、戊型肝炎、庚型肝炎。孕期最严重的肝炎类型是乙型肝炎。请看下面的讨论。

甲型肝炎（HAV）。在美国，甲型肝炎占所有肝炎患者的50%。它通过"口—粪"途径传播。比如喝了受污染的水或吃了受污染的食物，或者用手接触嘴。如果您到发展中国家旅游，感染这种肝炎的风险会增大。

甲型肝炎的症状包括：发烧、乏力、厌食、恶心、腹痛和黄疸。甲型肝炎通过血液检测来诊断。孕妇不会将甲型肝炎传播给胎儿。如果孕期孕妇接触了甲型肝炎病毒，需要注射肝炎免疫球蛋白来预防感染。

甲型肝炎很少有严重的并发症。其治疗方案主要是休息和健康饮食。患有甲型肝炎的孕妇通常会在几个月内康复。

> 🐞**温馨提示**
> 我们不完全确定甲肝疫苗的安全性。但是，它是由灭活病毒制成的，因此风险很低。乙肝疫苗在孕期可以安全注射，但仅建议高风险孕妇注射。

乙型肝炎（HBV）。乙型肝炎是肝炎中最严重的感染形式之一。在美国，这种肝炎患者大约占全部肝炎患者的40%。大约有超过100万的美国人是乙型肝炎携带者，其中，有15000名孕妇患有乙型肝炎。

在孕期，乙型肝炎病毒可以通过准妈妈传给宝宝，尤其是准妈妈在怀孕后期受到感染的时候。几乎所有的胎儿都是通过暴露于母体血液或产道中的母体分泌物而感染的。

乙型肝炎的高风险人群包括：有性传播疾病史的人、曾进行静脉注射的人、接触过乙肝人群的人、接触过含有乙型肝炎病毒的血液制品的人。乙型肝炎的传播途径主要是性。出生于东南亚、太平洋岛的人有较高的感染乙型肝炎病毒的风险。乙型肝炎在这些地区的发病概率是其他地区的25~75倍。

几乎有一半的成人患了乙型肝炎却没有任何症状。这些没有症状的人可以把疾病传播给其他人，即使他们并未发病。这就是献血者要进行乙型肝炎病毒筛查的主要原因。

乙型肝炎阳性的准妈妈生的宝宝中，有10%~20%会患上该病。婴儿也可能通过跟准妈妈的亲密接触或者吃奶感染上乙型肝炎病毒。受感染的宝宝会非常虚弱。

如果准妈妈接触了乙型肝炎病毒，而血液检测显示她没有抗体，她应该在暴露于病毒中后立即注射疫苗。疫苗会刺激她的机体产生抗体。即使将来接触了乙型肝炎病毒，这位准妈妈也不会得乙型肝炎了。感染了乙型肝炎病毒的孕妇可能也需要注射免疫球蛋白。孕期注射乙肝疫苗是安全的。如果孕期有感染风险，可以注射乙肝疫苗。

现在已经有专家建议所有的宝宝出生后注射乙肝疫苗了，1周后加强，1个月和6个月后再加强。请向儿科医生咨询此事。

丙型肝炎（HCV）。过去，丙型肝炎被称为"非甲非乙肝炎"。丙型肝炎可能是通过输血或使用被污染的针头而感染。目前经输血传播感染丙型肝炎的概率已经小于1/10000。据估计，美国大约有270万人感染了丙型肝炎，年龄大部分在40~59岁。

对于丙型肝炎，目前尚无疫苗或其他预防措施。免疫球蛋白对丙型肝炎不起作用。如果您患了丙型肝炎，去找肝病专家治疗，那么肝功能检查会持续整个孕期。

丙型肝炎准妈妈传给胎儿丙型肝炎的概率较低。母乳喂养似乎会把丙型肝炎病毒传播给宝宝。在宝宝出生以前，您应当跟医生好好讨论一下这个问题。

其他类型的肝炎。除非您感染了乙型肝炎，才会发生丁型肝炎（HDV）。它会与急性乙型肝炎发生合并感染。

另一种类型的肝炎——戊型肝炎，很多人都没听说过。同甲型肝炎一样，它也是一种通过"粪—口"途径传播的病毒。但在美国很少有戊型肝炎发生。它一般发生在亚洲、非洲、中东、中美洲和墨西哥。

戊型肝炎不会由准妈妈传播给宝宝。如果您有戊型肝炎，孕期症状会加重，尤其是在怀孕第三期感染戊肝病毒时。大约有65%的急性戊肝孕妇患者会发生早产。

庚型肝炎（HGV）大多发生在已经感染乙肝、丙肝或者有静脉注射史的人群中。

您的营养

一定要注意饮食平衡，新鲜水果、新鲜蔬菜、奶制品、全麦食品和蛋白质对宝宝的健康成长特别有益。您可能也担心那些该避免的食物。有些食物平时可以吃，但在孕期是不能吃的。

如果可能，尽量避免食物添加剂。我们也不确定它们对宝宝的发育如何产生影响。但是，如果能避免，还是尽量避免吧。

新鲜食品可能有很多细菌，蔬菜和水果上也可能有杀虫剂。用肥皂水洗去这些污染物吧。即使您不吃皮，如果不洗的话，污染物也会传播到您的手上。如果洗后削掉水果皮和蔬菜的某些部分是您通常的食用方式，您也要洗净再削。如果您不准备削皮，一定要将蔬果浸泡在水中，彻底清洗。

根茎类蔬菜或有凹槽的蔬菜，像瓜类，用刷子清洗，在水中浸泡后，再在流水下清洗。不要吃苜蓿芽、萝卜缨、豆苗，它们经常有很多细菌。

孕期如何烹饪水果和蔬菜，请参考下面这些建议：

◆ 全部胡萝卜都可以煮着吃，它们含有抗癌的化学成分。

◆ 为了提高一些蔬菜的摄入量，可以先把它们煮成浓汤，再加些调料。

比如，将胡萝卜煮成浓汤后，加入意大利面酱。

◆ 冬南瓜的热量含量很低，但 β-胡萝卜素、叶酸以及钾含量高，并且富含纤维和维生素 A，能帮助您预防高血压，能提高您对疾病的抵抗力。

◆ 芦笋中的叶酸含量很高。

◆ 黑豆富含钾和纤维，钾能控制血压。

◆ 中等大小的朝鲜蓟热量含量很低，却富含叶酸、钾、维生素 A、维生素 C、维生素 K。可以将朝鲜蓟心放入煎蛋卷中或炖菜中，或与帕尔玛干酪一起食用，或与面包屑一同食用。

◆ 蓝莓能保护皮肤中的胶原蛋白。

◆ 许多水果和蔬菜含有75%以上的水分，所以要吃一些此类蔬果来提高液体摄入量。

温馨提示

不要因为体重增加就停止吃饭或者遗漏正餐，您和宝宝需要从健康饮食中获得营养和热量。

您也应该知道

百日咳

最近10年来，百日咳的发作已经翻了3倍。现在的百日咳，症状已经比过去缓和得多，但仍然会产生烦人的咳嗽，并且会持续很长时间。

现在几乎每个人都注射了百白破（百日咳、白喉和破伤风）疫苗。但随着时间的推移，免疫力会逐渐降低，使许多人（包括年轻人、医疗工作者、幼儿看护）重新处于风险之中。如果距离上一次破伤风／百日咳强化已经两年了，您应该找医生再加强一针。

这种疾病以感冒加轻度咳嗽开始，然后就是剧烈咳嗽——咳嗽到肺里不留任何气体，咳后深吸气时，喉头处有特殊的高音调吼声。最终会咳出痰来，并且随后可能发生呕吐。此病发作的次数可能高达每天40多次，可长达8周，并且可能好几个月都在咳嗽。如果您及早诊治，抗体可治疗此病，也能避免将此病传播给他人。

美国食品药品管理局已经批准了两种强化疫苗。如果您觉得自己处于风险之中，或者您有任何百日咳症状，请立即联系您的医生。此种病毒感染越早诊治，您就越早康复。

ꭡ 您的医生会执行会阴侧切吗？

会阴侧切术已经是妇产科最普遍的小手术，在很多地方已经成为一项常规手术。2000年，阴道分娩手术中的33%都经历了侧切手术。然而，很多专家认为，相对于过去，这项小手术现在已经用得很少了。现在，许多医生允许分娩时阴道和直肠之间的组织自然撕裂。有一些研究表明，撕裂的组织更容易愈合。

在分娩中，会阴侧切术是从阴道到直肠之间在无菌消毒状态下，有控制地切开一条直线，目的是避免宝宝的头通过时产道发生撕裂。产道自然撕开或裂开时，各个方向都有伤口，切口则是在通向直肠的正中线上，或者稍微偏一些。产后医生会按解剖层次使用能溶解的缝合线逐层缝合。会阴侧切手术比参差不齐的撕裂要愈合得更好。

会阴侧切术的好处包括：从尾骨到耻骨联合处的大腿之间的区域有更少的外伤风险，将骨盆内下垂的器官置于较弱的舒张作用下，减少大小便失禁风险，减少性功能障碍风险。会阴侧切术对宝宝的有益之处是宝宝分娩得更快了。然而，侧切有其固有的缺点。研究表明，侧切有可能导致更难愈合、性行为困扰和大小便失禁。

美国妇产科医师学会建议限制侧切手术，不建议其作为常规手术使用。研究表明，经历了侧切手术的妇女会感受到更多的疼痛，会花更长的时间愈合，比阴道自然撕裂的妇女更容易遭受到接近或穿过直肠的严重裂伤。如果您有疑问，把它们带到医生那里，问问医生为什么要侧切，您在这个过程中是否有话语权。

　　一项研究表明，在孕期34周后开始产前会阴按摩，可以降低孕妇在分娩过程中发生撕裂的风险和减小侧切的必要性，还可以减少产后疼痛。这种按摩对第一次怀孕的准妈妈格外有帮助。如果您对产前会阴按摩有兴趣，跟您的医生讨论一下。它不是绝对有效，而是可能对一些妇女有用，对另一些则不起作用。

　　宝宝的头卡在阴道时，侧切是很有必要的。宝宝受到压迫时也需要侧切。当分娩中要用到吸引器或产钳时，也需要侧切。

　　对侧切的描述涉及伤口的深度问题。切口有4种深度：

◆ 一级会阴侧切手术，只切开皮肤。

◆ 二级会阴侧切手术的切口在皮肤和皮下组织。

◆ 三级会阴侧切手术的切口在皮肤、皮下组织、直肠括约肌（肛门周围的肌肉）。

◆ 四级会阴侧切手术的切口通过前三层，而且经过直肠黏膜。

　　宝宝出生后，医生会开处方泡沫修复液。进行侧切术后，处方泡沫修复液能止痛和止痒，每次使用时，可用配备的涂抹器量取。您可以向您的医生打听一下这种处方药的情况。即使您母乳喂养，一些药物也可安全使用，比如对乙酰氨基酚与可待因配合使用，或者使用其他止痛的处方药。

第 33 周锻炼项目

　　双脚略微分开站立，双膝放松，手臂置于身体两侧，双手各持轻哑铃（每个2~3磅；如果没有哑铃，用16盎司的金属代替）。收腹，将左臂向前方抬高，右臂向后方抬高。不要甩臂，控制手臂移动。双臂还原。反方向继续此动作，重复16次。

　　此项运动能强健上半身。

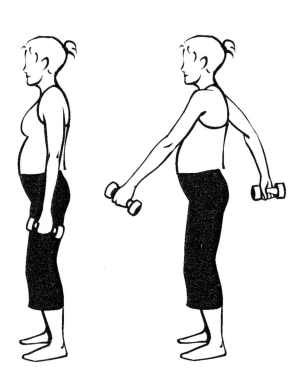

怀孕第 34 周
胎龄——32 周

宝宝长得有多大

这周，宝宝几乎2.15千克了。他的顶臀距离大约是32厘米，总长度是45厘米。

您的肚子有多大

从肚脐处量起，距离子宫顶端大约有14厘米。从耻骨联合处量起，到子宫顶端的距离大约为34厘米。

子宫以合适的比例生长，是宝宝正常生长的标志。

如果您的尺寸跟别人的尺寸都不接近，那不重要。关键是您的肚子正在适当地变大，您的子宫正在以合适的速度增大！

您的宝宝如何生长发育

分娩前最理想的测试应该能够决定胎儿是否健康，应该能够测得胎儿是否发生了宫内窘迫。如果胎儿发生宫内窘迫，说明有问题。

超声波能完成这些理想目标，能帮助医生看到子宫内的胎儿，从而使其能够评估胎儿的大脑、心、肺和其他器官。在超声波的帮助下，无负荷试验

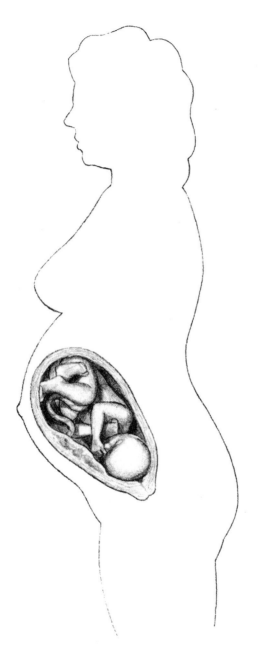

怀孕第34周（胎龄——32周）时子宫的大小。在肚脐上方
14厘米的地方可以摸到子宫。

和收缩应力能指示出胎儿的健康程度和 / 或出现的问题。

您体内的变化

☙ 压力性尿失禁

在怀孕的最后一期，咳嗽、打喷嚏、锻炼或举东西的时候您可能会遗尿。不要惊慌，这种情况叫作"压力性尿失禁"。随着子宫的增大，其对膀胱产生的压力越来越大，所以会出现尿失禁的情况。

您可以通过做凯格尔运动来控制这种情况，参见第14周。现在开始练习吧，一直练习到宝宝降生。这种运动也能帮您控制分娩以后的失禁行为。

进行产前检查时向医生提出尿失禁的事情吧，这可能会让医生有机会排除您发生尿道感染（也会导致尿失禁）的情况。

> ☙ 温馨提示
> 几乎1/3的妇女在孕期会经历轻度膀胱遗尿。

☙ 您可能有的感觉

分娩开始的前几周或分娩开始时，您可能注意到自己腹部的变化，从肚脐处或耻骨联合处到子宫顶端的距离比以前做产前检查的时候竟然小了。当宝宝的头进入产道，产妇就体会到了这种胎儿下降感。

胎儿下降既有优点，也有缺点。您的上腹部可能有了更多的空间，您呼吸时的空间增大了。然而，您的骨盆、膀胱和直肠可能会有更大的压力，这有可能造成您的不适。有些孕妇的不适感可能来自觉得宝宝"要掉出来了"，这也跟宝宝用力移动到产道时施加的压力有关。

此时孕妇也可能产生另一种感觉。有些孕妇描述这种感觉是"如坐针毡"。在宝宝的压力下，盆腔或盆腔区域会出现麻刺感、压迫感和麻木感。这是普遍症状，希望您不要过度担心。

上面描述的这些感觉可能要等到产后才会有所缓解。侧躺能帮您减轻对骨盆区神经、血管和动脉的压力。如果问题严重，跟您的医生谈一谈。

医生为您做检查时可能会告诉您"宝宝没入盆腔"或"还在高处"，他的意思是宝宝还没有进入产道。如果医生说宝宝"漂着呢"，这就意味着宝宝的一部分在产道的上面，但还没有固定在产道。甚至在医生给您做检查时，宝宝也会从他的指尖移走。

如果您担心或焦虑，请给医生打电话。可能这也是一个检查盆腔的理由，能看看宝宝的头有多低了。

如果您没有感觉到宝宝下降，不要担忧。不是每个孕妇或每次怀孕都会出现这种情况。分娩开始或分娩中宝宝下降也是很正常的。

✑ 希克斯氏征和假临产

问问您的医生有关宫缩的迹象。通常情况下，宫缩是有规律的，它们会随着时间增加长度和强度。真正的临产宫缩有一定的节律。可以通过计时来算算宫缩的频率和持续的时间。

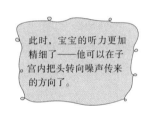

此时，宝宝的听力更加精细了——他可以在子宫内把头转向噪声传来的方向了。

您什么时候该去医院，部分程度上是由宫缩情况决定的。

希克斯氏征是一种无痛的宫缩。当您把手放在肚子上的时候，您可能感觉得到。这种症状经常发生在怀孕的早期，孕妇能感受到宫缩之间不规则的间隔。当按摩子宫后，此种宫缩可能在频率和强度上都会增大。它不是真正要临产的标志。

假临产可能发生在真临产前。假临产的宫缩可能很痛，您可能感觉自己就要真临产了。看看下表。在大多数情况下，这时候的宫缩是不规则且短促的（少于45秒），您可能觉得腹股沟、下腹部和背部不适。真正临产时，宫缩会从子宫顶端开始，一直延伸到整个子宫，穿过下后背进入盆腔。

假临产易在以前怀过孕的母亲或分娩过多胎的母亲身上多发，经常是刚刚开始就结束了。没有相关证据显示假临产对宝宝有危害性。

真临产还是假临产?		
注意事项	**真临产**	**假临产**
宫缩	规律	不规律
两次收缩间的间隔	间隔缩短	间隔不缩短
宫缩强度	增加	不改变
收缩的位置	整个腹部	不同的位置或背部
麻醉药和镇痛药的效果	不会停止阵痛	镇痛药可能会使宫缩停止或
改变宫缩		的频率
宫颈改变	进行性宫颈改变	宫颈没有改变

您的活动如何影响宝宝发育

随着分娩的来临，孕期也即将结束。有些孕妇会担心（或希望）她们的活动能导致分娩的开始。按那些古老的说法，在崎岖不平的道路上散散步或者散步时间长一些就能开始分娩，实际情况并非如此。除非宝宝做好了降生的准备，否则，您的日常活动（除非医生建议您卧床休息）不会导致分娩。

怀孕的末期，性生活可能导致分娩。精液中含有的前列腺素能导致宫缩。性高潮和乳头刺激也能触发子宫收缩。

您的营养

孕期检测胆固醇有点白费力气。孕期由于荷尔蒙的改变，血中的胆固醇水平会升高。等到宝宝出生后或者您停止哺乳后再检测胆固醇吧！

✑ 富含维生素的小吃

想吃点零食的时候，您可能不会想到烤土豆。但土豆实在是特别棒的小吃!吃土豆时,您能从中获得蛋白质、纤维、钙质、铁、B 族维生素、维生素 C。烤点土豆,贮存在冰箱里。饿了的时候就热一个吃吧!西蓝花是另一种富含维生素的食物。把西蓝花放在土豆里,上面加点原味酸奶、松软干酪或者去脂的酸奶油,就是一份美味大餐了!

您也应该知道

✑ 为宝宝做好准备

从医院回家后,您需要为宝宝做许多事情。您可能现在就需要想一想宝宝需要的物品,如果宝宝降生得稍微早一些,您也不至于会手忙脚乱。

要考虑的宝宝物品包括某种床(婴儿床、摇篮)、可调桌、摇椅、衣柜、尿布桶、婴儿监护器、小台灯、移动电话、喷雾器或加湿器,还有烟雾报警器。另一件事情是,如果需要用漆刷婴儿房间,要使用无毒涂料。

警告一句:购买二手婴儿用品或借用他人的婴儿用品时要小心,有些物品不满足当前的安全标准。

宝宝需要一个舒适、安全的地方睡觉。摇篮是又小又便于携带的睡床,等到装不下宝宝的时候,就可把宝宝转移到婴儿床上了。婴儿床比较耐用,如果支付得起,就买一张新的吧。在购买之前,要查看各种安全特性,看看是否经过权威认证。青少年产品制造协会(Juvenile Product Manufacturers'Association, JMPA)、消费者产品安全委员会(the Consumer Product Safety Commission, CPSC)、美国儿科学会(the American Academy of Pediatrics, AAP)都能确保宝宝的产品安全。

有些父母认为,宝宝应该同他们睡在一张"家庭大床"上。同儿科医生谈谈这种做法。安全是最重要的,许多专家都认为全家人共享一张床不安全。

给宝宝穿上可爱的小衣服很有意思。但实际上,大部分宝宝是不需要很多衣服的。在出生的第一年,他们只需简单穿着就可以了。有一些有趣的衣服给宝宝穿是可以的。但是如果不需要，别把钱浪费在不必要的地方。（在收到的礼物中，也可能有各种小衣服。）

宝宝的需求是很容易得到满足的。尿布、T恤、屁股处开口的袍子、连脚睡衣、围嘴、帽子、小被子、连体短腿或长腿衣、毛巾和毯子也是最需要置办的基础物品。您需要准备多少婴儿用品依据您的个人条件，但是手头得有8打纸尿片（如果您预订了尿片服务，每周得预订100片）。有布尿片，也有一次性纸尿片，您可以选择在不同条件下使用。

🖐爸爸小贴士

提前预订医院，这样就能节约时间了。让您的伴侣问问医生办公室工作人员，或者问问产前培训班老师，医院或产前培训班有没有预订业务。如果他们都不了解此事，您可以直接打电话问问医院。

汽车安全座椅。宝宝最重要的装备也包括汽车安全座椅。宝宝生下后不久就应该为其挑选汽车安全座椅了。一旦您选了安全带，就去当地警局或消防站问问如何正确安装。

当为宝宝选择安全座椅时，要买新的。这项装备不能借，也不能买二手的。旧的安全座椅可能因为使用过多而磨损严重或者缺失某些零件了。而且，随着新技术的发展，那些旧的安全座椅该被淘汰了。

每次宝宝乘车的时候需要骑在自己的安全座椅上——这是全美50个州的法律规定。宝宝最安全的位置是后排的中间座椅。

万一发生车祸，安全座椅对宝宝是最好的保护。汽车移动的时候，不要把宝宝抱出安全座椅喂食，或为了舒适为宝宝变换姿势。从宝宝出院需要乘车回家的那一刻起，宝宝就应该骑在安全座椅上了。

有很多种类型的安全座椅可供您选择。当您选择的时候，一定要确定它的安全标准满足青少年产品制造协会、消费者产品安全委员会和美国儿科学会的要求。

警告：千万不能把宝宝的安全座椅放在前排副驾驶座椅上，尤其是安全座椅配备气囊的时候！如果您的车后座上配备侧压气囊，一定要将宝宝的安全座椅放在后座的中央，并且请销售商去掉安全座椅上的安全气囊。

最后还有一点：确保宝宝安全！永远不能将宝宝放在安全座椅上却不系安全带！有一项报告发现：每年平均有35个婴儿在从医院回家的路上发生车祸死亡，千万别让您的宝宝成为这组数字里边的一个。

ᥬ 家有宠物

您可能有个宠物，您对它就跟对您的宝宝一样。但您一旦怀孕，就该考虑宠物何去何从的问题了。在这方面，永远是宝宝优先，您要想办法安置好宠物。

一定要确保您的宠物按时注射疫苗。请兽医检查一下您的宠物，看看它身上是否有寄生虫。如果宠物不是阉割动物，现在是时候做这件事了——阉割后的宠物会减少攻击性。

当您把宝宝带回家时，意味着宠物的生活方式发生了变化。动物对规律的改变特别敏感。所以，在宝宝降生之前就训练它改变规律吧！孕期您可以试试下列方法来管理宠物：

◆ 宝宝降生之前，您就要开始减少跟宠物待在一起的时间。这样等您有了宝宝，很少有时间跟它在一起的时候，它已经做好准备了。

◆ 在宝宝出生的前几周，对宠物的饮食、锻炼或者玩耍时间也做些必要的改变。

◆ 改变宠物习惯待着的地方。如果宠物曾经睡过的位置将来要成为宝宝睡觉的位置，提前将宠物的床移到另一个地方，它会慢慢熟悉的。

◆ 评估一下宠物的服从训练。它应该满足最基本的要求。

◆ 先让您的宠物接触一下其他宝宝。突然面对一个小小的宝宝，它会吓坏的。宝宝的哭声可能使宠物受惊或害怕。

◆ 拿出宝宝的物品，比如婴儿床、摇篮、可调桌等，让您的宠物闻一闻。

◆ 让宠物远离宝宝的房间和宝宝的家具。

◆ 宠物和宠物笼都要远离厨房和宝宝的玩耍区域。

◆ 给宠物独立的空间，远离婴儿。

几乎所有的宠物都喜欢有自己的领域。它们喜欢遵从固有的规律。如果您要重新安放家具或改变房间的格局，在孕期就开始行动吧！让宠物慢慢地适应新环境。

养宠物时要遵从一般的防范措施。有些宠物携带的细菌能导致人类患上尿道感染疾病。拍打或抚摸宠物后，至少要洗手10秒钟，这样能帮助您减少风险。不经良好加工的宠物食品也可能被传播上沙门氏菌。在处理任何宠物食品后都要记着洗手。

如果您有只小狗或小猫，它可能非常活跃，您得费一番工夫才能搞定它。尤其是有了宝宝之后，您得多花时间管理这个小宠物了。

如果您的宠物已经很老了，改变它的规律可能会带来一些问题。如果它一直是在屋子里兜圈子散步，您得花好多时间让它习惯在户外的某个区域散步。老一点的宠物可能更不容易习惯家里添个宝宝。它可能会愠怒、冷漠或者哀求您注意它。您可能不得不花点时间单独跟您年老的宠物待在一起。

介绍狗认识宝宝。 怀孕的时候，您要给您的狗一个机会来认识孩子们，与孩子们互动。请朋友或家庭成员把孩子带过来跟狗玩，观察狗的反应，狗对即将到来的宝宝是什么态度，您就可以猜个八九分了。要特别留意狗对宝宝哭声的反应。如果您发现您的狗很紧张，您可能得把它托付给朋友或者寄养到某个地方。如果您发现您的狗有咬人的倾向，您可能就得考虑怎么处理它了。

您可能也希望有个培训班可以培训一下您的狗。那么就让狗参加顺从训练班吧。它可以从那里学会遵从一些简单的命令。

介绍猫认识宝宝。如果您有只猫，您就知道它的行踪难以捉摸了。最好尽可能让猫远离宝宝。让猫远远地看着宝宝。如果它表现出任何攻击的迹象，把它移走。如果猫向宝宝悄悄溜过去，这是攻击性的表现。如果猫可以静静地待在家具旁边，给它个奖励吧。

如果猫受到孩子们的打扰，通常会跑开或藏起来。狗对人类非常依恋，猫却不依恋人类，所以猫很容易适应一个刚认识的男孩，而狗却不容易适应。然而，猫很好奇，所以要早一点摆放新家具，让小猫在宝宝到来之前将家具都检查完毕。

别让猫睡在宝宝的卧具里。给宝宝的婴儿床上罩一张专门用来防猫的网，或者给婴儿床里塞满气球。猫不喜欢气球，尤其不喜欢气球破裂时的砰砰声。

其他家养宠物。鸟笼需要每天清洗。清洗时要戴上橡皮手套，清洗完鸟笼后，在漂白剂中将手套洗干净，然后彻底洗净双手。鸟的排泄物有剧毒，可能有大量可致病的细菌滋生。一定要把鸟关在笼子里，让它远离宝宝。

口袋宠物是仓鼠、老鼠、沙鼠、豚鼠。也要将这些宠物关在笼子里，远离宝宝。仓鼠、老鼠、沙鼠、豚鼠、鸡、青蛙和龟都携带沙门氏菌。如果您养着雪貂，同样要让它远离宝宝。它们以攻击孩子们而著称。

如果您的宠物是个爬行动物，您可能不知道此时该怎么处理它。美国疾病预防和控制中心建议小于5岁的宝宝远离爬行类宠物。它们可能是威胁人类生命的沙门氏菌感染源。

孩子们在跟爬行动物玩耍之后或者接触了被爬行动物的粪便污染的物品之后可能会被感染。有报道称，一些未接触过爬行动物的婴儿同样受到了此类病毒的感染。研究者们认为，是接触爬行动物的人抱宝宝导致宝宝感染。

🐾 胎盘血管前置

脐带血管交叉在宫颈内开口，靠近宫颈或覆盖宫颈，这种情况就是胎盘血管前置。据相关统计，每2000~3000例孕妇中有1例会发生胎盘血管前置。

当宫颈扩张或胎膜破裂时，未受保护的血管可能被撕裂，或者这些血管可能挤压在一起，从而中断宝宝的血流和营养供应。而分娩前宝宝下降到一定位置时，也可能挤压到血管上，致使其血流供应受到限制或被切断。胎膜破裂时同样会发生危险，此时胎儿血管可能破裂，导致胎儿失血。

通过5秒钟的彩超扫描就会发现这个问题。这项检查能显示出横跨在宫颈开口处的许多血管。因为彩超下不同的血流速率显示不同的颜色，所以能看出胎儿血管所处的位置。然而，这并非一项常规检测。

这种状况发生的时候，一般没有任何症状，所以诊断非常困难。其风险因素包括：胎盘前置、无痛出血、以前做过子宫手术或者刮宫术、多胎妊娠、体外受精。如果您有以上任意一项风险因素，同您的医生商量一下做彩超的事情。

当孕妇被诊断为胎盘血管前置时，如果是怀孕第三期，卧床休息能避免早产。35周后，进行剖宫产手术的成功率在95%以上。

✑ 见红和黏液栓

在做了阴道检查、早产开始或者早期宫缩时，会流出少量血液，这被称作"见红"。当宫颈伸长、扩大时，就可能发生这种现象。此时，不应该有大量液体流出。如果您担心或者已流出大量血液时，请立即给您的医生打电话。

伴随着见红，您可能会排出黏液栓。黏液栓是由宫颈开口处的宫颈黏液累积形成的，它在阴道和子宫之间设了一道屏障，保护子宫和胎儿。然而，失去黏液栓也不会给您和宝宝带来危险。

黏液栓可能呈无色、粉色、棕色或红色。它可能以小碎块的形式排出，或者大块排出。丢失黏液栓是要分娩的标志，但并不意味着立刻分娩。

✑ 宫缩计时

大部分孕妇都在产前培训班或者从医生那里学会了宫缩时如何计时。计算一次宫缩时间时，从宫缩开始时计时，宫缩结束时停止计时。

宫缩多久发生一次也需要计时。这方面您可能有些混淆。您可以从以下两种方法中任选一种。

◆ 计算从第一次宫缩开始到下一次宫缩开始所需的时间。这是最常用的方法，也是最可信的方法。

◆ 计算前一次宫缩结束到下一次宫缩开始所需的时间。

在给医生或者医院打电话之前，宫缩计时对您、伴侣或分娩指导都非常有帮助。您的医生或许想知道您多久发生一次宫缩和一次宫缩维持多长时间。有了这个信息，他就能决定您该什么时候去医院。

温馨提示

如果宫缩在至少1小时之内是4~5分钟的间隔，那么是时候去医院了。宫缩的强度和长度也可能都在加大，间隔也更近了。

第 34 周锻炼项目

　　坐在椅子边缘。双手各持轻哑铃（每个2~3磅；如果没有哑铃，用16盎司的金属代替）。将双臂抬高，与肩齐平，曲肘，双手指向天花板。缓慢将双臂收于胸前。维持4秒钟。然后缓慢将双臂打开，与肩齐宽。重复8次。可逐步增加至20次。

　　此项运动能收缩胸肌，防止乳房下垂。

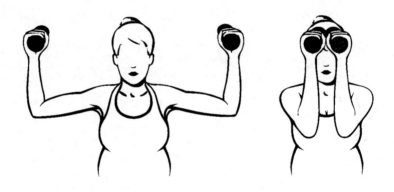

怀孕第35周
胎龄——33周

宝宝长得有多大

您的宝宝现在体重约为2.4千克，顶臀距离为33厘米，总长度为46厘米。

您的肚子有多大

从肚脐处量起，子宫顶端到肚脐的距离为15厘米。从耻骨联合处到子宫顶端的距离是35厘米。这周您的总增重为10.8~13千克。

您的宝宝如何生长发育

❦ 宝宝有多重？

宝宝出生时会有多大或者多重？这个问题您可能问过医生很多次了吧！

我们可以通过超声波检查来估计宝宝的重量。用测量出的数据代在公式里，就可算出宝宝的重量。许多人认为，超声波是估计体重最好的方法，但估计值有误差，会偏差225克或者更多。

即使估计了体重，我们也无法判断宝宝是否会与产道吻合，或者产道中是否有足够的空间使宝宝通过。

对有些中等身材或中上等身材的孕妇来说，一个2.7~2.9千克的宝宝不能穿过骨盆。经验也证明，身材娇小的孕妇有时也能分娩出3.4千克或更大的宝宝，而没有太大的困难。评估宝宝是否能从骨盆顺利分娩的最好方法，只有在分娩时才能见分晓。

脐带脱垂

脐带脱垂后，被很快挤出子宫。这是一种非常罕见，并且对宝宝有生命威胁的紧急情况。当脐带早于宝宝或同宝宝一起露出时，脐血管受到压迫，中断了宝宝的营养和血液供应。

当宝宝进入产道的部分与母体的骨盆不吻合时，脐带超过宝宝先下，就发生了脐带脱垂。异常胎位，比如臀先露，胎儿横位、斜位时，能增加脐带脱垂的风险。

当宝宝重量小于5.5磅或者孕妇已经产过两胎时，发生脐带脱垂的概率提高了2倍。羊水过多也会增加脐带脱垂的风险——羊膜破裂时，大量液体流出，导致脐带滑过宝宝。

发生这种情况时，医生可能不得不把手放在阴道内，将胎儿要露出的部分从脐带处托起，直到宝宝通过剖宫产降生。让孕妇低头或改变体位对此能有所帮助。让孕妇膀胱充盈能将宝宝的头抬高一些，所以也可以采取这种方法直至执行剖宫产。如果处理情况和分娩宝宝的措施及时，一般最终会有好的结果。

> 温馨提示
> 孕妇胸罩为您不断增大的乳房提供支持。您穿上这种胸罩可能会觉得更舒适，白天夜晚都可以戴。

您体内的变化

🐾 鞋子和脚

随着宝宝的生长和您体重的增加，您的脚在孕期可能会改变和／或增大。如果真是这样（对很多妇女来说都是如此），请谨记下面的建议：

◆ 放弃那些系带的和紧扣的鞋子，穿上便鞋吧，既好穿，又好脱。

◆ 选择平底鞋吧——高跟鞋和厚底鞋太危险了。

◆ 拖鞋有时候很有帮助，买一双吧！

◆ 在"必须做"的事情清单中添加上足部治疗吧！——足部按摩和修脚能让脚和腿更舒服。修脚师还能帮您修剪指甲——您看不见脚的时候，这可是个辛苦活！

> 🍵 奶奶疗法
> 如果您体内气体很多，试着空腹喝下1茶匙橄榄油。

🐾 怀孕后期的情绪变化

随着分娩的临近，您和伴侣可能为即将到来的事情更加焦虑。您可能情绪波动更大，似乎都是无来由的。您可能更加易怒，使你们的关系变得紧张。您可能也担心一些不重要的或者无关紧要的事情。

当这些情绪在您体内爆发，您可能注意到自己的肚子更大了，做不了您以往能做的事情了。您可能觉得身体不适，晚上睡不好觉。这些事情综合起来使您的情绪从高峰跌到了低谷。这时的情感变化是正常的，做好准备吧！跟您的伴侣谈谈，告诉他您的感受和您所想的。您可能惊奇地发现，他很关心您，关心宝宝，关心自己在您阵痛和分娩中扮演的角色。通过谈话，你们可以更好地理解对方，也知道对方正在经历着什么。

在怀孕的最后几周，您可能更加担心宝宝的健康状况了。您可能也为如何忍受阵痛和如何熬过分娩而苦恼。您可能也会担心自己是否可以成为一个好妈妈，是否可以正确抚养孩子。

将您情绪波动的事情跟医生讨论一下。他可能会消除您的疑虑，告诉您，您所经历的一切都是正常的。您也可以利用在产前培训班学习到的有关孕期及分娩的知识和信息。

哺乳顾问

如果您想母乳喂养，宝宝出生前咨询一下哺乳专家对您会很有帮助。哺乳专家是经过认证的有资格的专业人士，他们可以供职于许多机构，比如医院、居家服务中心、卫生保健所、私人诊所。哺乳顾问能在许多方面帮助到您，比如基本的哺乳知识、评估并观察您和宝宝、制订护理计划、告知医生有关您的情况，您需要的时候他还会进行跟进服务。您甚至可以在产前联系哺乳顾问。在产前检查中抽出点时间问问哺乳顾问的事情。或者在您即将要分娩的医院寻找一位哺乳顾问。要获得有关哺乳顾问和母乳喂养的更多信息，请您参考附录 B。

您的活动如何影响宝宝发育

准备迎接宝宝的降生

该给医生打电话或者去医院的时候，您可能感觉很紧张。在产前检查中您要问问分娩前应该注意的迹象。在产前培训班中，您也学会了如何辨认阵痛的迹象以及什么时候该给医生打电话或者去医院。

分娩前有可能会先破水，大多数情况下，先是一股液体涌出，然后会有持续的渗漏。

在怀孕的最后几周，要把去医院的东西都打包好，时刻准备出发。请看第36周的清单，上面列有您到医院后可能要用或者必须要用的一些东西。

如果可能的话，在预产期的前几周跟伴侣去医院熟悉一下地形。找出应该去的地方以及到时候应该做的事情。

跟您的伴侣谈谈如果您要分娩了，怎么才能更快联系到他。手机是保持联络的好工具，您可以让他定期查查有无您的电话。或者如果他总是远离电话，就带个寻呼机吧。尤其是您怀孕的最后几周，一定要保持任何时候都能联系到伴侣。

计划一下去医院的路线。让您的伴侣开车练习几次。也预备一条备用路线，以防天气不好或交通堵塞时出现状况。

问问医生如果您认为自己快分娩了该做些什么。最好是给医生办公室打电话吗？或者应该直接去医院？知道了做什么事和什么时候做这些事，您就可以放心一些，不会太担心阵痛和分娩开始了该怎么办。

✿ 在医院预先登记

如果您在预产期的前几周就在医院预先登记，到了准备分娩的时候会节约很多时间。登记时需要从医生办公室或者医院指定的地方领取表格。到了该住院的时候您可能会很慌张，还得担心其他的事情，所以您最好早点做这件事。

表格中要填一些您的基本情况，包括：

◆ 您的血型和 Rh 血型。

◆ 您最后一次月经期是什么时候和您的预产日期。

◆ 您的医生的名字。

◆ 儿科医生的名字。

您的医生已经记录了许多关于您孕期的事情。这些记录的复印件通常被保存在分娩区。

爸爸小贴士

产前检查时，您要问问医生您的伴侣分娩时您能做些什么。如果愿意，您有很多事情可以做：剪断脐带或者把宝宝的出生过程录下来。提前说说这些事情，操作起来会容易一些。不过您不做这些事情也没关系，不是每位新爸爸都想在伴侣分娩的时候扮演这么活跃的角色。

您的营养

　　为了宝宝，您的身体仍然需要大量的维生素和矿物质。如果您计划母乳喂养，您甚至需要更多。下面的表格中列出了孕期和哺乳期您每天所需的维生素和矿物质元素量。您要明白，持续的营养对您和宝宝非常重要。

孕期和哺乳期营养需求

维生素和矿物质	孕期	哺乳期
维生素 A	800微克	1300微克
维生素 B_1（硫胺素）	1.5毫克	1.6毫克
维生素 B_2（核黄素）	1.6毫克	1.8毫克
维生素 B_3（烟酸）	1.7毫克	20毫克
维生素 B_6	2.2毫克	2.2毫克
维生素 B_{12}	2.2微克	2.6微克
维生素 C	70毫克	95毫克
钙	1200毫克	1200毫克
维生素 D	10微克	10微克
维生素 E	10毫克	12毫克
叶酸（维生素 B_9）	400微克	280微克
铁	30毫克	15毫克
镁	320毫克	355毫克
磷	1200毫克	1200毫克
锌	15毫克	19毫克

您也应该知道

怀孕第三期的超声波检查

　　如果在怀孕第三期做超声波检查，医生可能会找到一些特殊信息，这些信息可以在以后得到证实。这项检查能够：

◆ 评估宝宝的大小和生长情况。

◆ 确定出血原因。

◆ 检查宫内生长迟缓。

- ◆ 确定阴道和腹部疼痛的原因。
- ◆ 评估事故后宝宝的情况和准妈妈受到的伤害。
- ◆ 查出出生缺陷。
- ◆ 监控多胞胎生长。
- ◆ 监控高风险怀孕。
- ◆ 测量羊水的量。
- ◆ 检查胎位。
- ◆ 确定用哪种分娩方法。
- ◆ 查出胎盘是否成熟。
- ◆ 结合羊膜穿刺术，确定胎儿的肺成熟度。
- ◆ 作为胎儿生理评估的一部分。

孕期带状疱疹

带状疱疹是由休眠在神经根部的一类变得活跃的带状病毒引起的。在初次感染该病毒很久以后才会发生带状疱疹。这种疾病通常在老年人中发作，但也会发生在年轻人身上。

因为病毒可能影响胎儿，所以带状疱疹在怀孕第一期发作最令人担心。如果带状疱疹在分娩期发作，则担心宝宝通过产道时会受到病毒的感染。带状疱疹引起的疼痛发生在沿神经分布的特定区域。主要使用药物控制疼痛以治疗带状疱疹。如果您认为自己得了带状疱疹，请立即联系医生，他会决定对您如何治疗。

> 小知识
> 宝宝的吮吸动作在产前就发生了。

什么是胎盘前置？

当胎盘依附在子宫的下部而不是子宫壁上方时，胎盘靠近了宫颈或者覆盖了宫颈，这种情况被称为"胎盘前置"。大约170位孕妇中就有1位是胎盘前

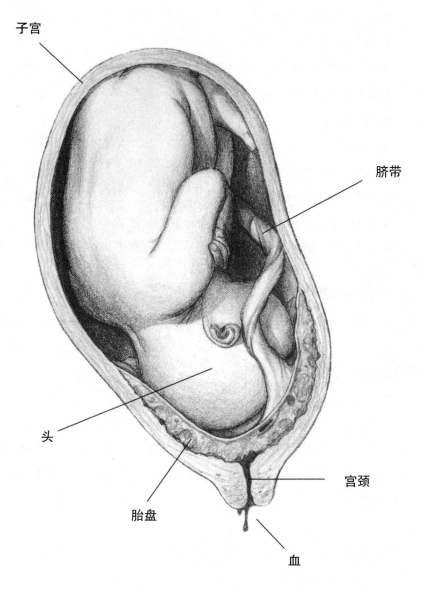

子宫

脐带

头

宫颈

胎盘

血

在这幅插图中，显示了胎盘前置的全貌。
请注意胎盘是如何覆盖宫颈开口的。

置。上页插图显示了胎盘前置的情况。

胎盘前置非常危险，无论是发生在孕期，还是发生在分娩中，都有可能引起大出血。有3种类型的胎盘前置：

◆ 胎盘接触到了宫颈（胎盘低置）。

◆ 胎盘一部分盖住了宫颈（部分胎盘前置）。

◆ 胎盘完全盖住了宫颈（完全胎盘前置）。

胎盘前置的原因尚未完全明了。其风险因子包括：曾经做过剖宫产手术、30岁以上、吸烟、产过多胎。

体外受精的孕妇发生胎盘前置的风险很高。专家们认为，将胚胎植入子宫时会导致子宫收缩，使得胚胎移植在子宫下方，提高了发生胎盘前置的风险。另外，胎盘也可能是被有意移植得低一些，因为研究发现，低位移植可增加怀孕的机会。

胎盘前置，最明显的症状是无宫缩和无痛出血。这种情况一般不会发生，但是可能会在怀孕第二期末或者以后子宫颈使胎盘变薄、拉伸或撕裂的时候发生。

发生胎盘前置，出血时可能没有任何征兆，并且可能是大出血。当因早产宫颈扩张时，血液也会大量流出。

当怀孕的后半期孕妇有阴道出血现象时，应该考虑是否为胎盘前置。此时，因为身体检查可能导致出血更多，所以不能通过身体检查进行诊断。医生用超声波检查来确定这个问题。在怀孕的后半期，因为子宫和胎盘越来越大，更容易看清宫内的情况，所以超声波检查结果特别准确。

如果您发生了胎盘前置，您的医生可能会建议您不要做骨盆检查。如果您去找其他的医生或者去医院做检查，千万要记住这一点。

宝宝也可能是臀先露。分娩时不可以先产胎盘，再产宝宝。发生这种情况，通常就得剖宫产。先产宝宝，再产胎盘，子宫才能收缩，这样就可以把出血控制到最小。

第 35 周锻炼项目

　　双脚分开站立，与肩同宽，双膝微曲。双臂侧平举，上臂与肩同平，小臂向上伸直，五指并拢，掌心向前。将肩胛骨向后推挤，做扩胸运动。维持3秒，然后放松。做10次。

　　此项运动能改善站姿，缓解上背压力。

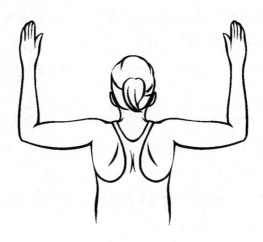

怀孕第 36 周
胎龄——34 周

宝宝长得有多大

这周宝宝重约2.6千克，顶臀距离超过了34厘米，总长度为47厘米。

您的肚子有多大

从耻骨联合处到子宫顶端的距离大约为36厘米。如果从肚脐处量起，到子宫顶端的距离大约是14厘米。

您的宝宝如何生长发育

成熟度试验，能预测宝宝在没有辅助设施的情况下能否呼吸。呼吸系统是胎儿最后成熟的系统。如果必须考虑提前分娩的话，通过这项检查确定宝宝的肺脏是否成熟，能够帮助医生做出您能否提前分娩的决定。

当宝宝的肺还没完全成熟时，宝宝出生后不能独立呼吸。宝宝的这种情况，叫作"呼吸窘迫综合征"（RDS），也叫"肺透明膜病"。此时，宝宝需要呼吸机的辅助。

胎儿肺成熟度测试有多种方法。是否能做这项检测有地域差异，也依赖于医生的经验。医生会决定您是否需要做这项检测以及选择哪种方法做。

有两种评估胎儿肺成熟度的方法需要羊膜穿刺术，请看下面的介绍：

在第34周左右做 L/S 比值检测。这项比值反映羊水中卵磷脂与鞘磷脂的变化情况。随着肺部的成熟，卵磷脂水平上升，而鞘磷脂水平保持不变。这两种物质的比值，是胎儿肺成熟度的衡量标准。

磷脂酰胆碱（PG）试验是评估胎儿肺成熟度的另一种方法。这是一项定性试验。如果羊水中出现了磷脂酰胆碱（阳性），表示胎儿在出生时可能不会发生呼吸窘迫。

您体内的变化

您离预产期只有4或5个星期了。您可能已经增加了11.25~13.5千克的体重，您仍然还有一个月呢！在这周产前检查过后，您会发现自己的体重几乎不变或改变很小了。

现在是羊水最多的时候。在接下来的几周里，宝宝会继续增长，但有些羊水被身体重新吸收了，这就造成了宝宝活动空间的减小。您可能注意到宝宝的运动有所变化。对有些孕妇来说，宝宝不像过去那么活跃了。

❧ 静坐不适症（RLS）

孕期您第一次得了静坐不适症，这可能让您夜不成眠。如果您有静坐不适症，您的双腿会有一种奇怪的感觉，这种感觉让您觉得自己必须移动下肢。专家们认为，静坐不适症可能与贫血有关，可由铁缺乏或叶酸缺乏导致。

您可以通过提高铁摄入量和服用叶酸来治疗静坐不适症，但一定要经过医生同意。热敷双腿15~20分钟，对此症可能有所帮助。好在分娩之后，这种症状通常会完全消失。

❧ 什么是分娩？

了解了分娩的过程，您就会在分娩发生的时候胸有成竹，知道自己该怎

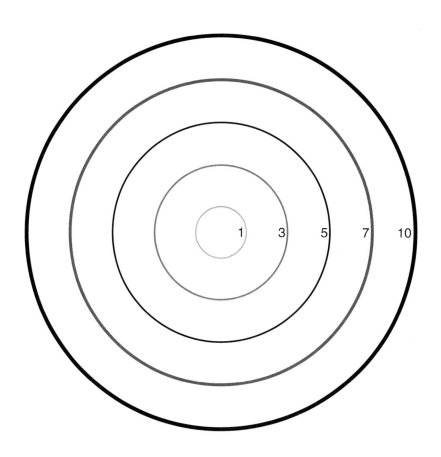

宫颈扩张（以"厘米"为单位，实际大小）。

么做。分娩被定义为"宫颈的拉伸和扩张"。当子宫（由肌肉组成）收缩和放松的时候挤压宝宝，宝宝被子宫的力量挤了出来，宫颈拉伸。宝宝能够通过时，宫颈必须开到10厘米（大约4英寸）。（请看上页的宫颈扩张图。）

我们不知道是什么原因导致了分娩的开始，但这方面有许多理论。一种理论认为，新妈妈和宝宝分泌的荷尔蒙共同引发了分娩，他们共同释放荷尔蒙催产素，从而引发了分娩。也有理论认为，是宝宝产生的荷尔蒙引发了子宫的收缩。

宫颈也必须变软变薄（消失了）。用通俗的话说，在孕期，宫颈像您的鼻子一样硬；快到分娩的时候，宫颈像您的耳垂一样软。

在不同的时间，您会有紧绷、收缩、痉挛的感觉。但这并不是真正的分娩，直到宫颈开始变化。您可以看看下面有关分娩方面的内容。在完成全部经历后，您会分娩出宝宝。

分娩的全过程分为3个不同的阶段：

◆ 第一阶段——伴随着子宫以极大的强度、足够的时间以及极快的频率开始收缩，宫颈开始变软、扩张，分娩第一期就开始了。当宫颈完全扩张到10厘米，此时已经开放到足以让宝宝的头通过，分娩第一期就结束了。

◆ 第二阶段——当宫颈完全扩张到10厘米的时候，宝宝产出，分娩第二期结束。

◆ 第三阶段——宝宝出生后，分娩第三期开始。当胎盘和围绕胎儿的胎膜产出时，分娩第三期结束。

有些医生也描述了分娩的第四阶段，认为产出胎盘后，子宫收缩的那段时间应该是第四阶段。子宫收缩在产后对控制出血非常重要。

分娩会维持多长时间？ 第一胎分娩时，分娩的第一期和第二期会维持14~15个小时，或者更长。活跃的分娩平均时长为6~12个小时。您一般听说的"长时分娩"，大部分时间是花在分娩早期。子宫收缩可能开始后又停止，或者变弱、间隔时间变长，然后才变得规律和强烈。

有过一两个孩子的孕妇分娩时间或许会短一些，但也不一定，因人而异。在第二胎或第三胎时，分娩的平均时间一般会减少几个小时。

您也许听说过有人来不及上医院就生了，或者1个小时就生了。分娩产妇中，各种情况都有。也有孕妇分娩了18小时、20小时、24小时，甚至更长时间。我们几乎不可能预测分娩所需要的时间。您可以问问医生，但是他也只是猜测而已。

🌸 温馨提示

每个人的分娩情况都是不同的，很大程度上是因为大家经历的疼痛水平都不一样。要知道，宫缩可能导致受伤。

您的活动如何影响宝宝发育

✍ 为宝宝选择医生

该为宝宝选择一位医生了。您可能会选择一位儿科医生——专门治疗儿童的医生；或者您也可以选择家庭医生来照顾您的宝宝，您同样能高枕无忧。

最好在宝宝还没生下前就跟即将照顾宝宝的人会面——许多儿科医生很欢迎这种做法。这也给您一个与新医生交流重要问题的机会。

与儿科医生第一次见面非常重要，所以最好让您的伴侣陪您一起去。这是好时机，能让你们一起讨论关于照顾宝宝的担忧和问题，能让你们共同接受一些有用的建议。你们也可以讨论一下医生的理念，了解一下医生的时间表，以及在什么情况下医生可以随叫随到。

宝宝生下以后，儿科医生就会赶到医院为他做检查。宝宝出生以前就挑选好儿科医生吧，这样就能保证在后续检查中宝宝会一直接受同一位医生的照顾。

如果您本身是健康维护组织（HMO）成员，有一个儿科医生团队供您挑选，安排一位跟您见面吧。如果你们观念有冲突或者互相看不惯对方，那就再选一位。让您的病人给您一些信息和建议吧！

> **温馨提示**
>
> 为宝宝找儿科医生，得问问转诊的事情。您的孕期医生可以为您推荐一位儿科医生。或者问问家人、朋友、产前班的那些人，看看他们喜欢的医生都有哪些，这样您就有备选的医生名单了。

要向儿科医生提的问题。在您同儿科医生谈话的时候，以下这些问题可以作为您的话题。或者您也有一些其他的问题要问。

◆ 您有资质吗? 受过相关培训吗?

◆ 您有专业证书吗? 如果没有，不久就会拿到吗?

◆ 在我即将分娩的医院里，您有什么特权吗?

◆ 您将会做新生儿检查吗?

◆ 如果是您自己家的男孩，您会给他做包皮环割术吗?（如果我们要给宝宝做的话。）

◆ 定期检查和紧急情况下您都能出勤吗?

◆ 您对病人随访一次的时间是多长?

◆ 您的上班时间跟我们的上班时间冲突吗?

◆ 万一有紧急情况或者上班时间之外我们如何联系您?

◆ 如果您没空，谁会接替您?

◆ 您会回复当天未接的电话吗?

◆ 您办公室有没有资深注册护士或者助理医师?

◆ 如果我们有些常规问题要问您，能否给您发邮件? 您多久会回复?

◆ 如果我们双方都是在外工作的上班族，您有什么建议?

◆ 您对预防、发育和行为问题都感兴趣吗?

◆ 您在对婴儿进行例行检查和对患儿进行护理时，会手写一些指示吗?

◆ 您支持那些要努力哺乳的妇女吗？

◆ 您如何收费？

◆ 您的收费符合我们的保险规定吗？

◆ 您会选择送我们去哪个就近（离家近）的急救室或者紧急情况护理中心呢？

对拜访儿科医生后的资料进行分析。有些事情只有通过拜访儿科医生，继而进行资料分析才能得以解决。以下是您和伴侣拜访儿科医生之后或许想要讨论的内容：

◆ 我们能否接受医生的理念和态度？比如抗生素和其他药物的使用问题、养育孩子的方式、相关的宗教问题等。

◆ 医生听明白我们的意思了吗？

◆ 他对我们担心的问题真的有兴趣吗？

◆ 他的办公室是否舒适、干净、明亮？

◆ 办公室人员看上去诚恳、坦率、容易沟通吗？

在宝宝降生之前，您才有机会参与决定谁来照顾他。如果您不提前选好，接生医生或者其他医院工作人员会为您指定一位。另外一个要提前选好儿科医生的原因就是，如果宝宝有并发症，您至少已经见过为他治疗的人。

您的营养

您可能对饮食计划比早些时候更挑剔了吧？您对一直吃的食物都厌烦了吧？宝宝越来越大，似乎为食物留下的空间不多了。烧心和消化不良可能都找上门了吧？

千万不要放弃吃有营养的食物。继续注意您吃的东西。在宝宝出生前，继续给他最好的营养。

每天都要尽量吃一份绿叶蔬菜，吃一份富含维生素 C 的食物或者喝一杯富含维生素 C 的果汁。再来一份富含维生素 A 的食物。许多黄色食物，比如山药、胡萝卜、甜瓜，都是富含维生素 A 的食物。记着液体摄入也要跟上。

吃点高纤维食物同样能补充营养，还能防止便秘，也能防止烧心。别削土豆皮，它们富含纤维、钾、钙、维生素 C 和维生素 B_6。您甚至可以做带皮土豆泥——味道非常棒！

您也应该知道

分娩时的胎位

您或许想知道孕期什么时候医生就会告诉您分娩的具体细节了，宝宝会先露出哪一部分呢？是头先露出来，还是臀部先露出来？什么时候宝宝会进入骨盆？

一般在32~34周，您就能在下腹部——肚脐的下方摸到宝宝的头了。有些孕妇可以在早些时候摸到宝宝的不同部位。但宝宝的头过去没这么硬，现在您可以确认哪是宝宝的头了。

宝宝的头摸上去会有不同的感觉。如果是臀位，医生摸到时则是柔软和圆圆的感觉。

在32~34周时，医生会通过触摸您的腹部确定宝宝的胎位。在孕期，宝宝的胎位会变化很多次。

在第34~36周，宝宝已经进入了头位，即头朝下，头部已经进入骨盆。如果在第37周时是臀位，还有可能再转换成头位。但是离孕期结束越近，臀位就越不易纠正。（请参见第38周的具体讨论。）

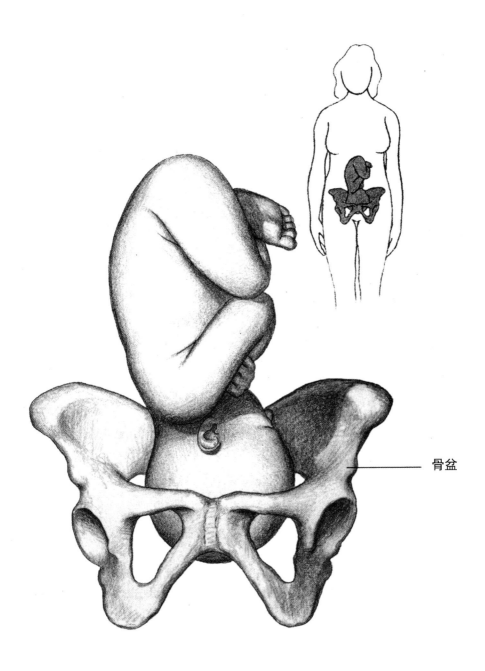

骨盆

产前宝宝头部进入骨盆时的相对位置。
这是生产时较好的产位。

> **爸爸小贴士**
> 您应该打包准备去医院了。您可能需要带一些重要的东西，包括：杂志、电话号码清单、换洗衣物、睡觉时盖的东西、相机、充电电池、手机及充电器、名片、零钱、不易坏的零食、保险信息、一个舒适的枕头和充足的现金。

打好包，时刻准备去医院

打包的时候您心里会没底，一方面不想太早打包，让行李箱过早立在家中；但另一方面也不想等到最后时刻慌慌忙忙把东西胡乱塞进去，或许还会落下一些有用的东西。

在预产期前3周或4周打包比较合适，把您和分娩指导在您分娩时需要的东西都拿上，产后您和宝宝都需要的东西也拿上，还有一些住院时的私人物品。您需要考虑很多东西。但是以下清单上所列出的东西有将近半数是您需要的东西：

◆ 完全责任保险、预先注册表格和保险卡。

◆ 分娩室要穿的厚实袜子。

◆ 棉睡袍或 T 恤。

◆ 润唇膏、棒棒糖或水果糖，分娩期间用。

◆ 分散注意力的物品——杂志或书，分娩期间用。

◆ 口气清新剂。

◆ 一两件分娩后穿的睡袍（如果计划母乳喂养，带上哺乳服）。

◆ 橡胶底拖鞋。

◆ 大厅里散步时的长袍。

◆ 2件胸罩（如果母乳喂养，就带上哺乳胸罩）。

◆ 漏奶时用的乳垫。

◆ 3条短裤。

◆ 洗漱用具，包括刷子、梳子、牙刷、牙膏、肥皂、洗发水、护发素。

◆ 如果是长头发，带上发带或者皮套。

◆ 回家路上要穿的宽松舒适的衣服。

◆ 卫生巾（如果医院不提供的话）。

◆ 眼镜（如果平时戴隐形眼镜，分娩期间是不能戴的）。

您可能也想带点水果产后吃，但别打包太早! 最好也带些伴侣和分娩指导帮助您时用得着的东西。您可能需要带下列物品：

◆ 带秒针的表。

◆ 您阵痛时，为您按摩所用的滑石粉或玉米淀粉。

◆ 一个滚动油漆刷或网球，阵痛时为您按摩用。

◆ 录像带或者光盘，播放器或者收音机，阵痛时可转移您的注意力。

◆ 照相机。

◆ 电话清单或者长话卡。

◆ 自动售货机适用的零钞。

◆ 给伴侣和分娩指导带些零食。

医院可能会提供大部分婴儿用的东西，但您也得准备一些：

◆ 要回家时宝宝路上穿的衣服，包括内衣、婴儿枕头、外衣（如果外面冷，还得准备一顶帽子）。

◆ 两三条婴儿毛毯。

◆ 尿布（如果医院不提供的话）。

一定要准备好被认证的婴儿汽车座椅，以备宝宝第一次乘车用。在宝宝第一次乘车时，一定要把宝宝放在婴儿座椅上，这一点非常重要! 如果没有婴儿座椅，许多医院都不会让您带宝宝走。

✑ 在分娩室您可能看到的

进入分娩室之后，您可能看到许多仪器。这些仪器您不一定都认识，所以我们将您可能看到的仪器简单介绍一下。

一台生命征兆监测器。会帮您测心率、量血压，能让医生随时看到您和宝宝的情况。

静脉注射泵。会在医生的操作下缓缓将药物注入静脉。

各种各样的产床。许多产床的臀部位置都可以变化，变换成床或分娩台。许多床还能适应不同的分娩体位。

麻醉师将硬膜外导管放入特定位置后，镇痛泵会将止痛的药物泵入硬膜外导管。在某些情况下，有一台真空吸引器，会把宝宝从产道吸出。

看上去像钩针的羊膜钩，用来戳破羊膜。

产后用吸球从婴儿鼻腔和口腔中吸出血液和黏液。婴儿保温器帮助婴儿恒定体温。婴儿天平秤用来称宝宝的体重。

温馨提示

在活跃分娩的早期大约3个小时内，听听抒情诗，听听音乐（交响曲、竖琴弹奏曲、钢琴曲、管弦乐或爵士乐），能减轻疼痛和压力。我们认为舒缓的音乐能帮助产妇放松下来，转移她疼痛时的注意力。

✑ 胎儿监护

胎儿监护仪用来测量胎心率和宫缩，也可用来跟踪胎儿的反应。显示仪上显示宫缩次数和胎儿的心跳次数。从待产室、护理站或医生的电脑上都能看到读数。

每个宝宝都需要根据胎儿监护追踪仪或您的其他孕期信息进行个人评估。美国妇产科医师学会建议使用三类法描述胎儿监护结果。

◆ 第一类——追踪正常。

◆ 第二类——追踪不确定。这意味着宝宝不正常，或者不完全正常。宝宝需要评估、持续监控和重新评估。所有追踪显示中，有80%属于这类评估。

◆ 第三类——追踪异常，需要立即评估。

用来做以上分类的基本要素包括：胎心率、可变性、宫缩的减速和反应。

第 36 周锻炼项目

为了塑造您的体形，站立或者端坐于地板上，双手交叉于身后，抬高至上胸部和上臂获得良好伸展时。维持5秒，放下双臂。重复8次。

此项运动能舒展双臂和后背肌肉，还能帮助您打开胸廓。

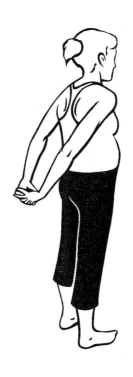

怀孕第37周
胎龄——35周

宝宝长得有多大

宝宝现在重约2.8千克，顶臀距离为35厘米，总长度约为48厘米。

您的肚子有多大

自从您上次检查后，子宫的大小已经变化了好多。从耻骨联合处到子宫顶端的距离大约为37厘米。从肚脐处到子宫顶端为16~17厘米。此时，您的总增重大约高达11.3~15.9千克。

您的宝宝如何生长发育

即使在这最后的几周里，宝宝也在继续增长和增重。您肚皮上的任何压力改变，比如放一本书，都会引起宝宝剧烈的反应——猛踢肚皮！

大约此时，宝宝的头正对着骨盆，朝下。但有大约3%的产妇胎位不正，会发生臀部或双腿先进入骨盆的情况，被称为"臀先露"。我们将会在第38周对此问题进行讨论。

您体内的变化

🎶 晚期妊娠时的骨盆检查

　　您的医生可能会为您做骨盆检查来评估您的孕期。其中一件重要的事情就是检查您是否有羊水渗漏的情况。如果您认为自己发生了羊水渗漏，请告诉您的医生，这条信息非常重要。

　　在骨盆检查中，医生也将为您进行产道和宫颈检查。如果把产道当作一条管道，这条管道就是从骨盆开始向下，穿过骨盆，直达阴道外部的通道。宝宝从子宫出来就开始穿行这条通道。在分娩期，宫颈会变软、变薄。您的医生可能会通过宫颈的柔软度或坚韧度以及变薄的程度，对宫颈进行评估。

　　分娩开始前，宫颈很厚。当进入活跃分娩后，宫颈开始变薄。其厚度为原来一半时，被称为"50% 消失"。产前那一刻，宫颈"100% 消失"，即完全变薄了。

　　宫颈的开口大小非常重要。以"厘米"为单位来测量宫颈开口。当宫颈开口的直径达到10厘米时，宫颈口就完全开了，目标就是要达到10厘米。分娩开始前，宫颈可能是闭合的或者有一点开口，比如1厘米。

　　要知道宝宝是头、臀还是腿先露出来，得接受一项叫作"先露部位"的检查。也要注意骨盆的形状。

　　接下来就要用到"站"这个术语了。"站"是用来描述宝宝降入产道的程度的。如果宝宝的头部在 –2站，就表明宝宝在您身体里比 +2站较高的地方。而"0"则是骨盆的骨骼标志，是产道的起始位置。

　　医生会用医学术语描述您的状况。您可能听到他们说"2厘米，50%，–2站"，意思是，宫颈开了2厘米，薄了一半（消失了50%），先露部位（宝宝的头、脚或臀）在 –2站。

　　记下这个重要信息。当您到医院做检查时，知道医生所说术语的意思对您很有帮助。您能告诉医护人员上次检查时宫颈的扩张程度和消失率，他们就能了解您的情况是否有所变化。

您的活动如何影响宝宝发育

❧ 剖宫产

大部分孕妇都计划进行阴道分娩，但也有可能进行剖宫产。剖宫产时，在产妇的腹部壁上和子宫上切个切口，把宝宝从切口拿出来。急症剖宫产是没有计划的剖宫产。而选择性剖宫产则是无任何理由的自愿剖宫产。

下页插图显示了一个剖宫产画面。

进行剖宫产的主要好处是分娩健康的宝宝。剖宫产可能是宝宝出生最安全的方式。剖宫产的缺点是，作为一项大手术，存在手术风险。

知道自己要剖宫产了，您一定觉得很高兴：不用经历分娩过程了！不幸的是，我们不知道随着时间的推移，剖宫产是否会给您带来问题。

有些产妇认为剖宫产的感觉"不像生孩子"。她们错误地认为，她们将不会经历分娩过程。事实并非如此。因此如果您想进行剖宫产，尽量不要基于这样的想法。

记住，有个宝宝要花长长的9个月啊！即使是剖宫产，您也已经完成了这个了不起的壮举！

温馨提示

有时，很难判断宝宝不同部位的具体位置；有时，根据您感觉到的宝宝踢打您的部位，您却可能判断出来。请医生在您肚皮上为您展示一下宝宝是如何躺着的。有些医生会用一支记号笔在您肚皮上把宝宝躺着的样子画下来。您可以保存下这幅图，随后给伴侣看看：您当时检查的时候，宝宝就是这样躺着的！

剖宫产的原因。许多原因会导致剖宫产。一般是因为分娩中发生了问题，才施行剖宫产。最普遍的原因是前次分娩是剖宫产。前一次分娩剖宫产，使下次分娩也得实施剖宫产。

90% 的剖宫产妇女在下次分娩时依旧采取剖宫产。

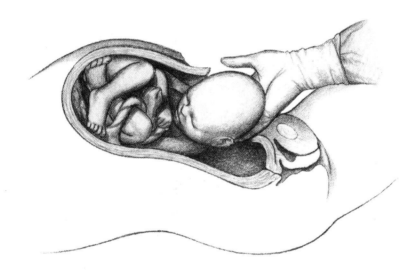

剖宫产分娩。

　　有些剖宫产妇女可能在下次分娩时进行阴道分娩，这种情况被称为"剖宫产后阴道分娩"（VBAC）。请看后面的讨论。医生们越来越不推荐采用VBAC了，主要是由于担心前一次剖宫产之后再阴道分娩会导致新妈妈和宝宝面临风险。

　　进行剖宫产的非医学方面的因素，包括：孕产妇的选择、更保守的实践指南和法律压力。如果您在分娩开始就已经筋疲力尽，那么就有更高的剖宫产概率。发生子痫前期或者活跃期疱疹疼痛，可能也需要剖宫产。

　　如果宝宝太大无法通过产道，被称为"头盆不称"（CPD）。此时，剖宫产也是必需的。孕期可能会被怀疑是头盆不称，但通常是在还未来得及确定头盆是否相称之前分娩就开始了。如果超声波显示宝宝非常大（大约有9.5磅或者更大），阴道分娩就不太容易了。

　　胎儿窘迫也是必须进行剖宫产的另外一个因素。胎儿心跳和胎儿对分娩的反应经常受到监控。如果心跳指示宝宝正在受到宫缩的不利影响，就必须进行剖宫产。

　　如果脐带受到压迫，也可能得剖宫产。脐带可能比胎儿头早进入阴道，或者宝宝压迫到部分脐带。这种情况非常危险，因为受压迫的脐带可能切断胎儿的血流和营养供应。

　　如果您年龄大一点，剖宫产也是必需的。40~54岁的产妇剖宫产率比年龄在20岁以下的产妇高出2倍多。

　　如果宝宝是臀位，就意味着宝宝的双脚或臀部会先进入产道，此时也必须进行剖宫产。宝宝的身体先出，随后才是肩膀和头，这种情况可能会对宝宝的头或脖子造成伤害，第一胎分娩时，尤其如此。

　　胎盘早剥或胎盘前置也是剖宫产的原因。如果分娩前胎盘与子宫分离（胎盘早剥），胎儿就失去了氧气和营养供应。这种情况通常是在孕妇发生阴道大出血后才会得到诊断。如果胎盘阻挡了产道（胎盘前置），则必须进行剖宫产。

　　第一胎剖宫产增加了孕妇下次妊娠时发生胎盘前置和胎盘早剥的风险。重复剖宫产也会增加随后妊娠中胎盘增生的风险。这种现象发生时，胎盘植入在子宫的下方，长在上次剖宫产的伤口区。

> 🌸 温馨提示
>
> 即使宝宝没有下降进入骨盆，您也可能发生了宫颈扩张。当宝宝的头太大，无法进入骨盆时，后面的过程就无法进行了。这种情况就是剖宫产的普遍原因之一。

剖宫产比例增加。1965年，仅有4%的孕妇被施行剖宫产手术。在1996—2007年，剖宫产的比率增加了71%。2007年，全部孕妇的32%都施行了剖宫产手术（超出了120万）。2008年，此比例上升至32.3%。在今天的美国，剖宫产占全部分娩的30%，有些地区比例更高。

分娩期的监护更加密切和剖宫产过程更加安全是剖宫产比例增加的部分原因。另外，多胎分娩也是剖宫产的部分原因。但单胎分娩剖宫产的增长概率要高于多胎分娩剖宫产的增长概率。

> 🌸 温馨提示
>
> 在第37~39周预约剖宫产的宝宝，比起同时期经过阴道分娩或紧急剖宫产出生的宝宝，有更多的呼吸道问题。一方面，我们认为分娩期荷尔蒙的释放能帮助宝宝处理肺中的液体；另一方面，我们认为宝宝的胸腔在分娩中受到的压力也对清除肺中的羊水很有帮助。

选择性剖宫产（CDMR）。在美国剖宫产比例上升的部分原因是选择性剖宫产的增加。选择性剖宫产，即产妇要求的剖宫产，也被称为"病人要求的剖宫产"。

选择剖宫产的原因有很多，包括：对阵痛的恐惧、对阴道撕裂的恐惧、对以后出现失禁现象的恐惧等。有些产妇认为剖宫产能帮助她们保持孕前体形。其实是妊娠，而不是分娩拉长了腰围。其他产妇则认为剖宫产会使宝宝更安全。

在世界上有些国家，选择性剖宫产没有太大争议。比如在许多拉丁美洲国家，选择性剖宫产的比例是40%~50%。在巴西进行的一项调查表明，私立医院，往往是富人去的地方，那里的选择性剖宫产比例达到了80%～90%。

美国医生对选择性剖宫产的看法则分为两派，双方各有证据。一方认为，随着麻醉剂、抗体在不断优化，控制感染和降低疼痛的水平也在不断提高，剖宫产比起阴道分娩更加没有风险。然而，美国妇产科医师学会、联邦政府、美国护士助产士学院和拉玛泽国际组织（Lamaze International）则认为，我们应该警惕当前的剖宫产比例。

剖宫产预计实施的时间也非常重要。非常令人惊异的是，仅仅几周的时间差异对胎儿身体的影响就有天壤之别。最新建议为：孕妇预计剖宫产的时间不能早于第39周，除非检查显示胎儿的肺已经成熟。研究表明，宝宝如果出生在预产期的前后7天内，会更健康。如果宝宝出生时间早于这个时间，他可能会有很多问题。同第37周或第38周出生的宝宝相比，第39周或之后出生的宝宝显然有更少的问题。

剖宫产手术如何实施？ 孕期或分娩中如果您出现了问题，并且是由持证护理助产士、执业护师和医师助理为您提供服务，他们会咨询内科医生。大部分情况下，是由妇产科医生实施剖宫产手术。在那些小社区，全科大夫或者家庭医生也可能实施剖宫产手术。

如果您预约做剖宫产手术，要遵从手术前的饮食规定。实施剖宫产的时候您通常是醒着的。如果您醒着，宝宝出生后您就可以立即看见他了！

做手术前，麻醉师会先跟您讨论止痛的方法。多达90%的剖宫产采用的是脊髓麻醉。

为您实施麻醉后，医生会在耻骨上方划开一个5～6英寸长的切口。切口穿过组织，直达子宫，在子宫上，会划开一条横向切口进入子宫下方。所有切口都划开以后，医生会从子宫里取走宝宝，然后移去胎盘。之后，每一层会由可吸收的缝合线缝上。整个过程为30～60分钟。

过去，剖宫产采用古典式子宫切口，这条切口位于子宫的正中线上。因为恰巧位于子宫的肌肉部分，所以不能很好地愈合。伤口很容易因为宫缩撕开（比如剖宫产后的阴道生产），通常会导致大出血以及伤害胎儿。如果您过去有一条经典切口，那您下次分娩的时候必须进行剖宫产。

现在，大部分剖宫产都采取低位子宫颈剖宫产，或叫"低横向剖宫产"。这意味着伤口会开在子宫下方，或会开一个 T 形切口，以一个倒 T 的形状穿过子宫上行。这种切口为宝宝能够出来提供了更多的空间。如果您是以 T 形切口接受剖宫产，您可能以后妊娠都需要剖宫产，因为这种切口更容易破裂。

剖宫产后。如果宝宝出生时您是醒着的，您可以立即抱抱他。您可能也有一个哺乳的机会。

您可能需要伤口止痛。剖宫产后关于处理伤口的建议是使用止痛装置 ON - Q，一个小导管被安放在皮下，通过把局部麻醉剂分散到外科伤口部位，从而减轻术后的疼痛。但是只有很少的药物（如果有的话）会进入母乳，接触到婴儿。研究表明，剖宫产后使用 ON - Q 的产妇能更快地下床行走，她们住院时间也相对较短。产前检查时您可以问问医生关于 ON - Q 的情况。

您可能得在医院待2~4天。剖宫产后的恢复要比阴道分娩后的恢复时间更长，完全恢复需要4~6周。

✂ 剖宫产后阴道分娩（VBAC）

剖宫产后您应当尝试阴道分娩吗? 从医学上来说，比起您和宝宝的健康，采用哪种分娩方法并不重要。所以在决定采用哪种分娩方法之前，要权衡利弊。在有些情况下，您根本没有选择的余地。

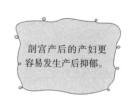

剖宫产后的产妇更容易发生产后抑郁。

在另外一些情况下，您和医生可能会决定先试着阴道分娩，万一不行再施行剖宫产。

一些孕妇不想以剖宫产的形式结束自己的孕期，她们想试试阴道分娩。如果您在本孕期发生了一些问题，您可能得再做一次剖宫产。如果您有疑问，请跟医生讨论一下。

如果您身材娇小，但是宝宝长得大，您可能也得再做一次剖宫产手术。

另外，阴道分娩多胞胎非常困难，有时几乎不可能。此时要从平安健康的角度考虑，采用剖宫产。

用剖宫产后阴道分娩的方法诱导分娩有时是必要的。然而，诱导分娩会导致上次剖宫产疤痕处拉伸撕裂的风险加大。如果此时再使用荷尔蒙催熟宫颈和／或引产，情况更是如此。我们认为前次手术造成的疤痕无法适应强烈的宫缩。为了避免子宫破裂，这种情况下，建议采用剖宫产。

剖宫产后9个月内怀孕的妇女再阴道分娩也会加大风险。在这种情况下，如果施行阴道分娩，子宫容易破裂。研究者发现，发生这种情况，主要是由于子宫疤痕（是子宫上的疤痕，不是您腹部的疤痕）的愈合一般需要6~9个月。只有过了充足的愈合时间，子宫才能够抵抗得住阴道分娩产生的压力。在前次剖宫产与此次阴道分娩之间至少相距18周时，剖宫产后阴道分娩才是最安全的。

剖宫产后阴道分娩的好处是与手术有关的风险比剖宫产低。阴道分娩后恢复期更短。剖宫产后阴道分娩之后您可能在医院就能起来活动了，在家需要休息的时间也相对较短。

如果您想试试剖宫产后阴道分娩，提前跟医生谈一谈，做个计划。不是所有医院都有条件施行剖宫产后阴道分娩。在分娩期间，您可能需要被密切监控。您可能需要静脉注射，以防必要时再施行剖宫产。

要不要采用剖宫产后阴道分娩，您要好好分析一下好处和风险。尽可能在做最后决定之前跟医生和伴侣都进行详谈。问问医生您阴道分娩的成功概率有多大，不要怕，他知道您的健康状况和孕期情况。

温馨提示

打好包，带上填好的和需要的保险单以及其他重要的小物品。

您的营养

您和伴侣都被邀请去参加宴会。您一直在注意自己的营养，而且孕期也快结束了。您应该放开肚皮，随意吃喝吗？或许不可以。保持良好的饮食习惯，您也能在宴会上吃到健康食品。在去之前，先吃点、喝点，压制一下自己的食欲。如果您不是太饥饿，就更容易抵制高脂肪、高热量的食品了。

在宴会上，吃点新鲜的和热一点的食品——宴会开始时。随着宴会进行，冷食变热、热食变凉，此时容易滋生细菌，所以尽量在宴会开始时或重新添加食品时吃东西。

不要饮酒。喝点掺了生姜的水果汁，或者柠檬水。如果是假期，也许会有蛋酒提供，如果经过巴氏消毒或者不含酒精的话，您可以饮用一杯。

新鲜水果和蔬菜也会令您满足。要避免食用生猛海鲜、生肉和软干酪（比如布里干酪、卡蒙贝尔软质乳酪和羊乳酪，可能含李斯特菌）。

您也应该知道

您会被灌肠吗？

分娩前您会被要求灌肠吗？灌肠时，向直肠中注入液体来排空肠子。分娩前灌肠能使您分娩更愉快些。当胎儿的头从产道中出来时，如果肠中有东西，也会排出来。灌肠能使胎儿在分娩中少受粪便污染，帮助预防感染。

大部分医院在分娩开始时都会灌肠，但也不是绝对的。在分娩前灌肠是有很多好处的。您可能也不想在分娩宝宝后再去大便，灌肠能避免这种情况。

问问医生灌肠是否是一项常规做法，是否有益，告诉他您想知道灌肠的好处和原因。不是所有医院和所有医生都要求孕妇灌肠的。

❦ 什么是背部阵痛？

有些孕妇会经历背部阵痛。背部阵痛，指的是宝宝从产道出来时，面部朝上，这种类型的分娩会让您的下后背疼痛。此种分娩的时间也相对较长。

理论上来讲，如果宝宝出生时俯视地面，下巴指向胸部，宝宝的头得以舒展，这种分娩方式较好。如果宝宝不能舒展头部，则会导致分娩过程中您的下后背疼痛。医生可能需要旋转胎儿，使他出来时面部朝下。

❦ 医生会使用真空吸引器或产钳吗？

每例分娩的目标都是宝宝尽可能平安。有时，宝宝需要一些帮助。医生可能会用真空吸引器或者产钳来帮助宝宝平安降生。真空吸引器和产钳有同样的风险。无论使用哪一种工具，都需要频繁为婴儿进行机械通气，并且会有3~4度会阴撕裂。

目前真空吸引器比产钳使用得更多。它有许多种类型，有些有专门吻合胎儿头部的塑料杯，用来吸引胎儿；另外还有吻合胎儿头部的金属杯子。医生将杯子套在胎儿头部，轻轻向外拉，拖出胎儿的头部和身体。

产钳是接生用的金属器具，看上去像两只金属大手。产钳的使用率近年来已经减少。如果接生时需要使用产钳用力牵引，剖宫产相对来说就更好一些。医生也常常用剖宫产的方法取出分娩时仍在骨盆上方的宝宝。

如果可能用到真空吸引器或产钳的方法会引起您的担心，跟您的医生讨论一下。讨论一些分娩时可能遇到的状况非常重要，您可以将您所担心的告诉医生。

温馨提示

如果宝宝在这周出生，您可能还没有读完此书呢！但可能您有兴趣读第565页的附录 G，选自我们其他的宝贝系列书籍——《宝宝第一年周周盼》。

这本书以每周的形式涵盖了宝宝第一年的生活，同《怀孕期，每周知识》相似，节选中的信息正是关于宝宝第一周的生活内容——我们希望能对您有所帮助。

第 37 周锻炼项目

　　盘腿端坐于椅子上或地板上，上体保持直立。缓缓将头侧向右方，同时吸气，直至颈部舒展。保持这种姿势，深呼吸3次。然后缓缓将头恢复到中央位置。再将头侧向左方，直至颈部舒展。保持这种姿势，深呼吸3次。每侧重复4次。

　　此项运动能舒展颈部，缓解颈部和肩部紧张度。

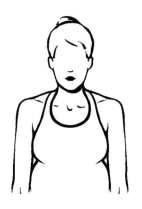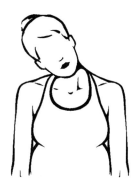

怀孕第 38 周
胎龄——36 周

宝宝长得有多大

此时，宝宝大约重3.1千克，顶臀距离大约是35厘米，总长度大约为49.5厘米。

您的肚子有多大

许多孕妇在剩下的这几周里可能感觉更不适，因为子宫太大了。从耻骨联合处到子宫顶端的距离为36~38厘米。从肚脐到子宫顶端的距离是16~18厘米。

您的宝宝如何生长发育

婴儿出生后，肺中的特定细胞产生呼吸所必需的化学物质。一种重要的化学物质是表面活性剂。肺部尚未成熟的婴儿可能肺中没有表面活性剂，可以将此物质人工直接置入婴儿肺中，婴儿便可以使用了。有些接受表面活性剂的宝宝不必戴呼吸器——他们可以独立呼吸了。

您体内的变化

孕期您要做的检查

感觉自己快要分娩时到达医院后，医生会为您做一个分娩检查。医生会将一个监护仪放在您的腹部来做生命体征检测，然后再做骨盆检查。做检查是为了确认您是否该分娩了和怀孕情况是否良好。如果还不到分娩期，医生会为您提一些建议，您就可以回家了。没人想被打发回家，但请别烦恼，您很快就会再来的。

胎儿血样试验，用以测量胎儿能否承受分娩压力。破水之后才可做这项试验，而且，宫颈也必须扩大至少2厘米。测试时，先将仪器放在阴道中，穿过扩开的宫颈，到达胎儿的头部，划破一小点胎儿头皮，采集胎儿极少血液于试管中，胎儿血液酸度就可被检测了。这样就可看出胎儿是否有问题或者是否处于压力之下，以此帮助医生决定您是应该采用阴道分娩还是必须剖宫产。

在许多医院，宝宝的心跳都是由外部监控或内部监控来监测的。破水之前进行的是外部监控，以两条带子绕着母体的腹部固定，其中一条通过超声波可探究胎儿的心跳；另一条带有一个测宫缩压力的仪器，能测出宫缩的长度和频率。

内部监测能更精确地监测宝宝。一个电极，被叫作"头皮电极"，经由一条微细的管子，被送入阴道内，到达子宫颈后，再轻轻地连接胎儿头皮，测出胎儿的心跳。子宫内微细的管子可以监测宫缩强度。但必须是在已经破水的条件下完成这些操作。操作时可引起不适，但并不疼痛。

所有信息都会在纸带上被记录下来。在您的病房中或护士站都能看到这些信息。在有些地方，医生可以在自己的电脑上看到这些结果。

大部分情况下，如果您正在被监测，您就必须待在床上。但有些地方已经采用无线装置，所以您可以自由移动。

您的活动如何影响宝宝发育

🐋 臀位或其他胎位

怀孕早期宝宝是臀位的情况很普遍。然而，分娩开始时，只有3%~5%的宝宝（不包括多胎妊娠）是臀位或其他非正常胎位。

某些因素容易造成臀位。其中一个主要原因是宝宝尚不成熟。在怀孕第二期末，宝宝可

> 如果宝宝以臀位降生，医生可能会采用超声波来确认。超声波能确定宝宝在子宫中的胎位。

能是臀位。但经过调理，您可能避免了早产，也给了宝宝最好的机会自然地改变体位。

虽然我们不是每次都知道宝宝发生臀位的原因，我们却知道以下这些情况更容易造成臀位：

◆ 您已经发生过不止1次妊娠。

◆ 您怀了双胞胎、三胞胎或者多胞胎。

◆ 羊水太多或太少。

◆ 子宫变形。

◆ 子宫有异常增生，比如肌瘤。

◆ 您有胎盘前置的情况。

◆ 宝宝有脑积水。

新的研究表明，臀位有可能受准爸爸或准妈妈中一方的遗传，他们中如果有一方是臀先露出生的情况，第一胎宝宝在分娩时臀先露的风险就超出2倍多。

臀先露有很多种类，怀孕末期最常发生的类型是伸腿臀位。此时，宝宝双腿在臀部弯曲，膝盖处伸直。宝宝臀部在下，两腿伸直向上，并靠近脸或头部。而完全臀位，则是一条或两条腿膝盖弯曲，不舒展。参见下页插图。

其他异常胎位也有可能。其中一种是面先露。宝宝的头过度伸展，所以脸先进入产道。这类胎位不正的孕妇需要采取剖宫产来分娩。

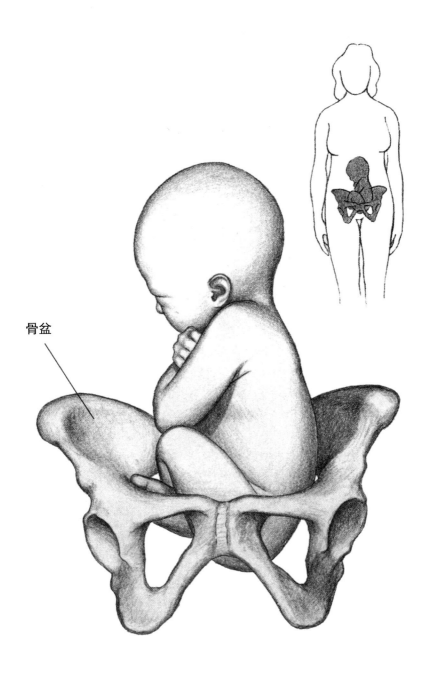

骨盆

宝宝位于骨盆之内，臀部朝下，双膝弯曲，此时被称为"完全臀位"。

在肩先露分娩中，宝宝的肩膀先露出来。而胎儿横位时，他则像是把子宫当成摇篮一样横躺在其中。宝宝的头在您腹部的一侧，而臀部在腹部的另一侧。这种类型的胎位只有采取剖宫产才能得以分娩。

温馨提示

研究表明，有30%的胎位异常在分娩开始前没有被检查出来。如果您体重过重，发生这种情况的风险更大。如果您过重，在孕期快要结束的时候，您的医生会让您做一个胎儿超声波检查来检测宝宝的胎位。

臀位宝宝的分娩。如果宝宝是臀位时开始分娩，出现问题的概率就增加了。这就引起了大家关于分娩臀位宝宝的最好方法的讨论。过去，臀位宝宝的分娩一直采用阴道分娩方式。后来，人们认为最安全的方法是剖宫产，尤其是第一胎宝宝出生的时候。现在专家们认为，对于臀位宝宝的分娩，在分娩前或分娩早期使用剖宫产最为安全。

有些专家认为，如果条件合适，产妇可以分娩出臀位胎儿。通常包括伸腿臀位且胎儿成熟的情况，特别是如果产妇先前有过正常分娩时，几乎都可以成功。不过，大部分专家一致认为，足先臀（一条腿向下直伸，另一条腿弯曲，比臀部先出）应采用剖宫产。

如果您的宝宝存在胎位异常，医生会建议您进行矫正。矫正时，您的双手与双膝着地，使臀部高于心脏，身体趴在前臂上。这个姿势有望将宝宝胎位转化成头位，即头朝下的姿势。

如果您已经知道宝宝是臀位了，到达医院时告诉医务工作者。如果您的宝宝是臀位且给医院打过电话，向与您谈话的医生提提此事。

倒转臀位胎儿。在破水之前或分娩早期，应该尽力尝试将胎儿从臀位转到头朝下（头先露）的位置。医生使用自己的双手，把宝宝转到头位，这种情况被称为"外倒转"或者"倒转"。外倒转时可能会发生问题。了解可能出现的问题很重要。跟您的医生谈谈，问问自己在这种情况下是否有所选择。

其可能存在的风险包括：

◆ 胎膜破裂。

◆ 胎盘早剥。

◆ 影响胎儿心率。

◆ 引发分娩。

倒转胎头有超过50%的成功机会。然而，有些顽固的胎儿会再次恢复到臀位。对此，您还可以再试试。但随着分娩期的临近，越来越不容易倒转胎头了。

您的营养

您现在可能不怎么想吃东西了，但健康饮食还是非常重要的。小吃可能是您想吃的东西——全天都吃点零食，能将能量一直维持在高水平，还能避免烧心。您可能也厌倦了一直以来所吃的一些东西。以下是能为您提供小吃的清单，这些小吃能让您获得健康的营养：

◆ 香蕉、葡萄干、果干和杵果能满足您对甜食的喜好，还能为您提供铁、钾和镁。

◆ 纤丝奶酪，富含钙和蛋白质。

◆ 用脱脂奶和酸奶制作的水果奶昔、冻牛乳、冰淇淋，富含钙、维生素和矿物质。

◆ 高纤维饼干，涂上少量花生酱，既添加了口味，又增加了蛋白质。

◆ 松软干酪和水果，放点糖和肉桂增加口味，这样美味的牛奶、水果就都有了。

◆ 不放盐炸土豆条或者玉米薄饼，加点洋葱酱或者豆酱，增加口味，补充纤维。

◆ 优质豆泥和比萨饼，美味又补充纤维。

◆ 新鲜土豆泥，用橄榄油和新鲜罗勒叶调制，一片帕尔玛干酪，替代应该摄入的蔬菜和奶制品。

◆ 鸡肉或金枪鱼沙拉（由新鲜鸡肉或水包装金枪鱼制成），与饼干或玉米饼一起吃，补充蛋白质和纤维。

您也应该知道

✿ 什么是胎盘滞留？

一般在宝宝生下后30分钟内，胎盘也应被自然娩出，这是分娩过程中的惯例。但在有些情况下，一部分胎盘仍然滞留在子宫内，不能被自然娩出，这种情况就被称为"胎盘滞留"。发生这种情况时，子宫收缩不力，导致阴道严重出血。

发生胎盘滞留有许多原因。胎盘可能与子宫上上次剖宫产的疤痕或其他疤痕连接。有些专家担心越来越多的剖宫产会引起更多的胎盘问题。胎盘也可能与子宫内其他破损区域或者曾经受感染的区域连接。

当胎盘无法与子宫壁分离时，情况十分严重，产后一般会发生大出血，有时候必须做手术才能制止出血。可尝试用刮宫术清除体内胎盘。一般很少发生这种情况。

医学术语"异常胎盘"被用来描述胎盘增生、穿透性胎盘和植入性胎盘，这些胎盘穿过子宫壁生长，造成胎盘滞留，导致严重出血。

当您开始注意小宝宝的时候，医生已经将注意力集中到了胎盘的分娩上。有些人在产后要求看见自己的胎盘，您也可以让医生给您看看。

🧓 **奶奶疗法**
胃痛时，饮用一杯4盎司的热水，水中放上1茶匙小苏打。

✄ 您需要备皮吗？

许多妇女都想知道分娩前是否要把阴毛剃掉。这不是必需的。然而，有些妇女会选择剃掉阴毛，原因是产后阴道出血，阴毛缠在一起会造成疼痛。您也考虑一下这个问题，跟您的医生商量商量。

爸爸小贴士

问问您的伴侣，需要为她把什么东西带到医院，要不要音乐播放器或者光盘播放器，将东西准备好。如果您事先去一趟医院或分娩中心，心中就有点谱了。跟她讨论一下您在她分娩时的角色。您可能能帮助她维护隐私。如果在分娩中或宝宝出生后有人来看望她，不要让他们太吵或者太拥挤。让您的伴侣好好休息，静静康复。做守护她的英雄吧！

第 38 周锻炼项目

直立，双脚与肩齐宽。双膝微曲，双臂置于两侧。收腹，手拿轻哑铃（每只2~3磅，如果没有哑铃，用其他罐状物代替），双手放在臀部两侧，抬头挺胸。向下蹲6英寸，吸气，维持5秒钟。抬高臀部肌肉，恢复到初始位置时，呼气。重复8次。

此项运动能强壮股四头肌。

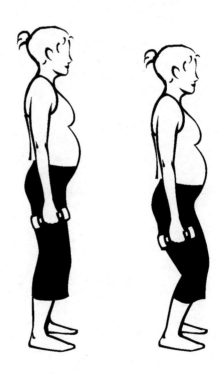

怀孕第 39 周
胎龄——37 周

宝宝长得有多大

宝宝重约3.3千克，顶臀距离为36厘米，总长度接近50.5厘米。

您的肚子有多大

下页的插图，显示了宝宝在子宫中的侧面图。图中孕妇的肚子已经很大了，或许您也一样吧！您的体重增重应当保持在11.4~15.9千克。

从耻骨联合处到子宫顶端的距离是36~40厘米。从肚脐到子宫顶端的距离为16~20厘米。

您的宝宝如何生长发育

宝宝继续增重。宝宝几乎没有什么可移动的空间了，其所有的器官系统都得到了发展。最后成熟的器官是宝宝的肺。

✍ 宝宝可能被脐带缠住吗？

可能曾经有朋友告诉您，不要向上举双臂或者从高处拿东西，这样可能导致脐带缠绕在胎儿脖子上。这些话似乎没什么道理。

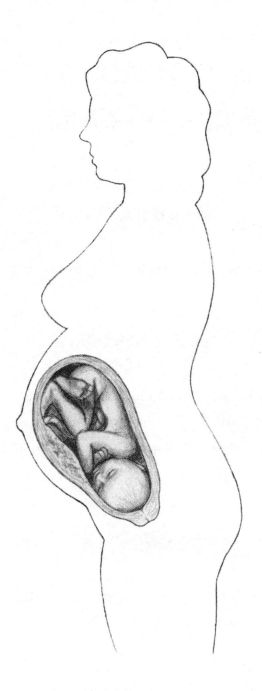

　　怀孕第39周（胎龄——37周）时子宫的相对大小，此时宝宝已接近足月。

"脐带绕颈"是宝宝脖子上绕上脐带的专业术语。大约25% 的胎儿会发生脐带绕颈现象。不是您在孕期做什么能引起这种现象，也不是做点什么就可以避免这种现象。只有当脐带在宝宝脖子上绕紧或者脐带打结的时候，才会引起问题。好消息是，这种状况一般不会对宝宝造成危害。

您体内的变化

此时，如果您感觉不舒适或者身体巨大，都是正常现象。子宫充满在骨盆和大部分腹部，把其他器官都挤在旁边。此时，您可能特别盼望宝宝降生——因为这种感觉太不舒服了!

您的活动如何影响宝宝发育

喂养宝宝

喂养宝宝是您需要承担的最重要的任务。您给宝宝的营养对他的一生都很有影响。您应该尽自己所能，在营养方面给宝宝最好的开端。跟您的医生讨论一下这个问题。

您可能决定要母乳喂养了。这也许是您能给他的最好营养。宝宝不仅是在接受母乳，他也从母乳中吸收了重要的营养、预防感染的抗体和其他生长发育要用到的重要物质。然而，您也可能选择不母乳喂养——如果您选择奶瓶喂养，您依然是在为宝宝提供良好营养。

在附录 B 和附录 C 中，我们将会讨论母乳喂养和奶瓶喂养。列下您对两种喂养方式所持的疑问，在产前检查时跟您的医生谈一谈。

> **温馨提示**
> 美国妇产科医师学会不主张在第39周之前进行选择性剖宫产。最好的分娩时间是从第39周到第41周前一天的日子。

您的营养

如果您计划母乳喂养，您现在就需要开始想哺乳期的营养问题了。这关系到您的乳汁质量，所以非常重要。由于有些食物进入乳汁中会导致宝宝胃部不适，所以您一定要避免吃这些食物。您也需要继续饮用大量液体。

要保证钙的足量摄入。向医生咨询您该服用哪种维生素。请参见附录 B 中的哺乳期营养知识。

如果您选择奶瓶喂养，您可以有多种选择。然而，重要的是您要有个营养计划。您可能需要相对少量的热量，但不要为了减肥大幅度减少热量摄入，您需要良好的能量水平。继续坚持您的液体摄入吧。如果您选择奶瓶喂养，请参见附录 C 中营养方面的论述。

您也应该知道

☞ 阵痛的缓解

子宫只有不停地收缩，宝宝才能被生下来。阵痛非常难熬。不幸的是，只有等到阵痛开始，您才能知道什么是阵痛。当您因为害怕阵痛带来的疼痛而感到紧张的时候，您会更紧张，这样也就使情况更糟糕了。听从身体的安排，做些必要的事情熬过阵痛和分娩。如果您选择了麻醉药，研究表明，由于您更放松了，阵痛的进程便相对加快。另一项研究认为，早期阵痛时使用麻醉药不会增加剖宫产概率。

很多方法都可以使阵痛得到缓解。当您使用药物时，要考虑两位病人的情况——您和宝宝。提前就找出都有哪些止痛方法，阵痛发作时，要视具体情况而定。

麻醉药能完全阻断疼痛感和肌肉运动带来的感觉。止痛剂能完全或部分地缓解疼痛。麻醉止痛剂通过胎盘被传递给宝宝，有可能降低新生儿呼吸功能。它们也可能影响宝宝的阿氏测评（一分钟测试）分值。临近分娩时，不能使用这些药物。

分娩用的麻醉剂可以通过注射到达身体的特定区域，这被称为"阻滞"。比如阴部神经阻滞、硬膜外阻滞或者宫颈阻滞。分娩中使用的药物类似于补牙时所用的阻滞药物，即利多卡因或类似于利多卡因的药物。

偶然情况下，分娩时需要全麻。比如紧急剖宫产时，一般需要全麻。因此在这种情形下，儿科医生也会参与分娩，因为宝宝在出生后可能是睡着的。

> **爸爸小贴士**
> 您跟伴侣还希望分娩室有谁呢？生宝宝是一种个人体验。有些夫妇选择分娩中只有他们自己，他们可以保持亲密，还可以保护隐私。另外一些夫妇则希望家庭成员和朋友分享他们的体验。如果你们提前商量一下，你们可以共同做出决定。毕竟，是你们的宝宝要出生。

什么是硬膜外阻滞？

硬膜外阻滞，指通过阻断子宫及宫颈与大脑之间的疼痛感，使疼痛立即得到缓解。硬膜外用药可以阻止疼痛信息沿着脊髓传入大脑。

硬膜外麻醉是现在最受欢迎的麻醉方式，能缓解子宫收缩和分娩带来的疼痛。这项麻醉应该由受过严格训练并且富有经验的人来实施。有些产科医师有这方面的经验，但大部分情况下，此项麻醉是由麻醉医师或者护理麻醉师来操作的。

> **温馨提示**
> 注意力集中在呼吸上，能帮助您在孕期保持放松。

1986年，分娩妇女中只有10%在阵痛时接受了硬膜外麻醉。而现在，大约有70%的产妇在阵痛时采用硬膜外麻醉。

您端坐或侧躺的时候，下背的脊髓中央是麻木的。针头置于麻木的皮肤之下，将麻醉药注入，药物渗透至骨髓周围，但不进入椎管。通常会在此位置埋一个导管，从此处递送麻醉药。25分钟后，您的疼痛便会得到缓解。

硬膜外麻醉止痛药可通过一个泵来释放。这个泵每隔一定的时间就注入少量的药物或者按照所需注入药物。许多医院采用自控硬膜外镇痛（PCEA）——如果需要，产妇按下按钮，药物就会自动注入。

> 🌸**温馨提示**
> 使用硬膜外麻醉止痛药，能将分娩过程减慢45分钟。

硬膜外麻醉止痛药什么时候使用，您可能也听过很多不同的说法。大部分医生认为，硬膜外阻滞应该以疼痛的水平为依据。大多数医生认为，产妇进入活跃分娩之后，就可以使用硬膜外麻醉止痛药了。使用硬膜外麻醉止痛药之前，可以不要求宫颈的扩张程度。

有些人的身体状况不允许使用硬膜外麻醉止痛药，比如严重感染、脊柱侧凸、背部曾经做过手术或者有一些凝血疾病。如果您有以上任意一种情况，请在产前检查时跟医生谈一谈。

如果您使用硬膜外麻醉止痛药，可能会影响分娩时推动胎儿的力量，但是您应该能够感觉到胎儿下移时足够的压力。硬膜外麻醉止痛药有可能提高产钳或真空吸引器在分娩中的使用机会。

硬膜外阻滞能使您血压下降。低血压会使流向宝宝的血液受到影响。静脉液体阻滞与硬膜外麻醉止痛药结合可避免血压下降。

研究中未发现硬膜外麻醉止痛药能提高剖宫产概率。而且研究已经确定，产后背痛与分娩时使用硬膜外麻醉止痛药没有关系。

硬膜外麻醉止痛药可能导致战栗、发痒或头痛，但这些问题都有办法解决。如果您发抖（50% 的分娩妇女都会有这种情况），就多加条毛毯，使用加热垫或热水袋。

如果您发痒，稍微等等，发痒一般是很轻微的症状，很快就会过去的。将毛巾敷在发痒部位或者抹些乳液。如果仍旧发痒，医生可能会建议您用药，比如纳洛酮（盐酸烯丙羟吗啡酮）。

偶然状况下，您可能会头疼，喝点含咖啡因的饮料，比如咖啡、茶或含咖啡因的苏打水。试着靠着休息。如果头疼持续超过24小时，请咨询医生。如果您觉得恶心，深呼吸可有所帮助，以鼻腔吸气、口腔呼气。

硬膜外联合阻滞（CSE）。硬膜外联合阻滞，利用硬膜外麻醉止痛药与脊柱技术结合来缓解疼痛。这是最受欢迎的无痛分娩方式。这种结合通过脊柱阻滞能够使疼痛得到最快缓解。如果产程长，还可选择自控硬膜外镇痛。这种方法也被称为"可行走的硬膜外镇痛"。

"可行走的硬膜外镇痛"其实跟行走没多大关系。它主要是指产妇局部阵痛得到缓解，但双腿仍然很有力量。疼痛被缓解后，虽然有些人还能上厕所，有些人双腿能摆出分娩体位，却很少有人还能行走。

在硬膜外联合阻滞情况下，脊髓头痛概率减小，也较少有麻木感。硬膜外联合阻滞也可由病人控制止痛药的用量。

✍ 其他疼痛阻滞

当宫缩开始规律，宫颈开始扩张，子宫的收缩使人极不舒服。分娩的早期，可以静脉滴注给药，也可肌肉注射。有一种麻醉止痛药物，叫作"杜冷丁"（哌替啶），可以与一种镇静剂异丙嗪（非那更）联合使用。杜冷丁具有缓解疼痛、促进睡眠和镇静的作用。这些药物也能进入宝宝血液，使得宝宝也极为困倦。

剖宫产中常常使用脊髓麻醉。这种麻醉，几秒钟之内药物就会发挥作用，作用效果长达45分钟。可一直缓解疼痛到剖宫产手术完成为止。

其他类型的阻滞，包括：阴部神经阻滞、宫颈旁神经阻滞和椎管内麻醉。

阴部神经阻滞，通过给阴道下药，减轻产道疼痛。在这种阻滞下，您仍然能感觉到子宫的收缩和疼痛。宫颈旁神经阻滞，能减轻宫颈扩张引起的疼痛，但不能减轻宫缩疼痛。椎管内麻醉，则是在脊髓周围给药。这不是一种完全阻断。在这种麻醉下，产妇能感觉到宫缩，所以可以用力。

阵痛和分娩中，没有哪种缓解疼痛的方法是完美的。跟您的医生讨论一下这个话题，向他说出您担心的事情，权衡利弊，找出可用的麻醉方法。

手术麻醉问题和并发症

麻醉情况下，产生并发症是可能的。这些并发症大部分都会影响到宝宝，比如使用麻醉剂杜冷丁后，宝宝会产生成瘾性。另外，宝宝的阿氏测评（一分钟测试）分值也会偏低，会产生呼吸窘迫现象。宝宝可能需要复苏，或者需要另一种药物，比如纳洛酮，来逆转第一种药物引起的不良反应。

如果新妈妈被全身麻醉，也能观察到宝宝变得镇静、呼吸减慢、心跳减慢等。新妈妈经常"昏过去"一个多小时，因此无法看见刚出生的宝宝。

阵痛之前，很难决定哪种麻醉方式最适合您。但知道这些麻醉方法，对您来说是有益的。如果您对非医学的止痛方法感兴趣，请参考第40周中的讨论。

贮存脐带血

您可能听说过宝宝出生后脐带血贮存的事情。脐带血是脐带和胎盘中的血液，过去在产后常常被丢弃。现在，已经证实干细胞在治疗某些疾病方面很有价值，干细胞能纠正和／或代替生病或损坏的细胞。

脐带血中有干细胞。干细胞是制造血细胞的前体细胞。在脐带血中，这些特殊的细胞没有充分发育，可以发育成各种各样的血细胞。脐带血移植时，不需匹配。如果家族成员或者稀有血型的个体无法找到可匹配的捐献者时，脐带血可发挥巨大的作用。

脐带血如何被使用？脐带血移植，从1990年以来就已经开始使用了。到目前为止，已经做了10000多例脐带血移植。脐带血在治疗血液疾病和免疫系统疾病方面有很大作用。

来源于脐带血的干细胞，正在被研究用来治疗许多疾病。脐带血已经可以治疗75种以上会导致生命垂危的疾病，将来还可能发现它更多的用途。

如果您或伴侣有某种特殊的家族疾病，您可能会考虑将宝宝的脐带血贮存起来，为将来治疗某种疾病所用。兄弟姐妹或者双亲都可用脐带血治疗某些疾病。然而，贮存的血液不可以用来治疗宝宝的遗传性疾病，因为血液正是从宝宝身上采集下来的，那些干细胞也有同样的基因问题。

如果您感兴趣，产前跟医生讨论讨论相关情况。现在有60多万家庭贮存有脐带血。您只有一次收集和贮存宝宝脐带血的机会。

做决定之前，问问血液是如何被贮存的，价格是多少。这是一件由你们夫妻双方共同做决定的事情。但首先要了解清楚信息，比如花多少钱，因为医疗保险可能不包括这项内容。

许多医院在产妇入院时，会向产妇们讲解脐血捐献的内容。捐献脐血是免费的。

收集和贮存脐带血。脐带血贮存库发给您一个收集器，这是分娩后用来采集脐带血的。脐带血要在分娩后9分钟之内采集，在您娩出胎盘之前。这是直接从脐带采集的血液，对新妈妈和宝宝没有任何危害，他们也不会感到任何疼痛。如果您要进行剖宫产，也可以采集脐带血。

脐带血被采集好后，经常通过快递被送到血库，血库利用相关设备将脐带血冷冻和贮存起来。现在我们还不知道冷冻细胞能贮存多久。自1990年以来，脐带血才开始贮存。然而，现在的贮存条件比当初开始冷冻和贮存时好得多了！

收集和贮存脐带血的费用比较昂贵，在1000~2000美元，仅仅一年的贮存费用就高达100美元。

有两种类型的血库——私立血库和公立血库。如果您有过某种疾病史，建议您采用私立血库。采用私立血库，可以保证您将来使用自己的或者亲戚的贮存血液。如果将来您自己或家庭成员需要，就可以用到脐带血了。

公立血库，提供捐献者的细胞给那些需要干细胞（从脐带血中提取的）的人。然而，捐献者将来需要时，却不能保证用到自己的或者亲戚的血液。任何需要脐带血产品的人都能得到血。在有些地区，脐带血的采集是以需求为基础的。

如果您将孩子的脐带血捐献给公立血库，他的名字会被添加到国家资料库中。如果孩子需要脐带血，能保障他的需求。

大部分血库在接受脐带血之前，会要求新妈妈做多种检测，这也增加了保存血液的费用。保险公司可能会支付这次检测费用。如果您有家族疾病史，可能必须得用脐带血加以治疗。如果您有兴趣，打电话问问相关人士。

因为有些家庭成员有癌症风险或基因疾病，所以需要用脐带血进行治疗。有些医疗保险公司可以支付脐带血的采集和贮存费用。脐带血血库可减免费用去帮助那些无力支付费用的高风险家庭。

您选择的血库应该经由美国血库联合会认证。它们已经建立了收集和贮存脐带血的标准操作规程。

捐献脐带血。如果您认为自己不需要用血，您可能想做捐献。如果脐带血没有被用在病人身上，则可以被研究人员使用。

现在美国有18家公立脐血库。它们同医院协作，医院会调查产妇是否愿意捐献孩子的脐带血。

整个过程非常昂贵，所以不是所有的医院都愿意参与这个项目。公立血库除了增加血液数量，还在尝试增加不同种族背景人群的各种血液，他们正在试图动员不同肤色的产妇捐献宝宝的血液。如果有兴趣，您可以向您的医生打听一下您所在区域的脐带血血库及脐带血捐献情况。在许多地方，法律要求脐带血血库的信息向公众公开。

> **温馨提示**
> 关于产后抑郁的讨论在第561页，附录 F——产后抑郁综合征。

第 39 周锻炼项目

　　站立，双脚略微分开，膝关节放松。需要时，左手扶柜台或椅子，以防摔倒。收腹，向后抬高右腿，直至右脚能碰触到右臀。右腿还原。转换方向，再用右手做支撑，左腿重复右腿刚才的动作。每条腿重复8次。

　　此项运动可以调节股四头肌。

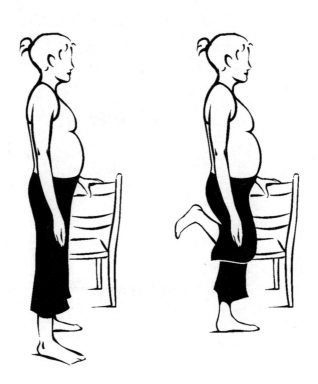

怀孕第 40 周
胎龄——38 周

宝宝长得有多大

宝宝重约3.5千克，顶臀距离为37~38厘米，总长度为51厘米。宝宝已经几乎占据了整个子宫的空间，其可以活动的空间很小了。请看下页插图。

您的肚子有多大

您可能已经不太关注测量的结果了。您一定觉得自己的肚子已经大到了极限，已经时刻准备着生宝宝了。从耻骨联合处到子宫顶端的距离是36~40厘米。从肚脐到子宫顶端的距离为16~20厘米。

您的宝宝如何生长发育

此时宝宝已经长得足够大了。如果您没记错自己末次月经的时间，那么预产期就该在本周。宝宝可能很快就要出生了。然而，您要知道只有5%的宝宝会在预产期出生。如果您眼睄着预产期到了，又过了，不要沮丧，宝宝很快就会跟您见面的。

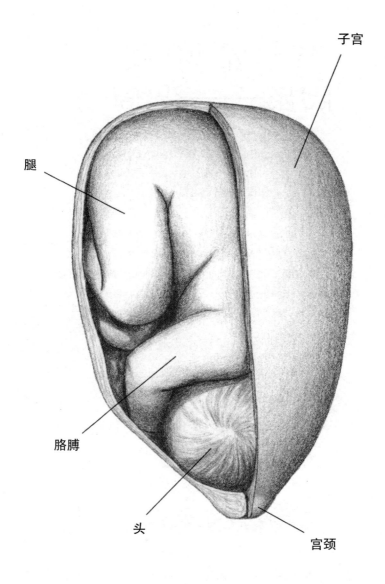

子宫

腿

胳膊

头

宫颈

　　怀孕的最后几周里，胎儿的运动可能减少，一个原因是足月宝宝几乎没有移动空间了。

您体内的变化

✒ 等待去医院

如果您正在等着去医院，并且疼痛已经开始了，您在家也可以做些事情。下面的做法能帮您控制疼痛。每次宫缩前，深吸一口气，慢慢地呼出，直至这次宫缩结束。宫缩开始前，脑海里想象那些令人愉悦和舒缓的图像，可以分散自己的注意力。

起来走走。这样既能分散注意力，又能缓解背痛。让伴侣为您按摩双肩、脖子、背部和双脚来帮您放松，这样您会感觉好些。热敷和 / 或冷敷能帮助您减轻痉挛和疼痛。冲（或泡）个热水澡也会有一定作用。

> **☾温馨提示**
> 您在去医院途中生出宝宝的概率非常小。第一胎宝宝的分娩时间为12~14小时。

您的活动如何影响宝宝发育

✒ 去医院

如果您在预产期前已经在医院登记过了，那就省下了登记时间，这能帮您减轻点压力。即使您没有提前登记，也要早点填完表格。如果等到开始分娩才办这些事情，您可能得同时操心很多事情。

带上医疗保障卡、保险卡或其他保险信息。要知道这几件事情：血型和 Rh 血型、您的医生的名字、儿科医生的名字和您的预产期。

问问您的医生去医院的时候您该如何做准备。他可能会给您一些具体指导。您可能有下列问题想问医生：

◆ 临产时什么时间去医院合适？

◆ 我们出发前给您打电话吗？

◆ 在正常的办公时间之外，我们如何联系到您？

◆ 您能给我一些关于分娩早期的具体指导吗？

◆ 我们去哪里——急诊室还是分娩区？

宫缩间隔变为5~6分钟后，1小时后去医院。然而，如果家离医院远或者路不好走、天气不好时，还是要早点出发。当您到达医院时，医生要检查您的分娩迹象。参见第38周有关分娩检查的论述。

住院期间。医生办公室会有一份有关您阵痛、分娩的记录，包括您的健康状况和怀孕情况。当您入院之后，可能会被问到一些问题，包括：

◆ 破水了吗？什么时候？

◆ 现在出血吗？

◆ 您开始宫缩了吗？多久一次？一次维持多久？

◆ 上次吃饭是什么时候？都吃什么了？

医生还要为您做一个简短的妊娠史记录。生命迹象，包括血压、脉搏、体温和胎心率，都要被记录下来。告诉医生您有无疾病、服用的药物以及孕期服用了什么药物。如果您有并发症，到达医院后就要告诉医生，同时也要告知他上次您检查骨盆的情况。

还要做一个骨盆检查，看看您进入了分娩的第几期，作为您阵痛以后再做检查的参考。这项检查和生命迹象检查都由一位分娩护士来操作（这位护士有可能是男性，也有可能是女性）。只有在个别情况下，比如急诊，您的医生才会亲自做这些初步的检查。实际上，您有好长一阵子时间没见着您的医生了。许多分娩情况下，医生都是接近接生时间才到。

入院。如果您进入阵痛期，已经待在医院里，但还没有提前填入院单，您的伴侣得为您办理入院手续。在被告知那些对您实施的检查和您面临的风险后，您可能要填一个医院要求填写的表格，您的医生和／或麻醉师要确认您填写了这个表格。

入院后，您可能要灌肠、抽血。您的医生也要跟您谈谈关于如何缓解疼痛的事情。如果您要求无痛分娩，硬膜外麻醉的准备也会到位。如果您决定无痛分娩或者看上去阵痛会维持很长时间，应该静脉滴注麻醉止痛药。您可能还可以到处走走。

大约在此时，您和您的伴侣可能是单独在一起的。护士们进来后执行各种任务，然后又都离开。一条监控带被放在您的肚皮上，记录宫缩和胎心率。对您的监控记录可以在房间里和护士站看到。

血压是一项定期检查项目。骨盆检查则是随着阵痛的进程进行。在大多数地方，您进入阵痛期和分娩期后，需要通知医生。

随着阵痛的进行，他会定时打电话告知您的情况。出现问题时，您的医生也会打电话通知您。

在有些情况下，为您接生的可能不是医生。您到达医院时可能会被告知由其他人为您接生。如果您的医生认为您的孩子出生时他可能在出差，您最好要求见见那位代替医生行使职责的人。

> **温馨提示**
> 您可能没有意识到，但有个孩子的确是非常艰辛的事情。您可以做到！

做出开放式选择

阵痛和分娩时要采用的方法是您要考虑的重点。您要采用无痛分娩法（硬膜外麻醉）吗？您要尝试完全不使用药物的分娩吗？您需要外阴侧切或灌肠吗？

每个产妇的情况都是不同的，所经历的阵痛和采用的分娩方式也都是不同的。您不知道将会发生什么，您也不知道阵痛和分娩中会使用哪种止痛方法，也不可能知道阵痛和分娩会维持多长时间——3个小时还是20小时，最好灵活对待这些事情。您要做的，是了解有哪些分娩方法，您在分娩中能做出什么选择。

在孕期的最后两个月，跟您的医生讨论一下您所担心的事情。要了解一下医院能不能满足您的选择，有些医院可能缺乏某些药物。

ᑫᐟ 无药缓解疼痛

有些产妇不希望分娩期间用药物来缓解疼痛，她们宁愿采用不同的技术来缓解疼痛。

用无药技术控制疼痛的方法有很多，比如持续的分娩支持、水疗、催眠或针灸。持续的分娩支持来自护士、助产士或月嫂，他们采用抚摸、按摩、冷敷、热敷或者其他方法为您提供身体舒适方面的帮助；也包括情感支持，您能与照顾您的人交流，他们能不断地提供给您各种信息。

对有些产妇来说，水疗（水治疗法）能减少身体释放的压力荷尔蒙含量，也能减少宫缩频率。有些产妇在水中疼痛较少，并且十分放松。水也能帮助产妇软化会阴区，使会阴皮肤更容易拉伸。热（不烫）水澡有按摩和放松的功效。在疼痛开始的时候就可以采用水浸泡的办法，有些医院会提供分娩池。要生产的时候，您必须从分娩池出来。

用催眠来缓解阵痛的方法，叫作"催眠分娩"。不是每个医院都会提供这项服务。而且，催眠分娩对有些产妇非常有效，对另一些却不太适合。想象、放松和深呼吸能帮助您进入放松状态，使您不再害怕疼痛。然而，如果您选择催眠疗法缓解疼痛，就必须从分娩前数月开始做预备练习。

如果选择针灸，要提前跟针灸师联系，确定针灸师愿意到产房，而且随叫随到。针灸时，需要用针扎在特定的穴位上，而且必须是在阵痛开始时才能采用这种方法。通过对特殊穴位施压，针灸能缓解疼痛，使您放松下来。

您也可以通过摇摆身躯、改变体位或者滚动分娩球（类似于大练习球）来减轻疼痛。因为您保持直立的时候，重力能加速分娩进程。散步能使您保持直立，而且能自然扩张宫颈。

香料按摩法，即按摩时使用芳香油。这种按摩法有益于放松。在活跃分娩期至少3小时内听听器乐，也能帮您放松下来，使疼痛得以缓解。

按摩缓解法

轻柔的按摩，是阵痛时缓解疼痛的一种特别不错的方式。按摩时的接触和抚摸能使您放松下来，从而减轻疼痛。一项研究表明，进入活跃分娩期的产妇，如果每小时按摩20分钟，则焦虑和疼痛都能够得以缓解。

产妇的许多部位都可以按摩，按摩头部、脖子、背部和脚部，都能让您放松和舒适。按摩的人应该密切关注产妇的反应，适当调整按摩力度。

不同类型的按摩以不同的方式影响着产妇。阵痛前，您可以让伴侣为您做以下两种类型的按摩：

轻抚法。用指尖轻轻地对腹部和大腿根部进行按摩，适用于分娩早期。按抚力度要轻，但不使人发痒，指尖不能离开皮肤。双手放在肚脐两边。将双手向上向外移动，回旋至阴部，再移动到肚脐两侧。也可以按摩至大腿部。还可以横向按摩，在胎儿监控带的周围进行。在两条监控带中间，从一侧按摩至另一侧。

减缓压力按摩法。此按摩方法能缓解背部阵痛。请您的伴侣或分娩指导将他的脚后跟或拳头的平整部分（您也可以用只网球）抵在您的尾骨上，以小圆圈动作用力按摩。

分娩体位

分娩时，不同的分娩体位可能需要您和伴侣（或分娩指导）配合，帮您找到缓解疼痛的办法。这种互动能使你们更亲密，让你们共同体验分娩。有些产妇认为，这种方法能把她们同伴侣的距离拉得更近，她们因此而享受了一段愉悦的分娩历程。

北美和欧洲的大部分产妇采用仰卧位床上分娩的方式。然而，也有一些产妇正在尝试不同的体位来减轻她们的疼痛，让分娩变得更加容易。

过去，产妇们分娩时普遍采用直坐式来保持骨盆垂直向下。跪着、蹲着、坐着或站着也能放松腹壁，使宝宝出生得更快。因为子宫收缩越强烈、越规律，分娩过程就越短。

现在，许多产妇都开始选择自己最感觉舒适的分娩体位了。能够自由选择，让产妇们更加自信：自己可以掌控分娩了！那些选择用自己的方法分娩的产妇们会对整个分娩历程更加满意。

如果分娩体位对您来说意义重大，请您跟医生谈一谈，问问医院有没有您要用到的设施。有些医院（或分娩中心）配备有特殊的装置，比如分娩椅、下蹲栅栏或者产床。您可以考虑下列几种分娩体位：

走路或站立，在分娩早期是不错的体位。走路能帮助您呼吸顺畅，还能使您放松。站着冲个热水澡也能为您缓解疼痛。走路的时候，一定要保证有人陪着您，以便随时提供帮助。

对于走路分娩有很多争议。有些人认为，走路能让宝宝更快就位，宫颈扩张更快，分娩时疼痛更少。而其他人则认为，走路可置产妇于随时可能摔倒的风险之中，并且走路时也不能进行胎儿监测。一项对1000多位产妇进行的调查显示，走路没有任何效果。我们认为，最主要的是您个人的选择，您有权决定哪种姿势对自己最好。

坐着能延长产程。在走路或站立后坐下是可以的，但在宫缩的时候坐着会极其不适。

跪趴式（双膝、双手都着地）是缓解背部阵痛的好方法。跪在一个支持物上，比如伴侣身上或椅子上，舒展腰部肌肉，对缓解背部疼痛也有所帮助。跪着的效果跟走路或站立的效果一样。

如果您不能站立、走路或者跪着，就侧躺着吧。如果使用了止痛药，您就需要躺下——左侧躺或者右侧躺。

虽然仰面躺是阵痛时最普遍的体位，但会延长产程，也会使血压及宝宝的心率下降。如果您仰面躺，将床的头部位置升高，一侧臀部下塞上枕头，背部就不用平躺了。

> **温馨提示**
>
> 如果您想选择不同的体位、按摩方法、放松技术和／或催眠技术缓解阵痛，不要等到阵痛开始了才询问相关情况，在产前检查中就同您的医生讨论一下。

您的营养

由于担心阵痛时呕吐或者将呕吐物吸入肺中，以及万一不得不剖宫产时需要使用麻醉药，过去产妇阵痛时只允许小口喝点水或者吃点冰片来解渴。

美国妇产科医师学会最近发布了新的指南。新指南建议，如果您阵痛情况正常，您可以饮用适量清澈的液体，比如水、不含果肉的水果汁、碳酸饮料、清茶、黑咖啡和运动饮料。如果您有任何风险因素，比如过度肥胖、患有糖尿病，或者有可能在分娩中使用产钳或真空吸引器，请您限制或减少液体摄入量。

如果您选择剖宫产，您可以在麻醉药使用前2小时饮用液体，手术前6~8小时不可进食。

如果阵痛时间很长，您可能需要静脉滴注补充液体。宝宝出生后，如果一切情况良好，您可以在吃喝方面不受太多限制。

您也应该知道

✄ 您的分娩指导

分娩指导可能是您阵痛和分娩中最得力的助手，他能帮助您做些准备。他能同您一起经历分娩的过程，会一直在那里支持您，同您分享宝宝出生的欢乐。

大部分情况下，您的伴侣就是您的分娩指导。然而，这也不绝对。一个亲密的朋友或亲戚，比如母亲或姐妹，也可以担当分娩指导的角色。或者您也可以选择月嫂。要提前安排好这些事情，不要等到最后一分钟才做决定。要给他们做准备的时间，确保他们一定能来陪您。

> **爸爸小贴士**
> 宝宝随时都有出生的可能。当那个小家伙决定现身时，您一定要考虑到您的伴侣没有想到的事情。如果伴侣是上班族，一定要给她的单位打电话，让他们知道她住院了。如果她有计划或者约会，您可能要为她做些改变。问问她，在家里您能做点什么准备来迎接宝宝的到来。

不是每个人都愿意全程观看分娩过程，这也包括您的伴侣（或分娩指导）。如果他们不愿意，不要勉强他们观看分娩。分娩指导在产妇阵痛和分娩中突然头昏眼花甚至昏过去的事情也已屡见不鲜。在很多情形下，仅仅谈论分娩计划或剖宫产计划，就能让伴侣或者分娩指导头昏眼花甚至晕过去。

> **温馨提示**
> 分娩指导的重要任务就是确保您到达医院！在分娩的最后4~6周就要做好计划，以便届时您能联系上您的分娩指导。最好能有个候补司机，比如家庭成员、邻居或朋友。万一您需要立即上医院，分娩指导却不能立即到达时，候补司机就能帮上大忙了。

在去医院前，您的分娩指导为您做宫缩计时，这样您就能了解分娩的进展了。一旦到达医院，你们一定都很紧张。您的分娩指导可为您做下列事情帮您放松：

◆ 阵痛时陪您说话，分散您的注意力，帮您放松下来。

◆ 分娩中需要您用力时，能为您打气，鼓励您。

◆ 能在门口为您把风，保护您的隐私。

◆ 帮助缓解您的紧张情绪。

◆ 抚摸、拥抱和亲吻您（如果您不希望被抚摸，请告诉分娩指导）。

◆ 如果您疼痛得叫出声来，他会安慰您。

◆ 为您用毛巾擦脸或擦嘴。

◆ 为您轻轻揉搓腹部或背部。

◆ 为您创造分娩室的气氛，包括音乐和灯光（提前讨论一下，带上分娩中可能用得到的东西）。

◆ 拍照（许多夫妇都认为，宝宝出生后拍摄的照片能帮他们回忆起那段美妙的时光）。

◆ 如果阵痛和分娩的时间维持得特别长，就让分娩指导去歇歇或打个盹吧！最好让他去休息室或医院食堂吃点东西。分娩指导不应该将自己的工作带到分娩间——如果他工作，就无法为产妇提供支持！

产妇和伴侣在分娩期间做着不同的事情来分散注意力，打发时间，其中包括为孩子起名字、玩游戏、看电视或听音乐。

如果分娩指导要参与接生的事情，比如剪断脐带、帮宝宝洗澡，请跟您的医生商量一下，不同的地方对这些事情的规定不一样。您的医生的责任是保证您和宝宝的健康——他有权阻止您或其他人做那些可能会让您产生并发症的事情。

提前想好宝宝出生后要给谁打电话，您一定想亲自告诉这些人宝宝出生了。随身携带这些电话名单。在许多地方，分娩区可以提供电话，或者您也可以使用手机。

如果亲戚朋友来拜访时您想让伴侣陪着您，跟您的伴侣商量好。大部分情况下，您需要的是将周围清理干净，能跟宝宝单独待一会儿。然后您才想给亲戚朋友看看宝宝，同他们分享宝宝出生的喜悦。

> **温馨提示**
> 有些夫妇选择带着孩子们去医院看小弟弟或小妹妹。如果您准备这样做，要提前向您的医生征求意见。宝宝的分娩对您和伴侣来说是一件兴奋和特别的事情，但有可能吓着小孩子。许多地方都为大点儿的孩子们安排了相关课程，帮助他们适应新宝宝的到来。这可能也是孩子们参与新宝宝出生的最好方式。

阴道分娩

我们在第37周已经讨论了剖宫产的问题。大部分产妇不需要剖宫产——

她们能够阴道分娩。

我们在前面曾经提到过有3个不同的分娩期。分娩第一期，在足够的收缩强度、收缩频率和收缩长度下，宫颈扩张、消除。当宫颈扩张到足以让宝宝的头穿过时，第一期就结束了。

当宫颈扩张至10厘米，分娩的第二期就开始了。一旦宫颈完全扩张，母体内的推力就开始了，准妈妈就要用力。这个阶段维持1~2小时（第一胎或第二胎宝宝）或几分钟（有经验的准妈妈）。宝宝生出后，这个阶段便结束了。一项研究表明，咬护齿套的产妇明显比不使用护齿套的产妇第二阶段花费的时间要短。有些专家认为，使用护齿套能帮助产妇更用力，因此能缩短分娩第二期的时间。

宝宝出生后，分娩的第三期就开始了。直到娩出胎盘和胎膜，第三期就结束了。宝宝和胎盘的分娩，以及会阴侧切术的修补（如果您经历会阴侧切的话），需要20~30分钟。

产后，您和宝宝的情况都要被评估。在此期间，您可以看看宝宝、抱抱宝宝，甚至能够哺喂宝宝。

您可能阵痛和分娩时在同一房间，这看您是在医院还是在分娩中心。或者您会在分娩时被转移到另一个房间里。分娩后，稍微恢复一阵，您又被转移到病房里，在那里您一直待到出院为止。

如果没有并发症，分娩后您可能只需在医院待24~48小时。如果有并发症，您需要和医生共同决定怎么做对您最好。

> **温馨提示**
> 研究表明，如果您等3~4分钟才剪断脐带，会有额外的血液流向宝宝，从而增加宝宝在最初的6个月中体内的铁含量。

第 40 周锻炼项目

　　双脚微微分开站立，双膝微曲。左手轻轻推动右肘，右臂搭在左肩上。轻拍背部，对自己的孕期表现给予肯定！维持10秒钟。每只胳膊重复4次。

　　此项运动能使上背舒张。

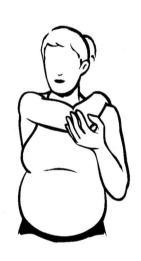

怀孕第41周
过期妊娠

转眼预产期都过了，宝宝还是不出生，您一定特别厌烦这长长的孕期了。您不断拜访医生，得到的答复却总是"快了，别着急，安心等待"。您一定准备尖叫着发泄一下。但是，再坚持一下，很快就结束了——虽然现在似乎是永无止境的等待！

为什么过了预产期还是不生产？

预产期过了，还是没动静！不光您一个人是这种情况——几乎有10%的宝宝是在预产期2周后出生的。

只有末次月经后超过42周（294天）的妊娠，才算过期妊娠。（第41周出生的宝宝，仅仅迟了6天，是不能算过期的，即使您不这样认为。）

医生会检查宝宝是否在宫内运动、羊水是否健康、羊水量是否正常。如果宝宝健康并且活跃，通常会对您进行监控，直到分娩自动开始。

医生会做一些检查来确定过期宝宝状况是否良好，是否可以继续待在子宫里。如果出现胎儿窘迫的征兆，医生会立即采取引产的措施来使您分娩。

温馨提示
过期也有一定风险。胎盘有可能开始恶化，宝宝也会长得更大。

✑ 照顾好您自己

预产期过后，很难让人再保持乐观的情绪。但是，别放弃！做些适中的运动，比如散步、游泳，您可能会感觉好一些。

以下的运动简便易行，不管您肚子有多大都能做！在床上或地板上，左侧平躺。头下用枕头垫高。曲双膝，双臂靠近身体。吸气，同时将右臂伸过头顶，右腿向前伸展，脚后跟伸展。维持3秒钟。呼气，还原到起始位置。每侧重复做4次。此项运动能帮助您舒展肌肉。

此时最好的运动是水中运动。无论是游泳还是做其他运动，在水中您不必担心摔倒或失去平衡，甚至仅仅在水中来来回回走路都让您感觉很好。

现在尽情休息和放松吧！因为宝宝会很快出生，到时候您可就忙起来了。利用这些时间为宝宝准备好一切需要的东西。这样，从医院回到家后，您就不必再忙乱了。

过期妊娠

大部分宝宝在预产期2周后或更长时间后能够平安出生。然而，怀孕42周后还未分娩有可能出现一些问题。所以必须对宝宝做些检测，必要的时候得考虑引产。

宝宝的生长和发育依赖于胎盘的两大功能——呼吸和营养。当过期妊娠发生的时候，胎盘可能会丧失呼吸功能，也不能提供宝宝所需的营养了，宝宝就会遭受营养损失。此时，宝宝被称为"过度成熟儿"。

过度成熟儿在出生时会出现皮肤干燥、皲裂、脱皮、起皱、长指甲、头发浓密等现象，身体上覆盖的胎儿皮脂相对较少，身上的脂肪也很少，看上去几乎是一副营养不良的样子。

您要接受的检测

为了确认过期的宝宝情况是否良好，是否适合继续待在宫内，医生会为您做一些检查。评估胎儿状况时，要综合不同的数据。例如，如果您正在宫缩，还要看看宝宝是否受到了影响。

为您做检查是为了确认宝宝是否健康。首先要做的可能是阴道检查，医生大概会每周为您做一次，以确定您的宫颈是否开始扩张。医生也会要求您记录下来宝宝踢您的次数。超声波检查需要每周做一次，以确定宝宝的大小和羊水的量。同时，超声波检查也能帮助医生发现胎盘问题，避免引起胎儿风险。

宝宝过期时还要做其他3种检查。这3种检查都是为了检测宫内宝宝的健康状况。它们是无负荷试验、收缩应力试验、胎儿生理活动评估。以下对这3种试验分别进行论述。

❧ 无负荷试验（NST）

无负荷试验一般可以在医生办公室或者分娩室操作。做的时候您要平躺，医生将胎儿监测器连接在您的肚皮上，每感觉胎儿动一次，就按一次按钮，检测纸带上就会出现一个记号。同时，胎儿监测器还能记录胎心率。

宝宝运动的时候，胎心率会增加。无负荷试验的结果能帮助医生判断宝宝在宫内的耐受情况。根据监测结果，医生可以决定是否采取进一步行动。

❧ 收缩应力试验（CST）

收缩应力试验，也被称为"应力试验"，是用来表示宝宝现在的情况和宫缩阵痛开始时宝宝的承受力。如果他对宫缩几乎没什么反应，那就表示他受到了压力。有些人认为，这项试验比无负荷试验更能评价宝宝的健康状况。

执行收缩应力试验时，胎儿监测器会被安放在您的腹部。您会接受少量的催产素静脉滴注来使子宫收缩。有时也采用乳头刺激术，这种方法同样会导致宫缩，但不必进行静脉滴注。胎心率是宝宝对宫缩的反应指标。宝宝对宫缩反应不好，是宝宝受到压力的标志。

❡ 胎儿生理活动评估（BPP）

为了确定胎儿是否健康，需要做胎儿生理活动评估。担心胎儿出现问题时，一般要做这项检测。它采用一种评分系统。以下所列5项检查项目中，有4项是用超声波来做的，第五项是采用外部胎儿监测器来做的。每个项目会被给出一定的分值。所要评估的5个项目为：

◆ 胎儿呼吸运动。

◆ 胎儿肢体运动。

◆ 胎儿张力。

◆ 羊水量。

◆ 胎儿反应心率。

试验中，医生会评估胎儿呼吸——宫内胎儿胸廓的运动或扩张情况。分值建立在胎儿发生呼吸量的基础上。

胎儿的肢体运动被记录下来。正常分值代表正常的肢体运动。当出现在指定时间段内胎儿几乎没有肢体运动或肢体运动很少的情况时，就采用异常分值。

胎儿张力和胎位也要被评估。如果宝宝张力好，表明宝宝很健康。

羊水量评估需要做超声波检查。正常的检查结果是胎儿周围有足够的羊水量；异常结果是胎儿周围有很少或几乎没有羊水量。

胎心率监测（无负荷试验）要使用外部胎儿监测器来做。评估时要将胎儿的运动与胎心率的改变结合起来。胎心率改变的量和次数随操作者的不同而不同，他们对正常的定义也不相同，人为影响因素较大。

对以上任何一项试验，异常分值为0，正常分值为2，1为中间分值。所有分值加在一起就是总分值。所用仪器的精密程度与操作者的专业程度会影响评估的结果。分值越高，宝宝的情况就越好。较低的分值提示胎儿的健康状况堪忧。

如果评估结果显示的分值较低，建议立即分娩胎儿。如果评估结果良好，要等到几日之后重复评估。如果结果在正常与异常之间，要在第二天重新评估。再做任何决定之前，医生都会评估所有信息。

引产

可能在紧要关头，医生会考虑引产，这就意味着要开始对宝宝进行接生了。这是一项极为普通的操作。每年医生会引产大约45万个婴儿。除了过期妊娠需要进行引产，准妈妈有其他问题或宝宝处于风险中时也需要引产。

医生在您孕期的关键时候会为您做盆腔检查，这项检查中也包括对您是否可以引产进行评估。可以引产的标志有：

◆ 预产期超过2周。

◆ 宝宝在宫内状况不良（由检查结果决定）。

◆ 子痫前期。

◆ 出现胎盘功能不良的标志。

◆ 出现影响准妈妈和胎儿健康的疾病。

◆ 妊娠期高血压。

◆ 胎膜早破。

◆ 破水后合理的时间内没有宫缩。

◆ 子宫膜感染。

有时也采用比效普评分（预测引产术前的情况，臀位评分）进行评估。这是一种用来预测引产能否成功的方法。评分内容包括：宫颈扩张度、宫颈消除度、宫颈一致性以及宫颈位置。每一项都会给出分值，总分值可以帮医生决定是否为您引产。

有些情况不适合引产。医生在考虑引产时会考虑到所有引产的禁忌症。

❧ 引产前对宫颈的催熟

医生经常在引产前对宫颈进行催熟。催熟宫颈，意味着使用药物来帮助宫颈变柔软、变薄、扩张。

为了达到这个目的，医生要做很多准备工作，最常见的为两种药物准备：普比迪（地诺前列酮）凝胶和地诺前列酮。大部分情况下，医生在引产的前一天会给产妇使用普比迪（地诺前列酮）凝胶和地诺前列酮。这两种药物都需要放在阴道上端，宫颈的后方。药物直接释放于宫颈，促使宫颈成熟。这项准备工作一般在医院的分娩区操作，因此，也可同时监测胎儿。

> 🦠 **温馨提示**
> 来自美国疾病预防和控制中心的研究表明，有25%的引产是选择性的或者是非医疗必需的。如果您不是出于医学原因，考虑在第37周或第38周引产，可能会大大提高宝宝发生并发症的概率，或者最终得使用剖宫产完成分娩。

🐣 引产的过程

如果医生决定引产，上一段已经讲过，您首先得催熟宫颈。然后，医生会为您静脉输注催产素（缩宫素）。催产素会启动宫缩，帮助您进入分娩期。整个过程——催熟宫颈，直至宝宝出生——每个产妇所经历的都不相同。

催产素的量慢慢加大，直至宫缩开始。您接受的催产素由一个泵控制，因此您不可能接受太多。在您接受催产素时，胎儿也在接受着监控，因此医生可以了解胎儿对分娩的反应。

重要的是，您应该有心理准备，引产并不意味着一定是阴道分娩。在许多情况下，诱导准备不起作用，此时就会提高紧急剖宫产的风险。

> 🦠 **温馨提示**
> 您可能想尝试一些"天然的"的分娩诱导剂，它们对有些产妇来说是有效的，包括：
> ◆ 散步。
> ◆ 吃新鲜菠萝（富含菠萝蛋白酶，此物质能软化宫颈组织）。
> ◆ 刺激乳头。
> ◆ 性交（精子中含有前列腺素，此物质能软化宫颈组织）。

产后会发生什么？

宝宝出生后，您的生活会发生很大变化。看看这篇概述，您会对自己如何开始做新妈妈有个大致的想法。

在医院里

◆ 分娩中用力导致肌肉疼痛。

◆ 您的臀部疼痛肿胀，如果经历了侧切，会更加疼痛。

◆ 如果您经历了剖宫产或输卵管结扎，伤口会很难受。

◆ 需要的时候，按铃叫护士。

◆ 您和伴侣可以试着通过不同途径与宝宝亲近。

◆ 在臂弯里喂养（母乳喂养或奶瓶喂养）这个小生命似乎让人提心吊胆的，但不久您就像个专家了。

◆ 严重出血或者排出比鸡蛋还大的血块，说明出现了问题。

◆ 高血压或低血压可能是需要进行进一步检测的原因。

◆ 可以通过药物缓解疼痛。如果疼痛依然不能得到缓解，请告诉护士。

◆ 发烧，温度在101.5F（38.6℃）以上要引起重视。

◆ 有想哭的感觉或情绪波动是正常现象。

◆ 做点文书工作。拿到宝宝的社会保障号码后，填好，一定要投寄出去。

◆ 努力休息。关掉手机或者限制拜访者。

◆ 即使宝宝出生使您的体重减轻了10~15磅，您的体重要恢复还得好长时间呢。

◆ 吃有营养的东西，保持能量供给。如果母乳喂养，还要保证产奶量。

◆ 写下关于阵痛、分娩、您同宝宝待在一起的第1小时内的想法和感觉。也鼓励您的伴侣写一写自己的感受。

◆ 看看医院关于婴儿护理的录像，有不清楚的地方，可以问问医护人员。

◆ 查查儿科医生的姓名、地址和电话号码。

◆ 向护士和其他医护人员提出自己的问题，向他们寻求帮助。

◆ 让您的伴侣陪您到房间外面散步。

◆ 您、伴侣，还有孩子是一个家，你们一家亲密起来需要时间。

在家第1周

◆ 您仍然要承受宫缩的疼痛，尤其是在哺乳的时候。

◆ 乳房充满了奶，膨胀和漏奶都是正常现象。

◆ 侧切部位或撕裂部位或许还很疼痛。

◆ 肌肉仍然很痛。

◆ 孕妇装可能是最舒适的服装了。

◆ 双腿可能仍旧肿胀。

◆ 您可能不能控制大小便。

◆ 如果出血更严重了，或者排出血块，请给医生打电话。

◆ 如果乳房出现红色条纹或者硬块，可能表示出现了问题。

◆ 如果发烧，请给您的医生打电话。

◆ 别担心家务，放松下来。

◆ 无原因想哭、叹气或大笑都是正常的。

◆ 一定要从朋友或家人那里寻求帮助。

◆ 从侧面看，您仍有怀孕的样子。

◆ 在孕期的增重仍然影响您现在的体重。

◆ 同儿科医生预约好第一次见面的时间。

◆ 保险单上务必加上宝宝的名字。或许有时间限制，不要拖延。

◆ 将重要的与宝宝有关的文件保存在一起，比如宝宝的出生证明、免疫记录（儿科医生第一次拜访之后所做的记录）和宝宝的社会保障卡。

◆ 做好产后6周的预约工作。

◆ 如果还没有开始日托安排，计划一下吧。

◆ 给您的伴侣分派任务来帮助您，让他觉得自己有用。

◆ 如果您有母乳喂养方面的问题，请联系国际母乳协会（La Leche League）。

在家第 2 周

◆ 您的乳房（无论是否母乳喂养）依然肿胀不适。

◆ 痔疮该好些了，但仍然很痛。

◆ 随着肿胀和水潴留的消失，您又可以穿以前的衣服了。

◆ 喂养宝宝的工作越来越顺利了。

◆ 您咳嗽、大笑、打喷嚏甚至举重物的时候都会大小便失禁，您无法控制。

◆ 您或许非常疲乏。照顾好宝宝需要大量的时间和精力。

◆ 恶臭或黄绿色阴道分泌物可能提示出现了问题。此时分泌物该减少了，如果没有减少，请联系医生。

◆ 在检查宝宝之前让他哭一小会儿是可以的。

◆ 直立向下看的时候，您几乎可以看见自己的双脚了（肚子变小了）。

◆ 写下拜访儿科医生时要问的问题。

◆ 如果经历了剖宫产或输卵管结扎，要按时复查，伤口需要及时检查。

◆ 在日志中写下您的想法和感觉。

在家第 3 周

◆ 臀部的肿胀和疼痛逐渐消失，但久坐会产生不适感。

◆ 手部肿胀消失。如果孕期因为肿胀摘掉了戒指，您现在可以重新戴了。

◆ 宝宝分不出白天和夜晚，所以您的睡眠模式也受到了干扰。

◆ 无论去哪里都像计划一次外出旅行一样，带着宝宝出去会比平时出去多花3倍以上的时间。

◆ 如果腿上出现红色条纹、硬块或软块，尤其是小腿背上，可能是血块。

◆ 有时您可能感觉悲伤或抑郁。您甚至可能有想哭的感觉。

◆ 您可能产生静脉曲张，像您母亲那样。随着您从孕期恢复过来和重新开始锻炼，这种情况会出现好转。

◆ 当您站立的时候，腹部的皮肤看起来很是舒展。

◆ 您可能这周又要去看儿科医生了。您可能会收到免疫记录，记着要把它同宝宝其他的重要文件放在一起，放在一个安全的地方。

◆ 多拍些照片和录像。您可能会对宝宝改变和成长得如此迅速而感到惊讶。

◆ 让您的伴侣参与进来。试着让他照顾孩子。让他干些家务活。

◆ 此时，您都已经换过200片尿布了——您俨然是个专家了！

在家第 4 周

◆ 肌肉感觉好多了，您可以做更多的事情了。小心——您很长时间没用肌肉了，所以很容易引起拉伤或扭伤。

◆ 大小便失禁的情况改善了很多。凯格尔运动的效果可以看得出来了。

◆ 宝宝的作息时间逐渐规律起来。

◆ 弯腰和举起物体仍然很吃力。慢慢地拿东西。即使是最简单的家务，也要慢慢做。

◆ 产后的第一次月经期可以在任何时候开始。如果您不母乳喂养，您的第一次月经会在产后4~9周光临，但也可能提前。

◆ 尿中带血、深色尿、浑浊尿，或者排尿时出现严重痉挛或疼痛，这些可能是尿道炎的症状，请打电话联系医生。

◆ 您已经开始散步或者做一些轻度运动了，感觉还不错吧！要继续坚持。

◆ 为产后6周时的复查做好准备。写下任何出现在您脑中的疑问。

◆ 跟您的伴侣外出一次。让祖父母或者其他家庭成员、朋友来照看孩子吧。

◆ 跟宝宝待在一起的时间特别宝贵。不久您可能会重返工作岗位，回到以往的活动中去。

在家第5周

◆ 随着您回归到日常生活中来，可能会出现肌肉疼痛、后背疼痛的情况。

◆ 会阴侧切区和直肠区会在排便时偶然出现不适。

◆ 大小便控制能力逐渐恢复。

◆ 您一定有点儿急着想回去工作了吧？您可能开始想念您的朋友们和您所做的工作了。

◆ 要回到工作中去会面临很多困难，您不能时刻跟宝宝待在一起了。

◆ 计划一下产后避孕的事情。开始采取一些避孕措施吧！

◆ 产后抑郁症应该好些了，但还没有完全消失。

◆ 您一定对重返工作岗位感到有点儿紧张。

◆ 怀孕前穿着有点宽松的衣服现在穿起来合适了吧？

◆ 提醒自己：9个月的增重不可能很快就减下去，要恢复到怀孕前的体形还得一阵子呢！

◆ 回到工作中去需要计划。开始按"回到工作日程表"实施吧！

◆ 做个日托计划。不久，照料、护理宝宝，还有其他工作就该就位了。家庭成员和朋友都是你的重要资源。

在家第 6 周

◆ 第6周复查时的骨盆检查比您预料的要好。

◆ 从宝宝生下到现在的6周里，您的子宫已经从西瓜大恢复到拳头大了，现在重约2盎司。

◆ 第6周产后检查时，要记着与医生讨论几个重要事项，比如避孕、您当前的活动程度、活动限制和未来怀孕的事情。

◆ 妇产科的工作人员可能都帮助了您，要对他们表示感谢。问问他们您将来出现问题是否可以给他们打电话。

◆ 如果您有产后抑郁症，每天都感到抑郁，请您告诉您的医生。

◆ 如果您阴道出血或者有恶臭分泌物，请告诉医生。

◆ 如果您腿部疼痛或浮肿，或者乳房发红且有压痛，请告诉医生。

◆ 提出问题，制成清单。以下问题比较好：

(1) 我的避孕选择是什么？

(2) 我在锻炼和性方面有什么禁忌？

(3) 如果我再次怀孕，从我这次怀孕的情况看，我应该注意些什么？

◆ 如果您带着宝宝去做产后检查，带够宝宝要用的东西。您可能做检查时需要等候。

◆ 如果不久就该回去工作了，安排一下宝宝的看护工作。

◆ 继续尽量让您的伴侣参与进来。

◆ 继续将您的想法和感觉写进您的日志。鼓励伴侣也写他自己的日志。

3个月后

◆ 肌肉可能因为锻炼而疼痛——大约1个月前，您可以锻炼了。

◆ 您的第一次月经期有可能在此时到来。同怀孕前的月经期不同，此次月经期比您怀孕前的月经期出血量更大、时间更长。

◆ 如果您还没有采取任何避孕措施，现在行动吧！（除非您想在同一年里庆祝两次生日。）

◆ 如果宝宝有点烦躁或者需要安抚，宝宝哭一哭也是可以的。

◆ 体重和尺寸的下降速度不会像您期望的那样快。坚持锻炼，吃有营养的食物，您会如愿以偿的。

◆ 写下发生在宝宝身上的重要事件，写在给宝宝看的书里或者日志里。

◆ 找些伴侣力所能及的活，他能帮助您的时候尽量让他参与进来。

◆ 如果您停止了母乳喂养，让新爸爸用奶瓶喂宝宝吧。

6个月后

◆ 称体重仍然是一个重要的任务，但是坚持下去吧，吃好，锻炼好！

◆ 如果您母乳喂养，产后第一次月经也许会发生在这个时候。同怀孕前的月经期相比，这次的出血量会更多，出血时间会更长。

◆ 不要一个人揽下所有的活，让您的伴侣或者其他人来帮助您吧！

◆ 您应该已经掌握了喂养宝宝的规律。

◆ 给自己留些时间。

◆ 安排固定的活动，比如锻炼身体、参加宝宝的游戏团体、同其他新妈妈交流。

◆ 怀孕前的服装又开始合身了。

◆ 同您的伴侣分享宝宝的那些特殊时刻。

◆ 记录下宝宝发出的声音，或者拍下照片。录音机或者录像机是最棒的设备了。

◆ 同有宝宝的朋友交换着照顾宝宝。这也是让你们彼此都腾出时间的良好途径。

1 年后

◆ 您的一切都已驶入正轨。虽然耗费了时间、精力，经历了艰辛，但是生活正在逐渐顺畅起来。

◆ 宝宝夜间的大部分时间都在睡觉了。

◆ 不要忘记做每年的体检和子宫颈抹片检查。

◆ 您已经恢复了怀孕前的体形——腹部扁平，孕期增加的体重基本都已经减掉了，您的感觉一定棒极了！

◆ 继续照顾好自己，吃有营养的食物，锻炼好，休息要充足。

◆ 写下此时您的人生感言，也鼓励您的伴侣写一写。

◆ 带着宝宝去找其他宝宝玩，宝宝之间的互动对他们的成长极为有益。

◆ 宝宝的第一次生日也快来了，好好庆祝一下吧！

◆ 宝宝第一句话、第一步路、其他人生的第一次都开始了！

◆ 继续为宝宝拍照。

◆ 您可能考虑再次怀孕的事情了。

附录 A　备孕期

许多夫妇都患有不孕症。不孕症是指无能力怀孕或怀孕能力降低的状况。影响怀孕的问题可以出现在任意一方身上。当评估怀孕能力时，夫妇双方都应该做检查。这篇论述探索了一些不孕症的原因。

先不要担心自己不能怀孕的问题。先看看您的年龄吧。如果您很健康，而且才20多岁，除非在不采取任何避孕措施的情况下过了一年还没有怀孕，一般不用担心。如果您超过了30岁，在没有任何避孕措施的情况下，6个月后还没有怀孕，请找医生谈一谈。研究表明，随着年龄增长，生育能力逐渐降低。最好的怀孕年龄为18~25岁。

随着年龄增长，妇女的卵子在数量和质量上都呈下降趋势。然而，最近有研究表明，妇女一生中都会产生新的卵子，这表明她出生时并非携带有今后全部要排出的卵子。虽然需要更多的研究来证实这个观点，但是这些发现对妇女今后的生育情况有着很大的影响。

如果您有健康问题，而且在6个月后仍未怀孕，您需要跟医生谈一谈。如果您有以下任何问题，请咨询医生：

◆ 子宫内膜异位。

◆ 盆腔炎性疾病。

◆ 月经疼痛或月经不调。

◆ 性传播疾病。

子宫内膜炎是30~40岁妇女当中最常见的疾病，尤其是尚未生育的妇女。这种疾病也呈家族发病趋势，所以如果您的姐妹或者母亲有这样的问题，您也有可能经历此病。

您的饮食非常重要，所以要注意您的吃喝问题。每天至少吃两份全脂奶制品，可能会提高25%的生育概率。如果您每天吃低脂奶制品，您的生育概率就会减小。

如果您的蛋白质摄入占整个营养摄入的25%或者更多，您的生育能力就会受损。高蛋白质摄入能干扰胚胎发育。最新研究显示，每天摄入咖啡因的含量超过300毫克也会影响生育。另外，饮食失调也会导致不育。

服用特定维生素和矿物质能提高受孕机会。铁、蛋白质、维生素和锌含量降低可能会导致排卵减少或早期流产。每天服用多种维生素能帮助您提高这些重要维生素和营养物质的水平。

研究表明，抑郁与压力也影响生育。另外，酒精会降低生育能力。偶尔喝一杯酒是可以的，但每天喝酒对生育的影响就太大了。

排卵监测与其他试验

医生可能建议您做一项检测，以预测您排卵的时间。许多试验都能预测出排卵时间。排卵测试棒和测试条都能检测出促黄体激素（LH）的波动。在排卵周期之初做尿样测试也可有同样的作用。

大部分此类测试都可在家中操作，并且非常简单。如果您的月经期规律，这些试验的结果就会非常准确。但是您需要在测试中按要求操作。

如果您的月经期不规律，就考虑使用每日排卵测试，每月可做20天，保证您不会错过促黄体激素的波动。

您的最佳受孕时间是促黄体激素波动的前一天；次佳时间为促黄体激素波动的当天；接下来就数促黄体激素波动的第二天了。

✆ 各种类型的测试

现在，我们非常幸运有很多测试可以预测出何时排卵，以此来帮助妇女们受孕。下面是一些关于排卵测试试验的讨论：

◆ 快速易读排卵测试，能帮助您了解自己最适合生育的时间。在您认为自己正在排卵的时间，使用7天。它会显示哪天最适合受孕。

◆ 生育监控，帮您追踪您的月经周期。您所需做的就是在月经周期开始的时候，按下按钮，来追踪您的周期。在月经周期10天内，使用尿样来监测荷尔蒙水平。生育监控试验能判断出您处在生育周期的什么时候。

◆ 唐娜唾液排卵试验，利用唾液来测定您的排卵情况。20世纪40年代，研究者们发现，妇女平时唾液中的盐浓度同其排卵时宫颈液的浓度一样。利用这条信息，研究者们研发了一种试验来预测排卵期。唾液被放在显微镜下，等干燥后，就开始检查晶体模式的唾液。如果妇女不在排卵期，就会出现随机点；然而，排卵期前1~3天，能看到短头发状结构；排卵当天，会出现蕨类模式，很容易与其他模式区分。

◆ 排卵时间预测手表，它是戴在手腕上的一种装置。它像一个腕表，帮助您找出自己什么时候生育力最强。这款装置能测量出皮肤上的氯化物浓度——氯化物是生育力提高的标志。当您读排卵时间预测手表上的读数时，它能告诉您，您是处于排卵前期（极易怀孕）、排卵期、排卵后期（不易怀孕），还是不生育的。它重量很轻，可以夜间佩戴，当您早上醒来时，读一下读数。如果您对这种装置有兴趣，跟您的医生谈一谈。

◆ TCI排卵测试，利用唾液样本，测定整个生育周期内您的雌激素水平。将适量唾液置于玻璃片上，晾干，用小型放大镜或目镜观察。当唾液的形状变为蕨类样时，说明您处在生育高峰。

◆ 排卵显微镜测试，与TCI排卵测试相似，然而，它对唾液样本无条件限制。您可以每天采取唾液样本，当您看到样本有所变化的时候，您就在排卵了。

其他生育测试。为男人们提供的家用测试，可测量精子是否运动，以及提供精子计数（精子密度）近似值。医生确定男人生育能力的其中一项指标便是精子密度。

有一项男人家用筛查测试，叫作"Baby Start"，能快速测出精液中的精子密度，以每毫升精液中有2000万个精子作为临界值。两次试验结果均低于2000万，可表明男性不育。

然而，精子密度只是确定不育症的一个因素，还有很多因素可以影响男性不育。这项测试出现阳性结果并不能保障一定有生育能力，这只是一项筛查试验。如果您的伴侣使用了这项测试，且结果显示精子数很低，建议他去找泌尿科医生做进一步检查。

还有一项供夫妇共同使用的家用筛查生育测试，叫作"费泰尔"（Fertell）。这项测试可以测量女性生育周期内某个时刻，男性体内可穿过黏液的精子数和女性的卵泡刺激素水平。卵泡刺激素在女性排卵和生育中有非常重要的作用。这项测试无须处方，随时可以操作，费用大约为100美元。

您伴侣的健康和生育能力

您的伴侣不仅影响您的受孕能力，对您的怀孕情况也有很大影响。我们知道，有40%的不育问题是发生在男人身上。

男人有一个生物钟。30岁后，男人的睾酮水平每年下降大约1%。年龄超过40岁的男人便有不育的风险。另外，如果孩子的父亲超过40岁，孩子出现问题的风险也相对增加。如果父亲的年龄超过55岁，孩子的风险就更大了。

无论您的年龄多大，如果您的伴侣年龄超过40岁，您流产的风险就会加大。您的伴侣年龄低于30岁，您的流产概率大约为14%；他超过45岁，您的流产概率为30%。

如果您伴侣的父母就是在接受治疗后才怀上他的，那么他可能也有生育问题。如果父亲因为精子数低、睾丸过小或活动精子过少接受治疗后，生下了男孩，那么这个男孩以后也可能会出现问题。

还有其他一些因素可能影响男性生育能力，下面是关于其中某些因素的讨论。

🎵 食品和补充剂

您伴侣的饮食习惯可影响您的受孕情况。研究表明，在至少3个月内，让男人吃一些和/或避免一些食物可提高生育能力。下面文本框中列举了一些有益于生育的食物和可能导致不育的食物。

补充剂也可影响生育能力。您的伴侣应该每天服用复合维生素，尤其是含锌的复合维生素。要避免服用含有镉的锌补充剂，因为镉能损伤睾丸。您的伴侣需要摄入足量的硒，或者从食物中摄取，或者每天服用60微克硒补充剂。含硒丰富的食品，包括大蒜、鱼和鸡蛋。

怀孕前让男人摄入叶酸（食物来源的叶酸）也很重要。一项研究表明，每天从食物中获取多于700微克的叶酸，染色体异常的概率会降低20%。芦笋、香蕉、金枪鱼和菠菜中的叶酸含量非常丰富。

要小心锰的摄入——血液中的锰含量越高，精子的质量越低。由贝壳类制备而来的钙补充剂可能会受到金属的污染，要避免服用。

生育食物表

有益于生育的食物
◆ 谷类种子类食物。
◆ 坚果，比如腰果和杏仁。
◆ 巧克力。
◆ 富含维生素C的有机水果和蔬菜，生长过程中不使用杀虫剂。
◆ 深绿色叶子蔬菜。
◆ 每天总共6~8盎司鸡肉或鱼肉，包括红肉和煮熟的牡蛎（但是鱼类每周的摄入量要少于12盎司）。
◆ 含钙丰富的食物，包括酸奶、奶酪和牛奶。
◆ 强化谷物早餐。

可能导致不育的食物
◆ 用氢化油制作的炸土豆片、饼干。
◆ 出于商业目的，使用了杀虫剂的水果或蔬菜。
◆ 油炸食物。
◆ 饮食中高肉食。

☙ 生活方式引发的问题

您伴侣高品质的生活方式能提高您的受孕机会，宝宝健康也会由此开始。

烟草制品可影响精子质量。每天吸一包或两包香烟，能导致精子运动缓慢和畸形。二手烟和三手烟也能影响男人的生育能力。

吸食大麻会损伤精子，降低精子数量。即使一个人戒掉了大麻，清除体内的四氢大麻酚也需要好几个月。

饮用酒精能降低睾酮水平，造成勃起功能障碍。一项研究表明，在伴侣怀孕近期大量饮酒的男性提高了伴侣的流产概率。同时，酒精能造成精子细胞染色体异常。

太瘦或太重的男人精子计数偏低。太瘦的男人可能是营养不良。太重的男人睾酮水平偏低。长期暴露于水溶性涂料中也会影响男人的精子，这主要是由于乙二醇醚的作用。使用合成类固醇和非甾体类抗炎药物也会降低精子产量，甚至抗体也能影响精子的产量。

不要在热水浴缸中待得时间过长。阴囊比身体的其他部位体温低，所以长时间的热浴或温泉浴可影响精子质量。

☙ 药物问题

大约有10%的美国男人正在通过治疗配偶解决不育问题。实际上，许多男人不知道自己有问题。

感染、荷尔蒙问题、某些药物或隐睾症可引起精子数量偏低，医生通过检查可以发现这些问题。

其中最严重的不育症之一为精索静脉曲张，阴囊内一大堆扩张的静脉血管会降低精子产量。另一个严重的不育症是从睾丸中排出精子的通道受阻。通常情况下，这两个问题都可通过相关显微手术技术得到解决。处理好这两个问题，就可提升精子计数，提高夫妻间的怀孕概率。

不育症的治疗

如果医生为您和伴侣做生育检查，就能查出你们究竟出了什么问题。对您伴侣来说，要查他详细的疾病史，以及对其身体及精液进行分析。

对您检查的项目要更多一些。首先是详细的疾病史检查，然后可能是骨盆检查，还要通过抽血检查来确定您的荷尔蒙水平，也要做阴道超声波检查，诊断您的卵巢和子宫。如果医生想检查输卵管，就需要做子宫输卵管造影。

经过检查后，你们可以就这些检查结果跟医生谈一谈。如果有必要，可以同医生一起选择检查项目和／或治疗方案。

> **植入前遗传学诊断（PGD）**
> 怀孕之前要做的一项测试叫作"植入前遗传学诊断"。这是一类遗传试验，如果妇女要进行体外受精，就需要进行此类试验。体外受精，即将精子和卵子在体外结合，然后再将胚胎植入女性子宫。

植入前遗传学诊断，是在植入前从胚胎中取出一些细胞进行检测。这项试验能够找出导致遗传疾病的基因。这项技术可以测出多种疾病，比如囊性纤维化、唐氏综合征、杜兴氏肌肉营养不良症、血友病、家族黑蒙性白痴、镰刀细胞贫血症和特纳综合征。

植入前遗传学诊断的目标是为了选择健康的胚胎进行植入，避免严重的遗传疾病。经这项测试以后，才可将正常胚胎植入子宫内。

辅助生殖技术（ART）

辅助生殖技术能帮助夫妇们怀孕。辅助生殖技术解决了许多当今的生育难题。它主要包括以下技术：

◆ 促进排卵。

◆ 超数排卵。

◆ 体外受精。

促进排卵技术，采用的是刺激卵巢以产生卵子的方法。有很多种药物都可刺激排卵。其中最普遍使用的是克罗米酚，其主要用于妇女不排卵时，用后可产生控制性超排卵效果。使用克罗米酚造成双胞胎的概率比使用其他药物要低，但是仍然提高了生双胞胎的概率。

使用这种技术可造成的并发症为卵巢过度刺激综合征。通常情况下，只有轻微症状，但也可能很严重。这种情况会导致卵巢变大和腹部膨胀。卵巢变大和液体流失的严重程度可从中度不适到生命垂危。

使用生殖药能造成超数排卵，提高了多胎概率。辅助生殖技术造成了高比例的多胞胎。

体外受精是将卵子置于一种介质中，再将精子加入，使精卵结合。受精卵产生后，被放入子宫内，这样准妈妈就开始了随后的怀孕过程。

现在，多胞胎中有65%是由辅助生殖技术造成的。体外受精时，如果植入不止一个胚胎，造成双胞胎的概率就很高。因为如果将多个受精卵植入子宫，至少有一个可以存活，抱着这样的希望，就会同时植入多个胚胎。现在，许多专家认为，只植入一个胚胎既可以提高活产率，又能减少费用。

生育治疗费用非常昂贵，每次尝试都会花费大约1.5万美元。而且，健康保险是不会支付这项费用的。

附录 B 母乳喂养

　　20世纪40年代之前，喂养宝宝几乎只有一种方式——母乳喂养。今天，大约有70%的新妈妈采取母乳喂养。对大多数女人来说，这样才算是完成了整个分娩历程，这样才是一段充满浓浓爱意的美妙时光。

　　母乳喂养给婴儿带来的好处，配方奶望尘莫及，母乳中含有婴儿所需的最好的营养。

　　分娩后1小时内（或者更早点儿）您就可以开始母乳喂养了。当您开始哺乳的时候，就建立了自己的奶源供应。宝宝与生俱来的吸吮本能对您也有极大的益处。尽早开始喂宝宝初乳——乳房刚刚分泌的乳汁。初乳能提升婴儿免疫系统的功能。在12~48小时后，就会产生大量的母乳了。

母乳喂养咨询师和哺乳顾问

　　如果宝宝出生后您有母乳喂养方面的问题，有很多人可以帮助您。请联系当地的国际母乳协会，与母乳喂养咨询师取得联系。他们不但能为您提供支持，同您分享母乳喂养的经验，而且通常不收取任何费用。他们可以通过电话回答您任何母乳喂养方面的问题，有时也能上门服务，为您做具体指导。

　　如果母乳喂养咨询师遇到了自己也解决不了的问题，他通常会把您介绍给哺乳顾问。母乳喂养咨询师同哺乳顾问一般在工作中密切协作。哺乳顾问是有资质的专业人士，一般服务于医院、家庭护理服务站、医疗机构和私人诊所。哺乳顾问能帮助您解决基本的哺乳问题，评估观察您和宝宝，为您制订护理计划，及时通知您的医生您所出现的问题，还能继续帮助您处理后续问题。您也可以在产前就联系好哺乳顾问。

要获得详细信息，请联系国际泌乳顾问协会。您可以查询网站 www.ilca.org.

哺乳的好处

所有的宝宝在产前都可从准妈妈那里得到一些抵御疾病的抗体。在怀孕期间，抗体从母体内传输到胎盘。宝宝出生后，抗体继续在其血液循环中存在几个月。母乳喂养的宝宝能从母乳中得到持续的保护。

最初4周的哺乳能为宝宝提供最大可能的保护，也能让您的激素获得最好释放。短短3个月的哺乳就可能降低宝宝患过敏症与发生感染的风险。6个月内哺乳能减少宝宝患哮喘、青少年糖尿病、儿童期白血病、肠胃病毒感染和耳部感染的概率，宝宝患婴儿猝死综合征的概率也降低了50%。

美国儿科学会建议最初6个月单纯母乳喂养。然而，宝宝3个月大时，仅仅有1/3的宝宝仍在接受哺乳。此时，大约有35%母乳喂养的宝宝也在接受配方奶。到宝宝6个月大时，只有12%的宝宝在单纯接受母乳喂养了。

母乳中含有许多能抵抗感染的物质。母乳喂养能降低宝宝出现问题的强度，缩短宝宝出现问题后解决的时间。母乳也增强了宝宝的免疫力，同时能抵抗您所患的疾病。然而，如果用微波炉加热母乳，其中的抗体就会被破坏。所以，切忌用微波炉加热母乳。

母乳中的二十二碳六烯酸和花生四烯酸对宝宝非常重要。研究表明，饮食中含有这两种物质，能提高宝宝的智商，并能发展宝宝的视觉能力。

您和母乳喂养

　　母乳喂养宝宝，无疑会对您产生很大影响。哺乳能帮您减肥。但研究表明，您哺乳至少3个月才能从中得到益处。在您的乳汁供应建立好后（大约6周），剧烈运动一般就不会影响乳汁供应了。然而，睡眠不足却会影响乳汁供应。

　　母乳喂养能降低您以后患糖尿病、高血压和心脏病的风险。另外，研究表明，母乳喂养能将您患乳腺癌的概率降低60%。如果您家族中有乳腺癌史，尤其是您的母亲或者姐妹曾患过此病，哺乳能帮助您预防此病。一项研究强烈建议有家族乳腺癌的妇女进行哺乳。

　　哺乳不会导致乳房下垂。您的年龄、怀孕前的体重、乳房的大小以及您是否吸烟，才是决定您有了孩子后乳房是否下垂的更关键的因素。

　　还需要小心饮用咖啡吗？每天喝一两杯是不会影响宝宝的。但是，如果您注意到宝宝变得烦躁不安，就该减少咖啡的用量了。

　　小心饮酒。不要相信老妇人的那套骗人的话：啤酒能让您多产奶！如果您要喝酒精类饮品，哺乳后立即喝，不要超过一杯。喝点葡萄酒或啤酒，不要喝烈性酒，因为前两类所含的酒精比后者少得多。体内排出葡萄酒和啤酒的时间大约是3小时。研究表明，烈性酒需要13个小时才能被排出身体。

哺乳的缺点

　　老实说——哺乳是有缺点的。哺乳让宝宝完全依附于您。宝宝饿了，只有您才能解决问题，其他家庭成员可能无计可施。

　　因为母乳在宝宝体内会很快被排空，所以大部分新生儿需要每隔几小时喂一次。喂养宝宝的时间比预计的要多。小心饮食。您吃的喝的（或者服用的，比如药）大部分物质都会通过母乳进入宝宝体内，稍有不慎，就会引起问题。

哺乳中可能出现的问题

哺乳中出现问题是常常发生的事情。下面讨论您可能遇到的3种情况。

乳房肿胀

哺乳中出现的一个普遍问题是乳房肿胀。乳房变得红肿，有压痛感，充满乳汁。如何缓解这个问题呢？

最好的治疗方法是排空乳房。可能的话，以哺乳的方式排空。有些新妈妈在洗热水澡时排空乳房。冰袋对解决这个问题也有很大的帮助。

每次采用两只乳房喂养宝宝，不要偏用一只乳房。

当您离家不能哺喂宝宝时，要试着挤出乳汁，让您的乳汁能保持流动，这样您的乳腺管就会保持开放，您会感觉更舒适。

有些非处方药对此也有帮助，比如对乙酰氨基酚，在缓解乳房肿痛方面很有效。对乙酰氨基酚由美国儿科学会推荐，可安全使用。

如果疼痛严重的话，您可能需要更强烈的药物，比如对乙酰氨基酚与可待因同时服用。向您的医生咨询一下，他会采取有效的治疗方案。

乳房感染

哺乳时，乳房很可能会受到感染。感染会导致乳房疼痛、变红、变肿，乳房上也可能出现变成红色的条纹，这是类似于流感的症状。

如果您发生了乳房感染，请给您的医生打电话。如果必要，他会为您提供治疗方法和／或为您开处方药。

乳头疼痛

大部分哺乳母亲都会出现乳头疼痛的问题，尤其是刚刚开始哺乳的时候。您可以试试以下步骤缓解或减轻乳头疼痛：

◆ 乳房保持洁净干燥。

◆ 不要风干乳房——这会导致乳头表面结痂，需要很长时间才能愈合。

◆ 最好采用滋润愈合的方法，比如可以涂抹羊毛脂。

◆ 每次为宝宝哺乳以后，都给乳头涂抹上羊毛脂，要覆盖整个乳头。

◆ 哺乳后挤出一些乳汁，抹在乳头上。研究表明，乳汁中含有的抗生素物质能预防和／或治愈乳头疼痛和乳头干裂。

好消息! 过不了多久——几天后或几周后——您的乳房就习惯哺乳了，问题会出现得越来越少。

哺乳时必需的营养

您需要想一想哺乳时的营养问题，最重要的是要促使您产生乳汁。

医生可能会建议您每天添加500卡路里的热量。您的乳汁每天能为宝宝提供425~700卡路里的热量。添加的热量要能帮助您保持身体健康，所以必须有营养，就像您在孕期食用的东西一样。哺乳期间，每天从面包、谷物、面条、米饭这组食品中选食9份，从奶制品组中选择3份，水果应该为4份，蔬菜为5份，您饮食中的蛋白质摄入量应该为每天8盎司。要小心脂肪、油和糖的摄入，最高摄入量为4茶匙。

有些食物进入母乳会引起宝宝胃痛，这类食物包括巧克力、引起气胀的食物、辛辣食物等。如果出现问题，跟您的医生和宝宝的儿科医生讨论一下。

您也需要继续饮用大量的液体，保持身体水分，能帮助您提高乳汁产量和能量水平。至少每天饮用2夸脱液体。如果是大热天，需要的更多。要避免饮食含咖啡因的食品和饮料，它们有与利尿剂一样的功效。

要坚持您的钙摄入。问问医生您应该服用多少维生素补充剂。有些新妈妈在哺乳期仍然服用产前维生素；有些则服用哺乳期补充剂——这种物质中的维生素和矿物质比产前维生素中的含量高，铁的含量却相对较低。

哺乳能耗尽您体内的胆碱，您需要每天补充550毫克胆碱。

树立母乳喂养的信心——开始行动的提示

开始母乳喂养时可能比较难。如果决定母乳喂养，就要有信心。哺乳成功需要花些时间。以下是您开始哺乳时必须谨记的一些事情：

> 母乳喂养的宝宝需要另外补充维生素 D，因为母乳中不含这种重要的维生素。跟宝宝的儿科医生谈一谈，看看是否需要从宝宝出生时起，每天为他添加400IU 的液体维生素 D 补充剂。

需要多练习! 虽然母乳喂养是喂养宝宝的天然方式，但仍需要多次练习才能轻松自如。

根据宝宝的需要哺乳——有可能会多达每天8~10次，或者更多次! 宝宝4个月的时候就可以减到每天4~6次。母乳喂养的宝宝会按自己所需吃奶，所以您产生的乳汁通常也正是宝宝的需要量。

哺乳的时候，抱好宝宝，使宝宝能正好够得着乳头。将宝宝抱在胸前喂或者您躺在床上喂。让宝宝的肚子贴着您，将他的一只小臂放在您的胳膊与体侧之间。

宝宝捕获乳头的时候，您可以帮帮他。将乳头在他唇上轻轻擦擦，当他张开嘴时，将乳头尽可能放在他嘴中。当他逮到乳头时，您应该能感觉到他的吸吮力，但是您放心吧，这不会伤害到您的。

每只乳房哺乳5~10分钟。宝宝刚刚吸吮的时候乳汁量很足，所以他能吃饱主要是由于吸入这部分乳汁。不要催他——他有可能会花30分钟才能吃完。宝宝可能不需要打嗝。如果您想让他打嗝，选择在喂完一只乳房后或者两只乳房都喂完后让他打嗝。如果他不打嗝，您不要着急，他可能是不需要。

有些专家认为，如果您计划奶瓶喂养宝宝，从医院回家后就该开始了。一开始您最好把挤出的母乳放进奶瓶中，因为宝宝熟悉这种味道。另外，要在喂奶1~2小时后用奶瓶喂养。宝宝不饿时试试奶瓶喂养，这样更容易让宝宝适应。

母乳喂养多个宝宝

母乳喂养多个宝宝对新妈妈来说，真是个挑战！其实，即使您有多个宝宝，也应该能母乳喂养他们。每天哺乳1~2次能保护宝宝免受感染。研究表明，即使用最小剂量的母乳喂养宝宝，其好处也比只给宝宝喂配方奶大得多。

如果宝宝们早产了，您无法喂养他们，那就用泵把乳汁抽出来吧。从产下宝宝的当天就把乳汁吸出来，贮存起来，等到有条件的时候再喂给他们。另外，吸出乳汁就给了母体一个产乳汁信号。抽出乳汁，乳汁就来了，但这需要花些时间。

您可能发现您的宝宝无论母乳喂养还是奶瓶喂养，都成长得很好。奶瓶喂养不总意味着配方奶喂养，您也可以喂宝宝挤出的母乳。

用配方奶作为补充，另一个可以让伴侣或其他人帮忙喂养，这样就可以在您母乳喂养一个宝宝的同时，由其他人奶瓶喂养另一个宝宝了。或者您可以每个宝宝都用母乳喂一会儿，然后都让他们喝配方奶。无论使用哪种方法喂养多个宝宝，其他人都可以帮上忙。

哺乳的时候您可以服用的药物

即使住院期间，您也务必小心服用任何药物，以免影响哺乳情况。如果您产后服用可待因，要小心宝宝出现呼吸困难、柔弱以及极度嗜睡的状况。

需要的时候再服用药物，而且要按医嘱服用。尽可能要求服用最小剂量的药物。问问医生您所服药物可能会对宝宝造成什么影响，这样您就能有所警惕了。如果可能，要等等再服药。哺乳之后立即服药，可能对宝宝的影响小一些。

很多新妈妈哺乳期间都担心服用抗生素会对宝宝有所影响。常用的抗生素一般都可放心服用，但要小心服用甲硝唑（灭滴灵）。美国儿科学会建议服用甲硝唑后不要母乳喂养，或者弃去服药24小时之内的乳汁，再进行哺乳。

哺乳期间可以安全服用的抗生素包括阿昔洛韦、阿莫西林、氨曲南、头孢唑啉、头孢噻肟、头孢丙烯、头孢西丁、头孢他啶、头孢曲松钠、氯喹、环丙沙星、克林霉素、氨苯砜、红霉素、乙胺丁醇、氟康唑和庆大霉素。另外，可安全服用的还有：异烟肼、卡那霉素、呋喃妥因、氧氟沙星、奎尼丁、奎宁、利福平、链霉素、舒巴坦、磺胺嘧啶、磺胺异恶唑、四环素和复方新诺明。

如果药物对宝宝有严重副作用，您服药的时候可以采用奶瓶喂养的方式，但可用泵将乳汁抽出扔掉，让乳腺畅通，以继续产奶。

宝宝饱了吗？

您可能不知道每次该喂宝宝多少奶。有些线索您可以参考参考，比如，宝宝吃奶的时候您可以观察他的下巴和耳朵——他是在积极吃奶吗？喂奶之后，他是否睡着了或者不哭不闹了？在两次喂奶之间有1.5小时吗？如果宝宝出现下列情况，您就可以判断宝宝已经吃了足够的奶：

◆ 频繁喂奶，每2~3小时就喂1次，或者24小时之内喂了8~12次。

◆ 每天小便6~8次，大便2~5次。

◆ 每周增加4~7盎司体重或者每月至少增加1磅体重。

◆ 看起来很健康，肌肉张力好，机警而活跃。

有些警示您需要注意。比如，您的乳房孕期变化很小或没什么变化，产后也没有肿胀，并且产后第5天时还没有产生乳汁；您每次喂奶都听不到宝宝大口吸奶的声音，或者宝宝出生后体重下降了10%。如果宝宝总是一副吃不饱的样子，要请儿科医生看看。

附录 C   奶瓶喂养

许多新妈妈选择奶瓶喂养。研究表明，奶瓶喂养比例高于母乳喂养。实际上，许多新妈妈一开始是采用母乳喂养的；但到了3个月的时候，65% 的宝宝就只有奶瓶喂养一种方式了；宝宝6个月大时，就只有12% 的宝宝完全依靠母乳喂养了。

如果您计划奶瓶喂养宝宝，请不要觉得内疚——您有权做出自己的选择。您不会因为不选择母乳喂养或者不能母乳喂养就被认为是"糟糕的母亲"。即使您采用奶瓶喂养宝宝，宝宝同样会生长得很好。

有时，新妈妈无法进行哺乳。有时是由于新妈妈体重过轻，或者新妈妈有一些疾病；有时是由于宝宝有哺乳方面的问题，比如宝宝有身体疾病不适宜母乳喂养，宝宝患有乳糖不耐症，也会引起哺乳问题。

有些新妈妈是设法进行母乳喂养，却无法实现。您可能由于时间不允许而无法哺乳，比如由于工作关系或者要照顾其他的孩子。但宝宝依然会得到您全部的爱和关注，会从奶瓶喂养中得到足够的营养。不用担心，奶瓶喂养是可以的！

奶瓶喂养不是总意味着一定要喂配方奶，您也可以将挤出的母乳用奶瓶喂养。让宝宝使用奶瓶可能有好多好处，其中一个便是新爸爸也可以喂宝宝了，另一个是新妈妈能多休息一会儿了。如果新妈妈病了或者正在遭受产后抑郁综合征，用奶瓶喂养宝宝尤其重要。

要想知道更多关于奶瓶喂养的知识，请您读一读我们的书《宝宝第一年周周盼》和《孕期快速指南：喂养宝宝》。

奶瓶喂养的好处

如果您选择铁强化配方奶喂养宝宝，宝宝能获得很好的营养。有些新妈妈喜欢奶瓶喂养宝宝给自己带来的自由感，这样其他人就可以帮忙照顾宝宝了。而且，可以决定每次该喂宝宝多少配方奶。奶瓶喂养还有其他一些好处：

◆ 奶瓶喂养学起来很容易，如果姿势错了也不会伤害到宝宝。

◆ 新爸爸可以更多地照顾宝宝。

◆ 因为配方奶比母乳要消化得慢，所以两次喂养间的时间间隔便可稍长一些。

◆ 一次就可冲好全天的奶，省时省力。

◆ 您不用担心当着他人的面喂养宝宝的问题了。

◆ 如果您计划早日返回工作岗位，奶瓶喂养会让您更容易一些。

◆ 如果您喂养宝宝铁强化奶，宝宝就不需要服用铁补充剂了。

◆ 如果您使用含氟的自来水，就不需要为宝宝添加氟化物了。

◆ 如果您很忙，可提前测量的配方奶容器能帮上大忙。

奶瓶喂养可不便宜——在宝宝出生后的第一年，如果配方奶喂养，您需要花费1500~2000美元。

大部分父母都想跟孩子建立起紧密的纽带。有些人害怕奶瓶喂养宝宝会疏远他们跟宝宝的关系，担心会因此而无法建立起亲子纽带。这种想法是错误的，新妈妈们不一定非要哺乳才能与孩子建立亲密关系。

奶瓶喂养时，皮肤与皮肤的接触会让新妈妈（或者其他喂养宝宝的人）跟孩子的关系更为密切。当您喂养宝宝时，选择安静的地方——这有利于他安静吃奶，也有利于您与他建立密切关系。

奶瓶喂养时您的营养

即使您采用奶瓶喂养宝宝，有营养的饮食计划对您来说也非常重要，比如您可以采用在孕期的饮食计划。继续吃那些富含复合碳水化合物的食品，比如谷类食品、水果、蔬菜。瘦肉、鸡肉和鱼类是良好的蛋白质来源。而对于奶制品，要选择那种低脂或者去脂的类型。

您比哺乳新妈妈所需的热量要少一些。但是不要为了迅速减肥，大幅减少热量的摄入。您仍然需要吃有营养的食品，仍然需要保持良好的能量水平。一定要确保您所摄入的热量不是来自垃圾食品。

下面清单列出了您每天应食用食品的类型及数量：牛奶／谷类／面条／大米组中，每天食用6份；3份水果；3份蔬菜；奶制品中，选择食用2份；每天摄入6盎司蛋白质。我们仍然要提醒您谨慎摄入脂肪、油类和糖，每天不能超过3茶匙。要继续保持您的液体摄入量。您也可以将孕期营养计划作为参考，请参考第6周。

可考虑的配方奶

从20世纪30年代起，就出现了商业配方奶。今天，配方奶已经有很多种类和品牌了。问问您的儿科医生，看您应该喂宝宝哪种配方奶。

各种品牌的配方奶其实没什么大的差别。大部分宝宝都能适应母乳配方奶。基本的婴儿配方奶都来自牛奶，对牛奶加以改进，使其更类似于母乳，这样的配方奶比常规的牛奶更容易消化。宝宝的正常生长需要铁，而大部分的配方奶也是铁强化奶。一项最新研究表明，铁摄入过少会导致婴儿出现问题。

配方奶一般被包装成奶粉、浓缩液以及立即可喂的形式。奶粉是最便宜的。这些配方奶的终产品都是一样的。如果您选择配方奶喂养宝宝，就买罐装的奶粉吧。罐装的液体奶粉一般都需要内衬塑料，含有双酚基丙烷。为了防止宝宝接触双酚基丙烷，很多公司都把奶产品装在玻璃杯内或不含双酚基丙烷的容器内。

在美国，所有可出售的配方奶都必须满足由美国食品药品管理局制订的最低标准，所以这些配方奶的营养都很全面。您不用担心配方奶受污染的问题。配方奶都是在严格控制下生产的，所以污染的概率非常低。从其他国家进口配方奶是违法的。如果您知道某个商场正在出售从国外进口的配方奶，您千万不要买。

如果您用自来水冲配方奶，要用冷水。许多管道内都含铅。加热的水中含有来自管道中的铅。如果您想加热配方奶，将装有配方奶的奶瓶放在热水中加热。

美国儿科学会建议出生第一年的宝宝食用铁强化配方奶。一年内保持铁强化，能保证宝宝足量的铁摄入。

可使用的喂养设备

为了防止宝宝暴露于双酚基丙烷中，如果塑料奶瓶或塑料容器的商标和底部印有数字7，您就不要买了。如果您用奶瓶喂养宝宝，可能那种倾斜的奶瓶更好用。研究表明，这种设计可以使奶嘴中充满奶液，宝宝也因此会吸入更少的气体。但当宝宝平躺着吸奶时，奶液会聚集到宝宝的咽鼓管内，易造成宝宝耳部感染。

您可能也会为宝宝再选择一个奶嘴。宽一点、圆一点、柔软灵活的奶嘴便于宝宝张大嘴捕获，这种奶嘴类似于新妈妈的乳头。

还有一种奶嘴，能让配方奶或者用泵吸出的母乳以与母乳喂养时同样的速率流向宝宝嘴里，其上有一个转钮，可以调节奶嘴速率，可以选择慢速、中速、快速，您可以找出适合自己宝宝的速率。这种奶嘴几乎适用于大部分奶瓶。如果您有兴趣，看看当地商场是否有货。

奶瓶喂养指标

奶瓶喂养的宝宝，每次需要进食2~5盎司配方奶。宝宝在生下第一个月内需要每隔3~4小时喂1次（每天6~8次）。如果奶瓶空了的时候宝宝很是焦急，那就再给宝宝冲上一些吧！宝宝长大点的时候，喂养的次数下降了，但是每次喂的量提高了。

如果宝宝不吸奶，通常是宝宝饱了的标志。但您还是免不了要在喂奶结束前让宝宝打嗝！

如果每天要为宝宝换6~8次尿布，说明宝宝的配方奶摄入量已经足够了。可能宝宝每天会排便1~2次。奶瓶喂养的宝宝比母乳喂养的宝宝大便略显黏稠，且颜色更绿一些。

如果宝宝每次进食后都要排便，是由胃－结肠反射引起的。随着宝宝的进食，这样的反射导致胃部拉伸的时候挤压肠道，从而发生排便。这个问题在新生儿身上尤其明显，在宝宝2~3个月后症状通常就减轻了。

宝宝进食2盎司后，让宝宝打嗝。每次进食后让宝宝打嗝，可以帮助宝宝排出多余气体。如果宝宝不想进食，不要强迫他，过一会儿再试试。如果宝宝连续两次喂奶时都拒绝进食，跟儿科医生联系，宝宝可能是病了。

附录D 如果宝宝早产

在美国，每年有47.5万宝宝早产。在37周前出生的宝宝，被定义为"早产儿"。大约有12%的宝宝会发生早产。在过去30年中，早产宝宝的比例上升了30%。研究表明，大约有25%的宝宝是由孕期问题导致早产的。然而，有50%的宝宝是不明原因的早产。

提前出生的宝宝被称为"早产儿"，这类宝宝接受的护理依据早产的程度各有不同。有些宝宝不是特别早产，不需要特别的护理；而其他宝宝需要长期护理，并且几周或几月内都得待在医院。经验法则是，宝宝出生得越早，接受护理的时间越长。

所有的早产儿都是独立的个体了。所以，对宝宝的评估和护理都是基于他自己独特的需要。如果您想了解更多关于早产儿的信息，请您读一读我们的书——《宝宝第一年周周盼》。

立即照顾新生儿

当宝宝早产时，许多事情都可迅速发生。由于早产儿的机体不能担负和执行身体的正常生理功能，所以需要立即得到更多的照顾。如果宝宝呼吸困难，护理人员会用多种方式帮助他。宝宝在分娩室接受护理后，会被转移到婴儿护理站或者一个特殊的地方进行治疗、评估及护理。

如果宝宝需要广泛而深入的护理，会被转移到新生儿重症监护室（也被称为"NICU"）。这里的护士和医生都接受过专门的教育和培训，所以他们可以照顾早产儿。

您第一次见宝宝，可能是在宝宝被转移到重症监护室后，而且只能见一小会儿。您可能对宝宝的大小感到惊讶，他出生得越早，就越小。

随着时间的推移，宝宝逐渐长大，您可能能抱住宝宝了。您可以亲自护理他了，比如为他洗澡、为他换尿布或者喂他。袋鼠式护理——把宝宝光身子抱在自己赤裸的胸前——每天一小时，每周几次，能为宝宝提供健康护理。

您可能会在新生儿重症监护室看到许多设备和仪器。这些东西能为宝宝提供尽可能好的护理：监护器能记录下宝宝的各种信息，呼吸机能帮助宝宝呼吸，灯光能温暖宝宝或者为宝宝治疗黄疸，即使是宝宝的床也是非常独特的装置。

喂养早产儿

对早产儿的喂养非常重要。实际上，宝宝何时能够出院，取决于他能否完全靠自己的力量吃到喂给他的东西。新生儿能够接受母乳喂养或奶瓶喂养，是新生儿护理的最大成就。

早产儿出生后的最初几天或几个月中，通常是通过静脉滴注喂食的。当宝宝早产时，他可能没有吸吮或吞咽的能力，所以不能进行母乳喂养或奶瓶喂养。早产儿的肠胃系统还没有成熟到可以吸收营养物质的程度。通过静脉滴注喂食，让宝宝吸收到可消化的营养物质。

早产宝宝通常都有消化问题。他们需要少食多餐，所以得经常喂他们。

如果您计划对宝宝进行母乳喂养，您必须给宝宝提供乳汁（而不是让他自己吮吸）。将乳汁通过泵吸排出提供给宝宝是最好的方式。研究表明，任何数量的母乳对早产儿都会非常有益，所以您要考虑一下这项重要任务！

二十二碳六烯酸和花生四烯酸是母乳中两种最重要的营养物质，对早产儿有极大的益处。如果您无法母乳喂养宝宝，问问重症监护室的护士，是否需要喂宝宝包含这些营养物质的特殊的早产配方奶。

宝宝早产时母乳中的成分与宝宝足月时母乳中的成分是不一样的。正因为如此，早产宝宝需要配方奶进行营养补充。

> **为早产儿选择医生**
> 宝宝离开医院后受到正确的护理非常重要。尽量为宝宝找一位在照顾早产儿方面有经验的儿科医生。在宝宝出生后的第一年，您可能得频繁去找这位医生，因此与他融洽相处就显得非常重要。

早产儿可能出现的问题

当宝宝提前出生时，他还没有完成在子宫内的生长发育。早产在很多方面都会影响宝宝的健康。现在，随着医学技术在早产儿护理领域的发展，我们很幸运地看到，早产儿很少出现长期困难。

以下是早产儿出生后立即出现的一些问题，有些是短时存在，有些则会对宝宝的终生产生影响。

◆ 黄疸。

◆ 呼吸暂停。

◆ 呼吸窘迫综合征（RDS）。

◆ 慢性肺发育不良（BPD）。

◆ 隐睾症。

◆ 动脉导管未闭。

◆ 颅内出血（ICH）。

◆ 早产儿视网膜病变（ROP）。

◆ 呼吸道合胞病毒（RSV）。

带宝宝回家

宝宝康复到一定程度，您就可以带他回家了。当宝宝已经没有需要住院解决的健康问题，体温恒定，且能自己吃食物（不需要胃管喂食），同时开始增重时，就能准备带宝宝回家了。

新生儿重症监护室的工作人员会帮助您准备这件重要的事情。他们会在您带宝宝走之前，帮您准备一份特殊护理计划。一旦到家，大部分早产儿都能像正常宝宝一样了。

早产儿有较高的婴儿猝死综合征（SIDS）发病概率。为了帮助宝宝，在宝宝出生的第一年要遵守为防止发生婴儿猝死综合征而制订的准则。每次把宝宝放入婴儿床或摇篮中时，都要托住宝宝的后背。

宝宝的智力与身体发育

宝宝在生长发育，而您必须一直谨记他是早产儿这件事情。在宝宝出生以后的最初两年内，他的发育可能比同龄的足月宝宝要慢一些。宝宝有两个年龄——他的实足年龄（从他出生时算起）和他的发育年龄（按足月时的日子算起）。

专家们认为，早产的孩子除了早期需要接受帮助外，以后也需要接受帮助。作为父母，您可能想不断地参与到宝宝的学习和行为活动中去。通过跟医生讨论这方面的问题，您可以跟医生一起帮助您的孩子。

如果宝宝是早产儿，他可能会花更长的时间才能到达某个标志性的发展阶段。这些被称为"里程碑"的时间能让您看到宝宝的进步。如果宝宝最终花了好长时间才到达某个里程碑，也没有太大的关系。

评估宝宝的发展时，要矫正宝宝年龄，早产的几周不能包括在内。要从宝宝的发育年龄开始算起，而不是从他实际出生的时间算起！例如，如果宝宝是4月18日出生的，但预产期在6月6日，那么就要从6月6日起测量宝宝的发育情况，把这一天作为宝宝的"发育生日"。

附录 E　为宝宝选择看护

如果您和伴侣都要工作，选择谁看护宝宝，可能是您为宝宝所做的最重要的决定之一了。不仅您是这种情况，65%的在职妈妈都会面临这一问题。

要为宝宝找到最好的看护，需要花费一定的时间，此事宜提早准备。通常情况下，在宝宝出生之前就该为其找到合适的看护。

很难为2岁以下的宝宝找到高质量的看护。如果您找到一位看护，感觉很不错，但还不到把宝宝送过去的时候，最好先交点押金，择期将孩子送过去。要和看护保持密切联系。在将孩子放在日托中心之前，要跟看护见见面。

当您为孩子选择好看护后，随之要做许多相应的决定。您希望能为宝宝提供最好的环境和最好的看护，但选择看护时总是要面对许多的选择，您只能挑选一个满足自己条件的看护。在决定选哪个之前，先看看您所选择的看护是否满足您和宝宝的需求。

无论您是要找看护中心，还是要找居家看护（在您家或者看护家），做最终的决定之前都要查查参考资料。

看护中心条件检查清单

为宝宝选择看护时，要记着查查下列条件：

◆ 确保周围环境干净，且不易让宝宝受伤，同时游戏区与其他地方要隔离。看看设备和玩具是否安全、干净、维护良好。

◆ 观察看护如何与孩子们互动。他们积极参与到孩子们当中了吗？宝宝人数与看护人数的比例应该为3∶1，每组中的宝宝不能超过6个。

◆ 问问员工的更新率。看看主管与员工是如何互动的。看看看护中心雇佣的员工是否全部通过了考核。

◆ 是否允许您随时探望宝宝？或者为了防止您干扰孩子的生活规律，只允许您在某个时间段探望孩子？

◆ 看看孩子们的小吃是否有营养，是否是在干干净净的厨房或准备区预备的。

居家看护

居家看护，既包括看护到家里来照顾孩子，又包括您把孩子带到看护家中。居家看护有可能是您的亲友，也有可能不是您的亲友。

当您让看护来自己家时，您就方便了许多。您不用早上慌慌张张为孩子准备，不用在天气不好的时候带孩子出去；如果宝宝病了，您也不必请假在家或者找人陪宝宝；如果您不必花时间早上送孩子和晚上接孩子，您就省了好多时间。

选择让看护到您家中，对宝宝或小一些的孩子来说是最好的选择，这样看护就能对孩子进行专一照顾（如果您只有一个孩子），孩子对周围环境也很熟悉。

将孩子带到看护家中，是另一种居家看护选择。通常情况下，这种看护的形式是小组看护，但小组人数少，且能让父母们更灵活地支配时间，比如您要参加一个时间很晚的会议，孩子就可以在这里多待一会儿。这里的环境类似于家里，宝宝在这里可以得到更多关注。在这种小组式家庭看护情况下，2岁以下的孩子不得多于2人。

无论您选择将看护请到家中，还是将孩子送到别人家中看护，要找到一位最好的看护，您可以采用一些步骤，以下建议可供参考：

通过当地报纸或教堂简报来找要应聘的人。《招人启事》上要注明您有几个孩子需要照顾、孩子们的年龄、看护的工作日及工作时间、应聘者需要具备哪些经验以及其他一些特殊要求；同时要注明您需要的条件应聘者必须满足，而且您会对应聘者条件进行核实。

首先与应聘者在电话中交谈，再决定您是否要对其进行面试。问问他们的经验、资质、看护理念以及他们为什么寻找这份工作，然后再决定是否继续与其接触，进一步面试。将您担心的事情列个清单，包括哪些天、具体哪些时间需要看护，看护要履行的责任以及是否需要看护有驾照，跟您想雇佣的看护谈一谈。

将您想雇佣的看护的情况核实一下。问问这位潜在的看护，他曾经为哪些人家做过看护工作，请他把以往雇主的姓名和电话给您。给他服务过的每个家庭打电话，告诉他们您正在考虑请这个人做看护，跟这些雇主讨论一下他的情况。

即使您雇佣了某个看护，也要偶尔在未告知他的情况下随机看看，看看您不在时情况如何。注意您离开或到达时宝宝的反应，您可以从中知道宝宝对看护的感觉如何。您选择的任何类型的看护都可以这样抽查一番。

婴儿的看护

一定要确保您为宝宝找的地方能满足宝宝的需求。宝宝不仅需要换尿布和喂食，而且需要抱抱和互动。在受到惊吓的时候，宝宝还需要安慰。而且宝宝在一天中有一些时间需要休息。当您寻找满足条件的看护地点时，谨记宝宝的需求。对您看到的每个地方都要进行评估，看看能否满足宝宝的需求。

看护中心

在看护中心，许多孩子都被放在大一些的环境中看护。各个看护中心的设施及提供的活动都不一样，他们给予每个孩子的注意、小组的大小以及看护理念也不一样。日托中心经常会给许多孩子提供看护。

您可能发现许多看护中心都不接收婴儿。通常情况下，这些中心收大一点的孩子，因为小宝宝会花费大量的时间和注意力。如果这些中心接收了婴儿（达到2岁），看护与婴儿的比例是1:3~4。

询问一下每位看护或教师是否接受过相关培训。有些机构对看护的要求较高。某些情况下，有些机构只雇佣受过相关培训、有资质的人员，或者机构内部对人员进行培训，或者提供额外培训。

特殊护理需求

有些情况下，宝宝需要特殊护理。比如宝宝有先天性问题，需要一对一的照料时，您可能就不容易找到合适的看护了。这种情况下，您可能得花更多的时间去找一位有资质的看护。

联系曾经护理过宝宝的医院，可以咨询一下他们，或者联系儿科医生，这些人员可能会联系到那些可以帮得上您的人。对需要特殊护理的宝宝来说，将看护请到家中可能更好一些。

附录 F   产后抑郁综合征

宝宝出生后，您可能经历了太多的感情变化，情绪上的波动、轻度抑郁或者突然哭泣是很常见的。就像您在孕期所经历的一样，情绪变化通常是由产后您的荷尔蒙改变所引起的。

许多新妈妈都对产后几个月内自己的身心如此疲惫感到不解。一定要为自己留一些时间，睡眠和休息能帮您控制情绪波动。当您疲惫不堪的时候，您的情绪波动便会更加频繁。

产后，许多新妈妈都会经历一定程度的抑郁，这种情况被称为"产后抑郁综合征"。有些专家认为，产后抑郁综合征可能在孕期就开始了，但直至产后几个月后才会出现症状。当您产后第一次月经到来的时候，荷尔蒙改变会导致您出现抑郁症状。

产后抑郁综合征一般可自行消失，但经常需要一年时间。如果问题严重，接受治疗会使症状在几周内减轻；6~8个月之后，情况会明显改善；而要完全康复，通常需要药物治疗。

如果您的产后抑郁综合征没有在几周之内好转，或者您感觉极端抑郁，给您的医生打电话，您可能需要药物治疗此病。

不同程度的抑郁

抑郁有不同的程度。轻度产后抑郁程度最轻，高达80%的产妇有轻度产后抑郁。此病经常出现在宝宝出生2天后到2周，并且是暂时的，很快就会过去。这种状况只会维持几周，症状不会加剧。

更严重的情况是产后抑郁症。一般有10%的新妈妈会受到这种抑郁类型的影响。轻度抑郁与产后抑郁症的差别在于症状发作的频率、强度和持续的时间。

产后抑郁症可能在产后2周～1年发作。患有此种抑郁症的新妈妈可能会觉得愤怒、困惑、惊慌或无助。此时，新妈妈的吃睡模式都有很大的改变。她可能害怕自己伤害宝宝或者觉得自己都快疯了！焦虑是产后抑郁症的主要症状。

最严重的产后抑郁症是产后精神病。患有此病的产妇有可能出现幻觉，会想到自杀或企图伤害宝宝。许多患有产后精神病的新妈妈，也同时经历与生孩子无关的双相情感失调症。如果您对此有所担心，请跟医生讨论一下。

生孩子之后，您如果感觉自己出现了产后抑郁综合征，请跟您的医生联系。每一种产后反应，无论是轻度的还是严重的，都是暂时的和可以治疗的。

产后感觉极度疲乏是正常现象，尤其是刚刚经历了阵痛和分娩，还要调整自己如何做一个新妈妈。如果2周后您还感觉像刚刚经历了分娩一样疲乏，您有患产后抑郁综合征的风险。

产后抑郁综合征发生的原因

研究者们还没有找出产后抑郁综合征确切的发病原因，也不是所有新妈妈都会经历产后抑郁综合征。妇女个体对荷尔蒙改变的敏感可能是部分原因；产后雌激素和孕酮的降低也可能会造成产后抑郁综合征。

新妈妈产后既要进行很多调整，又要满足多种要求。其中任何一种或者两种状况都会导致新妈妈抑郁。如果您经历的是剖宫产，您患产后抑郁综合征的风险会更大一些。

产后抑郁综合征其他可能的发病原因包括：抑郁家族史、产后缺乏家人支持、被孤立或者慢性疲劳。如果您有下列情况，您遭受产后抑郁综合征的风险可能会更大：

◆ 母亲或者姐妹曾经遭遇过这类问题——似乎与家族疾病有关。

◆ 您曾经有过产后抑郁综合征——您可能会有再次抑郁的风险。

◆ 您是通过生育治疗才得以怀孕的——荷尔蒙波动可能很严重，这有可能导致您抑郁。

◆ 怀孕前您曾遭受过严重的经前期综合征——荷尔蒙失衡在产后可能更加严重。

◆ 您有过抑郁史，或者您孕前抑郁症未经治疗。

◆ 荷尔蒙水平剧烈下降。

◆ 您很焦虑或者不够自信。

◆ 您同新爸爸关系紧张。

◆ 您的经济负担重，医疗保健有限。

◆ 您的社会支持少。

◆ 您有多胞胎宝宝或者有个哭闹不停的宝宝。

◆ 您在孕期缺乏睡眠，每天睡眠少于6小时，每晚醒3次或多次。

另外，如果您"大部分时间"或者"有些时间"在做下面的事情，您患产后抑郁综合征的风险会增大。

◆ 情况变糟的时候，我会责备自己（即使您跟此事一点关系都没有）。

◆ 我经常无来由地恐惧或者惊慌。

◆ 我无来由地焦虑或担忧。

处理轻度产后抑郁症

您能帮助自己处理轻度产后抑郁综合征的最好方法是有人支持，所以要向您的家人和朋友寻求帮助。请您的妈妈或者婆婆来帮一阵子忙，或者请您的丈夫请上一阵子假，或者雇佣别人每天来帮忙。

宝宝睡觉的时候您也休息休息。跟其他与您情况一样的新妈妈们交流心得和体会。别苛求完美，多宠宠自己。

每天做些适度的锻炼，即使散步也可以。吃些有营养的食物，多补充液体。每天不要总待在家里，多去户外走走。多吃些复合碳水化合物。给宝宝做做按摩也会对您有所帮助，还可以将您同宝宝的纽带联系得更紧密。

如果做上面这些事不能减轻您的抑郁症状，跟医生谈谈，看能否暂时用一些抗抑郁药物。大约85%的抑郁症产妇需要服用药物的时间长达一年。

处理较严重的产后抑郁综合征

较严重的产后抑郁综合征一般以两种形式出现。有些新妈妈会经历几周甚至几个月的急性抑郁，她们睡不着觉或者吃不下饭，觉得自己毫无价值，感觉孤独、悲伤，经常会哭泣不止。而另一些新妈妈则会出现严重的焦虑、不安，而且易怒，她们的心率会增加。有些不幸的新妈妈甚至会同时经历多种症状。

如果您有任何症状，请立即跟您的医生联系，他或许能给您开些处方药。为了您自己和您的家庭，如果患有此病，请您及早诊治。

您的抑郁会影响您的伴侣

如果您经历轻度抑郁或者严重抑郁，也会影响到您的伴侣。在宝宝出生前就请您的伴侣做好准备，告诉他如果您发生了抑郁，只是暂时的。

如果您出现了轻度抑郁或者严重抑郁，您可以给您的伴侣一些建议，告诉他不要一个人承受这些事情，跟朋友、家人、专业人士，或其他新爸爸们说一说这些状况。他应该吃好、睡好、锻炼好。请他对您耐心一些，并且请他在这个困难时刻给您爱和支持！

附录 G 宝宝的第 1 周

宝宝护理及装备

☞ 宝宝第一次拜访医生

过去宝宝们在1~2周后才第一次去看医生。现在，产后4~6天就要对宝宝做健康检查，此时对宝宝做身体评估以及对黄疸进行治疗更为及时。

当您按照约定带宝宝去看医生时，务必带上保险卡，做好填写各种表格的准备，宝宝可是个"新病人"。

您可能要回答各种各样的问题，比如您的分娩日期、时间、地点，接生医生的姓名。您需要将孕期或分娩期出现的问题、宝宝出生时的长度和体重都告知医生。如果您还有其他孩子，这次拜访不要带他们。您有很多事情需要与医生商讨，没有时间照顾另外的孩子。

医生会为宝宝做全面细致的检查，包括为宝宝称重，测量身高，测量头围，检查黄疸，确保宝宝的四肢运动自如，听宝宝的心跳，听宝宝的肺部，检查宝宝有无腹部阻塞。此时，您可以向医生提出任何问题。

☞ 肚脐护理

医生会在宝宝肚脐的残余部分涂抹一种三重染料抗菌剂，此物质可以预防感染，快速使残余处变得干爽。如果使用了这种物质，皮肤颜色为蓝紫色。

如果回家后宝宝的这个区域变脏，则要用肥皂水和清水轻轻清洁。不要用酒精擦拭宝宝的肚脐处。研究表明，在肚脐处擦拭酒精，会延迟脐带残余脱落的时间。风干——也叫"干爽护理"——似乎是最好的办法。脐带残余愈合与脱落的时间为7~10天。

如果宝宝的脐部看起来发炎了，您可能需要为他买能把肚脐露出来的尿布，或者把尿布折叠下来，不要碰着他的肚脐。如果宝宝的肚脐流脓或渗血，请给医生打电话。如果宝宝的肚脐底部皮肤发红，或者您触摸肚脐的时候他似乎很疼痛，您要通知医生。

❦ 包皮手术后和未手术男孩的阴茎护理

对于做过包皮手术的男孩，手术后您要关注他的阴茎是否发红，是否有黄色分泌物，这两种状况都是正在痊愈的迹象。

阴茎应该在1周之内康复。如果您注意到宝宝的阴茎有任何红肿或疼痛，请给医生打电话。他会建议您使用温和的抗生素凝胶，或者建议您对此部位勤清洁。有时要用到冰块或冰袋，但只能在医生指导下操作。

对于未做包皮手术的男孩，阴茎护理不同于做过包皮手术的男孩。阴茎由阴茎体和末端叫作"阴茎头"膨大部分组成。阴茎头由包皮覆盖，包皮只是一层皮肤。男孩未做包皮手术，就表示其包皮未被移除或切除。

不要强行将宝宝的包皮往后拉，这会导致皮肤出血和出现粘连。皮肤粘连，指的是沿着阴茎体的皮肤褶皱粘在了阴茎头上。这是一种普遍状况，所以宝宝如果出现这种情况，请您不要惊慌。这种情况不会引起宝宝疼痛，您不需要对此进行处理，它会自行痊愈。

包皮最终会向后收缩，因此要避免用力清洗宝宝的阴茎。轻轻用肥皂水或清水清洗这一部位，就像清洗宝宝的其他部位一样。

> ❦ 温馨提示
> 宝宝在出生后的第一年，体重可能会增加到出生时候的3倍，身高大约会增加10英寸。

❦ 喂养宝宝

喂养宝宝是您为宝宝所做的重要事情之一。他会表现出明显的饥饿迹象，包括哭闹、把手放在嘴里。如果轻触他的脸颊，他会出现转头、张嘴的动作，您就应该知道他是饿了。

新生宝宝的胃只能容纳2~3盎司乳汁。他能在2~3小时中代谢掉这些营养物质，然后准备接着吃奶。新生宝宝每天要花3小时以上的时间吃奶。通常情况下，24小时之中他会吃8~12次奶。

新生宝宝每天增重大约是1盎司。您可以有规律地间隔一定时间来喂他，帮助他建立起规律的吃奶时间。或者您可以按宝宝的需求让宝宝自己调节——有些宝宝比其他宝宝要吃得勤。宝宝有时候在某一时间段要比在其他时间段吃得勤些，比如在宝宝的生长期。

宝宝该吃多少，他自己最清楚。饱了时，他会自己避开乳头（或奶嘴）。

每次喂完宝宝后最好让宝宝打嗝。有些宝宝需要在吃奶期间打嗝。

您可能需要向医生打听一下给宝宝补充维生素 D 的事情。维生素 D 是宝宝所必需的，能帮助宝宝强壮骨骼，维护骨骼健康。宝宝每天需要补充200IU 的维生素 D。如果宝宝是配方奶喂养，配方奶一般都是强化奶，他会得到足够的维生素 D。然而，如果宝宝是母乳喂养，应该在宝宝2个月的时候为其补充维生素 D 补充液。务必要同儿科医生讨论一下这个问题。

哺喂母乳或配方奶后，宝宝会频繁吐奶。在最初几个月里这是正常现象，因为宝宝的胃还没有完全发育。当宝宝吐奶太多，以至于吐出了胃内内容物时，就是呕吐了。如果宝宝在喂食之后呕吐，不需要立即喂他。他的胃已经被搅乱了，等到下次喂奶时间再喂。

温馨提示
在宝宝出生后的最初2周，白天应该2~3小时喂1次，晚上应该3~5小时喂1次。

抱婴儿和照顾婴儿

您可能像大多数初为人母的新妈妈一样，一想到照顾宝宝，就会觉得焦虑。他是那么小、那么脆弱的小生命。您想确保自己是以正确的姿势抱他，可不想把他掉下去。放心吧——宝宝不像您想象的那么脆弱。

抱宝宝是有方法的，所以您要自信起来。一般的抱法是，将一只手或胳膊放在宝宝头下，将另一只手或胳膊放在其后背下。您可以抱紧点，也可以稍微抱松点。移动宝宝的时候要动作流畅，要用胳膊和手保护好宝宝的头。

不要摇宝宝——摇动宝宝，能导致宝宝出现摇晃婴儿综合征。这种状况，能引起宝宝脑部出血或损伤，会对宝宝的眼睛和脊髓造成伤害。

✧ 为宝宝换尿布

为宝宝换尿布是一项必需的任务。您一旦掌握了换尿布的诀窍，就会做得又快又好。许多新爸爸不久之后也会成为换尿布专家！见下页插图。

为了避免宝宝发炎和患上尿布疹，宝宝一旦尿了或脏了，就要立马为他换尿布。新生宝宝每天可能会尿湿6~10次。排便次数不定，一些宝宝每天拉2~3次，而另一些宝宝则许多天才拉1次。宝宝是母乳喂养还是奶瓶喂养，也会对其排便次数造成影响。

如果宝宝只尿了一次，您不必用婴儿纸巾为他擦拭。尿液是无菌的，每次换尿布时使用纸巾会导致宝宝发炎。如果可能，为宝宝新换尿布后，让他晾一会儿（不垫尿布），这样能减少宝宝患尿布疹的概率。

> **⚘快速换尿布的方法**
> 给宝宝换尿布时试试下列方法，又快又容易。将宝宝放在婴儿床上，为他松开身上或尿布上的带子。轻轻抬起宝宝的脚踝。可以一只手操作，另一只手擦掉粪便扔进尿布中，放在一边。使用婴儿纸巾或湿棉花球擦宝宝的生殖器部位。如果是女孩，则要从前向后擦，以防感染阴部，造成尿道感染。让宝宝自然干爽一会儿，或者用柔软的布为他擦拭。再拿一块干净的尿布，抬高宝宝的脚踝，将尿布放在下面，系好或捆好尿布。调整尿布，不要使尿布与宝宝双腿之间留下缝隙。

✧ 为宝宝穿衣

对新父母来说，最具挑战性的事情就是为宝宝穿衣了。这可不像给洋娃娃穿衣那么简单——洋娃娃可不会动来动去的！但是我们可以为您传授一些小技巧，这样您第一次尝试为宝宝穿衣服的时候就会容易一些了。我们最好的建议是慢慢来，不要泄气。不断实践，不久您就是个能迅速给宝宝穿衣的专家了！

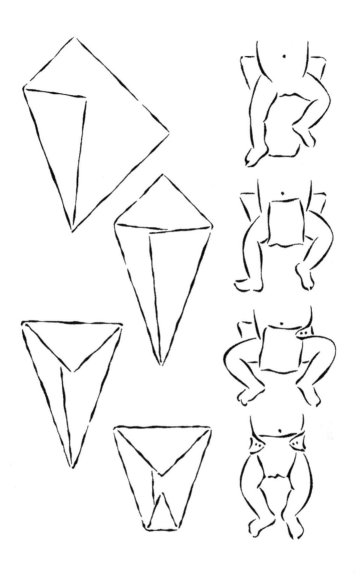

折叠尿布，放在宝宝臀下。

　　我们这些年也学到了一些为宝宝选择衣服的技巧。如果选择包屁衣，就特别容易，折叠几下就可以穿上了！另外，选择包屁衣，还可以防止宝宝动的时候衣服缩上去。包屁衣能使宝宝的尿布保持在适当的位置。连脚的连体衣是最容易穿，也是最容易脱的外套，可以作为新爸妈初学为宝宝穿衣的最好选择。

　　在为宝宝换尿布之后，再为他穿贴身内衣。用手指撑开内衣的领口，套在宝宝头上。将手从袖口伸到袖底，抓住宝宝的手，快速轻拉穿过袖筒。两只胳膊都穿好后，再整理衣身。当您为宝宝穿裤子时，将手从裤脚伸上来，抓住宝宝的一只脚轻轻穿过裤筒，然后再换另一只脚用同样的方法穿。宝宝的两只脚都被拉进裤筒后，再把裤子拉到腰上。

　　如果您要为宝宝穿背带裤，我们也发现将手从裤管处伸过裤筒，抓住宝宝的脚穿进去比较方便。穿好后，整理一下，再系好背带。如果是穿前面开口的宝宝睡衣或连体装，则将衣服铺在宝宝身下，将宝宝的胳膊先穿进衣袖，调整，再将宝宝的脚穿进去。就位后，扣好扣子或拉上拉链。

　　一句话建议：宝宝脱衣服后会立刻变冷，所以为宝宝换衣服时，房间里要暖和。

ꙮ 襁褓包裹婴儿

　　在宝宝出生前，其生活环境狭窄，能移动的位置很小。宝宝生下后，缺乏限制，这可能让他有些缺乏安全感。如果宝宝表现出不适应，襁褓——贴身裹他的柔毯，能让他觉得安全舒适。研究表明，用襁褓裹着的宝宝要比不裹的宝宝较少出现不安，还不易受惊，而且还睡得踏实。用襁褓裹着的宝宝可能会较少醒来，且睡觉时间更长。

　　包裹宝宝时，把一块毯子（方块婴儿毯最好）呈菱形放在平坦的表面上，将顶端的角折下来或者不折，如果天气冷，您想保护宝宝的头，就不要折。您可能想用一块襁褓毯——专门裹宝宝的毯子。这种毯子分为许多类型，如果您有兴趣，查查当地商店或网上是否有售。

　　将宝宝放在毯子上，其头部在菱形的顶端，将其胳膊放在脸旁或体侧。当把宝宝的手放在脸旁时，有些宝宝会觉得很舒适——对早产儿来说，尤其如此。

　　将毯子左上方盖在宝宝身上，拉紧，宝宝背下塞上一个物品，将毯子下脚折到婴儿身上。有些宝宝喜欢将腿部蜷缩成胎儿时的样子，有些则不喜欢。将毯子右上方的一角再折叠到宝宝身上，再向宝宝背下塞上物品。宝宝可以这种方式睡在婴儿车里，或者您可以抱着他。务必保证您不会把他裹得太紧，以至于影响到他的呼吸。

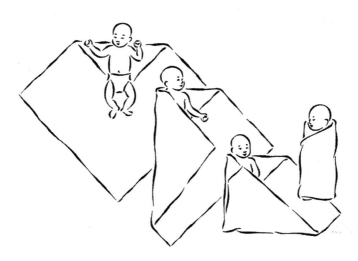

贴身为宝宝裹上毯子，能让宝宝感觉舒适。
可以把宝宝的胳膊包起来，也可以将其留在外面。

第 1 周能看到的变化

在出生后的第一年里，宝宝根据发育阶段而生长变化。4个最重要的发展类型包括：

◆ 动作发展——在第一年，宝宝的大小肌肉群都迅猛发展。不过此时他运动得很少。到第12个月月末的时候，他可能会走路了，或者开始学走路了。

◆ 语言发展——包括宝宝自己讲的话、试图听周围人讲话以及听懂别人的话。

◆ 智力发展——随着宝宝大脑的发育，他的思维能力发展起来。

◆ 社交发展——宝宝学到的社交技巧帮助他同周围世界联系起来。

随着时间一周周过去，一月月过去，宝宝从学习一个任务到学习另一个任务，他的注意力不断地转换着。宝宝们的发展阶段可能迥然不同，被认为发育正常的范围很广。所以如果宝宝在某一方面发展较慢的话，您不用担心。您该关心的是宝宝整体的发展。

刚出生时，宝宝的大脑还没有完全发育，以后会有巨大的成长。在准妈妈怀孕的最后一期和宝宝出生后的前3个月中，宝宝的大脑会迅速发展。虽然宝宝看上去静静地躺着，什么也没有发生，但随着宝宝对新世界的适应，其大脑正在不断发展。

☙ 宝宝的视力

宝宝从出生后睁开双眼的那刻起，其视力虽然有些模糊，但是能看见自己眼中的世界了。宝宝是近视眼，他最好的视力范围是离自己8~12英寸的地方。他会盯着这个范围内的物体看，能把人脸与其他物体区分开来了——他更喜欢人脸。（如果宝宝此刻正朝您笑，他有可能正在放屁呢！）

☙ 宝宝的听力

刚生下时，宝宝的中耳还有些不成熟，大脑处理声音的中枢也没有完全发育。

　　宝宝最初几周听到的都是像回音一样的噪声，而不是清晰的声音。然而，他能听见嗓音。刚出生或出生不久的宝宝就能识别出妈妈的声音，不久就能识别出周围人的声音了。经常跟宝宝讲讲话，讲任何事情都可以，以此来帮助宝宝发展听力。慢慢地，宝宝就能将听到的与语言联系起来了。如果宝宝没有听大量的谈话，他就不会说，也不会理解语言的细微差别。

✍ 宝宝其他方面的发展

　　许多宝宝出生后几天内都很安静，且很警觉，然后就开始哭。这很正常——哭是宝宝同您交流的唯一方式。

　　对您来说，安慰哭闹的宝宝，正是您与宝宝建立亲子关系的初始阶段。毕竟你们彼此还不熟悉，所以您可能需要一些策略才能把宝宝安抚好。您可能发现您的宝宝被裹起来的时候会安静下来。拍拍摇摇宝宝或是给宝宝奶嘴也是不错的方法。有些宝宝在听到单调的无意义的声响时会安静下来。在宝宝需要安慰时，您可以用各种不同的方法试试。

　　当您紧抱宝宝和 / 或喂养宝宝时，与宝宝的皮肤接触能使宝宝觉得安全。这是一种温和刺激，要尽可能多地与宝宝这样接触。

　　新生宝宝的手和嘴唇上分布着大量的触觉感受器，这就是宝宝喜欢吸吮手指的原因。

　　当宝宝睡觉或迷糊的时候，您可能注意到他在笑。他这是在睡梦状态中呢——他的眼睛可能同时也在转动。享受注视他的那些时刻吧! 这可是世间最美的时光。

第 1 周里最先发生什么?

✍ 您能看见的变化

　　似乎难以置信，但是常常宝宝们刚出生就会经历一个生长陡增期。在宝宝出生7~10天时，他的身高可能会增加。当您带他去做第二次儿科检查时，他可能比您意识到的高多了。

宝宝的心率比您的快，他的心跳为100~150次／分钟。当他打哈欠、打嗝或排便时，他的心率可能会降下来。他的呼吸也很急促——每分钟达到50次。这些都是正常现象。

有些宝宝不喜欢被抱着，这也是正常的。如果您抱他的时候，他僵直身子或弓起了背，把他的背紧靠在您的胸部，这样可能会好些。

当他哭闹的时候，您可能看不到眼泪。他的泪腺还不够成熟，还不能产生眼泪。眼泪通常从微小的开口——泪腺中流出。泪腺位于下眼睑的内部。偶然情况下，泪腺会被一层薄膜所堵塞，薄膜通常在宝宝出生后会打开。但有时宝宝出生后，这层薄膜可能还没打开，所以眼泪不会流出来。

大多数宝宝的泪腺在其第9个月大时都会打开。除非此时泪腺还没打开，您才需要采取行动。轻轻用干净的食指按摩宝宝的泪腺，朝着鼻部做圆周按摩，白天任何时候都可以做这件事情。轻微的压力能帮助宝宝打开泪腺。

宝宝出生之前，当他吞下羊水时，他就品尝了各种味道。此时宝宝喜欢甜味——母乳和配方奶都是甜的。

> **🐌温馨提示**
> 宝宝在6~10周的发展没有既定标准，如果您的宝宝此时还不会做同龄宝宝会做的某些事情，也是很正常的。每个宝宝都以自己独特的方式和自己的步调发展成长。

🐌 宝宝与睡眠

新生儿每天睡眠17~20小时。然而，他们通常连续睡觉不超过5小时。您可能会注意到，宝宝在出生后最初几周里睡得很多，睡觉使他精力充沛。他睡睡醒醒，不分白天夜晚，但会2~4小时吃1次奶。

在接下来的6~8周里，他晚上睡的时间会长些，白天醒的时间会多些。白天让他待在光线好的房间里，晚上把他放在光线暗的房间里，这样有助于他建立白天醒、晚上睡的模式。因为宝宝的神经系统尚未成熟，他不会像大些时候一样熟睡。

宝宝睡觉的时候，有可能会短时屏住呼吸，这种情况被称为"周期性呼吸"。如果他只是偶然如此，每次不超过10秒钟，然后接着呼吸，便不必理会。发生这种情况，是因为宝宝控制呼吸的中枢神经尚未完全发育。研究表明，周期性呼吸同婴儿猝死综合征没有丝毫关系。

可能亲戚朋友或者其他人会建议您让宝宝趴着睡，认为这样宝宝睡得更香。千万不要这样做——我们知道"仰面睡觉更好"。每次把宝宝放下睡觉时，都让他仰面睡。为什么呢? 研究发现，健康、足月宝宝仰面睡，能降低其出现问题的风险，尤其防止婴儿猝死综合征。

研究表明，正常宝宝仰面睡，不会发生噎着或吸进自己呕吐物的状况，因为宝宝的咽反射发育得很好。不要尝试让宝宝趴着睡觉。

由于呼吸问题，早产儿不适宜这个规则。有某种上呼吸道问题的宝宝，有鼻子、咽喉或嘴巴缺陷的宝宝，以及有吞咽或呕吐问题的宝宝，都不适宜这一规则。如果您的宝宝有这些症状，请跟儿科医生讨论一下。

宝宝第一周的里程碑

本周您目睹的宝宝身体发生的改变：

◆ 整个身体会对突然改变做出反应。

◆ 受惊时，弓背、踢腿和扑腾手臂。

◆ 会抬头。

◆ 能转动头。

◆ 通过反射控制胳膊、腿和手的移动。

◆ 按压宝宝的手掌，宝宝会张嘴，会轻轻抬头。

◆ 连续醒醒睡睡。

◆ 坐着的时候，头会前后晃动。

◆ 通过反射控制吞咽和觅食。

◆ 从宝宝的脚后跟到脚趾尖轻叩宝宝足底，可使宝宝脚趾上下动。

◆ 每天睡17~20小时。

◆ 经常零星排便。

◆ 每天需要喂7~8次或更多次。

本周您目睹的宝宝感官和反射的发展：

◆ 对亮光眨眼。

◆ 聚焦在8~12英寸处。

◆ 视线外旋。

◆ 对声音的方向敏感。

◆ 大部分时间紧握拳头。

◆ 能辨别声音的大小与音调，偏爱高音。

◆ 趴着或被抱着趴在别人肩膀上时，能抬起头。

◆ 能转动头。

◆ 能区分味道——已经喜好甜味了。

◆ 小手偶然碰到物体时，会抓住并握住它。

本周您目睹的宝宝智力的发展：

◆ 被抱起或接受坚定稳固的压力时，会安静下来。

◆ 会停止吸吮，去看看别的东西。

◆ 通过睡眠排除干扰性刺激。

◆ 发出动物似的声音。

◆ 能短暂地看人。

本周您目睹的宝宝社交的发展：

◆ 表现出兴奋和悲伤。

◆ 似乎能对柔和的人声做出反应。

◆ 变得警觉，尝试注视人脸或捕捉声音。

每个宝宝都是独特的个体，您的宝宝可能比别的宝宝发展快些，也可能比别的宝宝发展慢些。如果您对宝宝的生长存在某些疑惑，请同您的医生讨论一下。

✿ 宝宝的哭声意味着什么？

宝宝同您交流的唯一方式就是哭。这是他告诉您自己不舒服、饥饿或者需要照料的标志。随着您对宝宝了解得越来越多，您能更好地理解他的哭声意味着什么。然而，不是每个宝宝都哭得很多——有些宝宝几乎不哭。

不要担心他哭的时候您把他抱起来会惯坏他——这不会惯坏他的。实际上，及时抱起宝宝，能很快加深你们的感情。您及时反应，是在告诉他您会照料他，他跟您在一起很安全。

随着您对宝宝的了解，您会理解他为何哭。宝宝的哭分为以下几种类型：

◆ 厌烦——听起来像假哭，一旦抱起来就停止哭泣。

◆ 不适——听起来似乎很烦躁，类似于厌烦的哭声。而且抱起来之后，宝宝不会停止哭泣。

◆ 疲乏——柔和的、有节奏的哭声，似乎宝宝在尝试安慰自己。

◆ 饥饿——短促的低音，哭起来忽高忽低，抱起来也不停止。但如果喂他，哭声便停止。

◆ 疼痛——突然尖声哭叫，紧跟着没有了呼吸，然后又接着尖声哭。

随着您为人父母越来越有经验，您会发现许多安慰宝宝的方式。您可能希望试试下面的技巧，以找出安慰宝宝的最好方式。安慰宝宝的方式有以下几种：

◆ 把他裹在毯子里。

◆ 把他抱在胸前。

◆ 把他放在婴儿车里，在屋内来回推着走。

◆ 为他唱歌。

◆ 发出单调的声音。

◆ 到户外去。

◆ 为他洗澡。

宝宝可能会哭得很厉害，但是总体来说，第一周里宝宝每天哭的时间不会超过4个小时，而是一会儿哭5分钟，另一会儿又哭10分钟。第二周周末时，他每天哭的时间大约为2.5小时。

如果宝宝哭了30多分钟还不停止，给医生打电话吧。如果宝宝哭的同时，还伴有发烧、呕吐、食欲不振或排便紊乱等症状，这就意味着他病了，需要看医生了。此时，请您务必给医生打电话。

✑ 乳痂

宝宝头顶可能会出现一块一块黄色或棕色的蜡状物质——这可能是乳痂，也叫"头皮脂溢性皮炎"。这种现象在新生儿身上很是常见。乳痂通常发生在宝宝出生后1~12周，且经常在宝宝8~12个月后自行消失。这种现象很正常——50%的婴儿会出现这种状况。如果宝宝长了乳痂，您会注意到他的头皮上有厚厚的鳞状片，它们也可能出现在宝宝脸部或发际线部位。乳痂不痛不痒，但看起来很脏。

如果宝宝长了乳痂，您在家中能够做些什么呢？您可以用矿物油或橄榄油为宝宝处理这种症状。先用水将宝宝的头皮弄湿，再将矿物油或橄榄油轻轻涂抹上去，这样，乳痂会变得松散，然后使用洗发水洗掉即可。或者取少量成人用的去屑洗发水稀释后，涂抹在宝宝的头皮上，轻轻揉擦，要确保远离他的眼睛。揉擦的时候要打起泡沫，然后浸泡，再将碎屑用小刷子轻轻刷掉。

使用洗液之后再用柔软的刷子刷掉残片是可以的，这样就能保持这部分区域洁净干爽了。千万别用手去剥宝宝头上的乳痂片，这样有可能导致宝宝发炎和感染。

问题迹象

在宝宝长到12周之前，任何的反常都应视为急症，即使您认为大点儿的孩子如果出现此情况是很平常的事。这是因为宝宝的免疫系统还没有完全成熟，还不能对抗病毒感染。

刚刚做了父母，您还不能确定什么情况下宝宝属于正常，什么情况下属于异常，也不知道什么时候该找医生。如果宝宝出现了以下迹象或症状，您就要引起警惕，立刻给医生打电话：

◆ 进食困难。

◆ 头上有淤血或肿块。

◆ 呼吸困难——呼吸的时候，肋骨下陷或嘴唇青紫。

◆ 喂食后大多呕吐，尤其是吐物为棕色或绿色，或者用力喷射（喷射性呕吐）。

◆ 他的粪便中出现黏液、血丝，或者每次进食后他都会腹泻。

◆ 出生后第一星期没有排便。

◆ 经直肠测量，体温为38.1℃或者更高。

◆ 看起来很黄，可能是黄疸。

◆ 安静不动和/或行动起来时看上去比较异常，比如极端嗜睡或困倦。

如果宝宝睡眠时间超过6个小时还难被叫醒，或者跳过了3次吃奶时间，或者不断排便，情况都非常严重。发生这些情况，都要立即带宝宝去医院！

不要犹豫给医生打电话的事情——儿科医生和他的同事们都会帮助您的。您的问题不会听起来愚蠢，他们或许在您问这些问题之前，都听过很多次这样的问题了！

宝宝的头皮上应该没有任何感染迹象。如果看上去似乎发生了感染，请您联系医生。如果长乳痂超过了8周，也请联系医生。还有，如果这片区域有渗出液或脓，或者使用了以上介绍的方法还不管用，或者发炎了，都请给医生打电话。

如果有发炎的迹象或者宝宝身体其他部位发红，有可能乳痂引起了其他问题，一定要给儿科医生打电话。医生可使用可的松乳液来治疗这种类型的皮炎。

黄疸

研究表明，超过50%的新生儿会患上黄疸。黄疸也叫"高胆红素血症"。如果宝宝患了黄疸，您是主要的发现者。大部分黄疸发生在宝宝出生后2~5天——宝宝可能刚从医院到家的那段时间。黄疸在发生后的第4天症状最为明显。

当胆红素水平特别高的时候，就出现了黄疸。如果宝宝早产、生病或处于高危中，患黄疸的可能性就极高。如果不予治疗，有可能导致宝宝听力受损和脑部受损。

光线疗法被用来治疗黄疸。治疗时，宝宝被暴露在紫外线下，这样胆红素就被转变为其他的身体容易处理的物质了。

医院利用血液检测来确定血中胆红素水平的高低，或者利用一种手动装置来测量婴儿皮肤的黄染度。这两种试验的准确率为95%，结果在几分钟之内就会出来。

黄疸的症状，包括：皮肤变黄（过多胆红素导致的），眼白（巩膜）有可能显示黄色。皮肤的黄色部分可能延伸向身体其他部位，甚至甲床也会出现黄色。轻轻捏宝宝的手指甲，再松开，就可以发现其是否有黄变。

大部分黄疸会随着宝宝肝部的发育而在几天内自行痊愈。然而，有少部分患儿的黄疸会转化为核黄疸，请看下面的讨论。

如果宝宝患了黄疸，您在家中能做些什么？您可以为宝宝测试。用手轻轻按压宝宝的前额或鼻子。无论宝宝是哪个种族，印记应当是苍白的。如果不是，您就要打电话给儿科医生了，他会做一个血液测试来取得可靠的结果。

轻度黄疸并不严重，但要听从医生的建议。用胆灯治疗黄疸。这一方法也被称为"光线疗法"。紫外光线能分解胆红素，将胆红素从血流中清除掉。如果宝宝进食好，这种疗法也有益于宝宝将胆红素从肠道排泄出去。如果宝宝越来越黄，或者宝宝进食不好，请给医生打电话。如果宝宝出现其他问题，也请您给儿科医生打电话。

核黄疸。核黄疸是由严重的新生儿黄疸所引起的。这是一种很罕见却很严重的问题，如果宝宝患有此症，出生后不久就会受到影响。通过监测新生儿体内的胆红素水平，来确定是否需要为宝宝预防核黄疸。

核黄疸是由胆红素在大脑和其他神经组织内异常累积所引起的。它可以造成皮肤和巩膜（眼白）黄染以及对大脑造成损伤。对早期黄疸进行诊断和治疗，是避免核黄疸的关键。

✨ 女孩的阴道分泌物

出生后，女婴的阴道分泌物为无色或白色。这是由来自母体的荷尔蒙在宝宝体内累积过多所引起的，很少会因此引发问题。通常轻轻为宝宝清洁阴部即可。一般情况下，这种分泌物不久就会消失。如果分泌物过多或者呈黄色或绿色，请您联系医生。

第1周的游戏与玩具

第1周，将会开始您和宝宝一起玩耍的美妙时光，从此，你们会一起游戏很多年。您会发现，随着对宝宝了解得越来越多，游戏和乐趣会随手拈来。您可能会把很普通的一件事变成您和宝宝的游戏。对你们彼此来说，这确实是一段特殊的时光。

✨ 刺激他的视觉

为了刺激宝宝的视觉，将很夸张的图案拿在距离宝宝8~12英寸的地方让宝宝看。这个时候，他偏爱夸张的图案和黑白对比鲜明的图案，因为他还不能区分颜色的细微差别。

宝宝也很喜欢看人脸。剪些杂志上的大图拿给他看，如果宝宝有兴趣，就让他尽情注视吧。如果宝宝开始蠕动或将视线转向其他地方，这个游戏就结束了。

✨ 对他说话，为他唱歌

开始用字词和音乐与宝宝玩耍、交流吧！尽量多对宝宝说话，能听见您的声音对宝宝非常重要。给他唱歌吧——即使您抓不住调子！告诉他，您在做什么和正在发生的事情。当他哭闹时，为他播放舒缓的音乐，这会让他安静下来。

温馨提示

整天都要不时地跟宝宝说说话，或者就跟宝宝用语言交流。一项研究表明，截止到宝宝3岁时，宝宝需要听3000万个单词。这样，他才能准备好上学需要用到的词汇量。所以，跟他说话吧。

术语表：与医生沟通零障碍

腹部测量——产前检查中对宝宝宫内生长情况的测量。指的是从耻骨联合处到宫底的距离，也叫作"宫测量"。宝宝太多或太少的生长都表示出现了问题。

异常胎盘形成——多次剖宫产手术的并发症，与剖宫产率的增高有关。

获得性免疫缺陷综合征（AIDS）——由人类免疫缺陷病毒（HIV）所引起，病人极度虚弱，频繁发生致死性疾病，影响了机体对感染的反应能力。

活跃分娩——妇女的宫颈扩大到4~8厘米，通常是3~5分钟收缩1次。

执业护师——接受了医学专业研究生教育的护士，必须由国家认证，比如在妇女健康方面获得认证，由州护士委员会颁发执照。

有氧运动——能提高心率，锻炼时消耗更多氧气的运动。

胞衣——宝宝被娩出后排出的胎盘和胎膜。

甲胎蛋白（AFP）——宝宝在子宫内生长期间产生的一种物质。羊水中有大量的甲胎蛋白，是三联筛查或四联筛查的部分内容。

泡状腺——乳房产奶区像葡萄串一样的细胞。

氨基酸——构建起发育中宝宝的生命模块的物质。

羊膜穿刺术——为了检测胎儿是否有遗传缺陷或者为了检测胎儿的肺成熟度，从羊膜囊中取出羊水的过程。

羊水——羊膜囊内围绕宝宝的物质。

羊膜腔灌注术——将无菌生理盐水注射进羊膜囊内。

羊膜囊——子宫内围绕着宝宝的一层膜，膜内有宝宝、胎盘和羊水。也被称为"羊膜"。

壶腹——各种管状器官前端的膨大部分。

解剖扫描——测量宝宝长度和头部大小的超声波，可用来检查宝宝的器官发育情况。也被称为"二级超声波"。

贫血——红细胞的数量少于正常值的状况。

先天无脑畸形——宝宝大脑成形不全，通常伴随着围绕宝宝头部的骨头缺失。

非整倍性——染色体数目异常。

血管瘤——肿瘤或肿块，由血管和淋巴组成，通常是良性的。

无卵性——妇女不排卵。

抗炎药——能减轻疼痛和 / 或炎症的药物。

阿氏评分——宝宝出生后1分钟和5分钟时对其进行的测试，是对宝宝对自己出生的反应的测量。

乳晕——乳头周围颜色加深的一个环形区。

心律不齐——心跳不规律或者缺失。

吸入——吞咽或吸入了外来物（包括外来液体），比如呕吐物进入呼吸道。

哮喘——反复发作的呼吸急促和呼吸困难疾患，经常由过敏反应引起。

宫缩乏力——子宫缺乏力量。

遗传性过敏——有发展为过敏症的遗传倾向，由免疫系统过分敏感所致。

强化分娩——发生滞产或产程延长时使用药物（催产素）的情况。

自身抗体——袭击自己身体各个部位或组织的抗体。

后背阵痛——发生在下背部的阵痛。

β–肾上腺素受体——干扰激素传输的物质，影响自主神经系统。

双角子宫——子宫被分为两部分，子宫两侧各有一角突出。

胆红素——红细胞中的血红蛋白被破坏后，在肝脏中形成的一种物质。

胎儿生理活动评估（BPP）——出生前对胎儿进行评估的方法。

活组织检查——移取小片组织在显微镜下观察。

分娩中心——专门负责接生的机构。通常情况下，阵痛、分娩、恢复都在同一房间。分娩中心或者隶属于医院，或者为独立存在机构。有时被称为

"LDRP"，集阵痛、分娩、康复、产后功能于一体。

比效普评分——用来预测引产能否成功的方法。包括测量宫颈的扩张度、消除度，入盆情况，一致性和宫颈的位置。每一项都给出一定的分数，然后将这些分数加起来，帮助医生决定是否引产。

血压——血液对动脉壁的压力。动脉将血液从心脏带到全身各处。血压发生改变，表示出现了问题。

血型鉴定——测定血型是 A、B、AB，还是 O 型的试验。

血液压力检查——检查妇女的血压。血压的改变是身体出现问题的警示。孕期出现高血压应该引起注意，尤其是临近预产期的时候。

见红——怀孕晚期少量阴道出血，随后会出现阵痛和分娩。

医师委员会认证——医生们在某个专业接受了额外的培训和检验。如果是妇产科医生，则由美国妇产科医师学会颁发证书。证书颁发的要求是必须获得妇女护理方面的专业知识。医生姓名后面如果有"FACOG"字样，则表示他为美国妇产科医师学会成员。

布雷希氏收缩——怀孕期间子宫无规律、无痛收缩，呈加强趋势。

臀先露——胎儿胎位不正。臀部或腿先于头进入产道。

携带者——携带有隐性致病基因的人。携带者通常没有症状，却可以将变异基因遗传给孩子。

先天性白内障——眼睛晶状体模糊，出生时就存在。

认证护理助产士（CNM）——接受了接生方面额外培训的注册护士，为妇女提供产前和产后护理。

头盆不称——宝宝太大，无法进入产道。

宫颈物培养——为了检测是否患有性传播疾病进行的试验。做完子宫颈抹片检查后，取宫颈样本来检查衣原体、淋病或其他性传播疾病。

宫颈——子宫的开口处。

剖宫产——从腹腔切口取出宝宝，而不是阴道分娩。

查德威克氏征象——孕期阴道或宫颈变为深蓝色或紫色。

化学疗法——用化学物质或药物治疗疾病的方法。

衣原体——性传播感染疾病。

黄褐斑——脸部或身体其他部位出现的形状和大小不规则的色斑（常呈蝴蝶状）。可能会大面积出现。也叫作"妊娠斑"。

绒毛膜——环绕羊膜囊的外层胎膜。

绒毛膜绒毛取样（CVS）——为了证实是否有孕期问题，在妊娠早期所做的确诊试验。穿过腹部或宫颈，从子宫内的胎盘组织中取样。

染色体畸形——染色体数目异常或形状畸形。

染色体——细胞内携带遗传信息的结构，以 DNA 的形式存在。人类有22对常染色体和2条性染色体。每对染色体中，都有一条染色体来自父本，另一条染色体来自母本。

唇裂——嘴唇上出现的先天缺陷。

腭裂——出现在口腔上颌的出生缺陷。

畸形足——脚步扭曲变形的出生缺陷。

初乳——淡黄色液体，乳房最初产生的乳汁，在怀孕末期出现，与后来哺乳期出现的乳汁成分不同。

全血细胞计数（CBC）——检测血液中的细胞成分、铁贮存量以及是否感染。

尖锐湿疣——一种由人乳头瘤病毒（HPV）引起的皮肤结节和皮肤疣，也叫"性病湿疣"。

先天性耳聋筛查——如果夫妻中的一方有家族遗传性耳聋疾病，要做血液检测来确定胎儿是否出现了同样的问题。

先天疾病——出生时就存在的疾病。

宫颈锥形切除术——由外向内以圆锥形切下宫颈的一部分组织，进行大型活组织检查。

连体婴儿——双胞胎的某一部分连在一起，可能享有同一重要器官。曾被称为"暹罗孪生子"。

便秘——排便次数少且排便不全。

宫缩应激试验——利用宝宝对宫缩的反应来评估宝宝的健康。

宫缩——通过子宫挤压和变紧将宝宝娩出。

黄体——排卵后，由卵泡迅速转变成的富有血管的腺样体结构。

顶臀距离——从宝宝的头部到宝宝的臀部的距离。

囊性纤维化——导致呼吸和消化问题的囊性疾病。

膀胱炎——膀胱发炎。

巨细胞病毒（CMV）感染——孕期准妈妈传递给宝宝的最普遍的病毒，大约1%的新生儿会受到感染。

细胞毒素——能终止妊娠的物质。

刮宫术——宫颈被扩张后，子宫内膜被刮除的过程。

皮肤病——皮肤出现了状况或起了皮疹。

发育迟缓——宝宝的发育慢于正常宝宝的情况。

诊断试验——确认是否出现问题的试验，经常在筛查试验之后进行。筛查试验表明可能出现问题，就要进行诊断试验。

腹直肌分离——腹部肌肉发生分离。

己烯雌酚（DES）——非甾体类合成雌激素，过去用于防止流产。

扩张——分娩前宫颈开口的程度，以"厘米"为单位。产妇宫颈完全扩张的长度为10厘米。

二卵双生——由两个不同的受精卵发育而成的孪生子，也被称为"异卵双生"。

显性基因——即使只有一条基因，也会出现明显特征（从一个亲本获得），酒窝就是一个例子。

多普勒超声——能放大胎儿心跳声的仪器，这样医生和其他人就可以听到宝宝的心跳了。

唐氏综合征——染色体异常疾病，宝宝的第21对染色体不是2条，而是3条，这会导致宝宝发生智能障碍、明显的身体特征及其他许多问题。

预产期——预计要生宝宝的日子。大部分的宝宝都在预产期左右出生，但只有0.05%的宝宝会在预产期当天出生。

动态子宫颈——从超声波下看到的宫颈扩张的状况，通常与子宫颈松弛或早产有关。

排尿困难——排尿时困难或疼痛。

阵痛初期——产妇经过2小时以上的有规律的宫缩（每20分钟1次到每5分钟1次）。宫颈常常可扩张到3或4厘米。

子痫——有先兆子痫的产妇会发生抽搐和昏迷症状，同癫痫无关。

外胚层——在宝宝的发育过程中，产生皮肤、牙齿、口腔腺体、神经系统和脑下垂体的胚层。

子宫外孕——发生在子宫外的怀孕现象，大部分情况下发生在输卵管中，也被称为"输卵管妊娠"。

外倒转术——怀孕晚期，医生经腹壁用手转动胎儿，使胎儿从臀位转成头位。

估计分娩期（EDC）——预计的宝宝出生的日期。

消除——宫颈变薄的过程，发生在怀孕末期和分娩过程中。

脑电图——对大脑电活动的记录。

胚胎——从受孕到怀孕10周时，发育早期的有机体。

胚胎期——妊娠的前10周。

内胚层——产生消化道、呼吸器官、阴道、膀胱和尿道的组织部分，又叫"内皮层"或"下胚层"。

子宫内膜周期——子宫内部黏膜层有规律的变化，以怀孕的准备阶段开始，至月经期子宫内膜脱落结束。

子宫内膜——子宫内壁上的黏膜层。

灌肠剂——用于灌肠的液体。将此液体从肛门注入直肠，目的是为了清洁、刺激大便排泄。

乳房肿胀——通常指哺乳妈妈的乳房中充满乳汁的情况。

酶——由蛋白质组成，能提高或改变其他物质发生化学反应的速度。

硬膜外阻滞——分娩或进行其他手术的时候，将药物从脊髓周围注入的一种麻醉类型。

外阴切开术——阴道后部，直肠上方区域的切开手术。主要为了避免分娩过程中阴道口与直肠撕裂。

必需营养素——不能由身体制造，只能通过饮食补充的营养物质。

外毒素——从机体外获得的毒药或毒素。

挤奶——用人工方法将乳汁挤出。

面先露——宝宝的脸先进入产道。

输卵管——从卵巢连至阴道的管道，包括中输卵管和侧输卵管，卵经此排出。

假分娩——只有子宫收缩，而无宫颈扩张。

空腹血糖——对空腹一段时间之后所采的血进行检测所得出的血糖值。

受精——指精子与卵子的结合。

受精龄——从受精时间开始计算的怀孕日期，比妊娠期少两周。

胎儿畸形——胎儿缺陷。

胎儿窒息——胎儿心率失常。

胎儿纤维连接蛋白（fFN）——早产的评估试验。取宫颈阴道分泌物检测。如果22周后出现了胎儿纤维连接蛋白，则表示早产风险增高。

胎儿甲状腺肿——胎儿的甲状腺肿大。

胎儿监测器——分娩前或分娩中用来听和记录胎心音的仪器。可以从外部（母体腹部）或内部（孕妇阴道）对宫内宝宝进行监控。

胎儿窘迫——发生在临产前或分娩期，常常需要将宝宝立即娩出。

胎儿镜检查——借助细纤内窥镜经母体腹部插入羊膜腔内直接观察胎儿。这个试验能帮助医生发现宝宝出现的细小问题。

胎儿——指妊娠10周后至出生前的宝宝。

纤维蛋白——血液凝固过程中发挥重要作用的弹性蛋白。

瘘管——身体一部分到另一部分的异常开口，比如从阴道到直肠的开口。

产钳——有时接生时要用到的仪器。用时将其置于产道内宝宝的头部，帮助宝宝从产道娩出。

强化——向食物中添加一种或多种必需营养素。

伸腿臀位——宝宝先露臀部，腿和膝盖直伸。

宫底——子宫顶部。在孕期通常需要对其进行测量。

基因——遗传物质的基本单位。每个基因上携带有从亲代传给子代的特殊信息。孩子们能接收到的信息，一半来自母亲，一半来自父亲。每个人大约有100万个基因。基因密码可以决定一个人的具体特点，比如头发颜色。

遗传咨询——一对夫妇关于孕期发生基因问题的可能性对相关专家进行咨询。

基因筛检——执行一个或多个基因测试。

基因检测——为确定一对夫妇是否会有基因缺陷的孩子所进行的筛检和诊断试验。通常是遗传咨询的一部分。

生殖器单纯疱疹——发生在生殖器部位的单纯疱疹感染。因为可能危及新生儿感染单纯疱疹，孕期要重视此类感染。

泌尿生殖器问题——发生的问题涉及生殖器、膀胱或肾。

胚芽层——胎儿发育中至关重要的胚层与组织区域。

孕龄——从末次月经的第一天开始算起的孕期，比受精龄长2周。

妊娠糖尿病——只发生在孕期的糖尿病。

妊娠滋养细胞疾病（GTN）——胚胎不发育的异常妊娠，也被称为"葡萄胎妊娠"或"水泡状胎块"。

球蛋白——血浆或血清中的蛋白家族。

葡萄糖耐量试验（GTT）——又叫"血糖试验"。评估机体对糖的反应的血液检测。在服用一定量的葡萄糖后，间隔一定时间从准妈妈身上抽取血液进行测定。

糖尿——尿中的葡萄糖（糖）。

淋病——主要是指通过性交传播的传染性性病感染。

癫痫大发作——癫痫发作期间对身体平衡与机能控制的丧失。

B 组链球菌感染——发生在母亲阴道、咽喉或直肠的严重感染。

习惯性流产——三次或更多次流产。

胃灼热——饭后感到胸口不适或疼痛。

宫底高度——子宫的顶端，就叫"宫底"。医生寻找到这一点，从此点开始测量到子宫底端（大约耻骨联合处）的高度。医生凭借此高度来判断胎儿的生长是否正常。

红细胞比容——血细胞与血浆的比例，在诊断贫血方面此数据非常重要。

血红蛋白——红细胞中的色素，能携带氧气到全身组织。

溶血性疾病——红细胞的破坏。

生血系统——能控制血细胞生成的系统。

痔疮——扩张的血管，通常发生在直肠或直肠管中。

肝素——为了治疗或预防血栓形成而服用的药物。这种药物可预防血液凝结。

乙肝表面抗体试验——测定孕妇是否患有乙型肝炎的试验。

高危妊娠——孕期出现了并发症，通常需要特殊的医疗护理，这种护理一般由专家实施。

人类免疫缺陷病毒 / 艾滋病检测——为了确定某人是否有人类免疫缺陷病毒 / 艾滋病而进行的试验。如果没有个人的知情同意，不能做这项检测。

霍曼氏征象——也就是直腿伸踝试验。检查时嘱患者下肢伸直，将踝关节背屈，此时如果发生疼痛，提示小腿有血凝块生成。

家用子宫监测器——可以在家中记录孕妇宫缩的仪器。记录结果可以通过电话线传到医生那里。过去常常用此仪器来检测有早产风险的孕妇。

人体绒毛膜促性腺激素（HCG）——在怀孕早期产生的荷尔蒙，可通过妊娠试验检测。

人类胎盘催乳素——孕期由胎盘产生的荷尔蒙，可通过血液检测。

肺透明膜病（HMD）——新生儿呼吸疾病。

羊水过多——羊水的量过度增加。也被称为"胎水肿满"。

脑积水——胎儿大脑周围液体过度累积。

高胆红素血症——血液中有极高水平的胆红素。

妊娠诱导的高血压——只发生在孕期的高血压。

甲状腺机能亢进——血流中高于正常水平的甲状腺激素。

发育不全——组织缺陷，生成或发育不完全。

低血压——血压值低。

甲状腺功能减退——血流中甲状腺激素水平低或不足。

成像测试——能看到机体内部的测试，包括 X 射线、CT 扫描（或计算机辅助测试扫描）、核磁共振成像（MRI）。

回肠储袋肛管吻合术——将一个袋子或一个囊与回肠（小肠）相连，通向肛门（消化道的下端开口）。

免疫球蛋白制剂——用来防止某种疾病感染的物质，比如可防止肝炎或麻疹。

子宫颈内口松弛症——宫颈无痛扩张，但没有宫缩。

不完全流产——部分子宫内容物被清除的流产。

引产——利用药物来启动分娩。

不可避免的流产——有出血和痉挛症状的怀孕，通常的结果是流产。

不育——没有怀孕的能力或者怀孕能力降低。

胰岛素——由胰腺产生的荷尔蒙，能提高糖和葡萄糖的利用率。

宫内生长限制——孕期胎儿不完全的生长。

体外受精——将卵子置放于体外一个中介物上，加入精子，使精卵结合，然后将受精卵再移入子宫内部来导致怀孕。

碘化物——由负离子碘构成的药物。

缺铁性贫血——由于饮食中缺铁而导致的贫血，怀孕中常常会发生这种情况。

同种免疫——针对另一个体（比如宫内的宝宝）红细胞的特殊抗体。当 Rh 阴性的母亲怀了 Rh 阳性的宝宝时，或者输入 Rh 阳性血液时，经常发生此种反应。

黄疸——皮肤、眼睛和机体组织上发生的黄斑。黄疸由过多的胆红素所引起，通常采用光线疗法治疗。

酮类——血液中新陈代谢的分解产物，尤其产生于饥饿和无法控制的糖尿病情况下。

踢计数——孕妇能感觉到的宝宝动的频率，用来评估胎儿的健康状况。

肾结石——可在肾中或尿道中发现的小块物质或损伤。它们能阻碍尿液流出。

分娩——胎儿从子宫内被排出的过程。

腹腔镜检查——用来实施管道结扎、盆腔疼痛诊断或异位妊娠诊断的微创手术。

白带——白色或微黄色的阴道分泌物，主要由黏液组成。

孕腹轻松——怀孕晚期子宫的形状变化，经常被描述为"胎儿下降"。

黑线——孕期生成的从肚脐到阴部的黑色中线。

恶露——产出宝宝和胎盘后出现的阴道分泌物。

巨大胎儿——异常大型的胎儿。

恶性妊娠滋养细胞肿瘤——妊娠滋养细胞疾病出现了癌变。

乳房 X 线照片——识别正常和异常乳房组织的 X 射线检查。

妊娠斑——孕期每只眼睛下出现的色素增多现象，通常看上去呈蝴蝶状。

孕产妇血清筛查——怀孕第15~50周，通过对准妈妈进行血液检测，筛查宝宝是否患有唐氏综合征、18-三体综合征和神经管缺陷。

麦当劳环扎术——针对子宫颈内口松弛症所实施的手术，指在孕期对宫颈开口进行拉带式缝合。

胎粪——新生宝宝的第一次粪便，为绿色或黄色。它由上皮或表皮细胞、黏液和胆汁组成。可能在分娩前、分娩中或分娩后出现。

色素瘤——发生癌变的色痣或肿瘤。

脊髓膜膨出——胎儿中枢神经系统缺陷，膜和脊髓通过脊柱开口膨出。

月经——周期性排出的子宫内膜和血液。

中胚层——形成结缔组织、肌肉组织、肾脏、输尿管和其他器官的胚胎组织。

化生——一种分化组织转变为另一种分化组织的过程。

头小畸形症——生长中的胎儿头部发育小得不正常。

小眼畸形——异常小眼球。

流产——孕期的提前终止。胎儿还无法在宫外存活之前以胚胎或胎儿的形式产出。通常发生在20周前。

过期流产——没有出现出血或痉挛现象而发生的怀孕失败。通常在怀孕失败后几周或几个月通过超声波诊断。

经间痛——卵巢释放卵子时出现的疼痛。

念珠菌性阴唇阴道炎——由酵母或念珠菌引起的感染，通常影响阴道和外阴。也被称为"酵母菌感染"。

同卵双生——来源于一个卵的双胞胎。通常被叫作"单卵双生"。

晨吐反应——发生在怀孕的第一期的恶心或呕吐症状。也被称为"妊娠剧吐"。

桑葚胚——怀孕的早期受精卵分裂后形成的细胞。

黏液栓——即将分娩前宫颈释放的分泌物。

突变——基因特征的改变。由一个细胞分裂时引起。

自然分娩——尽量不用人工手段干预的分娩形式，可能不使用药物和监控。产妇们通常参加产前培训班后采用这种方式分娩。

神经管缺陷——胎儿的脊髓和大脑发育异常。参见先天无脑畸形、脑积水和脊柱裂。

无负荷试验（NST）——将孕妇感受到的胎动或医生观察到的胎动记录下来，同时记录下胎儿心率的改变。过去常用这个试验来评估胎儿健康。

非甾体类抗炎药——非类固醇类抗炎药，比如布洛芬、布洛芬制剂。

颈背半透明试验——能让医生测量到胎儿颈背距离的详细的超声波检查，可以同血液试验结合起来，确定宝宝患有唐氏综合征的可能性。

助产士——在照顾孕妇和接生方面接受过额外培训的注册护士。

产科医生——专门从事孕妇护理和胎儿接生工作的医生（包括骨科医生）。

羊水过少——羊水缺乏或缺失。

脐膨出——出生缺陷，会造成胎儿和新生儿肚脐及其内部器官外翻。

鸦片类药剂———一种合成的化合物，有类似于鸦片的作用。

器官形成——胎儿器官系统的发育。

骨化——骨骼形成。

卵巢周期——为响应来自大脑的荷尔蒙信息，卵巢中有规律地产生荷尔蒙。卵巢周期控制着子宫内膜周期。

卵巢过度刺激综合征——不育治疗产生的并发症，包括卵巢扩大、腹部肿胀及血液量改变等症状，有生命危险。当服用治疗不育的药物，比如克罗米酚刺激排卵时，有可能发生此综合征。

卵巢扭转——卵巢的扭曲或旋转。

排卵——卵巢中的卵子的周期性释放。

催产素——导致子宫收缩的药物，用来诱导或帮助分娩。它是由脑垂体产生的荷尔蒙。

掌红斑——手掌红色。

子宫颈抹片检查——评估子宫颈是否出现了癌前病变或癌变的常规筛检试验。

宫颈旁阻滞——通过局部麻醉缓解扩宫引起的疼痛。

儿科医师——专门从事宝宝和儿童护理工作的医生（包括整骨医生）。

盆腔检查——为评估子宫情况对盆腔区域所做的检查。怀孕初期进行盆腔检查，是为了评估子宫大小；孕期结束时做此检查，是为了确定宫颈是否开始扩张、变薄。

脐带血穿刺（PUBS）——对胎儿所做的检测，可诊断 Rh 不相容性、血液疾病及感染。又叫作"脐穿刺"。

围产期医生——专门研究高危妊娠护理的医生。

会阴——直肠和阴道之间的区域。

癫痫小发作——癫痫短暂发作，伴随短时间意识丧失。发作时，眼睑上眨，嘴角轻度抽搐。

磷脂酰甘油（PG）——胎儿肺成熟时出现的脂蛋白。

磷脂——含脂的磷化物，最重要的是卵磷脂与鞘磷脂，对产前胎儿肺成熟有重大意义。

光线疗法——治疗新生儿黄疸所使用的方法。

医师助理——有资质的卫生保健专家，孕期负责照顾您。他有相关部门颁发的执照，允许同有执照的医生一起行医。

孕期生理性贫血——由于孕期血液中液体量增加，使其与细胞的比值相对增加而导致的贫血。

胎盘——宫内宝宝通过脐带依附于子宫的器官。孕期胎盘对胚胎及胎儿生长发育十分关键。也被称为"胎衣"。

胎盘前置——胎盘附着于子宫下段，甚至胎盘下缘达到或覆盖宫颈内口处时，被称为"胎盘前置"。

胎盘早剥——又叫"胎盘早期剥离"，指胎盘与子宫提前分离。

肺炎——肺部发炎。

过度成熟儿——预产期2周后出生的宝宝。

产后——宝宝出生后6周期间，是针对新妈妈而言，而不是针对宝宝。

产后情绪低落——产后的轻度抑郁。

产后抑郁综合征（PPDS）——症状包括产后情绪低落、产后抑郁和产后精神病。

产后出血——分娩时出血量超过450毫升。

过期妊娠——超过42周的妊娠。

子痫前期——只发生在孕期的重要症状组，包括高血压、水肿、肿胀、反射改变等症状。

早产——准妈妈在妊娠期第37周前分娩，宝宝在妊娠期第37周前出生。

胎膜早破（PROM）——阵痛发作前胎膜（羊膜囊）破裂。

产前护理——宝宝出生前对孕妇的护理。

准备分娩——孕妇已经参加了产前培训班，了解了分娩时会发生的事情。如果需要，她会要求使用药物。

先露——描述宝宝的哪一部分先进入产道。

早产胎膜早破（PPROM）——怀孕第37周前胎膜发生破裂。

蛋白尿——尿中出现蛋白质。

妊娠瘙痒症——怀孕期间身体出现瘙痒的症状。

耻骨联合处——女性下腹部的中部突出的骨头，孕期医生从此处开始测量子宫的增大情况。

阴部神经阻滞——分娩期的局部麻醉。

肺栓塞——从身体的另一部分移动到肺中的血凝块，情况非常严重。

肾盂肾炎——严重的肾脏感染。

四联筛查——通过检测4种血液成分（甲胎蛋白、人体绒毛膜促性腺激素、雌三醇、抑制素–A），来确认发生的问题。

胎动——感觉到宝宝在子宫内的运动。

放射治疗——治疗各种癌症的方法。

放射性扫描——放射物被注入机体的特殊部位之后进行扫描，借以发现存在问题的诊断试验。

隐性基因——夫妻双方必须具有同样的基因才能使某一特征出现，比如囊性纤维化的发生。

Rh因子试验——决定孕妇是否为Rh阴性的血液检测。

Rh阴性——血液中没有Rh抗原。

Rh免疫球蛋白——孕期或分娩期对Rh阴性孕妇进行治疗的特定物质，

预防发生同种免疫。

宫颈催熟——使用药物来帮助宫颈变软、变薄、扩张。

圆韧带疼痛——由孕期子宫侧面的韧带拉伸引起的疼痛。

风疹滴定——利用血液检测来检查是否具有风疹（德国麻疹）免疫。

胎膜破裂——羊膜囊中液体的流失。也被称为"破水"或"破羊水"。

筛查试验——确认是否可能发生问题的试验。如果有可能出现问题，要进一步进行诊断试验，以确认是否真的发生了问题。

癫痫——抽搐的突然发生。

有隔子宫——子宫被一个膜（隔膜）分成了两个腔。

性传播疾病（STD）——通过性接触或性交而传播的传染病。

镰刀细胞疾病——由红细胞形状异常（比如镰刀状或圆柱状）而引起的贫血。

镰状细胞危象——由镰刀细胞疾病引起的疼痛发作。

寂静分娩——宫颈的无痛扩张。

皮垂——皮肤下垂或额外积聚。

钠——许多食物，尤其是盐中所含的成分。消耗太多的钠，会引起液体潴留而导致肿胀。

精子活力——精子的自发运动，测定精子游动或移动的能力。

脊柱裂——造成脊髓膜及脊髓突出身体外的出生缺陷，可导致瘫痪或其他疾病。

脊髓麻醉——椎管内添加麻醉药。

自发流产——在妊娠大约第20周时发生的流产。

停滞——血流减慢。

入盆——对宝宝下降到产道、准备出生的估计。

死胎——产前胎儿死亡，通常发生在妊娠第20周前。

压力测试——用以诱导子宫发生轻度收缩，对应于子宫收缩的胎心率也会被记录下来。

妊娠纹——皮肤拉伸的区域，通常发生在腹部、乳房、臀部和腿部。

排卵过度——超出正常情况的排卵数量，通常是由服用生育药引起的。

补充——正常饮食中添加的营养素。

家族黑蒙性白痴——中枢神经系统遗传性疾病。大部分情况下，这种疾病影响宝宝的形式为：宝宝出生时看起来很健康，前几个月发育似乎都很正常，但慢慢地宝宝的发育就慢了下来，开始出现症状。

畸胎学——对宝宝异常发育的研究学。

足月——38周以后出生的宝宝，被认为是足月宝宝。足月，也叫"妊娠期满"。

血栓形成倾向——这种疾病导致血液在不该凝固的时候、不该凝固的地方凝固。

过渡期——在宫颈完全扩张的活跃分娩后，有一个宫缩最为强烈的时期，被称为"过渡期"。

三期——孕期每13周为一期，分成相等的3个期。

三联筛查——对3种血液成分（甲胎蛋白、人体绒毛膜促性腺激素、雌三醇）的检测。

超声波——显示宫内胎儿照片的无创性检测。超声波从胎儿机体弹回，创造了图像。又被称为"超声波图"或"超声波扫描"。

脐带——连接胎盘与发育中的宝宝，能将来自母体的含氧血和营养物质从胎盘传给宝宝，也能将来自宝宝的废物和二氧化碳从宝宝身上移走。

单角子宫——子宫只有一侧得到发育，而另一侧未发育或者缺失。

尿分析和尿培养——感染后所做的测试，能确定尿中糖和蛋白质的水平。

双子宫——一对子宫、一对宫颈和一对阴道的子宫异常现象。

子宫破裂——在分娩期间，子宫发生破裂。裂口大多发生在手术疤痕（上一次剖宫产或子宫手术的疤痕）区。

子宫——胚胎/胎儿在其内生长的器官，也是产生月经的器官。

真空吸引器——分娩中能对胎儿头部进行牵引的装置，用来帮助接生。

阴道——产道。

静脉曲张——扩张或扩大的血管（静脉）。

前置血管——脐带上的血管横穿宫颈内开口的状况。当宫颈扩张、胎膜破裂时，未受保护的血管可能会被撕裂，使宝宝流血而死。或者血管受到压迫时，关闭了对宝宝的血液及氧气供应。

腔静脉——机体内的主要血管，将收集到的血液注入右心房中，将不含氧的血液运送到肺部。

胎儿皮脂——覆盖在宫内胎儿皮肤上的脂类物质。

顶先露——头先露。

绒毛——黏膜上的突起，在母体与胎盘及胎儿的营养交换中意义重大。

体重检查——每次产前检查中都要检查体重，增重过多或增重过少都表示出现了问题。

受精卵——受精时发生的精卵结合。